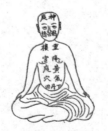

指导中国人饮食养生保健的百科全书

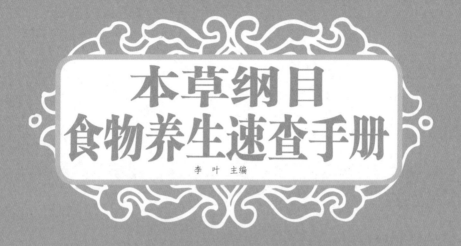

本草纲目
食物养生速查手册

李 叶 主编

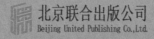

北京联合出版公司
Beijing United Publishing Co.,Ltd.

北京科学技术出版社

图书在版编目（CIP）数据

本草纲目食物养生速查手册 / 李叶主编 . — 北京：北京联合出版公司， 2014.10
（2022.3 重印）

　　ISBN 978-7-5502-2551-0

　　Ⅰ . ①本… Ⅱ . ①李… Ⅲ . ①《本草纲目》—食物养生—手册 Ⅳ . ① R281.3-62
② R247.1-62

中国版本图书馆 CIP 数据核字（2013）第 319645 号

本草纲目食物养生速查手册

主　　编：李　叶
责任编辑：张晓雪　张　萌
封面设计：韩　立
内文排版：刘欣梅

北京联合出版公司
北京科学技术出版社　出版
（北京市西城区德外大街 83 号楼 9 层　100088）
北京德富泰印务有限公司印刷　新华书店经销
字数 300 千字　720 毫米 ×1020 毫米　1/16　20 印张
2014 年 10 月第 1 版　2022 年 3 月第 2 次印刷
ISBN 978-7-5502-2551-0
定价：68.00 元

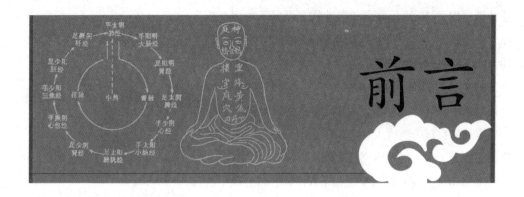

前言

中国人独具饮食养生智慧，自古就有"民以食为天，人以食为养"的说法，讲究"药食同源"的养生之道。所谓"药食相配，食借其力，药助食威"，就是指药物和食物的完美搭配，会产生事半功倍的疗效。饮食养生还讲究荤素调配、五味调和、饮食有节、烹调有方、四时忌宜等原则。

事实上，食物才是最好的医药。食物能有效地防治疾病，自古至今，世界各地的人们用实践证明了它的可行性。例如，中国人常用红枣治疗贫血，用秋梨治疗咳嗽；西方人用洋葱治疗感冒，用大蒜消除炎症，用芹菜降血脂等。现代科学的研究，也完全证明了食物对疾病的治疗功效，而且揭示了食物有效治病的机制：食物中含有各类植物化学物质，它们通过复杂的作用来抵抗致病因子以达到防治人体疾病的目的。让许多人大吃一惊的是，研究还证明了，一些食物成分的有效性完全等同于现代医药，很多药物便是从食物中提取得来的。更重要的是，相对于现代医药和医疗技术而言，食物治病的形式对人体的影响十分温和，不会带来诸如打针吃药等痛苦的体验，而且简便轻松，因为这些有益的食物是我们日常饮食中的重要组成部分，我们在大快朵颐的同时，便能收到良好的防病治病的效果。

为了解疑答惑，为大众日常饮食及健康调养提供一些有价值的建议与参考，我们特编写了这本《本草纲目食物养生速查手册》。作为"中国第一药典"，《本草纲目》对后世影响深远，数百年来，医家识药用药，百姓日常食疗养生等无不受益于此。本书主要结合《本草纲目》，精心挑选了200多种居家保健治病必知的食物，每例都详细介绍了其别名、来源、主要产地、功效主治、选购秘诀、食用禁忌、保健应用等14种实用知识。为了便于读者查阅和选择，我们根据食物的药用特性将所列举的保健食物进行了分类，全书共设补益篇、清热解表篇、安神篇、理血篇、温里祛寒篇等11个篇章，每种药食都配有饮食方法和精美的图片。在附录部分，我们还特别选取了46种常见病和慢性病，提供了对症食疗养生食物索引，以便您快速找出最适当的养生食物，辅助治疗疾病或做日常调养。鉴于《本草纲目》对部分食材的养生功效载而不详，本书参考了《食疗本草》《本草纲目拾遗》等其他专著。由于《本草纲目》成书较早，一些常见的食材未能收入其中，为了适应现代人的阅读，我们还参考了现代科学研究成果加以介绍。

　　本书图文并茂、提纲挈领、条理清晰，将经典中抽象的养生理论，落实到日常生活中最常见、最天然的食物和药材上，使广大读者能够看得懂、学得会、做得易、用得灵，可谓当代的"食疗本草"。当然，读者在实际应用中，要根据个人的身体情况而定，遇到疑难的问题一定要参考专业医生的建议。

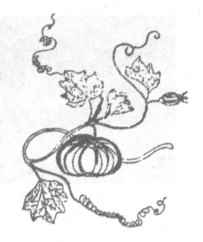

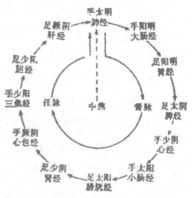

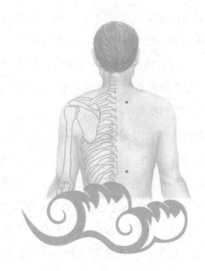

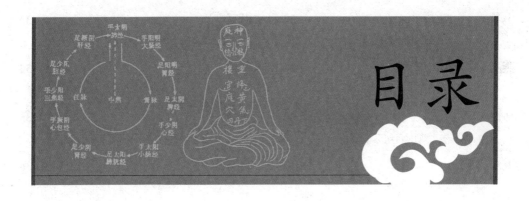

目 录

导读

一、何谓药食同源 1

1. 药食同源，古已有之 1

2. 从两方面理解"药食同源" 1

3. 中医药食学概述 2

二、何谓"四气五味" 3

1. 四气 3

2. 五味 3

三、如何根据自己的体质用药 5

1. 体质类型：寒 5

2. 体质类型：热 5

3. 体质类型：实 5

4. 体质类型：虚 5

四、中医词汇百宝箱 6

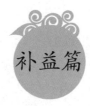

补益篇

山药 12

最佳补脾良药

大枣 13

中药里的综合维生素

白扁豆 14

利水补脾好帮手

卷心菜 15

有"菜中王子"美誉的保健食品

花椰菜 16

预防乳腺癌的食疗佳品

南瓜 17

香甜美味的补气蔬菜

粳米 18

最佳补气粥品

糯米 19

温养胃气之妙品

小米   20
老人、产妇宜用的滋补品

燕麦   21
每天必吃的营养食品之一

马铃薯   22
在欧洲有"植物面包"的美誉

玉米   23
有"黄金作物"之美誉

芋头   24
老少皆宜的滋补品

番薯   25
补胃养心的甘甜主食

花生   26
有效的抗衰老食物

栗子   27
被誉为"干果之王"

蜂蜜   28
大众的补品,老人的"牛奶"

牛奶   30
易于被人体吸收的最佳补钙品

豆浆   31
老少皆宜的营养保健品

豆腐   32
益气和中、生津润燥

豇豆   33
健脾、补肾的豆中上品

樱桃   34
补气美容的美味水果

香菇   35
芳香美味的"食用菌类皇后"

猴头菇   36
最佳滋补野生菌类

平菇   37
抵抗癌症的美味菌类

竹荪   38
"蘑菇女皇"

金针菇   39
菌类中的蛋白质库

鳝鱼   40
"小暑黄鳝赛人参"

泥鳅   41
适合体虚者滋补之用

鳗鱼   42
不可多得的"水中人参"

鳜鱼   43
春令时节的美味滋补品

带鱼   44
润肤养发、补益脾脏

银鱼   45
干制品含钙量为群鱼之冠

鲈鱼   46
秋日最佳补益海鲜

黄鱼   47
适于贫血、头晕、体虚者保健之用

鲢鱼   48
暖胃益气的极佳食品

青鱼 49
益气化湿的良药

猪肉 50
健脾益气、滋阴润燥

猪蹄 51
绝佳"美容食品"

猪肚 52
补益暖胃的理想食品

牛肉 53
最佳补充体力之肉食

牛蹄筋 54
含胶原蛋白丰富的保健品

羊肉 55
冬季最佳补气菜肴

鸡肉 56
温中益气、补精添髓

鹅肉 58
粮农组织列出的绿色食品之一

兔肉 59
不可多得的美容肉

狗肉 60
冬令时节进补佳品

蛇肉 61
祛风除疾、美容养颜

蛤蚧 62
常用助阳保健品

核桃仁 64
营养丰富的长寿果

松子仁 65
强阳补骨、活血美肤

韭菜子 66
补肾壮阳

海马 67
补肾壮阳佳品

海狗肾 68
适用于肾阳亏虚诸症

虾 69
滋补壮阳之妙品

蚕蛹 70
高蛋白的天然营养品

韭菜 71
有"助阳草"之称

枸杞子 72
滋肾润肺的高级补品

桑葚 73
中老年人抗衰美颜之佳果

葵花子 74
备受推崇的健康坚果

龙眼肉 75
安神、补血、抗衰老

荔枝 76
味道鲜美的珍贵果品

鹿肉 77
补血益气的高级野味

驴肉 　　78
味道鲜美、补血益气

猪肝 　　79
补血佳品

猪血 　　80
最佳的补血益气"液态肉"

鹌鹑蛋 　　81
脑力劳动者的优质补养品

海参 　　82
补血、填精、益肾的海中珍品

菠菜 　　83
适宜电脑操作者食用

茼蒿 　　84
无公害的天然蔬菜

百合 　　85
止咳安神、药食两用

乌龟 　　86
延年益寿的高档补品

甲鱼 　　87
滋肝补肾、益气补虚

鲍鱼 　　88
海味珍品之冠

淡菜 　　89
营养价值很高的"海中鸡蛋"

雪蛤膏 　　90
有"软黄金"之称的珍稀补品

鸽子 　　91
滋肾益气、祛风解毒

乌骨鸡 　　92
名贵食疗珍禽

鸡蛋 　　93
最理想的营养库

鸭肉 　　94
养胃滋阴、利水消肿

鸭蛋 　　95
适宜阴虚火旺者食用的保健食品

银耳 　　96
抗衰老之明珠

黑米 　　97
健脾益胃的补血米

黑芝麻 　　98
补阴乌发的美容良药

黑豆 　　99
豆类养生之王

苹果 　　100
全方位的健康水果

草莓 　　101
水果皇后

菠萝 　　102
补益脾胃、生津止渴

葡萄 　　103
果中珍品

甜石榴 　　104
石榴汁是防癌抗癌佳品

桃　　　　　　　　　　　　　105
　　滋阴补养、生津止渴

山竹　　　　　　　　　　　106
　　果中健脾补虚皇后

北沙参　　　　　　　　　　107
　　滋阴常用良药

清热
解表篇

水芹　　　　　　　　　　　110
　　厨房里的药物

茭白　　　　　　　　　　　111
　　可改善肥胖症、高脂血症的水生蔬菜

李子　　　　　　　　　　　112
　　肝病患者宜食的水果佳品

柿子　　　　　　　　　　　113
　　有益于心脏健康的水果

皮蛋　　　　　　　　　　　114
　　清热泻火的风味食品

圣女果　　　　　　　　　　115
　　营养健康的"果中蔬菜"

杨桃　　　　　　　　　　　116
　　肥胖症、心血管疾病患者适宜食用

无花果　　　　　　　　　　117
　　树上结的甘甜"点心"

橄榄　　　　　　　　　　　118
　　有"天堂之果"的美誉

小白菜　　　　　　　　　　119
　　富含维生素和矿物质的保健佳蔬

竹笋　　　　　　　　　　　120
　　甘甜美味的"素食之王"

苋菜　　　　　　　　　　　121
　　营养价值极高的野生菜

雪里蕻　　　　　　　　　　122
　　特别适合劳动者、食欲不振者食用

香椿　　　　　　　　　　　123
　　健胃理气、润肤明目之良药

茶叶　　　　　　　　　　　124
　　备受推崇的普及型保健饮品

河蚌　　　　　　　　　　　125
　　清热解毒、滋阴明目

苦丁茶　　　　　　　　　　126
　　被誉为减肥茶、益寿茶、美容茶等

薄荷　　　　　　　　　　　127
　　治疗风热感冒的清凉药

生姜　　　　　　　　　　　128
　　发汗解表的常用药

葱白　　　　　　　　　　　129
　　最常见的家庭药食

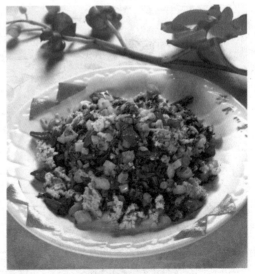

祛暑篇

绿豆　　132
家常解暑佳品

荷叶　　134
纯天然祛暑佳品

芒果　　135
"热带果王"

柠檬　　136
有药用价值的调味水果

猕猴桃　　137
世界水果之王

西瓜　　138
盛夏祛暑佳品

甜瓜　　139
盛夏消暑解渴的珍品

哈密瓜　　140
好吃又营养的消暑甜品

杨梅　　141
生津止渴的消暑佳品

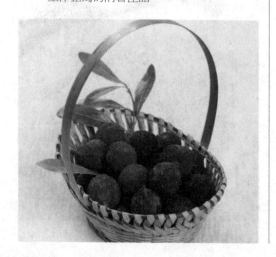

甘蔗　　142
含铁丰富的"补血良果"

沙葛　　143
清热凉暑的保健佳品

苦瓜　　144
降火开胃的"君子菜"

菱角　　145
健脾和胃、生津止渴

田螺　　146
清热明目的"盘中明珠"

番茄　　147
"综合维生素仓库"

安神篇

酸枣仁　　150
安神敛汗、抗失眠

灵芝　　151
被誉为"仙草""瑞草"

小麦　　152
补心养气的杂粮

牡蛎　　153
潜阳敛阴、软坚散结的圣药

理气泻下篇

玫瑰花　　156
疏肝镇痛的常用理气药

佛手　　157
理气、健胃、止呕

陈皮　　　　　　　　　　　158
　　行气镇咳的化痰良药

莴笋　　　　　　　　　　　160
　　开通疏利、消积下气

橙子　　　　　　　　　　　161
　　开胃消食、生津止渴

柚子　　　　　　　　　　　162
　　"天然水果罐头"

枇杷　　　　　　　　　　　163
　　润肺、止渴、下气佳果

四季豆　　　　　　　　　　164
　　适合心脏病、动脉硬化患者食用

黄大豆　　　　　　　　　　165
　　"植物蛋白之王"

刀豆　　　　　　　　　　　166
　　温中下气、益肾补元

豌豆　　　　　　　　　　　167
　　和中下气、通利小便

榛子　　　　　　　　　　　168
　　氨基酸含量极高的坚果

香蕉　　　　　　　　　　　169
　　让人快乐的智慧之果

芦荟　　　　　　　　　　　170
　　兼有美容效果的润肠药品

理血篇

藕节　　　　　　　　　　　174
　　止血化瘀的清凉药材

黑木耳　　　　　　　　　　175
　　"素中之荤"

空心菜　　　　　　　　　　176
　　糖尿病患者的保健佳蔬

荠菜　　　　　　　　　　　177
　　蛋白质含量高的清香蔬菜

丝瓜络　　　　　　　　　　178
　　祛风活络、活血消肿

桃仁　　　　　　　　　　　179
　　活血散瘀的常用药

月季花　　　　　　　　　　180
　　治疗妇科闭经或月经量少的常用药

腊梅花　　　　　　　　　　181
　　凉血、清热、解毒之良药

蟹　　　　　　　　　　　　182
　　清热、散血之水产佳品

茄子　　　　　　　　　　　183
　　心血管疾病患者的佳蔬

温里
祛寒篇

肉桂　　　　　　　　　　　186
　　消食止痛的温里药

花椒　　　　　　　　　187
　　兼有药用价值的调味料

胡椒　　　　　　　　　188
　　主治胃寒所致的吐泻

干姜　　　　　　　　　189
　　温中祛寒之常备良药

丁香　　　　　　　　　190
　　治疗胃寒呃逆的重要药物

高良姜　　　　　　　　191
　　用于治疗胃脘疼痛

小茴香　　　　　　　　192
　　健胃除胀常用药

八角茴香　　　　　　　193
　　民间常用的行气健胃药

草鱼　　　　　　　　　194
　　温中补虚的养生食品

鲻鱼　　　　　　　　　195
　　鲜香味美的滋补水产品

莲子　　　　　　　　　204
　　固肾补脾，还能止血

诃子　　　　　　　　　205
　　治疗久泻、久咳的常用药

五倍子　　　　　　　　206
　　收敛止血的常用药物

番石榴　　　　　　　　207
　　收敛止泻、消炎止血

利水
渗湿篇

茯苓　　　　　　　　　210
　　利水渗湿的滋补药材

玉米须　　　　　　　　211
　　利水通淋、降血压的良药

薏苡仁　　　　　　　　212
　　利水渗湿、药食两宜

赤小豆　　　　　　　　213
　　利尿、消炎、解毒

冬瓜　　　　　　　　　214
　　含水量最高的蔬菜

收涩篇

浮小麦　　　　　　　　198
　　止汗、镇静、抗利尿

乌梅　　　　　　　　　199
　　生津止渴的居家良药

五味子　　　　　　　　200
　　补益肝肾的滋养药材

肉豆蔻　　　　　　　　202
　　温中下气的消食常用药

芡实　　　　　　　　　203
　　常用的收敛性强壮药

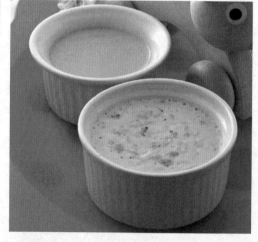

黄花菜   215

美味的"健脑菜"

芦笋   216

风靡全球的降血糖蔬菜

黄瓜   218

大众公认的减肥美容菜

鲤鱼   219

营养位居"家鱼之首"

大白菜   220

清爽适口的养生蔬菜

鲫鱼   222

健脾利湿的美味水产品

鳢鱼   223

淡水鱼中的长寿鱼

鲮鱼   224

利水消肿的美味水产品

鹌鹑   225

有"动物人参"之美誉

瞿麦   226

清热利水、破血通经

冬瓜皮   227

治疗轻症浮肿的常用良药

消导
驱虫篇

山楂   230

消食健胃好帮手

麦芽   231

疏肝醒脾、退乳常用药

谷芽   232

健胃、助消化常用药

荞麦   233

常用的"消炎粮食"

大麦   234

具有保健作用的主食

胡萝卜   235

有"小人参"之美誉

洋葱   236

糖尿病患者之良友

大蒜   238

调味杀菌好帮手

槟榔   239

杀虫、消积、利气

南瓜子   240

治绦虫、蛔虫的常用药

鸡内金   241

消食、止遗尿

化痰
止咳篇

海蜇   244

清热、解毒、化痰的保健海产品

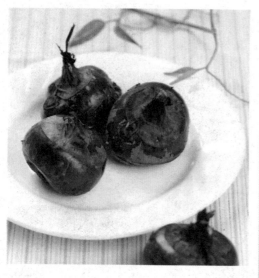

附录一

海带 245
利水泄热的健康食品

紫菜 246
化痰软坚的"长寿菜"

荸荠 247
甘甜的"地下雪梨"

丝瓜 248
全身都可入药的保健佳蔬

蕨菜 249
有药用滋补功效的"山菜之王"

梨 250
润肺止咳的最佳果品

杏 251
止渴生津、清热去毒

杏仁 252
止咳平喘的常用药

腐竹 253
营养最丰富的豆制品

桔梗 254
止咳祛痰的常用良药

经典对症保健方 255

慢性腹泻 256
便秘 256
腹胀 257
感冒 257
气喘 258
心脏病 258
高血压病 259
低血压 259
阳痿 260
遗精 260
糖尿病 261
痛风 261
高脂血症 262
抑郁症 262
痛经 263
月经不调 263
失眠 264
贫血 264
眼疲劳 265
头痛 265
咳嗽 266
咽喉肿痛 266
冠心病 267

中风 …………………………… 267

尿路感染 ……………………… 268

乙肝 …………………………… 268

肝硬化 ………………………… 269

压力 …………………………… 269

不孕 …………………………… 270

白带多 ………………………… 270

关节炎 ………………………… 271

湿疹 …………………………… 271

青春痘 ………………………… 272

抗衰老 ………………………… 272

痔疮 …………………………… 273

尿失禁 ………………………… 273

慢性支气管炎 ………………… 274

消化性溃疡 …………………… 274

失智 …………………………… 275

精神不振 ……………………… 275

小儿腹泻 ……………………… 276

呕吐 …………………………… 276

消化不良 ……………………… 277

男性更年期综合征 …………… 277

高温性中暑 …………………… 278

慢性结肠炎 …………………… 278

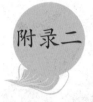

附录二

四季养生饮食宜忌 **279**

春季 …………………………… 280

夏季 …………………………… 285

秋季 …………………………… 291

冬季 …………………………… 296

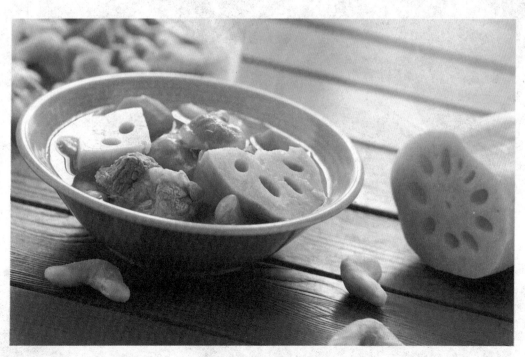

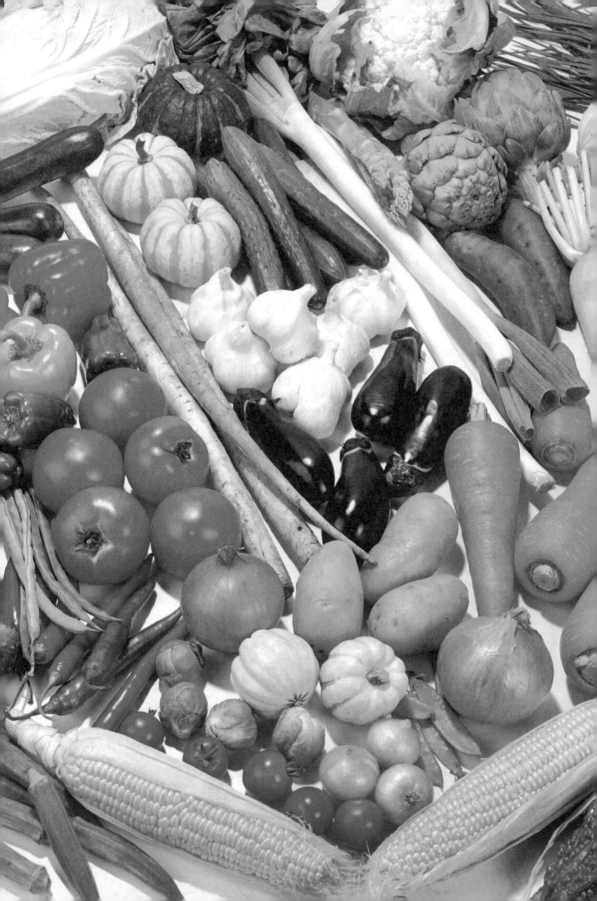

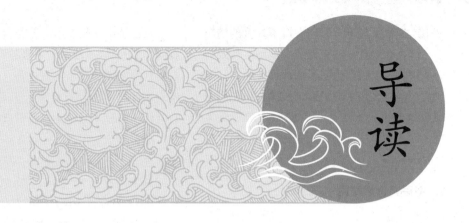

导读

■一、何谓药食同源

保健药食是指具有养生保健作用的药物、食物，在实际应用中，很多药物和食物是密不可分的，这就是中国传统医学中讲述的"药食同源"。

1. 药食同源，古已有之

据资料记载，"药食同源"这一概念，已有 3000 年以上的历史。在漫长的原始社会中，我们的祖先逐渐把一些天然物产区分为食物、药物和毒物。到了奴隶社会，随着生产力的发展，烹饪技术逐渐形成，出现了羹和汤液，发明了汤药和酒，进而制造了药用酒。在制酒技术基础上产生的醋、酱、豆豉、饴等，丰富了医药内容。周代已经有了世界最早的专职营养师——食医，《周礼》有"以五味、五谷、五药养其病"的记载，《山海经》载有食鱼、鸟治病的内容。春秋战国时期出现了我国第一部医学理论专著《黄帝内

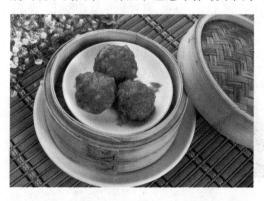

经》，它不仅奠定了食疗的理论基础，而且收有食疗方剂。汉代的《神农本草经》是我国第一部药物专著，收有许多药用食物；张仲景的《伤寒论》《金匮要略》载有"猪肤汤""当归生姜羊肉汤"等食疗方剂。唐代是我国食疗学发展的重要阶段。孙思邈的《备急千金要方》中专设"食治"篇，是现存最早的中医食疗专论，第一次全面而系统地阐述了食疗、药疗结合的理论。他在《千金翼方》中强调："夫为医者，当需先洞晓病源，知其所犯，以食治之，食乃不愈，然后命药。"宋、金、元时期，食疗理论与应用有较大发展。宋代《太平圣惠方》的"食治论"记载了 28 种疾病的食疗方；《养老奉亲书》记述了老人饮食保健与疾病治疗方法。元代饮膳大臣忽思慧的《饮膳正要》，是一部完整的营养学专著。明清时期，有关饮食保健的著作大量涌现，还出现了一些野菜类著作，扩大了食物来源。李时珍的《本草纲目》也收有 200 余种药物与食物。

2. 从两方面理解"药食同源"

对"药食同源"的理解，应从两个方面来看。一是中药与食物的产生方法相同，二是它们的来源相同。所谓中药与食物的产生方法相同，是指中药与食物一样，产生于我们祖先万千年的生活实践，是与大自然、与疾病长期斗争的经验结晶。在远古时代，社

会生产力水平低下，人们在饥不择食的情况下，往往会误食一些有毒或有剧烈生理效应的动植物，以致产生明显的药理反应，甚至死亡。经过无数次的尝试与试验，祖先们对动植物产生了第二认识，即原始的中药概念，因而"试吃"是积累中药知识和经验的重要途径。

3. 中医药食学概述

在中医学中，药食同源，药食互补、互用，药与食之间本来并没有什么严格的界限，将两者配合起来，用以养生疗疾，是中医治疗的一个显著特色。"食养"在我国古代医书《黄帝内经》中早有论述，《素问·阴阳应象大论》中阐明了药食气味厚薄对人体阴阳盛衰的影响。医圣张仲景在行医中，首列"食治"专篇。由此可见，中医对食物的认识和药物一样，讲究的是"寒、热、温、凉"四性和"酸、苦、甘、辛、咸"五味。古人云：气血得理，百病不生；若气血失调，百病竟起。万物均为食，食用的方法得当，方能把万物变为食、药统一体。因时、因地、因体、因病，配制得当，食用或冲服，能迅速加强人体的正常需求与代谢。众多事实证明了"万物均为药，万物均为食"的说法，药食同源即药与食物的功效相同。

说起食疗，起源甚早。传说先民尝百草，开拓食物来源并发明医药，故有"药食同源"之说。古人将饮食与药物并论，认为可供饮食的动植物及加工制品，虽种类繁多，但其五色、五味以及寒热、补泻之性，亦皆禀于阴阳五行，从这个意义上讲，食物与药物的应用道理并无二致。所以医家对于饮食的宜忌、调制方法颇为用心，用饮食治病积累了许多宝贵的知识，在中医典籍中亦多有评论且有专门著述。

在传统中医药学中，药与食的关系是既有同，亦有异。《淮南子·修务训》称："神农尝百草之滋味，水泉之甘苦，令民知所避就。当此之时，一日而遇七十毒。"可见神农时代药与食不分，无毒者可就，有毒者当避。随着经验的积累，药食才开始分化。在使用火后，人们开始食熟食，烹调加工技术才逐渐发展起来。《素问·汤液醪醴论》中有问曰："为五谷汤液及醪醴奈何？"帝曰："上古圣人作汤液醪醴，为而不用，何也？"岐伯曰："自古圣人之作汤液醪醴者，以为备耳！"五谷汤液是食物，醪醴是药酒，属药物。

可见，此时食与药开始分化了，食疗与药疗也初见区分。《黄帝内经》对食疗有非常卓越的理论贡献，"大毒治病，十去其六；常毒治病，十去其七；小毒治病，十去其八；无毒治病，十去其九；谷肉果菜，食养尽之，无使过之，伤其正也"，被称为最早的食疗原则。由此可以看出，在远古时代药食是同源的，在后来的发展中，药食分化，从今后的前景看，也可能返璞归真，以食为药，以食代药。

"药食同源"根据古代中国阴阳五行学说之饮食基准分类为：五味"酸、苦、甘、辛、咸"各司其职供养五脏六腑；五性"热、寒、平、温、凉"各司其职，以其特有性能对人体内脏产生各种各样的作用与变化。例如，生吃的食物属五性中的寒性，然而依照食物调理法的不同，其性质也会起变化，如白萝卜生食性寒，煮过性平，加入辣椒性热等，依此类推。食物依烹饪法之烫、煮、烤、烧、熏、炒、蒸等所发生的变化，又称之为"自然化学变化"。传统中医学中，食与药并没有明确界限，因此药疗中有食，食疗中有药。

■二、何谓"四气五味"

您知道食材的"四气""五味"吗？中医学里出现的一些医学名词是否弄得您晕头转向呢？在您使用这些食材前有必要去了解一些医学小常识。从现在起，就跟着我们一起走进这些食材的特征与功能的世界吧！食材有其独特的性味特点，我们可以通过了解它们，针对自己的体质来选用养生食材，这样才能发挥它们的最大功效。

1. 四气

又称为四性，即寒、热、温、凉。寒凉性食材多具有清热、泻火、解毒的作用，适用于热性病症；温热性食材一般都具有温里散寒的特性，适用于寒性病症。除"四性"外，尚有性质平和的"平性"。

①寒

属性：阴。

作用：清热解暑、泻火通便、消除热证。

典型食材：苦瓜、柿子、螃蟹、柚子等。

②热

属性：阳。

作用：祛寒、消除寒证等。

典型食材：辣椒、胡椒、鳟鱼等。

③温

属性：阳。

作用：祛寒补虚。

典型食材：糯米、燕麦、鸡肉、南瓜、桃等。

④凉

属性：阴。

作用：降火气、清热除烦、减轻热证。

典型食材：黄瓜、白萝卜、绿豆、豆腐、梨、鸭蛋等。

2. 五味

即酸、苦、甘、辛、咸五种食材滋味。

酸味：收敛固涩、增进食欲、健脾开胃。

苦味：燥湿、清热、泻实。

甘味：补养身体、缓和痉挛、调和性味。

辛味：祛风散寒、舒筋活血、行气止痛。

咸味：软坚散结、滋润潜降。

通过以下的介绍，可以让您对四性五味的功能有一个更全面的了解。

①酸

作用：收敛固涩，生津开胃，止汗，治久咳不愈、遗精滑精。

对应的部位：肝。

典型食材：乌梅、橙子、番茄、柠檬、山楂等。

温馨提示：多食容易损伤筋骨；感冒发热患者慎用或配伍解表药同用。

②苦

作用：清热泻火、解毒、除烦、通泄大便，治疗咳喘、呕恶等。

对应的部位：心。

典型食材：苦瓜、苦菜、白果、杏仁等。

温馨提示：多食容易导致消化不良，虚寒者慎用。

③甘

作用：补虚止痛、缓和药性、调和脾胃、

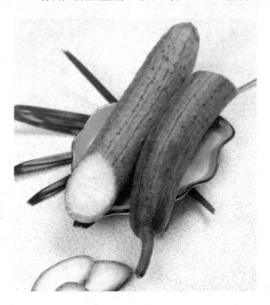

理顺正气。

对应的部位：脾。

典型食材：米面杂粮、干鲜水果等。

温馨提示：多食容易发胖、伤及牙齿；上腹胀闷、体胖肥盛者慎用。

④辛

作用：发散风寒、行气行血，治疗风寒表证如感冒发热、头痛身重。

对应的部位：肺。

典型食材：生姜、大葱、洋葱、韭菜、茴香、花椒等。

温馨提示：辛散燥热，多食易耗费体力，损伤津液，从而导致便秘、火气过大、痔疮等。阴虚火旺者忌用。

⑤咸

作用：泻下通便、软坚散结、消肿，用于大便干结、消肿瘤、结核等。

对应的部位：肾。

典型食材：海产品、猪肉、狗肉、动物内脏等。

温馨提示：脾肾阳虚、腹泻便溏者慎用。

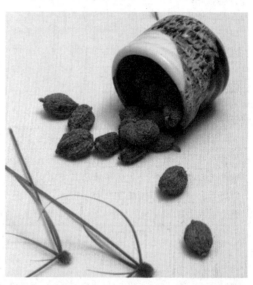

四 气			
名称	属性	作用	代表食材
寒	阴	清热解暑，消除热证	苦瓜、柿子、螃蟹、柚子
热	阳	祛寒，消除寒证	辣椒、胡椒、鳟鱼
温	阳	祛寒补虚	糯米、燕麦、鸡肉、南瓜、桃
凉	阴	降火气，减轻热证	黄瓜、白萝卜、绿豆、豆腐、梨、鸭蛋

五 味				
名称	作用	对应器官	代表食材	注意事项
酸	生津开胃、收敛止汗、帮助消化、改善腹泻症状	肝	乌梅、橙子、番茄、柠檬、山楂	多食易损伤筋骨，感冒发热者慎用
苦	清热泻火、降火气、解毒、除烦躁等	心	苦瓜、苦菜、白果、杏仁	多食易导致消化不良，脾胃虚寒患胃病者慎用
甘	补虚止痛、缓和药性、调和脾胃系统	脾	米面杂粮、干鲜水果	多食易发胖、伤齿，上腹胀闷、糖尿病患者少食
辛	活血行气，发散风寒	肺	生姜、大葱、洋葱、韭菜、茴香、花椒	多辛散燥烈，多食易耗气伤津液，导致便秘、火气大、痔疮
咸	泻下通便、软坚散结、消肿，多用于大便干结，消肿瘤、结核	肾	海产品、猪肉、狗肉、动物内脏	脾肾阳虚者慎用

三、如何根据自己的体质用药

所谓"体质"，是指每个人受先天遗传和后天环境的相互影响，产生的不同阶段的如寒、热、虚、实等特性的身体特质。中医用药与养生特别重视个体的差异，包括个人体质或所患疾病的属性，在临床用药上各有不同。

中医学所称的"辨证论治"，简单的解释就是依据个体或疾病在不同阶段的症状表现，通过"望、闻、问、切"四诊，对搜集到的各项诊查结果予以归纳、分类成各种"证型"，再按照证型属性，选择适合的食物治疗，以对症下药，获得疗效。当您不了解自己是属于哪一种体质时，除了寻求医师为您诊断之外，也可以根据下列方式来分析和辨别自己的体质。

1. 体质类型：寒

体征表现：怕冷畏风，有疲倦感，脸色白或苍白，手足易冷，容易腹泻或软便，喜欢热饮。

适宜性味及治则：温热性食物。

可用食材：羊肉、狗肉、麻雀肉、桂圆、虾等。

2. 体质类型：热

体征表现：怕热，易口干舌燥，烦躁易怒，易便秘，面色红赤，舌质红。

适宜性味及治则：寒凉性食物。

可用食材：绿豆、绿茶、芹菜、丝瓜、梨、柚子、牡蛎等。

3. 体质类型：实

体征表现：常觉燥热，便秘，口干口苦，甚至容易口臭，呼吸音粗，讲话声音洪亮，舌苔偏厚。

适宜性味及治则：寒凉性食物。

可用食材：山楂、绿豆、西瓜、黄瓜、番茄、鸭肉等。

以上仅指实热证，此外尚有实寒、血瘀、痰浊等。分别选用通腑泄实、行血化瘀、软坚散结、豁痰开窍等食疗方。

4. 体质类型：虚

①气虚体征表现：少气懒言，面色㿠白，精神萎靡，倦怠，便软，自汗畏风，抵抗力差，容易感冒。

适宜性味及治则：升阳益气。

可用食材：红枣、葡萄干、苹果、桂圆、香菇、莲藕、鹌鹑蛋等。

②血虚体征表现：体力差，容易头晕目眩，唇、甲、眼睑色淡，面白无华，皮肤干燥。

适宜性味及治则：养血益气。

可用食物材：红枣、桑葚、荔枝、黑木耳、胡萝卜、牛肝、海参等。

③阴虚体征表现：口燥咽干，手足心热，烦热盗汗。

适宜性味及治则：滋阴清热、凉润食物，虽有热象但不能单用寒性食物。

可用食材：百合、糯米、鲍鱼、鸡蛋、蜂蜜、燕窝、豆腐等。

④阳虚体征表现：畏寒肢冷，腹泻便溏，小便清长，腹痛绵绵，喜暖喜按。

适宜性味及治则：温阳热性食物。

可用食材：荔枝、榴莲、核桃、韭菜、生姜、桂圆、鳝鱼等。

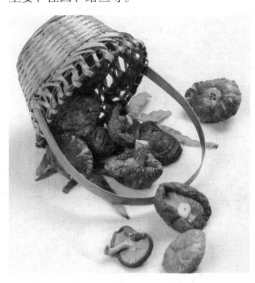

■四、中医词汇百宝箱

一些晦涩难懂的中医词汇是不是经常让你头昏脑涨，以下为你挑选一些较为常见的中医词汇予以解释，帮助读者加深理解。

五心烦热：指两手、两足心发热，并自觉心胸烦热。

流注：是毒邪流走不定，注无定处而发生于较深部组织的一类化脓性病症。多发于肌肉深处，结块或漫肿，单发或多发，日久成脓。多患于气血虚弱者，如结核病患者。

中风：指脑血管意外栓塞等疾患。病可因阴精亏损，或暴怒伤肝，使肝阳偏亢，肝风内动；"类中风"是指类似于中风的症状。

痰火：指无形之火与有形之痰煎熬胶结，贮积于肺或其他脏器的病症。

厥：即厥证，泛指突然晕倒。

气逆：指气上逆而不顺。

三焦：分上焦、中焦和下焦。上焦一般指胸膈以上部位，包括心、肺在内；中焦指膈下、脐部的上部位，包括脾、胃等脏腑；下焦指脐以下的部位，包括肾、膀胱、小肠、大肠，中医经络理论把肝肾归为下焦。

肾气：肾精化生之气，指肾脏的功能活动，如生长、发育及性功能的活动。

肾水：指肾脏的阴液，也称肾阴。

骨蒸："骨"表示深层的意思，"蒸"是

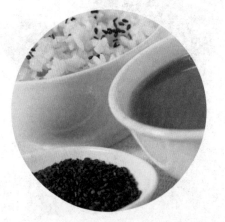

熏蒸的意思，形容阴虚潮热的热气自里透发而出，故称为骨蒸。

心肾不交：心在上焦，属火；肾在下焦，属水。心中之阳下降至肾，能温养肾阳；肾中之阴上升至心，则能涵养心阴。在正常情况下，心火和肾水就是互相升降、协调，彼此交通，保持动态平衡。心肾不交是指心阳与肾阴的生理关系失常的病态，主要症状有心烦、失眠、多梦、怔忡、心悸、遗精等。多见于神经官能症及慢性虚弱患者。

往来寒热：恶寒和发热交替出现，定时或不定时发作的体征。

恶血：即败血。

败血：瘀血的一种，指溢于经脉外，积存于组织间隙的坏死血液。

命门：有生命之门的含义，它是人体生命的根本和维持生命的要素。有指两肾为命门，又有左肾右命门之说。

潮热：发热如潮水一样有定时，每天到一定时候体温就升高（一般多在下午出现）。

痈：病名，凡肿疡表现为红肿高起、发热疼痛、周围界限清楚，在未成脓之前无疮头而易消散，已成脓则易溃破，溃后脓液黏稠疮口易敛的，称为"痈"。

死血：指瘀血。

湿痰：痰证的一种。湿邪侵入人体（如居潮湿环境），使肺、脾功能失调或饮食不节而运化失调引起。痰为白色稀水样，患者有身重、倦乏或便溏等症，舌苔薄白或白腻。

心惊：指心中恐惧。

肝气燥：指肝阴不足，肝阳上亢的证候。主要症状有头晕目眩、耳鸣、眼干、面红、烦躁、失眠等，多见于高血压。肝为内脏，喜柔润，忌刚烈。肝阴不足，以致肝燥而阳亢。

热厥：厥证之一，指因邪热过盛、津液受伤，影响阳气的正常流通，不能透达四肢

而见四肢厥冷的病症。多伴有口渴、烦躁、胸腹灼热、便秘等症状。

气化：气的运行变化。膀胱气化，即膀胱的排泄功能。

气逆：脏腑之气上逆。指气上逆而不顺的病理。

中满：指腹脘胀满。

羸：瘦弱。

枯槁：消瘦比较严重，并且头发、皮肤干枯且无光泽。

阴虚阳亢：阴虚指精血或津液的亏虚。一般在正常状态下，阴和阳是相对平衡的，相互制约而协调。阴气亏损，阳气失去制约，就会产生亢盛的病理变化，病理性功能亢进，称为"阳亢"。因此，阴虚会引起阳气亢盛，阳亢则能使阴液耗损，两者互为因果。

开郁：是治疗因情志抑郁而引的起气滞的方法。

厥逆：四肢厥冷。

伤寒：病名或证候名。广义的伤寒是外感发热病的总称；狭义的伤寒是属于太阳表证的一个证型，主要症状有发热、恶寒、无汗、头项强痛等。与现代医学所称的"伤寒"不同。病因指伤于寒邪。

痰嗽：又称痰饮咳嗽。指因痰饮而致咳嗽，并以咳嗽为主症者。本证一般指寒痰饮邪，停于肺胃，症见咳嗽多痰，色白，或如泡沫。

寒泻：由于内脏虚寒所致，临床表现有大便清冷而稀，犹如鸭粪，腹中隐隐作痛，小便清白，或表现为肠鸣腹痛，缠绵难愈。

阴证：对疾病的临床辨证，指阴阳属性归类，分"阴证"与"阳证"。凡属于慢性的、虚弱的、静的、抑制的、功能低下的、代谢减退的、退行性的及向内的证候，都属于阴证，如面色苍白或暗淡、身重倦卧、肢冷倦

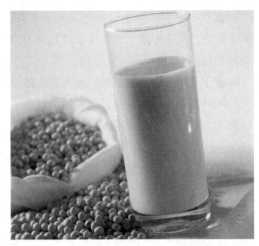

怠、语声低微、呼吸微弱、气短、饮食减少、口淡无味、不烦不渴等。

内热生风：指阴虚热炽、煎熬营阴、经脉失濡而动风的证候。可出现动摇、眩晕、抽搐等症。

先天：人在胚胎时期，即生命发育的初期，与后天相对而言。先天之本在肾，故有肾主先天之说。

后天：指脾胃。人体出生后的生长、发育、生命活动所需的物质和能量，要靠脾胃之后天吸收以供给滋养。

脱精：精关不固，精液渗入小便而下。

理中：调理中焦脾胃的方法。多指脾胃虚寒证用温中祛寒法治疗。

理气：是运用有行气解郁、降气调中、补中益气作用的药物，治疗气滞、气逆、气虚的方法。气虚用补益中气药，气滞宜疏，气逆宜降，故又分疏郁理气、和胃理气、降逆下气等。

理血：治理血分病的方法，包括补血、凉血、温血、祛瘀活血、止血等。

营卫：营气和卫气的合称。两气同出一源，皆水谷精气所化。营行脉中，具有营养周全的作用；卫行脉外，具有捍卫躯体的功能。

营气：营运于脉中的精气。生于水谷，源于脾胃，出于中焦，有化生血液和营养周身的功用。

营卫气血：营、卫、气、血本属人体生命的四种精微物质和动力基础，后世温病学说借卫与营、气与血的阴阳表里相对关系，将温病转变由外而内、由气及血的过程分为卫、气、营、血四个阶段，作为临床辨证论治的纲领。

阴虚：指阴液不足。临床表现有五心烦热，或午后潮热、唇红口干、舌质嫩红或绛干无苔、大便燥结、小便短黄、脉细数等。

阳虚：阳气不足或功能衰退的证候。阳虚则生寒，症见疲乏无力、少气懒言、畏寒肢冷、自汗、面色淡白、小便清长、大便稀溏、舌质淡嫩、脉虚大或微细等。

虚火：真阴亏损引起的发热。如两颧潮红、低热、五心烦热或骨蒸劳热、心烦失眠、盗汗、尿短赤、口燥咽干、舌红苔少或光红无苔、脉细数无力，多见于热病伤阴的后期，或阴虚劳损等。

虚邪：致病邪气的通称。因邪气乘虚而侵入，故名。

虚劳：病名。虚劳包括因气血、脏腑虚损所致的多种病症，以及相互传染的骨蒸、传尸。后世文献多将前者称为虚损，后者称为"劳瘵"。

虚胀：病名。脾肾阳虚者，腹部胀满、神疲纳呆、畏寒肢冷、面色苍白或萎黄、舌淡脉细。治宜健脾温肾、化气行水。用附子理中汤合五苓散或金匮肾气丸。肝肾阴虚者，腹部胀满、形体消瘦、面色黧黑、心烦口燥、齿鼻衄血、小便短赤、舌质红绛、脉细数。治宜滋养肝肾、凉血化瘀。

虚热：阴、阳、气、血不足引起的发热。

虚损：因七情、劳倦、饮食、酒色所伤，

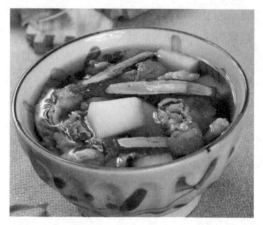

或病后失于调理，以致阴阳、气血、脏腑虚损而成。虚损病情复杂，主要可概括为气虚、血虚、阳虚、阴虚。气虚多见肺脾虚损，症见四肢无力、懒于言语、动辄气短、自汗心烦。血虚多见心肝虚损，症见吐血便血，或妇女崩漏、头晕眼花、成干血痨，虚在心者，并用归脾汤。阳虚多见脾肾虚损，症见饮食减少、大便溏薄、完谷不化、腰膝酸软、神疲无力、畏寒肢冷、阳痿滑精、小便频数而清长、面色苍白、舌淡苔白、脉沉细或沉迟，治宜温补。阴虚多见肺肾虚损，肺阴虚者，症见干咳、咯血、口干咽燥、潮热、盗汗、两颧潮红、舌红少津、脉细数，治宜养阴清肺，可用沙参麦冬汤加减；肾阴虚者，症见腰膝酸软、头晕耳鸣、遗精早泄、咽痛、颧红、舌红少津、脉沉细数，治宜滋补真阴，兼予降火。本证可见于结核病、贫血、白血病、神经官能症以及多种慢性消耗性病症。

虚烦：指阴虚内热、虚火内扰而见心中烦乱、精神不能自持、悒悒不乐、饮食不甘美、睡眠不安宁的证候。多见于热性病后期，或外感病经汗、呕吐、下后余热不清者；亦见于劳心思虑过度者状如伤寒，但不恶寒，身不疼痛，头不痛，脉不紧数，独热者。

虚喘：指气喘由于正气虚者。多因禀赋素弱、久喘或大病后真元耗损，致脏气虚衰，

肺气失主，肾不纳气而致。一般起病较缓，病程较长，呼吸气短难续，声音低微，以深吸气为快或动则气喘。根据病因和见症的不同，分为气虚喘、阴虚喘、真元耗损喘等。

清阳不升：指水谷化生的轻清阳气不能正常濡养头部、肌表、四肢。清阳不升多因脾胃阳气不足，升清降浊的功能障碍所致。症见头晕、眼花、视蒙、耳鸣、耳聋、畏寒肢冷、困倦乏力、食不知味、便溏、舌淡嫩、苔白、脉弱或虚等。

清热解毒：适用于瘟疫、温毒及多种热毒病证的治法。使用能清热邪、解热毒的方药，治疗热性病的里热盛及痈疮、疖肿疔毒、斑疹等病症。常用药有黄连、黄芩、黄柏、石膏、连翘、板蓝根、蒲公英等，代表方有普济消毒饮、黄连解毒汤等。

清热解暑：用清热药结合解暑药治疗外感暑热的方法。临床表现为头痛、身热、有汗、烦渴、小便黄赤、苔薄而黄、脉浮数等。

惊风：儿科常见疾病。临床以四肢抽搐或意识不清为主要特征。引起惊风的原因较多，一般分为急惊风和慢惊风两大类。以热性、急性病引起的急惊风尤为多见，如小儿肺炎、中毒性痢疾、流行性乙型脑炎等病，如持续高热不退，均可出现惊风。这与有些慢性病在后期因虚损而出现的慢惊风，有虚实之分。

盗汗：证名，又称寝汗，指入睡后出汗，醒后即止。多属虚劳之症，尤以阴虚者多见。

恶露不绝：多因产后气虚失摄，冲任不固；或余血未尽，或感寒凉，败血瘀阻冲任；或营阴耗损、虚热内生、热扰冲任、迫血下行所致。气虚者，恶露色淡、质清稀、量多，兼见面色苍白、懒言、小腹空坠，宜补气摄血，用举元煎加减。余血未尽者，恶露量少、淋漓涩滞不爽、色紫暗有块、伴有小腹疼痛，宜化瘀止血。血热者，症见量多、色红、黏臭、面色潮红、脉细数，宜养阴清热止血，保阴煎加减。

健脾疏肝：治疗肝气郁结引起脾不健运的方法。临床用于两胁胀痛、不思饮食、腹胀肠鸣、大便稀溏、舌苔白腻、脉弦等肝盛脾虚证候。常用白术、茯苓、薏苡仁、山药等健脾药，柴胡、青皮、木香、佛手等疏肝药。方用逍遥散之类。

消渴：泛指以多饮、多食、多尿症状为特点的病证。多因过食肥甘、饮食失宜，或情志失调，劳逸失度，导致脏腑燥热、阴虚火旺所致。治疗一般以滋阴、润燥、降火为主。根据病机、症状和病情发展阶段不同，有上消、中消、下消之别。

润肺化痰：化痰法之一，与润燥化痰同义。由于外感温燥，或肺阴不足、虚火灼金，炼液为痰。症见咽喉干燥疼痛、呛咳、痰稠难咯、舌红苔黄而干。

燥痰：痰证的一种，又名气痰。多由肺燥所致。症见痰少色白，或咳出如米粒状痰，涩而难出，或兼见面色苍白、皮毛干焦、口干咽燥、咳嗽喘促等。治以清肺、润肺为主。

肺劳：虚劳的一种，由肺脏虚损所致。症见咽喉干痛、声音嘶哑、鼻不闻香臭、面肿、胸闷气短、咳嗽吐血、饮食减少、消瘦乏力、发热等。治宜益气补肺。

疳：又称疳证或疳疾，泛指小儿因多种慢性疾患而致形体干瘦、津液干枯之证。临床上以面黄肌瘦、毛发焦枯、肚大青筋、精神萎靡为特征。

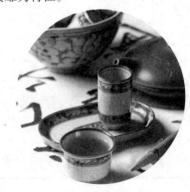

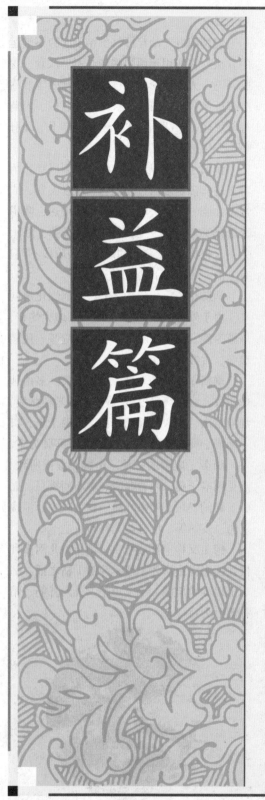

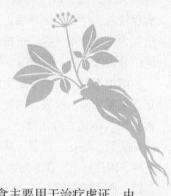

补益类的药食主要用于治疗虚证。由于虚证有气虚、血虚、阳虚、阴虚之分，因此补益食物也大致分为补气类、养血类、助阳类、滋阴类。

补气食物主要用于治疗气虚证。中医所说的"气"，一般指人体各系统器官的生理功能。"气虚"就是指人体各系统器官生理功能的不足，尤其是指消化系统和呼吸系统的不足，可表现为以下症状。脾气虚主要表现为倦怠、四肢乏力、食欲不振、腹胀满、肠鸣、腹痛、便溏或泄泻等。肺气虚主要表现为短气、少气（自感气不足，但并不是呼吸困难）、活动时气喘、声音低微、面色淡白、自汗等。补气食物可增强人体器官的生理功能和体力，能帮助治疗气虚证。由于气血关系密切，血的生成和运行有赖于气的作用，故补气食物也常用于血虚证。

助阳食物主要用于阳虚证，包括肾阳虚、脾阳虚、心阳虚等。由于肾为先天之本，又为气之根，因此，阳虚证主要是指肾阳虚，补阳多从补肾着手，补阳食物也主要是用于补肾阳。肾阳虚主要表现为全身功能衰退。症如神倦畏寒、四肢不温、腰膝酸软、舌质淡白、脉沉而弱。如生殖泌尿系统功能受影响则有阳痿、遗精、白带清稀、夜尿、小便清长或频数；如呼吸功能受影响则有喘嗽；如消化功能受影响则有泻泄。补阳食物的作用原理大致包括：调节肾上腺皮质功能，调整能量代谢，使糖代谢合成加强，滋养强壮，促进性腺功能，促进生长发育，增强机体抵抗力。

补血食物主要用于治疗血虚。血虚的基本表现是面色萎黄、口唇淡白、头晕眼花、视力减退、神疲气短、心悸失眠、皮肤干燥、舌淡脉细，或有闭经。血虚不仅可由贫血引起，也可由某些慢性消耗性疾病引起。因此补血食物的作用不一定在于"补血"，多数补血食物是通过滋养强壮作用，或改善全身营养状况，或改善神经系统功能，而起到间接促进功能、护肝、镇静的作用，从而减轻或消除血虚的症状。

单纯用补血食物疗效不佳者，如气血虚的，在补血的同时酌加补气食物，能收到更好的疗效。此外补血食物多滋腻，为防止久食、多食引起消化不良，宜与健胃和中之品配伍使用。

补阴食物主要是用来补养肺阴、胃阴、肝阴和肾阴，适宜于肺胃阴虚和肝肾阴虚之证。可表现为以下症状。肺阴虚轻者症状表现为干咳音哑、口渴咽干、皮肤枯燥，或吐涎沫；重者可表现为肺痿，有潮热、盗汗、久咳、吐痰、吐血、脉细数等症状。胃阴虚即胃的津液不足，表现为食欲减退、心热烦渴、口干舌燥、大便秘结。肝阴虚有些患者表现为视力减退、夜盲、头晕、耳鸣、爪甲干枯等；还有一些患者可表现为肝阳上亢，有眩晕、耳鸣、口燥、咽干、睡眠不安、舌质红、脉细数等症状。肾阴虚是许多慢性病所共有的虚弱证候群，主要表现为头晕、耳鸣、腰膝酸软、手心烦热、午后低热、小便短赤、舌红少津、脉细无力。

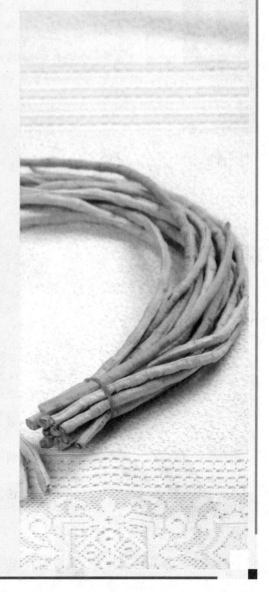

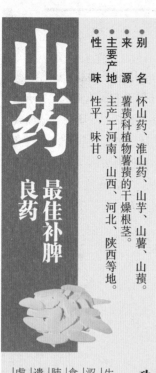

山药 最佳补脾良药

别　名 怀山药、淮山药、山芋、山薯、山蓣

来　源 薯蓣科植物薯蓣的干燥根茎。

主要产地 主产于河南、山西、河北、陕西等地。

性　味 性平，味甘。

功效主治 补脾养胃、补肾涩精。用于脾虚食少、久泻不止、肺虚喘咳、肾虚遗精、带下、尿频、虚热消渴等。

·主要成分·
含有甘露聚糖、3,4-二羟乙胺、植酸、尿囊素、胆碱、多巴胺、山药碱等。

·性状特征·
药材呈圆柱状，表面黄白色或淡黄色，有纵沟、纵皱纹及须根痕。体重，质坚实，不易折断。

·选购秘诀·
以条粗、质坚实、粉性足、色洁白、煮之不散、口嚼不黏牙者为最佳。

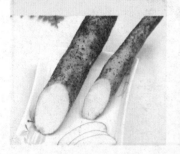

药用价值

益气补脾滋补作用
山药含有的营养成分和黏液质、淀粉酶等，有滋补作用，能助消化、补虚劳、益气力、长肌肉。

对消化系统的影响
山药水煎液可刺激小肠运动，促进肠道内容物排空，抑制胃排空运动。还有增强小肠吸收功能，抑制血清淀粉酶的分泌。

降血糖作用
山药水煎剂可降低正常小鼠的血糖。对四氧嘧啶引起的小鼠糖尿病模型有防治作用。可明显对抗外源葡萄糖及肾上腺素引起的小鼠血糖升高。

对免疫系统的影响
用山药多糖给小鼠腹腔注射，有对抗环磷酰胺的免疫抑制作用。可提高小鼠淋巴细胞转化率，促进血清溶血素的生成。

耐低氧作用
山药水煎剂腹腔注射能延长小鼠存活时间，具有显著的常压耐低氧耐受性。

抗衰老作用
实验证明，山药具有延长家蚕幼龄期的作用趋势。

其他作用
试验证明，山药还具有止泻、祛痰的作用。

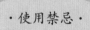

·贮存要点·
◎置于通风干燥处，防蛀。

·使用禁忌·
◎腹泻者或患有感冒、发热者不宜食用。不可与碱性药物同用，烹煮的时间不宜过久。

·用法用量·
◎入汤，10～30克；食疗量多为60～120克；若研末服用，每次6～10克。

特别提示 ◎山药生用的滋阴作用较好，尤其适合脾虚、肺阴不足、肾阴不足者；而炒山药性偏微温，适合健脾止泻，肾虚者可食用。

山药珍珠丸子

功　效	补气养血、健脾固精。对贫血、慢性肠炎、腹泻、遗精、早泄等病症有疗效。
原材料	糯米150克，猪瘦肉50克，山药50克，淀粉、精盐、味精皆适量。
做　法	把糯米用冷水浸泡一天，捞出后沥干水分。猪肉剁成肉泥，山药洗净去皮，蒸熟后捣烂，加入淀粉、精盐、味精拌匀。捏成每个15克重的丸子，外边滚上一层糯米，装在盘里，放在笼中蒸熟。
用　法	佐餐食用。

大枣

中药里的综合维生素

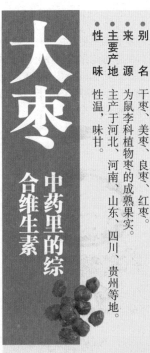

功效主治

补脾和胃、益气生津、调营卫、解药毒。治胃虚食少、脾弱便溏、气血津液不足、营卫不和、心悸怔忡。

·主要成分·

含大枣皂苷、胡萝卜素、维生素C等。

·性状特征·

果实略呈卵圆形或椭圆形，表面暗红色，带光泽，有不规则皱纹，果实一端有深凹窝，中具一短细的果柄，另一端有一小突。质柔软，果肉深棕色至棕褐色，油润而有光泽，富有黏性。果核纺锤形，核壳坚硬，内有黄白色种仁。味甚甘甜。

·选购秘诀·

以光滑、油润、肉厚、味甜、无霉蛀者为佳。

药用价值

提高人体免疫力，抑制癌细胞

研究发现，红枣能促进白细胞的生成，降低血清胆固醇，提高血清白蛋白，保护肝脏。红枣中还含有抑制癌细胞、使癌细胞向正常细胞转化的物质。

预防胆结石

经常食用鲜枣的人很少患胆结石。鲜枣中丰富的维生素C，可使体内多余的胆固醇转变为胆汁酸。

防治骨质疏松和贫血

大枣中富含钙和铁，对防治骨质疏松和贫血有重要作用。对中老年人更年期经常会有的骨质疏松和女性贫血，大枣都有十分理想的食疗作用。生长发育高峰期的青少年也适于食用。

预防高血压

大枣所含的芦丁，是一种软化血管、降低血压的物质。

其他作用

大枣还具有抗过敏、除腥臭怪味、宁心安神、益智健脑、增强食欲、养肝、镇静降压、抗菌等作用。

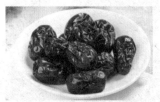

·贮存要点·

◎用木箱或麻袋装，置于干燥处，防蛀、防霉、防鼠咬。

·用法用量·

◎生食或煎服，10～30克。

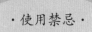

·使用禁忌·

◎龋齿疼痛、腹部胀满、便秘、消化不良、咳嗽、糖尿病患者等不宜常用。

特别提示 ◎大枣价格不贵，味道香甜又能增强免疫力，可以经常食用。另以大枣配芹菜根水煎服，能降低血胆固醇。

红枣莲子汤

功效	补中益气、滋养强身、养血安神，常食能加强心脏功能、促进血液循环、稳定血压、增强食欲、促进睡眠。
原材料	莲子50克，红枣7枚，白糖半匙。
做法	将红枣用开水泡发，再剥去外皮。莲子泡发，去除莲心，放入锅中备用。在锅中加入两大碗水，用文火炖1小时左右，至红枣烂熟。最后再放入半匙白糖，调味食用。
用法	代茶，频频饮用。

白扁豆

利水补脾好帮手

别 名	来 源	主要产地	性 味
峨眉豆、藤豆、羊眼豆、肉豆。	为豆科植物扁豆的干燥成熟种子。	江苏、河南、安徽、浙江。	性微温，味甘。

功效主治 ♀

健脾化湿、和中消暑。用于脾胃虚弱、食欲不振、大便溏泻、白带过多、暑湿吐泻、胸闷腹胀。

·主要成分·

含蛋白质、脂肪酸、维生素B_3、氨基酸、维生素A、B族维生素、维生素C及生物碱、糖类、腈苷和微量钙、磷等。

·性状特征·

呈扁椭圆形或扁卵圆形，长0.8～1.2厘米，宽0.6～0.9厘米，厚0.4～0.7厘米。表面黄白色，平滑而有光泽，一侧边缘有半月形白色突起的种阜，占周径的1/3～1/2，剥去后可见凹陷的种脐，紧接种阜一端有一珠孔，另一端有短的种脊，质坚硬。种皮薄脆，内有子叶2枚，肥厚，黄白色、角质，嚼之有豆腥味。

·选购秘诀·

以粒大、色白、气微、嚼之有豆腥气的为佳。

药用价值 ♂

抗病毒作用

扁豆含有抑制病毒的成分，这种活性成分在水溶性的高分子和低分子部分都有，且能有效地抑制病毒的生长。

降低血糖作用

扁豆中所含的淀粉酶抑制物在体内有降低血糖的作用。

增强造血功能

扁豆含有多种微量元素，能刺激骨髓造血组织，减少粒细胞的破坏，提高造血功能，对白细胞减少症有效。

抗肿瘤作用

扁豆中的植物血细胞凝集素能使肿瘤细胞发生凝集反应，肿瘤细胞表面发生结构变化，从而发挥细胞毒的作用，并可促进淋巴细胞的转化，增强对肿瘤的免疫能力，抑制肿瘤的生长，起到防癌抗癌的效果。

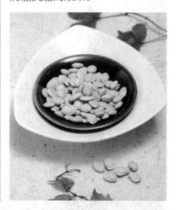

·贮存要点·

◎放箱内盖好，置干燥处，防霉蛀、鼠食。

·用法用量·

◎炒、煮皆可，10～30克。

·使用禁忌·

◎健脾止泻宜炒用，消暑解毒宜生用。

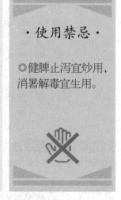

特别提示 ◎白扁豆含有凝集素，有一定的毒性，加热处理可以使其失去毒性，所以食用时一定煮熟、蒸透。

白扁豆粥

功 效	益气健脾，主治慢性胃炎、食欲不振、大便溏泻、白带过多、暑湿吐泻、胸闷腹胀。
原材料	白扁豆30克，党参10克，粳米100克。
做 法	将白扁豆、党参洗净，粳米淘洗干净，滤去水分备用。取白扁豆、党参放入锅中，加入适量水，以刚没过所有材料为度，用文火煎煮30分钟左右，去渣取汁。最后加入淘洗好的粳米煮成稀粥。
用 法	早晚各1次空腹食用。

卷心菜

有「菜中王子」美誉的保健食品

别名 包心菜、圆白菜、洋白菜、结球甘蓝。

来源 十字花科草本植物结球甘蓝的茎叶。

主要产地 我国各地均有。

性味 性平，味甘。

功效主治

益肾补虚、润脏腑、益心力、壮筋骨、清热利湿、缓急止痛。主治胃及十二指肠溃疡、胃脘疼痛、湿热黄疸、消化道溃疡疼痛、关节不利、虚损。

·主要成分·

含有蛋白质、脂肪、葡萄糖、芸薹素，其中胡萝卜素、维生素C、钙、钾含量丰富。

·性状特征·

十字花科2年生草本植物。高30～90厘米，基叶宽大，肉质厚，倒卵形或扁圆形，似花瓣样，层层重叠，至中央集成球形。内叶白色，外叶常为绿色，花轴从包围的基生叶中抽出，色淡黄，萼片袋形。

·选购秘诀·

卷心菜的叶球要坚硬坚实。如果顶部隆起，表示球内开始抽薹，食用口味变差。

药用价值 ♂♀

多吃卷心菜可增进食欲、促进消化、预防便秘。对胃痛有明显的止痛和促进溃疡愈合的作用，并可缓解胆绞痛，对慢性胆囊炎和慢性溃疡病患者有一定的疗效。

对小儿先天不足、发育迟缓或久病体虚、四肢软弱无力、耳聋健忘等症也有治疗作用。

卷心菜含有较多的胆碱，能调节脂肪代谢，对肥胖、高脂血症患者有益。

卷心菜所含有的钾多于钠，可阻止体内液体潴留，对肾脏病患者有好处。

卷心菜含丰富的叶酸，是造血及血细胞生成的重要物质，贫血者宜生吃卷心菜（可榨汁），研究还发现，卷心菜在防衰老、抗氧化等方面具有药用蔬菜的作用。

多食卷心菜能提高人体免疫力，保护癌症患者的生活质量。

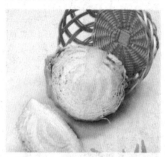

·贮存要点·

◎蔬菜最好新鲜时食用。买回来的蔬菜最好放入冰箱保鲜格中保存。

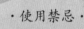

·用法用量·

◎卷心菜大多炒食、凉拌，也可制作泡菜，每餐70克。

·使用禁忌·

◎卷心菜比大白菜含有的粗纤维多，而且粗糙质硬。腹腔和胸外科手术后，或胃肠溃疡、出血特别严重的人均不宜食用。

特别提示 ◎将鲜卷心菜洗净，放入冷开水中浸泡片刻，取出后切成段或碎片，然后在榨汁机中压榨出鲜汁。每天饮用这种鲜卷心菜汁，对大肠癌有辅助疗效。

牛肉炖卷心菜

功效	此菜内含碳水化合物、蛋白质、脂肪、钙、磷、铁、维生素。具有健脾开胃、活血化瘀、调理气血、生津止泻的作用。
原材料	牛肉250克，番茄、卷心菜各150克，料酒3克，盐4克，味精1克，猪油10克。
做法	将番茄清洗干净，切成方块。卷心菜拆洗干净，切成薄片。牛肉切片，放入锅内，加水烧开，去浮沫。放入猪油、料酒，快熟时，倒入番茄、卷心菜，炖熟调味即可。
用法	佐餐食用。

15

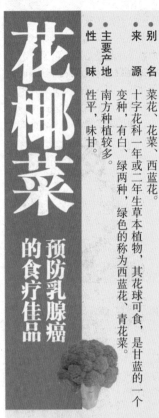

花椰菜

预防乳腺癌的食疗佳品

别名　菜花、花菜、西蓝花。

来源　十字花科一年或二年生草本植物，其花球可食，是甘蓝的一个变种，有白、绿两种，绿色的称为西蓝花、青花菜。

主要产地　南方种植较多。

性味　性平，味甘。

功效主治 ♂

补骨髓、润脏腑、益心力、壮筋骨、清热止痛、缓急利湿、益肾补虚。主治骨质疏松、喉炎、咳嗽等。

·主要成分·

含有蛋白质、脂肪、糖类、维生素A、B族维生素、维生素C和较丰富的钙、磷、铁等。

·性状特征·

我们平时食用的是花椰菜的花球部分。花球由肥大的主轴和许多肉质花梗及绒球状的花枝顶端组成。1个花椰菜主轴上着生有60余个小花球体。正常花球呈现半球形，表面呈颗粒状，质地致密。

·选购秘诀·

以花球完整紧密、表面无绽裂、新鲜脆嫩者为佳。

药用价值 ♂

花椰菜中含有硫代萝卜素及多种吲哚类衍生物，前者能促进细胞产生具有保护作用的酶。后者具有强烈的酶诱导能力，可分解体内致癌物质。因此，菜花被列入抗癌食谱。

花椰菜的营养很全面，含有丰富的维生素C，可以增强肝脏解毒能力，促进生长发育，并能提高机体的免疫力，预防感冒和坏血症的发生。

花椰菜是含有类黄酮最多的食物之一，类黄酮可以防止感染，可以防止胆固醇氧化，阻止血小板凝结成块，是最好的血管清理剂，能减少心脏病与中风的危险。

常食花椰菜还有爽喉、开音、润肺的功效。

其抗癌效果也很好，长期食用可以减少乳腺癌、直肠癌及胃癌等癌症的发病率。在众多的蔬菜水果中，菜花、大白菜的抗癌效果最好，西蓝花对杀死导致胃癌的幽门螺杆菌功效显著。

花椰菜中含有丰富的维生素K，多吃花椰菜是补充维生素K的最佳途径。可增加血管壁强度，使之不容易发生破裂。

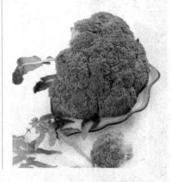

·贮存要点·
◎新鲜食用，或放入冰箱保鲜格中保存。

◎凉拌、煮食均可，每餐食用30克左右。

·用法用量·

·使用禁忌·
◎尿路结石者不宜食用。

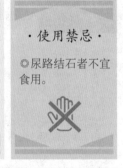

 特别提示　◎为了减少维生素的流失，烹调时应该注意不要烧得过烂，宜用急火快炒。

香炸花椰菜

功　效	清理血管、排出体内毒素、预防乳腺癌。
原材料	花椰菜50克，鸡蛋1个，生粉、葱花、调味料适量。
做　法	花椰菜掰成小颗，洗净、沥干，放入鸡蛋、生粉后搅匀。油锅烧热后，放入花椰菜，炸至金黄时捞起。锅内留油，放入姜、红椒，下入炸好的花菜，调入椒盐、味精、葱花炒透，淋入麻油即成。
用　法	佐餐食用。

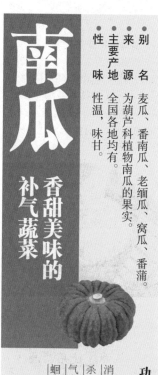

南瓜

香甜美味的补气蔬菜

别　名 麦瓜、番南瓜、老缅瓜、窝瓜、番蒲。

来　源 为葫芦科植物南瓜的果实。

主要产地 全国各地均有。

性　味 性温，味甘。

·功效主治·

补中益气、解毒杀虫。主治脾胃气虚、营养不良、蛔虫病等。消炎止痛、

·主要成分·

果肉含瓜氨酸、精氨酸、天冬素、胡芦巴碱、腺嘌呤、胡萝卜素、B族维生素、抗坏血酸、脂肪、葡萄糖、蔗糖、戊聚糖及甘露醇等。

·性状特征·

南瓜为一年生蔓生藤本植物，多为扁圆形、长圆形或卵形，形状大小因品种不同而有异。果皮一般为暗绿色或绿白相间，成熟时赤褐色。果梗坚硬，呈五角形，表面有深纵沟，基部稍膨大。

·选购秘诀·

选购南瓜时用指甲掐外皮，若不留指痕，表示老熟，这时的南瓜又糯又甜。若南瓜的表皮褶皱太多，则表示水分较多。瓜身连着瓜蒂的南瓜可保存较长时间。

药用价值

解毒作用

南瓜内含有维生素和果胶，果胶有很好的吸附性，能黏结和消除体内细菌毒素和其他有害物质，如重金属中的铅、汞和放射性元素，起到解毒作用。

保护胃黏膜，帮助消化

南瓜所含果胶还可以保护胃肠道黏膜，免受粗糙食品刺激，促进溃疡面愈合，适宜于胃病患者。南瓜所含成分能促进胆汁分泌，加强胃肠蠕动，帮助消化。

防治糖尿病，降低血糖

南瓜含有丰富的钴，在各类蔬菜中含钴量居首位。钴能活跃人体的新陈代谢，促进造血功能，并参与人体内维生素 B_{12} 的合成，是人体胰岛细胞所必需的微量元素，对防治糖尿病、降低血糖有特殊的作用。

消除致癌物质

南瓜能消除致癌物质亚硝胺的突变作用，有防癌功效，并能促进肝、肾功能的恢复，增强肝、肾细胞的再生能力。

促进生长发育

南瓜中含有丰富的锌，参与人体内核酸、蛋白质的合成，是肾上腺皮质激素的固有成分，为人体生长发育的重要物质。

·贮存要点·

◎置于通风处，或放入冰箱保鲜格中保存。

◎南瓜食用方法很多，炒食、做汤、做馅料均可。老熟南瓜多煮食、蒸食，或拌面粉制成糕饼、面条等，还可加工成南瓜粉、南瓜营养液。南瓜粥也十分常见。每餐100克为宜。

·用法用量·

·使用禁忌·

◎凡患气滞湿阻之病者忌服。南瓜不宜与羊肉同食。

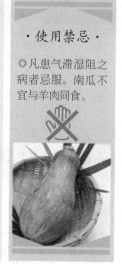

特别提示 ◎糖尿病患者应将南瓜制成南瓜粉，患者长期少量食用对身体十分有益。

南瓜粥

功　效	有补气之功，可治疗中气不足、神疲乏力等。
原材料	南瓜、粳米各50克，红枣10枚，红糖适量。
做　法	将上述材料洗净放入锅中，加入少量红糖，再加水煮成粥。
用　法	日服2次，连服7天。

粳米

最佳补气粥品

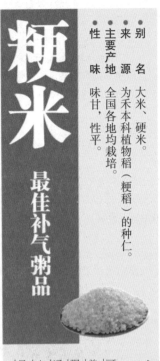

别名 大米、硬米。

来源 为禾本科植物稻（粳稻）的种仁。

主要产地 全国各地均栽培。

性味 味甘，性平。

药用价值

抗肿瘤作用

实验证明，粳米提取物对于腹水型肝癌小鼠的腹水生成有一定的抑制作用，可判定其有抗肿瘤的作用。

治疗消化道疾病

实验证明，粳米可以治疗各种消化道疾病，如消化不良、憩室炎等，还可以缓解轻度腹泻与便秘。

控制血糖浓度

粳米中的淀粉，人体消化吸收较慢，因此向血液释放葡萄糖的速度也较为缓慢，有利于糖尿病患者控制血糖浓度。

补充身体所需营养

粳米作为主食，人体摄入量很大，其对人体营养的补充有重要意义。煮粥具有补脾、和胃、清肺的功效；米汤有益气、养阴、润燥的功能，有益于婴幼儿的发育和健康。

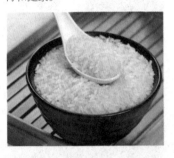

功效主治

中医认为粳米可补中益气、健脾养胃、益精强志、强壮筋骨、和五脏、通血脉、聪耳明目、止烦、止渴、止泻，是「第一补物」。

·主要成分·

含75%以上的淀粉，8%左右的蛋白质，0.5%～1%的脂肪，少量B族维生素，尚含有乙酸、延胡索酸、琥珀酸、甘醇酸、柠檬酸和苹果酸等多种有机酸，还含葡萄糖、果糖、麦芽糖等。

·性状特征·

我们日常吃的米，主要有两种：籼米和粳米。籼米和粳米分别由籼稻谷和粳稻谷脱壳而成。粳米通常短圆粒型（粒长4.6～5.5毫米），北方米通常都是粳米。

·选购秘诀·

米粒完整、破碎粒少、外观光泽油润、粒质晶莹透明、有光泽、无霉变、无异味、无砂石、无糠粉、无稻壳等为佳。我国市场上粳米通常有一些白色部分，称为垩白。影响外观，但与食味关系不大。

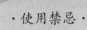

·贮存要点·

◎置于干燥的地方，防霉、防蛀。

·用法用量·

◎煮粥、做米饭食用，每餐60克。

·使用禁忌·

◎米粥最易于人体消化吸收，但熬粥时不可放碱。因为碱能破坏大米中的维生素 B_1，导致维生素 B_1 的缺乏。

特别提示 ◎用米汤冲奶粉，或以米汤作为婴儿的辅助饮食，都是比较理想的。

五仁粳米粥

功效	健胃破瘀、润肠通便。适用于气血虚亏引起的习惯性便秘。若妇女产后血虚便秘可去桃仁。
原材料	芝麻仁、松子仁、胡桃仁、桃仁（去皮尖，炒）、甜杏仁各15克，粳米200克。
做法	将上述五仁混合碾碎，加入粳米共煮稀粥，可以加糖适量。
用法	每日早晚各服用1次。

糯米

温养胃气之妙品

别 名 江米、元米。

来 源 为禾本科植物稻（糯稻）的种仁。

主要产地 全国各地均有栽培。

性 味 味甘，性温。

功效主治

补中益气，治脾胃虚弱、消渴、体倦乏力、泄泻、便泻、气虚自汗、妊娠腰腹坠胀。

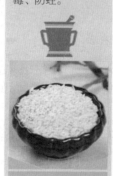

·主要成分·

糯米的主要成分绝大部分为碳水化合物，占70%左右，而蛋白质部分则占7%左右，其他还包括钙、磷、铁、维生素 B_3 以及维生素 B_1、维生素 B_2 等成分。

·性状特征·

米质呈蜡白色，不透明或半透明状，吸水性和膨胀性小。煮熟后黏性大，口感滑腻，较难消化吸收，是大米中黏性最强的。

·选购秘诀·

糯米在选购时，以米粒较大、颗粒均匀、颜色白皙、有米香、无杂质的为佳。糯米中以米粒宽厚、近似圆形者的黏性较大，细长形者则黏性较差。另外对掺假糯米进行鉴别时，可用碘酒浸泡片刻，再用清水洗净米粒，糯米显紫红色，而籼米或粳米显蓝色。

药用价值

糯米能温暖脾胃、补益中气，对脾胃虚寒、食欲不佳、腹胀腹泻有一定缓解作用。糯米还有收涩作用，对尿频、盗汗有较好的食疗作用。糯米与籼米、粳米的营养成分差异甚小，祖国医学认为，与籼米、粳米相比，糯米性偏温，是重要的滋补食物。

糯米是一种温和的滋补品，有补虚、补血、健脾暖胃、止汗等作用，适用于脾胃虚寒所致的反胃、食欲减少、泄泻和气虚引起的自汗、气短无力、妊娠腹坠胀等症。

糯米制成的酒可用于滋补健身和治病。可用糯米、杜仲、黄芪、杞子、当归等酿成"杜仲糯米酒"，饮之有壮气提神、美容益寿、舒筋活血的功效。

还有一种"天麻糯米酒"，是用天麻、党参等配糯米制成，有补脑益智、护发明目、活血行气、延年益寿的作用。糯米不但可配药物酿酒，而且可以和果品同酿。如"刺梨糯米酒"，常饮能预防心血管疾病。

·贮存要点·

◎置于干燥处，防霉、防蛀。

◎可以制作成八宝饭、糯米团子、糍米糕、粽子等，也可磨制后和其他米粉掺用，制成各种富有特色的黏软糕点。此外，糯米还可以用来酿酒。每餐50克。

·用法用量·

·使用禁忌·

◎性黏滞，难消化，小孩或患者宜慎用；有黄疸、泌尿系统感染以及胸闷、腹胀等症状的人不要多食。糖尿病、肥胖、高脂血症、肾脏病患者尽量少吃或不吃。

特别提示 ◎用各种配料加糯米粉制成的年糕，具有不同的作用。例如，鸡肉年糕适于月经不调、腰膝酸软者，红枣年糕适于贫血、食欲不振者，用豆浆煮年糕可催乳。

糯米山药散

功 效	此方用于脾胃虚寒、久泻、饮食减少者，有很好的滋补作用。
原材料	糯米500克，山药50克，砂糖、胡椒粉各适量。
做 法	糯米用水浸泡一夜后沥干，文火炒熟、磨筛，山药也研成细末；将糯米与山药拌匀，再根据个人口味加入适量的砂糖、胡椒粉即成。
用 法	每日用小半碗开水冲服。

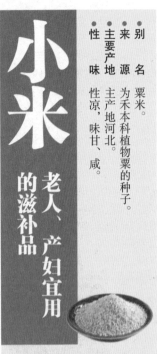

小米

老人、产妇宜用的滋补品

别名 粟米。

来源 为禾本科植物粟的种子。

主要产地 主产地河北。

性味 性凉，味甘、咸。

功效主治

和中、益肾、除热、解毒。主治脾胃虚热、反胃呕吐或脾胃虚腹泻、烦热口渴、口干、小便不利等。

·性状特征·

为单子叶植物，株高60～120厘米，茎细直，中空有节，叶狭披针形，平行脉，花穗顶生，总状花序，下垂性，每穗结实数百至上千粒，子实极小，直径约0.1厘米。

·选购秘诀·

以皮薄、米实、颜色金黄、无杂质者为佳。

·药用价值·

小米具有益肾和胃、除热的作用，对脾胃虚弱、呕吐、腹泻与产后、病后体虚或失眠者有益。小米含有容易被消化的淀粉，很容易被人体消化吸收，而现代医学发现，其内所含氨酸会促使一种使人产生睡意的五羟色胺促睡血清素分泌，所以小米也是很好的安眠食品。小米性凉，很适合患者食用。

主要成分

由于小米不需精制，它保存了许多维生素和无机盐，小米中的维生素 B_1 是大米的几倍。小米的淀粉含量高（约70%），是一种能量食物。小米中的无机盐含量也高于大米。

另外，小米中还富含蛋白质、脂肪、糖类、维生素 B_2、维生素 B_3 和钙、磷、铁等成分，是人体必需的营养食物，容易被消化吸收，故被营养专家称为"保健米"。

和其他谷物一样，小米中钙、维生素 A、维生素 D、维生素 C 和维生素 B_{12} 含量很低。蛋白质含量在不同类型的小米中变动很大，一般介于 5%～20%，平均为 10%～12%。小米中蛋白质的质量常优于小麦、稻米和玉米，但是必需氨基酸中的赖氨酸含量低。

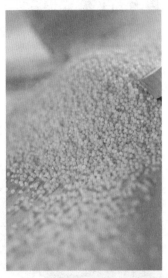

·贮存要点·

◎置通风干燥处，防霉、防蛀。

·用法用量·

◎煎汤或煮粥。每餐80克。

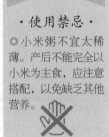

·使用禁忌·

◎小米粥不宜太稀薄。产后不能完全以小米为主食，应注意搭配，以免缺乏其他营养。

特别提示 ◎小米与大豆混合食用，效果更好。

小米龙眼粥

功效	补血养心、安神益智。可用于心脾虚损、气血不足、失眠健忘、惊悸怔忡等症。
原材料	龙眼肉30克，小米50～100克，红糖少许。
做法	龙眼肉洗净，小米淘洗干净，将两者同放入煮锅中，加适量的清水，一同熬煮成粥。待粥煮至软烂后，再根据个人口味加入适量的红糖即可。
用法	空腹服食。

燕麦

每天必吃的营养食品之一

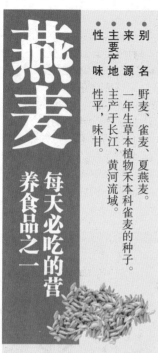

别名 野麦、雀麦、夏燕麦。

来源 一年生草本植物禾本科雀麦的种子。

主要产地 主产于长江、黄河流域。

性味 性平，味甘。

功效主治 益肝和脾、滑肠催产、补虚损、止虚汗。主治病后体虚、食欲不振、大便秘结等。

·主要成分·

含淀粉、蛋白质、脂肪、氨基酸、脂肪酸、糖类、维生素E、维生素B_1、维生素B_2、钙、磷、铁、维生素B_3、皂碱以及谷类作物中独有的皂苷。

·性状特征·

燕麦其苗叶像小麦但比小麦小。它的果实比小麦细，苗和小麦相同，但穗细长而稀少，子实可食。加工而成的燕麦片呈金黄色片状，中间有白色心状物。

·选购秘诀·

选购燕麦时，要选购标注"氨基酸含量高"，而且要粒片均匀的。

药用价值

燕麦含有丰富的B族维生素和锌，这两种元素对糖类和脂肪类的代谢都具有调节作用，还含有丰富的果胶，可以有效降低人体胆固醇。

燕麦中含有的维生素E，能够改善血液循环，缓解生活、工作压力。

燕麦含有丰富的钙、磷、铁、锌等矿物质，可预防骨质疏松、促进伤口愈合、预防贫血，是补钙的佳品。燕麦子粒中含油量为4%～16%，而且非饱和脂类比例大。长期食用燕麦片，对动脉粥样硬化与冠心病、高血压等均有很好的疗效。

燕麦中B族维生素含量也远远高于其他谷类作物，对糖尿病有治疗作用。

燕麦中丰富的膳食纤维可帮助肠胃蠕动，使排便顺畅，减少便秘的发生。

经常食用燕麦，对心脑血管病能起到一定的预防作用。

专家证实，每日食50克燕麦片，可使每百毫升血液中的胆固醇平均下降39毫克，三酰甘油下降76毫克。

·贮存要点·

◎置于通风干燥处保存。

·用法用量·

◎燕麦片、燕麦粥都是很好的早餐食品，燕麦粉也可制作饼干、糕点、儿童食品等。每餐以40克左右为宜。

·使用禁忌·

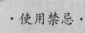

◎吃燕麦一次不宜太多，否则会造成胃痉挛或腹胀，过多也容易造成滑肠、催产，孕妇应忌食。

特别提示 ◎利用即食的燕麦片，可以完全满足人们早上补充营养的需要，而且所花时间绝对不超过3分钟。

菊花燕麦粥

功效	此粥具有散风祛热、清肝明目、解毒等功效，经常服用可防止风热感冒、头痛眩晕、目赤肿痛等。
原材料	菊花5～10克，燕麦片50克，蜂蜜或糖浆适量。
做法	菊花放入碗中，加入一些沸水冲泡，再加入即食燕麦片搅拌均匀即可。最后再根据个人不同喜好，加入蜂蜜或糖浆。
用法	早、晚温热服食即可。

马铃薯

别名 洋芋、洋山芋、土豆。

来源 为茄科植物马铃薯的块茎。

主要产地 我国大部分地区均有栽培。

性味 味甘，微寒。

在欧洲有『植物面包』的美誉

功效主治 补气、健脾、消炎。治腮腺炎、烫伤。

·主要成分·

块茎含水分、淀粉、糖、纤维、含氮物质、脂肪、灰分等。尚含龙葵碱，含量每千克从20毫克到数百毫克不等。

·性状特征·

地下块茎椭圆形，长4～8厘米，横径3～6厘米，外皮黄白色，内白色，具芽眼，地上茎柔弱，高50～90厘米，多分枝，无毛或被柔毛。

·选购秘诀·

个头中等偏大、形整均匀、质地坚硬、皮面光滑、皮不要过厚、没有损伤、糙皮、病虫害、热伤、冻伤、无萎蔫现象为佳。

药用价值

马铃薯能提供大量对人体有特别保护作用的黏液蛋白，能保持消化道、呼吸道以及关节腔、浆膜腔的润滑，还可以预防心血管系统的脂肪沉积，保持血管的弹性，有利于预防动脉粥样硬化。

马铃薯同时又是一种碱性蔬菜，能中和人体新陈代谢后产生的酸性物质，起到维持人体内酸碱平衡的作用，从而进一步达到美容、抗衰老的效果。

马铃薯低热能、高蛋白，含有多种维生素和微量元素，是肥胖症患者理想的减肥食品。

马铃薯淀粉在体内只会被缓慢吸收，不会导致血糖过高，因而是糖尿病患者理想的食疗食品。

马铃薯含有大量的膳食纤维，具有促进胃肠蠕动，以及加速胆固醇在肠道内代谢的功效，具有通便和降低胆固醇的作用。

·贮存要点·

◎土豆性喜低温，适宜贮藏温度为1～3℃。低于0℃时，易冻坏；高于5℃时，易发芽，使淀粉含量大大降低，且会产生有毒的龙葵素。在贮藏时，应控制在低温和增加二氧化碳的积累，以延长贮藏期。

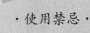

◎马铃薯有多种吃法，烹、炒、烧、炖均宜。在炖煮时宜用大火，烹调时适当放一点醋会更好。每餐130克左右。

·用法用量·

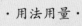

·使用禁忌·

◎发芽的、变绿的马铃薯不能吃。

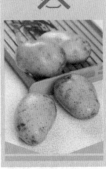

特别提示 ◎马铃薯含有一种生物碱，是有毒物质，人体大量摄入后，会引起中毒、恶心、腹泻等反应，这种有毒物质通常集中在表皮里，因此食用时一定要去皮。

马铃薯烧牛肉

功效	用于气虚体弱、食欲不振。
原材料	牛肉500克，马铃薯200克，葱、姜、蒜、食盐、糖、胡椒粉、酱油、八角、料酒各适量。
做法	牛肉切块过水，起油锅，下牛肉块翻炒至微黄。洒料酒，放葱、姜、蒜粒炒香。放盐、糖、胡椒粉、酱油、八角、水，焖煮大约1小时至肉烂。放入切块的马铃薯，拌匀，再焖煮大约10分钟即可。
用法	佐餐食用。

玉米

有「黄金作物」之美誉

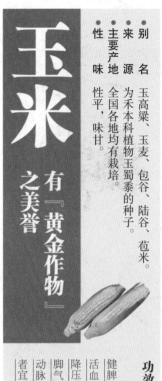

别　名　玉高粱、玉麦、包谷、陆谷、苞米。

来　源　为禾本科植物玉蜀黍的种子。

主要产地　全国各地均有栽培。

性　味　性平，味甘。

功效主治 🜨

调中开胃、益肺宁心、健脾利湿、开胃益智、宁心活血、利尿、利胆、止血、降压、降血脂，适用于浮肿、脚气病、小便不利、腹泻、动脉粥样硬化症、冠心病患者宜。

·主要成分·

含有脂肪、卵磷脂、谷物醇、维生素E、胡萝卜素及B族维生素等营养保健物质，并且其所含的脂肪中50%以上是亚油酸。

·性状特征·

通常我们食用的是玉米的果穗部分，外面覆盖有苞叶，果穗上的子粒行数都成双。子粒为颖果，色黄、白、紫、红或呈花斑等。生产上栽培的以黄、白色者居多。

·选购秘诀·

购买生玉米时，以挑选七八成熟的为好。尽量选择新鲜玉米，其次可以考虑冷冻玉米。

药用价值 ♀

多食玉米可预防高血压病、冠心病、心肌梗死的发生，并具有延缓细胞衰老和脑功能退化的作用。

玉米中的纤维素含量较高，具有刺激胃肠蠕动，加速粪便产生的特性，可防治便秘、肠炎、肠癌等。

玉米胚尖里所含有的营养物质能增强人体新陈代谢、调整神经系统功能，起到抑制、延缓皱纹产生的作用。

玉米还具有调中开胃、降血脂、利尿降压、止血止泻、助消化的功效。

玉米油可以降低血清胆固醇，预防高血压病和冠心病的发生。高血压病患者不仅可多吃玉米面、玉米油，也可用玉米须煎汤代茶饮。可与豆类、小麦等混合食用，以提高营养价值。

玉米中含有的黄体素、玉米黄质，可以有效地对抗眼睛老化。

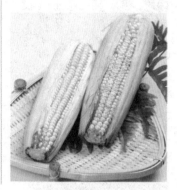

·贮存要点·

◎置于通风干燥处，或冰箱保鲜格中保存。

·用法用量·

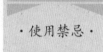

◎玉米可以煮食或蒸食，玉米粒也可以用来做菜做汤。也可做成各种玉米加工品。每餐50克。

·使用禁忌·

◎发霉的玉米不能食用。

特别提示　◎吃玉米时应把玉米粒的胚尖全部吃进，玉米的许多营养都集中在这里。

牛奶嫩玉米

功　效	健脾开胃、益肺生津、滋阴润肠。对慢性胃炎、慢性气管炎、痔疮出血有疗效。
原材料	牛奶200毫升，鲜嫩玉米500克，奶油20克，油面粉、胡椒粉、精盐、味精皆适量。
做　法	把玉米洗净，煮七成熟后，剥下玉米粒，放入油锅中炒熟。倒入奶油、牛奶，再煮15分钟，加入精盐、味精、胡椒粉，用油面粉勾芡。
用　法	当点心食用。

芋头

老少皆宜的滋补品

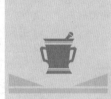

别名 芋魁、芋根、土芝、芋艿、芋奶、毛芋。

来源 为天南星科植物芋的块茎。

主要产地 南方及华北各省均有栽培。

性味 性平,味甘、辛。

功效主治 益胃宽肠、补益肝肾、调补中气。通便解毒,

·主要成分·

块茎含蛋白质、淀粉、灰分、脂类、钙、磷、铁,维生素C和维生素A的含量甚少,但维生素B_1、维生素B_2的含量较多。

·性状特征·

芋的植物形态为:地下有卵形至长椭圆形的块茎,褐色,具纤毛。叶基生,常4～6片簇生;叶身肥大,质厚,卵状广椭圆形,长30～50厘米,全缘,带波状,先端短而锐尖,基部耳形,耳片钝头,仅末端圆,叶面绿色,平滑,具防水性;叶柄肉质,长而肥厚,绿色或淡绿紫色,基部呈鞘状。我们俗称的芋头是指其中间的母根(块茎)部分。

·选购秘诀·

以表面无缺洞、表皮干燥者为佳。

药用价值

芋头含有一种天然多糖类高分子植物胶体,有很好的止泻作用,并能增强人体的免疫功能。

矿物质氟的含量较高,是芋头的一个特点,具有保护牙齿、治齿防龋的功效。

芋头对乳腺癌、甲状腺癌、恶性淋巴瘤及伴有淋巴肿大、淋巴结转移者有治疗作用。

芋头中含有多种微量元素,能增强人体免疫功能。芋头中含有的精氨酸,能强化男性的生殖能力。在癌症手术后放化疗及康复期间,可作为防癌瘤的常用药膳食品。

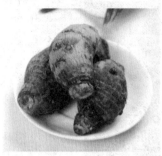

·贮存要点·

◎置于干燥、阴凉、通风的地方。

·用法用量·

◎芋头可作蔬菜,也可代粮。食用方法多种,可将芋头去皮后与肉红烧,亦可将芋头去皮切成片后做汤,还可以煮熟后去皮,蘸糖食用。每餐80克。

·使用禁忌·

◎芋头含有较多的淀粉,食用过多会导致腹胀。芋头不宜与香蕉同食。支气管哮喘、气滞引起的胸闷、腹胀和两胁胀痛者忌食芋头。

特别提示
◎芋头削皮之后,如果暂时不用,必须浸泡于水中。最佳的削皮方法是在流动的水中或戴手套处理,因为芋头的黏液会使皮肤过敏。

芋头烧牛肉

功效	防治脾胃虚弱、食欲不振及便秘,防止皮肤老化。
原材料	牛肉1.5千克,芋头1千克,精盐、料酒、味精、葱段、姜片、大料、桂皮、花椒各适量。
做法	牛肉洗净,切成寸块,放入沸水中氽烫一下,去除血水。芋头洗净,去皮切成滚刀块。将去除血水后的牛肉块捞出,然后取煮锅,加适量的水,再将牛肉块、葱段、姜片、大料、桂皮、花椒放入煮锅中,大火烧开后转小火。煮到九成熟时,用精盐、绍酒调好味,再加入芋头,炖至牛肉酥烂时,加味精即可。
用法	佐餐食用。

番薯

甘甜主食的补胃养心

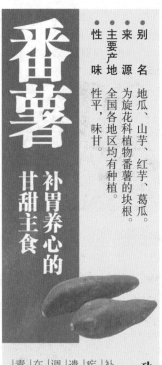

别名 地瓜、山芋、红芋、葛瓜。

来源 为旋花科植物番薯的块根。

主要产地 全国各地区均有种植。

性味 性平，味甘。

功效主治 ♂

具补虚益气、健脾强肾、补胃养心之功效。能治疗痢疾、下血、湿热、黄疸症、遗精、酒积热滞、小儿疳积等，血虚、月经失调。在民间也用它来治疗湿疹、毒虫叮咬、夜盲症等。

·主要成分·

含有膳食纤维、胡萝卜素、维生素A以及钾、铁、铜、硒、钙等，还有类似雌激素的物质，可保持肌肤嫩滑、延缓衰老。

·性状特征·

多年生蔓状草质藤本植物，块根白色、黄色、红色或有紫斑。叶卵形或矩圆状卵形，长6～14厘米，先端渐尖，基部截头形或心形，有角或有缺刻，有时指状深裂，我们食用的是它的块根部分。块根的形状、表皮的颜色及肉色随品种而不同。

·选购秘诀·

以外形适中、外皮干净不沾泥、没有斑点的为佳。

药用价值 ♀

番薯是一种碱性食物，能与肉、蛋、米、面所产生的酸性物质中和，调节人体的酸碱平衡。

番薯的蛋白质质量高，经常食用可填补人体对主食营养吸收的不足。番薯中的膳食纤维比较多，对促进胃肠蠕动和防止便秘非常有效，可防治痔疮和肛裂等，对预防直肠癌和结肠癌也有一定的作用。

番薯中含有一种与肾上腺所分泌的激素相似的类固醇，能有效地抑制乳腺癌和结肠癌的发生。

番薯对人体器官黏膜有特殊的保护作用，可抑制胆固醇的沉积，保持血管弹性，防止肝肾中的结缔组织增生，防止胶原病的发生。

此外，番薯还是一种理想的减肥食品，它的热量只有大米的1/3，有防止糖分转化为脂肪的特殊功能。

·贮存要点·

◎未去皮的地瓜不宜放入冰箱冷藏，以免内含水分变多。用报纸包裹后置于阴凉处即可，可保存3～4星期。若在用报纸包起前先将地瓜摊在报纸上晒晒太阳，然后连同报纸一起包起来保存，可增加地瓜的甜度。

·用法用量·

◎番薯可作为主食，可蒸、煮、烤食，也可加工成各种食品。每餐100～150克。

·使用禁忌·

◎番薯在胃中会产生酸，所以胃溃疡及胃酸过多的患者不宜食用。

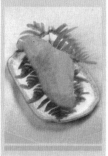

特别提示 ◎番薯食用后有时会发生烧心、吐酸水、腹胀排气现象，只要一次不吃太多，而且和米面搭配吃，并配以咸菜即可避免。

番薯粥

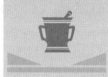

功效	补血红颜、丰肌泽肤，促进毛发生长，使其乌黑有光泽，养胃益肾，生津润燥。适用于胃弱阴虚、形瘦乏力、腰膝酸软者。
原材料	番薯50克，小米30克。
做法	将番薯去皮切成小块，和小米一起熬煮成稀粥即可。
用法	早餐食用。

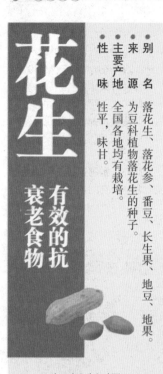

花生

有效的抗衰老食物

别　名 落花生、落花参、番豆、长生果、地豆、地果。

来　源 为豆科植物落花生的种子。

主要产地 全国各地均有栽培。

性　味 性平，味甘。

功效主治 健脾和胃、养血止血、润肺止咳、利尿、下乳。

·主要成分·

含脂肪油、含氮物质、淀粉、纤维素、水分、灰分、维生素、氨基酸、基谷氨酸、γ－氨基－α－亚甲基－丁酸、卵磷脂、嘌呤和生物碱等。

·性状特征·

一年生草本植物。根部有很多根瘤。茎高30～70厘米，葡匐或直立。茎、枝有棱，被棕黄色长毛。花黄色，单生或簇生于叶腋，开花期几无花梗。萼管细长，萼齿上面3个合生，下面一个分离成2唇形。花冠蝶形，旗瓣近圆形，宽大，翼瓣与龙骨瓣分离，雄蕊9，合生，1个退化；花药5个矩圆形，4个近于圆形。花柱细长，枝头顶生，甚小，疏生细毛。荚果长椭圆形，种子间常隘缩，果皮厚，革质，具突起网脉，长1～5厘米，内含种子1～4颗。

·选购秘诀·

外壳坚实、果粒均匀、饱满的为佳。

药用价值

花生红衣的止血作用比花生高出50倍，对各种出血性疾病都有良好的止血功效，将花生连红衣一起与红枣配合食用，既可补虚，又能止血，最宜于身体虚弱的出血患者。

花生具有增强记忆力、抗老化、延缓脑功能衰退、滋润皮肤的作用，可防治动脉粥样硬化、高血压病和冠心病。

此外，花生曾被列为"100种最热门有效的抗衰老物质"之一，常食可起到预防衰老、延年益寿的效果。

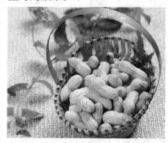

·贮存要点·

◎置于通风干燥处保存。

·用法用量·

◎可榨油、做酱、油炸、煮食、烘炒皆可。花生最佳的吃法是煮食。每餐80～100克。

·使用禁忌·

◎花生油脂含量高，人体消化时需要消耗大量胆汁，故胆病患者不宜食用。花生能增进血凝、促成血栓的形成，所以血黏度高或有血栓的人不宜食用。

特别提示 ◎花生炒熟或油炸后，性质热燥，不宜多食。而花生霉变后会产生大量的致癌物质——黄曲霉素，是不能食用的。

红枣花生衣汤

功　效	本汤具有强体益气、补血止血的功效。适用于气血两虚所致的胃胀食少、短气乏力及各种出血病症。
原材料	红枣50克，花生米100克，红糖适量。
做　法	红枣洗净，用温水浸泡，去核。花生米略煮一下，冷后剥衣。将红枣和花生衣放在锅内，加入煮过花生米的水，再加适量的清水，用旺火煮沸后，改为小火煮半小时左右。捞出花生衣，加红糖溶化，收汁即可。
用　法	早晚各温服1次。

栗子

被誉为『干果之王』

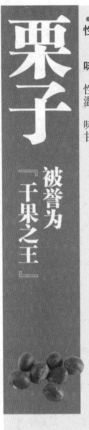

别　名　板栗、栗果、大栗。

来　源　为山毛榉科落叶乔木板栗的种仁。

主要产地　分布于辽宁、山东、山西、河北、河南、江苏、浙江、福建、安徽、江西、湖北、湖南、陕西、甘肃、四川、云南、贵州、广东、广西等地。

性　味　性温，味甘。

功效主治　养胃健脾、补肾强筋、活血止血。治反胃、吐衄、泄泻、便血、腰膝软弱、折伤肿痛、金疮、瘰疬。

·主要成分·

果实含蛋白质 5.7%，脂肪 2.0%，碳水化合物 62%，灰分 1.3%，淀粉 25%，此外还含有维生素 B_1、维生素 B_2 及脂肪酶。

·性状特征·

坚果呈椭圆形；小型平均单粒重 8.2 克；果皮红棕色，光亮，多月牙状；果肉质地细糯香甜。

·选购秘诀·

以外壳鲜红带褐、颗粒光泽的栗子为佳。

药用价值 ⚥

栗子的蛋白质、脂肪含量较高。此外，它还含有丰富的胡萝卜素、维生素 C、维生素 B_1、维生素 B_2、维生素 B_3 等多种营养素以及钙、磷、钾等矿物质，这些物质对人体有良好的营养滋补作用，并对维持机体的正常功能和生长发育有重要意义。

栗子中含有丰富的不饱和脂肪酸和维生素、矿物质，能防治高血压病、冠心病、动脉硬化、骨质疏松等疾病，是抗衰老、延年益寿的滋补佳品。

栗子中含有维生素 B_2，对日久难愈的小儿口舌生疮和成人口腔溃疡有很好的疗效。

栗子对人体的滋补功能，可与人参、黄芪、当归相媲美，对辅助治疗肾虚有益，被称为"肾之果"。

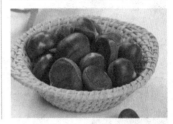

·贮存要点·

◎置于通风干燥处保存。

·用法用量·

◎栗子可以加工制作栗干、栗粉、栗酱、栗浆，用于制作糕点、罐头等食品。栗子羹老幼皆宜，是营养丰富的食品。每餐 50 克左右。

·使用禁忌·

◎凡消化不良、湿热内蕴、颜面水肿、风湿疼痛、湿阻气滞者不宜食用。糖尿病患者不宜多食。

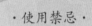

特别提示　◎先用刀把板栗的外壳剥掉，再将板栗放入沸水中煮 3～5 分钟，捞出放入冷水中浸泡 3～5 分钟，这样便于剥掉栗子皮，风味却不变。

红枣莲子板栗鸡汤

功　效	温补脾胃、活血补血，是体虚乏力者的最佳补养食品。
原材料	鸡 1 只，红枣数 10 颗，莲子 60 克，板栗 25 颗。
做　法	冷水浸泡红枣和莲子约 2 小时，板栗去皮备用，一块姜去皮切片备用，鸡宰杀后洗净切块，稍晾片刻。锅加热倒少许油，放鸡块略翻炒，加水和姜片，板栗煮沸，转入砂锅。砂锅煮沸后，捞出红枣莲子洗净，改为文火慢熬。1.5～2 小时后，熬至原料全熟，汤味飘香，加盐和少许黑胡椒粉，即可熄火。
用　法	佐餐食用。

蜂蜜

大众的补品，老人的『牛奶』

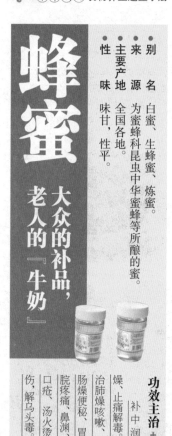

别名 白蜜、生蜂蜜、炼蜜。

来源 为蜜蜂科昆虫中华蜜蜂等所酿的蜜。

主要产地 全国各地。

性味 味甘，性平。

功效主治 补中润燥、止痛解毒。治肺燥咳嗽，肠燥便秘、鼻渊、胃脘疼痛，口疮、汤火烫伤，解乌头毒。

· 主要成分 ·

蜂蜜因蜂种、蜜源、环境等的不同，其化学组成差异甚大。最重要的成分是果糖和葡萄糖，两者含量合计约70%。尚含少量蔗糖（有时含量颇高）、麦芽糖、糊精、树胶，以及含氮化合物、有机酸、挥发油、色素、蜡、植物残片（特别是花粉粒）、酵母、酶类、无机盐等。

· 性状特征 ·

为稠厚的液体，白色至淡黄色（白蜜），或橘黄色至琥珀色（黄蜜）。夏季如清油状，半透明，有光泽。冬季则易变成不透明，并有葡萄糖的结晶析出，状如鱼子。气芳香，味极甜。

· 选购秘诀 ·

以水分少、有油性、稠如凝脂，用木棒挑起时蜜汁下流如丝状不断，且盘曲如折叠状，味甜不酸，气芳香，洁净无杂质者为佳。

药用价值

抗菌作用

蜂蜜的抗菌机制有如下几个方面。

蜂蜜的渗透性：蜂蜜是糖的过饱和溶液，水分含量通常占蜂蜜重量的17%～22%。蜂蜜的高渗透性可使微生物脱水，因此大部分细菌在蜂蜜里会受到完全的抑制。

蜂蜜的酸度：蜂蜜是酸性的，pH值为3.2～4.5。这样的酸度可以抑制各种病原菌的生长繁殖，因为一般病原菌生长繁殖的pH值多在7.2～7.4。

过氧化氢：蜂蜜中含有葡萄糖氧化酶，它与葡萄糖作用产生有抗菌作用的过氧化氢。这种物质一直被认为是蜂蜜中主要的抗菌成分。

蜂蜜中的溶菌酶：溶菌酶也是蜂蜜中的抗菌物质。

蜂蜜的黏稠性：蜂蜜的黏稠性使空气里的氧不能进入，而很多微生物的生长需要氧，如需氧细菌。

蜂蜜中的类黄酮：有些蜂蜜可能含有来源于植物的杀菌剂，如来自树脂（蜂胶）的类黄酮。

蜂蜜中的挥发性成分：这些挥发性成分对革兰阴性菌，如大肠杆菌和白色念球菌有明显的抑制作用。

抗溃疡作用

实验证明，蜂蜜对乙酸杨酸所致的实验性胃溃疡有治疗效果。大剂量的蜂蜜对吲哚美辛引起的大鼠胃损伤有100%的保护作用。

保肝作用

蜂蜜对肝脏的保护作用主要表现在两个方面：一是蜂蜜中的葡萄糖转变成肝糖原物质贮存待用，为肝脏代谢活动积蓄和供应能量，从而保证了功能的正常发挥；二是蜂蜜能刺激肝组织生长，起到修复损伤的作用。

解毒作用

蜂蜜对四氯化碳中毒的肝脏有保护作用，可以使动物的血和氨基己糖升高，肝糖原增加，胆固醇含量恢复正常。进行组织学检查时，发现服蜂蜜的大鼠组织结构近于正常肝脏。可见，吃蜂蜜可以治疗肝炎是有根据的。

促组织生长作用

蜂蜜对各种延迟愈合的溃疡都有加速芽组织生长的作用，蜂蜜可刺激细胞的生长和分裂，并促进创伤愈合。

对心血管系统的平衡调节作用

研究证明，当血压升高时蜂蜜有降压作用，相反血压下降时有升压作用。蜂蜜还有强心作用，它能使冠状血管扩张，消除心绞痛。蜂蜜对婴幼儿血红蛋白有提高作用。

对血糖的双重影响作用

研究表明，低浓度的蜂蜜引起血糖水平下降，相反高浓度的蜂蜜血糖水平则上升。这是因为蜂蜜中同时含有乙酰胆碱和葡萄糖，当蜂蜜浓度低时，乙酰胆碱降低血糖的作用超过蜂蜜中所含葡萄糖的升高血糖的作用。相反，当滴入蜂蜜剂量增加时，大量的葡萄糖会引起食饵性高血糖，而乙酰胆碱的作用就显示不出来了。

通便作用

我国古代已采用蜂蜜作为通便的缓泻剂。实验证明，蜂蜜对小肠推进运动有明显的促进作用，并显著缩短通便时间。

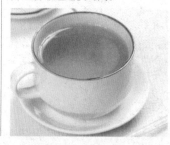

◎蜂蜜买回家后，用陶瓷、无毒塑料等非金属容器贮存。蜂蜜宜放在阴凉、干燥、清洁、通风、温度保持 5 ~ 10℃、空气湿度不超过 75% 的环境下。

◎煎服或冲服 15 ~ 30 克，外敷适量。

· 用法用量 ·

· 使用禁忌 ·

◎痰湿内蕴、中满痞胀及便溏、泄泻者忌服。蜂蜜不宜和葱一起食用。

特别提示

◎牛奶与蜂蜜同食，效果更好。

保健应用

蜂蜜粥

功 效	补中缓急、润肺止咳、润肠通便。用于脾胃亏虚所致的倦怠食少、肺虚干咳，或久咳不止，体虚津亏所致的大便秘结等。症见胃脘灼热隐痛、痞胀不舒、饥不欲食、干呕呃逆、口燥咽干、大便干结、小便短少、舌红少津、脉细数等。
原材料	大米 50 克，蜂蜜适量。
做 法	将大米放入锅中，加清水，以文火煮成稀粥，待熟时，调入蜂蜜即可。
用 法	温服，每日 1 ~ 2 次。

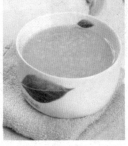

蜂蜜玉液酒

功 效	润肺生津、泽肤美发。适用于老年人肺虚久咳、肌肤粗糙、毛发枯萎等。
原材料	生猪板油 50 克，蜂蜜 100 克，白酒 500 毫升。
做 法	将生猪板油置入容器中，加入蜂蜜和白酒。文火煮沸半小时，取下待温，滤过即成。
用 法	空腹温服，每日早晚各服 1 次，每服 20 毫升。痰湿内热者慎用。

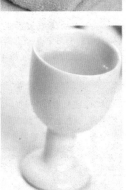

柠檬蜂蜜水

功 效	降低尿酸值，活化内脏功能，美容养颜。补中润燥，止痛解毒。治肺燥咳嗽、肠燥便秘、胃脘疼痛、鼻渊、口疮、汤火烫伤，解乌头毒。
原材料	柠檬 1 个，蜂蜜 15 毫升。
做 法	将柠檬洗净，切片，用榨汁机榨出原汁备用。将柠檬汁和蜂蜜先后倒入杯中，然后加入温开水大约 500 毫升，用搅棒慢慢调匀即可食用。
用 法	每日清晨 1 杯。

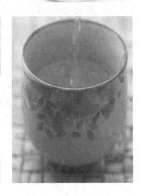

牛奶

易于被人体吸收的最佳补钙品

别　名　牛乳。

来　源　乳牛分泌的乳汁。

主要产地　全国各地。

性　味　性微寒，味甘。

功效主治　滋润肺、胃、润肠通便、化瘀止眩，补虚。

·主要成分·

每 100 克牛奶中，含有脂肪 3.1 克，蛋白质 2.9 克，乳糖 4.5 克，矿物质 0.7 克，水 88 克。

·性状特征·

液体状，呈乳白色，根据加工的程度不同，颜色也可有细微的差异。味甜香，闻之有淡淡的乳香味。

·选购秘诀·

市场上的牛奶饮品，一般可分为牛乳和含乳饮料两大类。牛乳制品才是真正意义上的"牛奶"，按含脂肪量的不同，牛乳产品又有全脂、部分脱脂、脱脂之分。其中，部分脱脂和脱脂牛奶适合健康者，特别是需限制和减少饱和脂肪摄入量的成年人饮用。选购牛乳产品时，最好选择品牌知名度高且标识说明完整、详细的产品，注意不要与其他饮品混淆，特别要注意是否有生产日期和保质期。

药用价值

牛奶中富含维生素 A，可以防止皮肤干燥晦暗，使皮肤白皙，有光泽。

牛奶中含有大量的维生素 B_2，可以促进皮肤的新陈代谢。

牛奶中的乳清对黑色素有消除作用，可防治多种色素沉着引起的色斑。

牛奶能为皮肤提供封闭性油脂，形成薄膜以防皮肤水分蒸发，还能暂时提供水分，可保证皮肤的光滑润泽。

牛奶中的一些物质对中老年男子有保护作用，喝牛奶的男子身材往往比较苗条，体力充沛，高血压病的患病率也较低，脑血管病的发病率也较少。

牛奶中的钙最容易被吸收，而且磷、钾、镁等多种矿物质搭配也十分合理，孕妇应多喝牛奶。

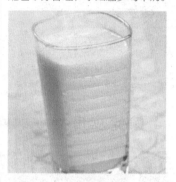

·贮存要点·

◎最好新鲜食用。打开包装后于 10～15℃ 保存。坏掉的牛奶有沉淀迹象，奶面有一层水分析出，煮沸时会聚积成块状物。

◎煮食或做粥，通常每天 200 毫升左右即可，孕妇每天应喝 200～400 毫升。

·用法用量·

·使用禁忌·

◎牛奶不宜与果汁、醋、韭菜、菜花一起食用。在喝牛奶前后 1 小时，不宜吃橘子。牛奶不宜与生鱼同食。

特别提示　◎不要空腹喝牛奶，同时还应吃些面包、糕点等，以延长牛奶在消化道中的停留时间，使其得到充分消化吸收。另外，牛奶可消除留在口中的大蒜味。

牛奶粥		
功　效		可补虚损、健脾胃、润五脏，适用于虚弱劳损、气血不足、病后虚羸、年老体弱、营养不良等症。由乳品加工厂生产的牛奶粥有多种配方，形成甜、咸等不同风味。其杀菌时间短，营养损失少。
原材料		鲜牛奶 250 毫升，大米 60 克，白糖适量。
做　法		先将大米煮半熟，去米汤，加入牛奶，文火煮成粥，加入白糖搅拌，充分溶解即成。
用　法		早晚温热服食，注意保鲜，勿变质。

豆浆

老少皆宜的营养保健品

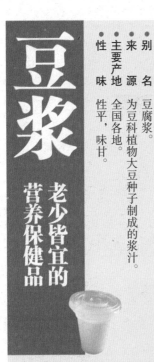

别　名 豆腐浆。

来　源 为豆科植物大豆种子制成的浆汁。

主要产地 全国各地。

性　味 性平，味甘。

功效主治 补虚润燥、利水下气，治诸风热、解诸毒。具有健脾宽中、润燥消水的功能。清肺化痰、

·主要成分·

豆浆的蛋白质含量很高，各种矿物质含量也十分丰富，如铁、钙等矿物质，尤其是所含的钙，虽不及豆腐，但比其他任何乳类都高，非常适合老人和婴儿。豆浆还含有丰富的磷脂以及多种维生素，特别是B族维生素，如维生素B₁、维生素B₂等。

·性状特征·

呈米白色，由于过滤程度的不同，会有或多或少的豆渣沉淀，煮熟后，会有沉淀的大豆香味。

·选购秘诀·

好豆浆应有股浓浓的豆香味，浓度高，略凉时表面有一层油皮，口感爽滑。劣质豆浆稀淡，有的使用添加剂和面粉来增强浓度，营养含量低、均质效果差、口感不好。

药用价值

鲜豆浆中的矿物质和氨基酸含量丰富，几乎不含或仅含少量的胆固醇，能抑制体内脂肪发生过氧化现象，是防止高脂血症、高血压、动脉硬化等疾病的理想食品。豆浆中铜的含量丰富，经常饮用，有利于冠心病的防治，可预防老年痴呆症的发生。豆浆加饴糖煮沸，有利于保护肠胃。

饮用鲜豆浆可防治缺铁性贫血，豆浆对于贫血患者的调养，比牛奶的作用要强。豆浆能增强人的抗病能力，防治气喘病。青年女性常喝豆浆，能减少面部青春痘、暗疮的发生，使皮肤白皙润泽。中老年妇女饮用豆浆，能调节内分泌系统，减轻并改善更年期症状。

·贮存要点·

◎豆浆煮熟后要趁鲜食用，因为豆浆极易变质。

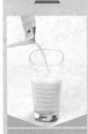

◎成年人每天饮1～2次即可，每次250～350毫升，儿童200～250毫升就足够了。

·使用禁忌·

◎豆浆不能代替牛奶喂婴儿，它的营养不足以满足婴儿生长的需要。不要空腹饮豆浆，否则豆浆里的蛋白质大多会在人体内转化为热量而被消耗掉，不能充分起到补益作用。豆浆不能与药物同饮，不宜饮用过多。平素胃寒、脾虚腹泻、腹胀的人不宜饮用豆浆。不要饮未煮熟的豆浆。

·用法用量·

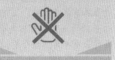

特别提示 ◎饮豆浆不要加红糖，白糖须煮熟离火后再加。不能冲入鸡蛋，鸡蛋的蛋清会与豆浆里的胰蛋白结合产生不易被人体吸收的物质。

豆浆韭汁饮

功　效	补气温经，适用于气虚型崩漏。
原材料	豆浆1碗，韭菜250克。
做　法	韭菜洗净，切成长条状，放入碗中，捣取汁液，将捣好的韭菜汁兑入豆浆中，最后将豆浆煮沸即可。
用　法	空腹时一次服下。

豆腐

益气和中、生津润燥

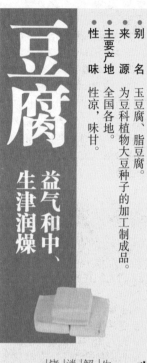

别名　玉豆腐、脂豆腐。

来源　为豆科植物大豆种子的加工制成品。

主要产地　全国各地。

性味　性凉，味甘。

功效主治

益气和中、生津润燥、清热解毒。治赤眼、消渴、解硫黄、烧酒毒。

·主要成分·

豆腐具有高无机盐、低脂肪、低热量的特点，是日常美食之一。豆腐含有丰富的蛋白质、碳水化合物、钙、磷、铁，还含有维生素B₁、维生素B₂、维生素B₃等。所以，豆腐是高营养、高矿物质、低脂肪的减肥食品。

豆腐虽含钙丰富，但若单食豆腐，人体对钙的吸收利用率很低。若将豆腐与含维生素D高的食物同煮，就可使人体对钙的吸收率提高20多倍。所以，在做豆腐菜时一定要注意与其他食物搭配。

·性状特征·

通常成块状，白色或米白色，表面有豆渣状纹理。也有一种豆腐，表面光滑细腻、口感软滑。

·选购秘诀·

外表柔软、鲜嫩、整齐不破裂、色泽洁白无变质者为佳。

药用价值

豆腐作为食药兼备的食品，具有益气、补虚等多方面的功能。据测定，一般100克豆腐含钙量为140～160毫克，豆腐又是植物食品中含蛋白质比较高的，含有8种人体必需的氨基酸，还含有动物性食物缺乏的不饱和脂肪酸、卵磷脂等。因此，常吃豆腐可以保护肝脏，促进机体代谢，提高免疫力并且有解毒作用。

豆腐丰富的蛋白质有利于增强体质和增加饱腹感，有利于减肥，适合于单纯性肥胖者食用。

由于豆腐中含有大量的雌性激素，也可帮助女性翘臀，并克服更年期症状。

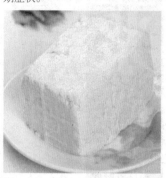

·贮存要点·

◎置冰箱冷藏。

·用法用量·

◎可以制作各种菜肴，成年人每天80克，儿童每天50克，孕妇或重体力劳动者每天100克。

·使用禁忌·

◎豆腐不要与菠菜同食。

特别提示　◎豆腐有很多种食用方法，做汤、炒菜都可以。在做菜的时候，和鱼肉、蔬菜搭配就可以使大豆蛋白中所缺的蛋氨酸得到补充，使整个氨基酸的配比趋于平衡，人体就能充分吸收和利用豆腐中的蛋白质。

豆腐烧扁豆

功效	益气和中、清热解毒、生津润燥，可补充妇女在衰老过程中蛋白质的消耗，清热明目。
原材料	豆腐1500克，扁豆200克，精盐、味精、葱花、湿淀粉、姜末、香油、黄豆芽汤各适量。
做法	将扁豆择去老筋，洗净，切片，放在沸水锅里焯透捞出，放在凉水里凉透，沥净水备用。豆腐切成小块。炒锅内放香油烧热，下豆腐块，煎至两面呈金黄色时出锅。锅内留少量底油，下葱、姜煸香，放入黄豆芽汤、精盐、豆腐块、扁豆片一起烧至入味，加入味精烧一会儿，用湿淀粉勾芡，淋入香油出锅即成。
用法	佐餐食用。

豇豆

豆中上品

健脾、补肾的

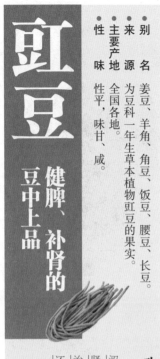

别名 姜豆、羊角、角豆、饭豆、腰豆、长豆。

来源 为豆科一年生草本植物豇豆的果实。

主要产地 全国各地。

性味 性平，味甘、咸。

功效主治 健脾利湿、补肾涩精、理中益气、补肾健胃、和五脏，主治呕吐、痢疾、尿频，还可解鼠虫之毒。

·主要成分·

豇豆中主要含蛋白质、脂肪、钙、磷、铁、锌、维生素C、胡萝卜素、膳食纤维等成分。

·性状特征·

一年生缠绕草本植物，无毛。小叶3，顶生小叶菱状卵形，长5～13厘米，宽4～7厘米，顶端急尖，基部近圆形或宽楔形，两面无毛，侧生小叶斜卵形。托叶卵形，长约1厘米，着生处下延成一短距。总状花序腋生。萼钟状，无毛；花冠淡紫色，长约2厘米，花柱上部里面有淡黄色须毛。荚果线形，下垂，长可达40厘米。

·选购秘诀·

以豆粒数量多、排列稠密的品质最优。

药用价值

豇豆提供了易于消化的优质蛋白质及多种维生素、微量元素等，可补充机体的多种成分。

豇豆所含的维生素 B₁ 有维持正常的消化腺分泌和胃肠道蠕动的功能，抑制胆碱酯酶活性，可帮助消化，增进食欲。

豇豆中所含维生素 C 能促进抗体的合成，提高机体抗病毒的能力。

豇豆的磷脂有促进胰岛素分泌及参加糖代谢的作用，是糖尿病患者的理想食品。

中医学认为豇豆有健脾补肾的功效，对尿频、遗精及一些妇科功能性疾病有辅助治疗作用。

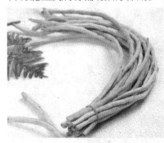

·贮存要点·

◎置冰箱冷藏。

·用法用量·

◎长豇豆一般作为蔬菜食用，既可炒食，也可焯水后凉拌。长豇豆每餐60克，短豇豆每餐30克为宜。

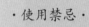

·使用禁忌·

◎豇豆食多则性滞，因此气滞便结的人应慎食豇豆。长豇豆不宜烹调时间过长，以免造成营养损失。一次不要吃太多，以免腹满胀气。

特别提示 ◎豇豆作为粮食，最适宜与粳米一起煮粥。

榄菜肉末豇豆

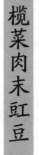

功效	健脾利湿、补肾健胃。
原材料	五花肉1块，豇豆、橄榄菜、蒜头、姜、料酒、盐、生抽、胡椒粉适量。
做法	把五花肉洗净，蒜头、姜切成碎末，豇豆切丁待用。点火，在锅里放油，待五成热的时候，下少许姜、蒜末煸炒一会儿，调大火先倒入肉末、适量料酒煸炒片刻，待炒出油后再把豇豆丁放进去以大火翻炒，2分钟后放适量盐、胡椒粉、生抽爆炒一下，最后加入适量的橄榄菜炒匀，装盘即可。
用法	佐餐食用。

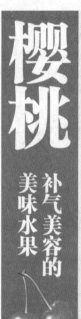

樱桃

补气美容的美味水果

别名　含桃、荆桃、朱果、樱珠、家樱桃。

来源　为蔷薇科植物樱桃的果实，颜色发紫。

主要产地　分布于河北、河南、山东、安徽、江苏、浙江等地。

性味　性温，味甘。

药用价值

樱桃有补益气血、祛风除湿、透疹解毒的功效，可用于病后体弱、气血不足、风湿腰腿疼痛、瘫痪等症。

体质虚弱、皮肤粗糙、中风后遗症者，饮服樱桃酒有保健治疗作用。樱桃含铁量高，饮服鲜樱桃汁有利于缺铁性贫血的恢复。

樱桃中含有鞣花酸，可消除致癌物，预防癌症。最新研究发现，樱桃还是治疗痛风的理想食品。

多食樱桃可以补充人体对铁质的需求，既可防治缺铁性贫血，又可增强体质，健脑益智。

此外，樱桃还能养颜美容，坚持用樱桃汁涂擦面部及皱纹处，能使面部皮肤嫩白红润、去皱消斑、青春常驻。

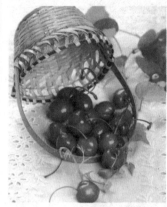

功效主治

益气、健脾、养胃、祛风除湿，主治脾胃虚弱、少食腹泻或脾胃阴伤、口舌干燥、风湿腰膝酸软、瘫痪、四肢不仁、风湿腰腿疼痛、冻疮、遗精、血虚、头晕心悸、面色不华等。

·主要成分·

樱桃营养丰富，所含蛋白质、糖、磷、胡萝卜素、维生素C，比苹果、梨高，特别是铁的含量更高。

·性状特征·

有果形、心脏形或宽心脏形，稍扁。果梗中长而较细，易与果实脱离，成熟时易落果。果皮初熟时浅红或红色，成熟后紫红色或深紫红色，有光泽。果皮薄，易剥离，不易裂果。果肉浅红色至红色，质地软，汁多味甜。

·选购秘诀·

以表皮有光泽、无腐烂、果实饱满圆润、有香甜味的为佳。

·贮存要点·

◎新鲜食用，或置于冰箱保鲜格中保存，但时间不宜过长。

·用法用量·

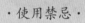

◎鲜食或制成果脯食用。每餐5颗。

·使用禁忌·

◎樱桃虽好吃，但性热而易生湿，热性病及虚热咳嗽的人要禁食。否则会积内热，引发咳嗽多痰、肺痿等病。

特别提示 　◎民间经验表明，樱桃可以治疗烧、烫伤，起到收敛止痛、防止伤处起疱化脓的作用。同时它还能治疗轻重度冻伤。

银耳樱桃羹

功效	此羹有补气、养血、白嫩皮肤、美容养颜、延缓衰老等功效。
原材料	银耳50克，樱桃30克，桂花和冰糖各适量。
做法	先将冰糖用温水溶化，银耳泡发，然后将糖水加入银耳中煮10分钟左右。然后，再在其中加入樱桃、桂花，煮沸后即可食用。
用法	随意食之。

香菇

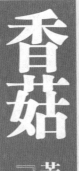

芳香美味的「食用菌类皇后」

别名 香菌、冬菇、香蕈、合蕈、台菌等。

来源 侧耳科植物香蕈的子实体。

主要产地 主产于浙江、福建、江西、安徽等地。

性味 性平、凉，味甘。

功效主治 扶正补虚、健脾开胃、祛风透疹、化痰理气、解毒、抗癌，对脾胃虚弱、食欲不振、吐泻乏力、痘疹不出等症均适宜。

·主要成分·
香菇高蛋白、低脂肪、多糖。含有多种氨基酸和多种维生素，同时富含谷氨酸及一般食品中罕见的伞菌氨酸、蘑酸及鹅氨酸等。

·性状特征·
香菇的子实体又由菌盖、菌褶和菌柄三部分组成。菌盖直径一般为 3 ～ 15 厘米。菌盖表面呈淡褐色、茶褐色等，上有颜色较淡的鳞片，有时还具有菊花状或龟甲状裂纹。菌肉肥厚，呈白色。菌褶位于菌盖背面呈辐射状排列，呈白色。柄的表面干燥时呈鳞片状，一般柄长 2 ～ 10 厘米。

·选购秘诀·
选购香菇一般以花菇质量最优，呈半球形状，菇边缘往里卷，呈霜白色或茶色，肉质肥厚、香气宜人者最佳。

药用价值 ⚥

香菇含有丰富的维生素 D，能促进钙、磷的消化吸收，有助于骨骼和牙齿的发育。

香菇中菌柄纤维素含量极高，可以抑制胆固醇的增加。

香菇中所含微量元素及丰富的维生素，是美容养颜、护发养发的好原料。能促进血液循环，抑制黑色素，滋养皮肤。

香菇有降脂、降压的作用，香菇汁可以代替降压剂使用，而且没有不良反应。

多吃香菇可预防感冒等疾病的发生。

香菇中含有大量的香菇多糖，能有效地提高人体抑制恶性肿瘤的能力，还能诱导人体产生干扰素，抵抗病毒的侵袭。多吃些香菇有防癌抗癌的作用，更可以抑制肿瘤细胞的生长。

腹壁脂肪较厚的人多吃香菇，还有利于减肥。

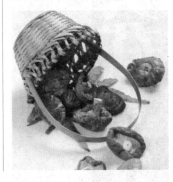

·贮存要点·
◎可放入冰箱保鲜格中保存，但时间不宜过长。

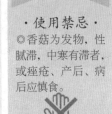

◎香菇炒食、做汤均可。每餐 4 ～ 8 朵。

·用法用量·

·使用禁忌·
◎香菇为发物，性腻滞，中寒有滞者，或痤疮、产后、病后应慎食。

特别提示 ◎发好的香菇可放在冰箱里冷藏，这样就不会造成营养的损失。泡发的香菇水不要倒掉，许多营养成分都溶在其中，滤后可食。

香菇鱿鱼汤

功效	适宜于阴虚血亏、气血虚弱、虚烦难眠、口干舌燥等症。
原材料	水发香菇 50 克，水发鱿鱼 100 克，虾仁、肉末各 20 克，冬笋片 30 克，精盐、白糖、黄酒、胡椒粉、味精、猪油、湿淀粉、葱末、麻油各适量。
做法	鱿鱼洗净切块，在水中煮一下，捞起。香菇洗净、切片。炒锅上火，放入猪油，加葱末、肉末、冬笋片、香菇片煸炒，注入清水，然后加入虾仁及黄酒、精盐、白糖，搅拌均匀。煮开后放入鱿鱼片，最后用淀粉勾芡，加味精、胡椒粉，淋上麻油即成。
用法	随意食之。

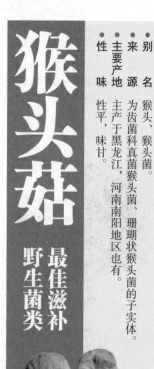

猴头菇

最佳滋补野生菌类

别名 猴头、猴头菌。

来源 为齿菌科真菌猴头菌、珊瑚状猴头菌的子实体。

主要产地 主产于黑龙江，河南南阳地区也有。

性味 性平，味甘。

功效主治 补脾胃、助消化、益肾精，主治食少便溏、胃及十二指肠溃疡、神经衰弱、食管癌、胃癌、眩晕、阳痿等症。

· 主要成分 ·

含有蛋白质、脂肪及16种氨基酸、多种维生素、矿物质等营养素，此外，还含有猴头菌酮、碱及葡聚糖、麦解甾醇、猴菇菌素和多糖等。

· 性状特征 ·

猴头菇体圆形，大小如茶杯口，菌盖有须刺朝上如猴毛，根底部略圆，尖如嘴，似猴头状，故又名"猴头蘑"。

· 选购秘诀 ·

猴头菇一般以个头均匀、色鲜黄、质嫩、完整不伤须刺、无虫蛀、无杂质的为好。

药用价值 ♀

猴头菇中含有不饱和脂肪酸，有利于加快人体血液循环，降低血胆固醇含量，是高血压病、心血管疾病患者的理想食疗产品。

猴头菇具有提高机体免疫力的功能，可以延缓人体衰老。猴头菌多糖可提高机体巨噬细胞的吞噬功能，促进溶血素的生成、增加体液的免疫能力，并能促进脾淋巴细胞的增殖。

猴头菇还具有抑制癌细胞中物质的合成功能，从而达到防治消化道症和其他恶性肿瘤的作用。

猴头菇具有抗溃疡功能，可抑制胃蛋白酶活性，增强胃黏膜屏障功能，促进溃疡愈合。其所含有的多糖能降低小鼠正常血糖和四氧嘧啶所致糖尿病小鼠的血糖水平。还可治疗胃溃疡、十二指肠溃疡、胃炎等消化道等疾病。

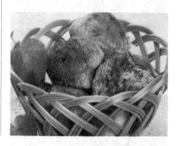

· 贮存要点 ·

◎置于通风干燥处保存。

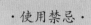

◎猴头菇要经过洗涤、泡发、提味和烹制4个阶段，猴头菇软烂如豆腐时，其营养成分才能完全析出。每餐20克左右。

· 用法用量 ·

· 使用禁忌 ·

◎外感和腹泻患者、皮肤过敏者不宜食用猴头菇，此外，猴头菇最好不要同虾仁一起食用。

特别提示 ◎人工培育的猴头菇营养成分也很多，有的甚至高于野生的猴头菇。

猴头菇汤

功效	此汤具有健脾养胃的功效。适用于消化不良，胃、十二指肠溃疡，体虚乏力等病症。
原材料	猴头菇60克，黄酒30毫升，调料适量。
做法	将猴头菇洗净、浸软、切片。煮锅上火，将猴头菇投入，加适量的清水，然后用文火水煎汤，起锅前加入适当调味料即可。
用法	佐餐食用，以黄酒做引服用。

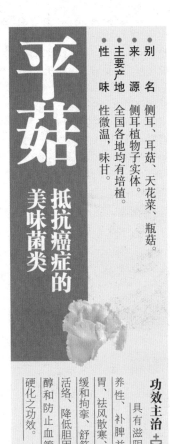

平菇

抵抗癌症的美味菌类

别名 侧耳、耳菇、天花菜、瓶菇。

来源 侧耳植物子实体。

主要产地 全国各地均有培植。

性味 性微温，味甘。

功效主治 具有滋阴养性、补脾益胃、祛风散寒、缓和拘挛、舒筋活络、降低胆固醇和防止血管硬化之功效。

· 主要成分 ·

平菇含蛋白质、脂肪、糖类、维生素、粗纤维、甘露醇、山梨醇、钙、磷、铁，还含有 18 种氨基酸，包括人体必需氨基酸。

· 性状特征 ·

平菇的食用部分菌盖覆瓦状丛生，肥厚柔软，长柄侧生，菌伞颜色呈白色。

· 选购秘诀 ·

宜选择水分少、外形整齐完整、颜色正常、质地嫩脆而肥厚、气味纯正、菌伞边缘向内卷曲的平菇。

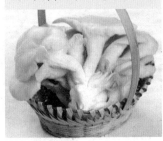

药用价值

平菇含抗肿瘤细胞的多糖体，对肿瘤细胞有很强的抑制作用，且具有提高人体免疫功能的特性。此外，经药理证明，平菇所含侧耳毒素和蘑菇核糖酸，能抑制病毒素的合成和增殖。平菇含有多种养分及菌糖、甘露醇糖、激素等，可以改善人体新陈代谢、增强体质、调节自主神经功能。

平菇对肝炎、慢性胃炎、十二指肠溃疡、软骨病、高血压病等都有疗效。对降低血胆固醇和防治尿路结石也有一定的效果，对妇女更年期综合征可起调理作用。

· 贮存要点 ·

◎置于冰箱保鲜格中保存，但时间不宜过长，以免腐烂。

· 用法用量 ·

◎平菇主要以烹炒、炖汤为宜，也可晒干泡发食用。每餐 100 克左右。

· 使用禁忌 ·

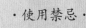

◎平菇种类繁多，若误食与平菇形似的毒菇，则极易引起中毒，故野外采集时务必谨慎辨别。

特别提示 ◎平菇口感好、营养高、不抢味，但鲜品出水较多，易被炒老，须掌握好火候。

平菇豆腐

功效	补益脾胃、提高机体免疫力，经常食用可以调治脾胃虚弱、手足麻木、腰腿疼痛，提高抗肿瘤的能力。
原材料	豆腐 300 克，平菇 200 克，葱白段 25 克，精盐 3.5 克，白糖、虾各 1 克，酱油、水淀粉各 5 克，鲜汤 250 克，植物油 100 克，香油 10 克。
做法	豆腐切块，用热水烫一下，沥干水分。平菇去根、切块。炒锅上火，将豆腐煎至金黄，盛出。原锅留油，投入葱白段、虾炒香，放入豆腐，加鲜汤烧沸后放入平菇，加酱油、精盐、白糖，用小火焖 10 分钟，再转旺火收汁勾芡，淋上香油即成。
用法	佐餐食用。

竹荪

『蘑菇女皇』

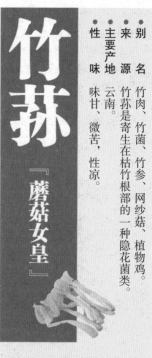

别　名 竹肉、竹菌、竹参、网纱菇、植物鸡。

来　源 竹荪是寄生在枯竹根部的一种隐花菌类。

主要产地 云南。

性　味 味甘、微苦，性凉。

功效主治 补气养阴，主治肺虚热咳、喉炎、痢疾、白带、高血压、高血脂等病症，也可用于肿瘤的辅助治疗。清热利湿，润肺止咳、

·主要成分·

竹荪中含有较多的氨基酸、无机盐及其他成分。竹荪含有 19 种氨基酸，包括人体必需的 8 种氨基酸，其中谷氨酸高达 1.76%。

·选购秘诀·

尽量选购菌盖和菌柄完整的竹荪。

·药用价值·

竹荪的有效成分可补充人体必需的营养物质，提高机体的免疫抗病能力。竹荪中还含有能抑制肿瘤的成分存在，具有预防肿瘤的作用。竹荪能保护肝脏，减少腹壁脂肪的积存，有俗称的"刮油"作用，从而起到降血压、降血脂和减肥的效果。

性状特征

竹荪分为菌丝体和子实体两个生长阶段。菌丝体的菌丝白色，见光或老化时变成粉红色或紫蓝色，呈绒毛状，许多菌丝交错在一起成为菌索。菌蕾俗称"菌蛋"，是子实体的前身，由近地面或地面的一支或数支菌索顶端扭曲膨大而形成小菌蕾，圆形白色，见光后变成咖啡色，成熟膨大变成鸡蛋状。当菌蕾成熟后顶端渐突而裂开，逐渐长出伞形子实体。

子实体由菌盖、菌裙、菌柄和菌托四部分组成。全株高 12 ~ 30 厘米。菌盖为白色多边形网格，孢子着生在菌盖网格内，成熟时顶部带黑色。从菌托基部到菌盖顶端叫菌柄。菌柄上细下粗，白色中空，呈圆柱管状的海绵体组织，起着支撑作用，是主要的食用部分。子实体成熟后，从菌盖周边上往下撒开，形如渔网或纱罩，叫菌裙。当菌托支撑着菌盖和菌裙从竹荪球中起立后，留下外菌膜、内菌膜和托盘，都称菌托，对菌柄起着撑托作用。

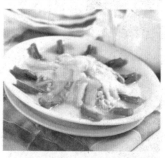

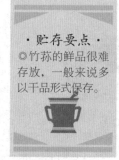

·贮存要点·
◎竹荪的鲜品很难存放，一般来说多以干品形式保存。

◎可炖汤、烧菜。每餐 10 克。

·用法用量·

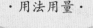

·使用禁忌·
◎竹荪性凉，脾胃虚寒者不宜多吃。

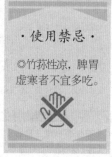

特别提示 ◎夏天在剩菜汤里放一两朵竹荪，菜汤三四天不会变质变味。但最好不要吃隔夜剩菜汤。

浓汤竹荪扒金菇

功　效	对高血压病、高脂血症、心血管疾病有一定的食疗作用。
原材料	浓汤 150 毫升，竹荪 10 条，金针菇 150 克，菜心 50 克，盐 3 克，味精 5 克，糖 2 克，鸡精 5 克，花生油 5 毫升，生粉 5 克。
做　法	将竹荪用水浸软，金针菇、菜心用清水洗净备用。金针菇、菜心焯水后，将菜心摆放碟底，金针菇摆在菜心上，然后铺上竹荪。将锅上火，倒入浓汤，加入盐 3 克，味精 5 克，糖 2 克，鸡精 5 克，花生油 5 毫升，煮沸，用生粉勾芡淋入碟中即可食用。
用　法	佐餐食用。

金针菇

菌类中的蛋白质库

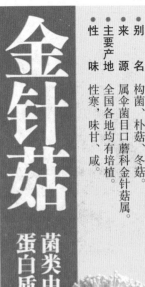

别　名 构菌、朴菇、冬菇。

来　源 属伞菌目口蘑科金针菇属。

主要产地 全国各地均有培植。

性　味 性寒，味甘、咸。

功效主治 补肝、益肠胃、抗癌，主治肝病、胃肠疾病、炎症、溃疡、癌症等病症。

·主要成分·

每100克干金针菇中含有蛋白质17.8克，脂肪1.3克，碳水化合物32.3克，还含有钙、铁、磷和粗纤维、多种维生素。

·性状特征·

子实体一般较小，菌盖直径1～5厘米，幼时扁平球形，后渐平展，黄褐色，中部肉桂色，边缘乳黄色并有细条纹，湿润时黏滑。菌肉白色，较薄，褐白色、乳白色或微带肉粉色，弯生，稍密，不等长。菌柄长10～15厘米，粗2～4毫米，黄褐色，短绒毛，纤维质，内部松软，基部延伸，与假根紧紧靠在一起。

·选购秘诀·

鲜金针菇颜色亮黄，无异味，根部没有腐烂杂质。而金针菇罐头，建议到正规的超市选购。

药用价值

抗疲劳

服用金针菇一定时间的小鼠，其乳酸脱氢酶活力、肌糖原、肝糖原含量均显著增加，具有抵抗疲劳产生，加快疲劳消除的作用。

抗炎

金针菇菌丝体、子实体中提取的有效成分对小鼠耳郭炎症模型有抗炎作用，对人体也有抗菌消炎的作用。

防高血脂，降胆固醇

金针菇可阻抑动物因喂饲料而引起的血脂升高，降低胆固醇，能防治心脑血管疾病。

抗肿瘤

金针菇多糖对小鼠移植性肉瘤S18、肝癌H22和Leuis肺癌均有明显的抗活作用，其强度与云芝多糖相近。从金针菇中提取的朴菇素，也能有效地抑制肿瘤的生长，具有明显的抗癌作用。

促进新陈代谢

研究表明，金针菇能有效地增强机体的生物活性，促进体内新陈代谢，有利于食物中各种营养素的吸收和利用。

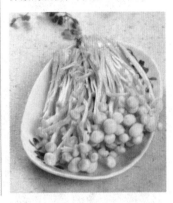

· 贮存要点 ·

◎置于阴凉干燥处保存。

◎炖食、炒食、凉拌均可。每餐50克。

· 用法用量 ·

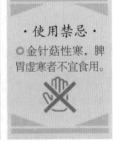

· 使用禁忌 ·

◎金针菇性寒，脾胃虚寒者不宜食用。

特别提示 ◎金针菇不宜生吃，宜在沸水中烫过再烹调成各种熟食，其肉质细软而嫩、润而光滑。

金针菇炖鳗鱼

功　效	抗癌、滋补、保健。
原材料	鳗鲡鱼600克，金针菇200克，鸡蛋3个，料酒、精盐、麻油各适量。
做　法	金针菇洗净，鳗鲡鱼去内脏洗净，放入沸水中焯一下，捞出洗净切段。将鸡蛋磕入蒸钵，用筷子搅匀，加入金针菇，最上面放鳗鱼，加入精盐、料酒，倒入适量清水，上笼蒸至鱼熟，出锅浇上麻油即可。
用　法	佐餐食用。

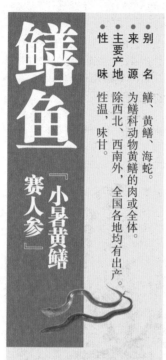

鳝鱼

『小暑黄鳝』

赛人参

别名 鳝、黄鳝、海蛇。

来源 为鳝科动物黄鳝的肉或全体。

主要产地 除西北、西南外，全国各地均有出产。

性味 性温，味甘。

功效主治

补虚损、除风湿、强筋骨，治痨伤、产后淋漓、下痢脓血、痔瘘、臁疮。

·主要成分·

每100克含水分80克，蛋白质18.8克，脂肪1.40克，灰分1克，钙38毫克，磷200毫克，铁1.6毫克。

·性状特征·

体细长如蛇，前段圆，向后渐侧扁，尾部尖细。体长24～40厘米。头圆，吻端尖，唇发达，下唇尤其肥厚。上下颌与口盖骨上都有细齿。眼小，被一薄皮所覆盖。两个鼻孔分离较远，后鼻孔在眼前缘上方，前鼻孔在吻端。左右鳃孔在腹面合二为一，呈"V"字形。鳃膜连于鳃颊，体润滑无鳞。无偶鳍，背鳍和臀鳍均退化，仅留低下的皮褶，无软刺，都与尾鳍相联合。尾鳍尖细。体色微黄或橙黄，全体满布黑色小斑点，腹部灰白色。

·选购秘诀·

食用鳝鱼要选购新鲜的。

药用价值 ♂

鳝鱼具有补中益气、明目、解毒、通脉络、补虚损、除风湿、强筋骨、止痔血的作用，可用于治疗虚损咳嗽、消渴下痢、筋骨软弱、风湿痹痛、化脓性中耳炎等。

鳝鱼还能治疗糖尿病，因其所含鳝鱼素，可分离出鳝鱼素A和鳝鱼素B。故糖尿病患者，可根据自己病况，适当多吃些鳝鱼，以缓解病情，并配合药物治疗，以利于恢复健康。鳝鱼可以通血脉、利筋骨，并且可治疗贫血。

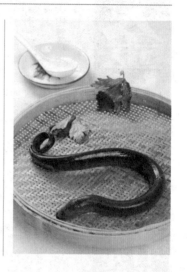

·贮存要点·

◎最好新鲜食用。

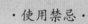

◎可切段红烧、炒食、炖汤均可。每餐50克左右为宜。

·用法用量·

·使用禁忌·

◎凡发病前后，属虚热者，疟疾或痢疾患者均不宜食。死鳝鱼不能吃。

特别提示 ◎鳝鱼的体内含有较多的组胺酸和氧化三甲胺，鳝鱼死后，这些物质会分解生成有毒物质，因此最好现杀现烹。

归参鳝鱼

功效	主治气血不足、久病体弱、疲倦乏力、面黄肌瘦。
原材料	当归15克，党参15克，鳝丝500克。
做法	把当归和党参一起放在小碗里，加水，隔水蒸20分钟左右。锅在旺火上烧热后，放少许油，先投入葱花和姜末，煸出香味后，再将鳝丝倒进去煸炒。接着加黄酒、酱油和白糖，炒匀，然后将蒸过的当归和党参倒进去，加鲜汤，加盖，用小火焖煮5分钟左右。出锅装盘前，放少许味精，用水淀粉勾芡，浇点儿熟油，再淋些麻油。装盘后，上面撒些胡椒粉。
用法	佐餐食用。

泥鳅

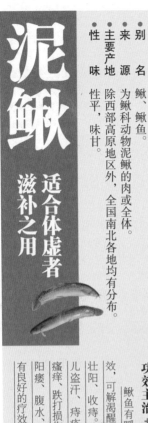

适合体虚者滋补之用

别名 鳅、鳅鱼。

来源 为鳅科动物泥鳅的肉或全体。

主要产地 除西部高高原地区外，全国南北各地均有分布。

性味 性平，味甘。

功效主治 ±

鳅鱼有暖中益气之功效，可解渴醒酒、利小便、壮阳、收痔。对肝炎、小儿盗汗、痔疮下坠、皮肤瘙痒、跌打损伤、手指疔疮、阳痿、腹水、乳痈等症均有良好的疗效。

·主要成分·

泥鳅中蛋白质、糖、矿物质（钙、磷、铁）和维生素含量均比一般鱼虾高，但脂肪成分较低，胆固醇更少，并含有不饱和脂肪酸，有利于人体抵抗血管老化。

·选购秘诀·

泥鳅大多生活在污泥中，体内积聚了较多的环境污染物。因此，必须选购活泥鳅，并在清水中多养几天，以便排出污物。

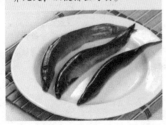

性状特征

体细长，前端稍圆，后端侧扁；吻突出、眼小、口小、下位，呈马蹄形。唇软而发达，具有细皱纹和小突起；头部无细鳞，体鳞极细小；体表黏液丰富。背鳍无硬刺，起点在腹鳍起点上方稍前；尾鳍圆形，尾柄上、下方有窄扁的皮褶棱起。体灰黑，并杂有许多黑色小斑点，体色常因生活环境不同而有所差异。

药用价值 ♀

泥鳅有调中益气、祛湿解毒、滋阴清热、通络益肾等功效，同时也是消肿保肝的佳品。它对皮肤瘙痒、糖尿病、阳痿、痔疮、盗汗、水肿及各类心血管疾病均有一定的疗效。

常食泥鳅可预防小儿软骨病，同时对老年性骨折、骨质疏松、跌打损伤以及妇女产后淋漓、气血不调等病症也大有裨益，因为泥鳅含有高于一般鱼类的钙和铁质。

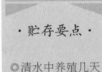

·贮存要点·

◎清水中养殖几天再食用。

·使用禁忌·

◎不宜与狗肉同食。泥鳅常与豆腐同煮。煮时要注意泥鳅一定要烧熟煮透，以免有毒物质残留。

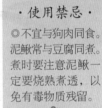

·用法用量·

◎煮食或炖食均可。每餐 50 克。

特别提示

◎取适量泥鳅放在清水中，滴入几滴植物油，每天除去污水，换入清水，待它排去肠内泥水污物后洗净入锅，文火烘干，研末备用。服时每次取 5 克，温开水送下，每月 3 次。此法对急慢性肝炎都有疗效；还可治黄疸、保肝，促使肿胀的肝脾回缩。

芝麻黑豆泥鳅汤

功效	补肾健脾、养血生发。用于脱发，须发早白；或有脾气虚、瘦弱之面色萎黄；或肾虚之阳痿、消渴、便秘；或湿盛、疮癣瘙痒等。
原材料	泥鳅 300 克，黑豆 50 克，黑芝麻 50 克。
做法	将黑豆、黑芝麻洗净，泥鳅宰杀、洗净。炒锅上火，倒入适量植物油，然后将泥鳅下入锅中，稍稍煎黄、铲起。然后把全部用料放入炒锅内，加入适量清水，武火煮沸后，再转用文火煲煮至黑豆熟烂，起锅前加适当的调味料即成。
用法	每日 1 次。

鳗鱼

不可多得的『水中人参』

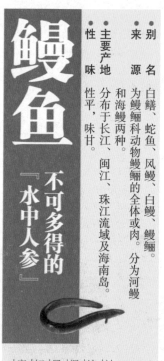

别名 白鳝、蛇鱼、风鳗、白鳗、鳗鲡。

来源 为鳗鲡科动物鳗鲡的全体或肉。分为河鳗和海鳗两种。

主要产地 分布于长江、闽江、珠江流域及海南岛。

性味 性平，味甘。

功效主治 补虚羸、祛风湿、杀虫。治虚劳骨蒸、脚气、风湿痹痛、小儿疳积、风疹、妇女崩漏、肠风痔漏、疮疡。

·主要成分·

每100克鳗肉含水分76克，蛋白质14.5克，脂肪8克，灰分1.4克，钙166毫克，磷211毫克，铁1.8毫克，维生素$B_1$10微克，维生素$B_2$100微克，维生素$B_3$6毫克。鱼身黏，滑液含有多糖，多糖中含葡糖胺0.65毫克、半乳糖胺6.5毫克、葡糖醛酸0.16毫克。鳗肝含维生素尤其丰富，并以维生素A含量较高。

·选购秘诀·

最好选购活的，以鳃的颜色正常、鱼肉不黏、无异味为佳。

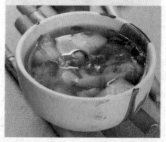

性状特征

成鳗生长快，外表圆碌碌的，似圆锥形，色泽乌黑，近年较多人工养殖，肉质爽脆。此鱼一年四季皆常见，但以夏冬两季最为肥美可口。其身体细长，体背部灰黑色，体侧灰白，腹部白色，背鳍、臀鳍和尾鳍相连，胸鳍短而圆。下颌比上颌突出，上下颌有细齿，鳃孔发达。体表富有黏液，有完整的侧线。鳗鲡是一种肉食性鱼类。自然界鳗苗主要摄食浮游甲壳类，长大后主要摄食小虾、小蟹、水生昆虫、螺、蚬、蚯蚓等，也捕食小鱼和高等植物的碎屑。在人工的饲养池中，则以人工配合饲料喂养。

药用价值

鳗鱼对慢性消耗性疾病，如肺结核、淋巴结核、慢性溃疡等的康复有很好的辅助治疗作用，可作为此类疾病的保健食品。鳗鱼中含有一种很稀有的西河洛克蛋白，具有很好的强精壮肾的功效，是年轻夫妇、中老年人的最佳保健食品。鳗鱼是富含钙质的水产品，经常食用，能使血钙值有所增加，使身体强壮。鳗鱼的肝脏含有丰富的维生素A，是夜盲症患者的优质保健食品。

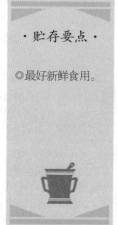

·贮存要点·

◎最好新鲜食用。

·用法用量·

◎鳗鱼的食用方法一般是炖、烧、熘等，也可做馅、丸子等。每餐30～50克。

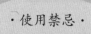

·使用禁忌·

◎病后脾肾虚弱、痰多泄泻者忌服。患有慢性疾病和有水产品过敏史的人应禁食。

特别提示

◎鳗鱼的血清有毒，在加工中注意不要让鳗鱼血进入伤口中，这种毒素会侵害神经系统，还会使血液凝固作用消失而产生溶血现象，要特别小心。

鳗鱼冬瓜汤

功效	滋补肝肾、活血祛瘀。
原材料	鳗鱼1条，冬瓜300克，盐少许，葱白20克。
做法	鳗鱼去鳃和内脏，冬瓜切成小块状，葱白洗净备用。全部用料加入锅内，加入适量水，煮至鱼烂汤稠，加少许盐，趁热食。
用法	佐餐食用。

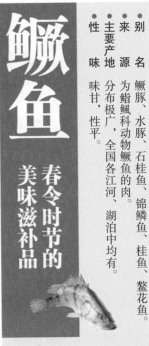

鳜鱼

春令时节的美味滋补品

别　名 鳜豚、水豚、石桂鱼、锦鳞鱼、桂鱼、鳌花鱼。

来　源 为鮨鲾科动物鳜鱼的肉。

主要产地 分布极广，全国各江河、湖泊中均有。

性　味 味甘，性平。

功效主治 补气血、治虚劳羸瘦、肠风泻血。益脾胃，治虚

·主要成分·

每100克含水分77克，蛋白质18.5克，脂肪3.5克，灰分1.1克，钙79毫克，磷143毫克，铁0.7毫克，维生素B$_1$ 0.01毫克，维生素B$_2$ 0.10毫克，维生素B$_3$ 1.9毫克。

·性状特征·

体侧扁，呈纺锤形，背部隆起。体长一般25厘米左右。头大，略倾斜，下倾向前突出。上下颌、锄骨、口盖骨上都有大小不等的小齿，其中上下颌的齿扩大成犬齿状。前鳃盖骨后缘成锯齿状，有4～5个大棘，鳃盖骨后部有2个棘。鳞细小，侧线弯曲，体色棕黄，腹部灰白，自吻端通过眼部至背鳍前部，有一黑色条纹，第6～7背鳍下通常有一暗棕色的纵带；体侧具有许多不规则的斑块和斑点，各奇鳍上有棕色斑点连成带状。

·选购秘诀·

鱼的眼睛要明亮清澈，鱼身要干净，鱼肉要结实，闻起来没有腥臭味。

药用价值

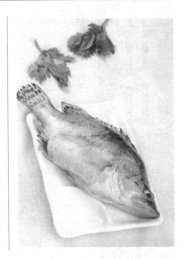

鳜鱼为补气血、疗虚劳之食疗药品，肺结核患者宜多食之，可补虚劳羸瘦、肠风下血。

还可治血虚、血瘀、产后结块、腹中恶血停蓄等症。

鳜鱼富含各种营养成分，肉质细嫩，极易被消化吸收，对儿童、老年人及体弱、脾胃消化功能不佳者有较好的食补作用。

吃鳜鱼还有"杀痨虫"的作用，有利于患者的病后恢复。

鳜鱼肉的热量不高，而且富含抗氧化成分，具有美容、减肥的作用。

·贮存要点·

◎新鲜食用为宜。

·用法用量·

◎鳜鱼的烹饪方法很多，如蒸、煮、烩、烧、炸等。还可制成造型美观、风味独特的佳肴。每餐100克。

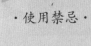

·使用禁忌·

◎患寒湿病者不可食。患有哮喘、咯血的患者不宜食用。不要和含鞣酸过多的水果同时食用。

特别提示 ◎鳜鱼的背鳍刺、臀鳍刺、腹鳍刺均有毒腺，若被刺伤，会产生肿痛、发热、畏寒的症状，在捕捉和宰杀时要特别小心。

茯苓清蒸鳜鱼

功　效	具有健脾利湿、益气补血的功能。
原材料	茯苓15克，鳜鱼150克。
做　法	鳜鱼宰杀处理干净后放入盘中，茯苓洗净置于鳜鱼上，然后加姜片、葱段及少许调味料。在煮锅中放入适量水，加盖隔水蒸15～20分钟，至鱼熟烂即可。
用　法	佐餐食用，喝汤吃鱼。

带鱼

润肤养发、补益脾脏

别名 鞭鱼、带柳、裙带鱼、海刀鱼、镰刀鱼。

来源 是鱼纲鲈形目带鱼科动物。

主要产地 分布很广，我国自黄、渤海至南海均有。

性味 性平，味甘、咸。

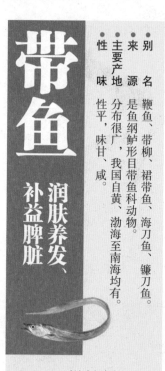

功效主治 补五脏、祛风杀虫、和中开胃、暖胃、补虚、泽肤。

·主要成分·

每100克肉中含水分74克，蛋白质18.1克，脂肪7.4克，灰分1.1克，钙24毫克，磷160毫克，铁1.1毫克，维生素 B_1 0.01毫克，维生素 B_2 0.09毫克，维生素 B_3 1.9毫克。鲜带鱼每千克含碘80微克。每100克含维生素A 50国际单位。

·选购秘诀·

带鱼以全身银白发亮、鳃鲜红、肉肥厚为佳。带鱼是一种含脂肪较高的鱼，若保管不好，鱼体表面的脂肪会因大量接触空气而加速氧化，使鱼体表面产生黄色。因而购买带鱼时，尽量不要买体表呈黄色的带鱼。

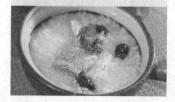

性状特征

带鱼体修长呈带状，身侧扁。体长约70厘米。头狭长，前端尖锐，背面以眼间隔处为最宽，侧面平坦，腹面狭窄，吻长而尖，眼中等大，位高，眼上缘长达头背缘。眼间隔平坦，中央微凹。口大，不倾斜，口裂后缘达于眼的下方。牙发达，上颌前端有大犬牙2对，尖端具倒钩，闭口时可嵌入下颌窝内。下颌前端有犬牙2对，较上颌者小，闭口时露于口外。

药用价值

带鱼味甘咸、性温平。它肉嫩体肥、味道鲜美，只有中间一条大骨，无其他细刺，食用方便，是人们比较喜欢食用的一种海洋鱼类，具有很高的营养价值，对病后体虚、产后乳汁不足和外伤出血等症状具有一定的补益作用。具有补五脏、祛风杀虫、和中开胃、暖胃补虚、润泽皮肤的功用，还有清肺滋阴、补而不瘀滞的功效。

·贮存要点·

◎置于冰箱中保存，不过煎炸后保存时间会稍长些。

·用法用量·

◎带鱼清蒸、油煎、腌制均可，还可做成罐头、鱼松或干品。每餐100克。

·使用禁忌·

◎多食发疥，发疥动风患者忌食。带鱼胆固醇含量较高，心血管病以及高脂血症患者应该少食或者不食。患有疥疮、湿疹等皮肤病或者皮肤过敏症者应该慎食，或者尽量少食。

特别提示 ◎食带鱼不刮鱼皮，可以提高其药用价值，可增强人的记忆力，增强皮肤表皮细胞活力，起到保健美容作用。

红枣带鱼粥

功效	增强食欲，放松精神。
原材料	糯米50克，带鱼50克，葱花15克，姜末10克，红枣5粒，香油15克，盐5克。
做法	糯米洗净，泡水30分钟，带鱼洗净切块，沥干水分，红枣泡发。红枣、糯米加适量水大火煮开，转用小火煮至成粥。加入带鱼煮熟，再拌入调味料，装碗后撒上葱花、姜末即可。
用法	当主食食用。

银鱼

干制品含钙量为群鱼之冠

别名 为银鱼条、面条鱼、大银鱼。

来源 为银鱼科动物银鱼的全体。

主要产地 分布于山东至浙江沿海地区，尤以长江口崇明等地为多。

性味 性平，味甘。

功效主治 ♂

补虚，健胃，益肺，止咳，利水。主治消化不良、泄泻、小儿疳积、营养不良、虚劳咳嗽、干咳无痰等症。

· 主要成分 ·

银鱼中含有碳水化合物、钙、磷、铁和多种维生素及赖氨酸、蛋氨酸、异亮氨酸、苏氨酸等。可食部分每100克含蛋白质8.2克，脂肪0.3克，碳水化合物1.4克，灰分1.0克，钙258毫克，磷102毫克，铁0.5毫克，维生素 B_1 0.01毫克，维生素 B_2 0.05毫克，维生素 B_3 0.2毫克等。

· 选购秘诀 ·

银鱼呈现白色稍透明状，身长3厘米左右，通体无鳞为佳。以太湖所产之银鱼品质最佳。银鱼干品以鱼身干爽、色泽自然明亮为佳品。需要注意的是，鱼的颜色太白并不能证明其质优，须提防掺有荧光剂或漂白剂。

性状特征 🐟

体半透明，细小银鱼外形柔软，前部近圆柱形，后部偏扁；头长而扁平，头顶骨骼很薄且半透明；口裂大，吻尖长或短钝。背臀鳍前方或重叠；胸鳍基肌肉发达或不明显；臀鳍基较长，尾鳍叉状，具脂鳍。雌雄异形，雄鱼成体略高，胸鳍一般尖长；臀鳍大，起点较远于背鳍基前端，繁殖季节臀鳍中部鳍条膨大扭曲。

药用价值 ♀

银鱼味道鲜美、肉质柔嫩、营养丰富，有水中的"软白金""鱼参"之美称。银鱼肉味甘、无毒，含有丰富的蛋白质、脂肪、碳水化合物、多种维生素和碳物质等。银鱼无论干鲜，都具有益脾、润肺、补肾、壮阳等功效，是上等的滋补品。银鱼还是结肠癌患者的首选辅助治疗食品。

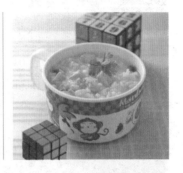

· 贮存要点 ·
◎加工制成干品保存，注意通风和防潮。

· 用法用量 ·
◎银鱼肉质洁白细嫩、无刺骨、无腥味，可烹调多种菜肴。每餐30～50克。

· 使用禁忌 ·
◎不宜与甘草同食，忌用荤油烹调。多食银鱼可令人消瘦，久食不良。

特别提示 ◎现代科学研究表明，银鱼含有丰富的钙，特别是经过干制后的银鱼含钙量最高，为群鱼之冠。

养眼鲜鱼粥

功效	含有丰富的钙质，适合老年人和妊娠期妇女和儿童食用，可有效改善腿脚易抽筋之现象，并有益于儿童的生长发育。
原材料	枸杞子15克，白米80克，三宝米50克，银鱼100克，鸡胸肉60克，玉米笋1条，芹菜末15克，香菜少许，盐1小匙。
做法	把所有材料洗净备用，白米和三宝米浸泡1小时后，沥干水分备用。鸡胸肉剁细后，用少许盐抓腌。玉米笋、白米、三宝米和水一起熬煮1小时后取出玉米笋，再加入其他材料至熟透，最后用香菜装饰即可。
用法	佐餐食用。

鲈鱼

秋日最佳 补益海鲜

别名 花鲈、鲈板、花寨、鲈子鱼。

来源 为鮨科动物鲈鱼的肉或全体。

主要产地 我国沿海及通海的淡水水体中均产之，黄海、渤海较多。

性味 性平，味甘。

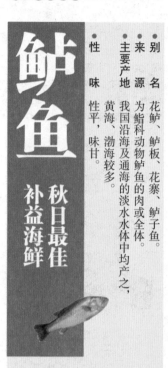

功效主治 益脾胃、补肝肾，治水气、风痹，并能安胎。

·主要成分·

鲈鱼含蛋白质、脂肪、糖类、维生素 B_3，以及维生素A、维生素 B_2，还含钙、磷、铁等成分。

·性状特征·

体延长而侧扁，一般体长30～40厘米，体重400～1000克，眼间隔微凹。其间有4条隆起线。口大，下颌长于上颌。吻尖，牙细小，在两颌、犁骨及腭骨上排列成绒毛状牙带。侧线完全与体背缘平行，体被细小栉鳞，皮层粗糙，鳞片不易脱落。背鳍2个，稍分离，腹鳍位于胸鳍始点稍后方。第二背鳍基部呈浅黄色，胸鳍呈黄绿色，尾鳍叉形呈浅褐色。

·选购秘诀·

以背部呈灰色、两侧及腹部呈银灰色、体侧上部及背鳍有黑色斑点的鲈鱼为佳。

药用价值

鲈鱼能补肝肾、益脾胃、消食积、止咳化痰，还能促进手术后伤口愈合。主治脾胃虚弱、消化不良、慢性胃病、小儿百日咳、腰酸腿软、消瘦乏力。

鲈鱼可治胎动不安、产后少乳等症。产前、产后的妇女适宜吃鲈鱼，即可补身体，又不会导致肥胖，是健身补血、健脾益气和益体安康的佳品。

鲈鱼血中含有较多的微量元素铜，它能维持神经系统的正常功能并参与多种代谢物质的酶化反应。缺乏铜元素的人可食用鲈鱼来进补。其对肝肾不足的人也有很好的补益作用。

鲈鱼含有丰富的蛋白质，对儿童、中老年人的骨骼组织有益。

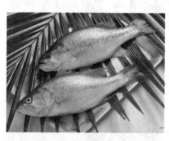

·贮存要点·

◎新鲜食用为宜。

·用法用量·

◎鲈鱼红烧、清蒸、白炸、煮汤均可，其中以清蒸为佳。饮食原汤原汁，补益最大。每餐100克。

·使用禁忌·

◎鲈鱼不可用牛油、羊油炸食。

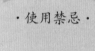

特别提示 ◎鲈鱼鳃还有止咳化痰的作用，将其晒干，水煎服，或研末冲服，每次一只鳃，每日2次，可治疗小儿百日咳。

五味子鲈鱼汤

功效	益脾胃、补肝肾、利气行水、益气生津，对心悸心慌、失眠多梦、慢性腹泻有疗效。
原材料	五味子50克，鲈鱼1条，胡椒粉、熟猪油、精盐、料酒、葱、姜各适量。
做法	把鲈鱼加工后，入锅，加水、料酒、盐、葱、姜、猪油、五味子煮，煮烂后撒胡椒粉调味即可。
用法	每天1剂，连服2周。

黄鱼

适于贫血、头晕、体虚者保健之用

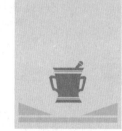

别　名　黄花鱼、石首鱼。

来　源　为石首鱼科动物大黄鱼或小黄鱼的肉。

主要产地　大黄鱼分布于黄海南部、东海和南海，小黄鱼分布于我国黄海、渤海、东海及朝鲜西海岸。

性　味　味甘、咸，性平。

功效主治

益气开胃、补虚、利水明目，对久病体虚、贫血、失眠、头晕、食欲不振者及妇女产后虚弱者有补益作用。

·主要成分·

每100克大、小黄鱼分别含：水分81克，79克；蛋白质17.6克，16.7克；脂肪0.8克，3.5克；灰分0.9克，0.9克；钙33毫克，43毫克；磷135毫克，127毫克；铁0.9毫克，1.2毫克；维生素$B_1$0.01毫克，0.01毫克；维生素$B_2$0.10毫克，0.14毫克；维生素$B_3$0.8毫克，0.9毫克。每1千克鲜黄鱼含碘120微克。

·性状特征·

这类鱼，体侧扁长，呈金黄色。大黄鱼尾柄细长，鳞片较小，体长40～50厘米，椎骨25～27枚；小黄鱼尾柄较短，鳞片较大，体长20厘米左右，椎骨28～30枚。

·选购秘诀·

以鳞色金黄、鱼体健壮、肉质肥美者为佳。

药用价值 ♂

黄鱼含丰富的蛋白质、微量元素和维生素，对人体有很好的补益作用，食用黄鱼对体质虚弱者和中老年人有很好的食疗效果。

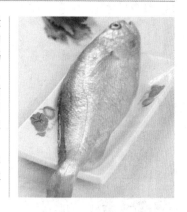

黄鱼中含有丰富的微量元素硒，能清除人体代谢产生的自由基，具有延缓衰老、防治癌症之功效。

鱼腹中的白色鱼鳔可做鱼胶，有止血之效，能防治出血性紫癜。

·贮存要点·

◎新鲜食用，或冷冻保存。

·用法用量·

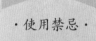

◎黄鱼可红烧、糖醋、煨汤、清炖或配以其他菜煮成汤、羹、菜等。每餐80～100克。

·使用禁忌·

◎不可与荆芥同食。有过敏史和哮喘病患者应慎食。此外，黄鱼多食易生痰，故痰热素盛或易发疮疡之人不宜多食。

特别提示　◎夏季端阳节前后是大黄鱼的主要汛期，清明至谷雨是小黄鱼的主要汛期。此时黄鱼发育达到顶点，最具食疗保健价值。

黄花鱼茸粥

功　效	明目填精、益气开胃。适用于两目昏花、肾精亏少、体虚食少、形体羸瘦等症。
原材料	粳米30克，鲜黄花鱼1条（约1.25千克），姜丝、香菜、葱、熟油、酱油各适量。
做　法	将米洗净，以盐腌拌。锅中水烧沸后下米煮粥。鱼去鳞洗净，用盐腌拌稍许，放油锅内煎至两面焦黄时，注入1碗清水，煎煮至鱼熟取出、拆肉，鱼骨放回鱼汤内再煮，熬成之后将鱼汤倒入粥中同煮。鱼茸用熟油、酱油拌匀，待粥熟，入粥中，再煮沸。食时加姜丝、香菜和葱末。
用　法	温热服食。

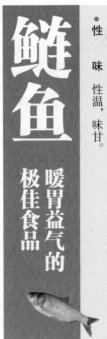

鲢鱼

暖胃益气的极佳食品

别名 白脚鲢。

来源 为鲤科动物鲢鱼的肉。

主要产地 产于我国长江、珠江、黄河、黑龙江等水域。

性味 性温，味甘。

功效主治 温中益气、利水，主治脾胃虚寒，饮食减少，少气乏力及脾虚水肿等。

·主要成分·

鲢鱼含蛋白质、脂肪、氨基酸、维生素 B_1、维生素 B_2、维生素 B_3，以及钙、磷、铁等成分。鲜鱼肉嫩肥厚。

·性状特征·

鲢鱼体较长而侧扁，体较大。侧线鳞101～120片，眼小。腹鳍前方和后方腹部均有角质棱。体背部青黑色，腹部银白色。性情活泼，喜欢跳跃，捕捞时成鱼常能跳离水面1米高，受惊后能连续在水面上跳跃几次。

·选购秘诀·

有些卖鱼人喜欢往鱼肚子里灌水，灌水鱼表现为肚子大。如果在腹部灌水，可将鱼提起，就会发现鱼肛门下方两侧凸起下垂，用小手指插入肛门，旋转两下，手指抽出，水就会立即流出。

药用价值

吃鲢鱼可缓解胃痛。鱼肉中富含蛋白质、氨基酸，因此又可促进智力发育，降低胆固醇和血液黏稠度，预防心脑血管疾病。

鲢鱼为温中补气、暖胃、泽肌肤的养生食品，适用于脾胃虚寒体质、便溏、皮肤干燥者，也可用于脾胃气虚所致的乳少等症。

鲢鱼的体内含有可抑制癌细胞扩散的成分，因此长期食用对预防癌症大有帮助。

常吃鲢鱼还可起到光滑肌肤、乌黑头发、美容养颜的作用。

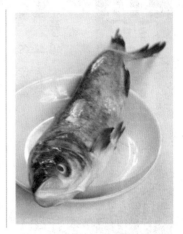

·贮存要点·

◎宰杀后食用或置于冰箱冷藏。

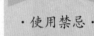

◎鲢鱼肉质发面，刺较多。适于红烧、清炖、清蒸、红焖等吃法。每餐80～100克。

·用法用量·

·使用禁忌·

◎鲢鱼不宜一次或一段时间吃太多，过多食用容易生疥疮、口渴。

特别提示 ◎鲢鱼佐香油食用，对皮肤粗糙、脱屑、头发干枯、易脱落等症状均有一定的疗效，是女性美容美发不可忽视的佳肴。

鲢鱼头炖豆腐

功效	清热祛瘀、暖胃益脑，对贫血、高血压病、慢性胃炎、眩晕、感冒、头痛疗效显著。
原材料	鲢鱼头300克，豆腐250克，水发香菇30克，青蒜100克，黄酒、红醋、麻油、葱、生姜、蒜、豆瓣辣酱、白糖、植物油、精盐、味精皆适量。
做法	把鲢鱼头洗净，豆腐切成厚片。青蒜切成3厘米长的段。葱、生姜、蒜去皮，切成末。锅上火，油烧热，下鱼头略煎，捞出。锅中留底油，下葱末、生姜末、蒜末、2匙豆瓣酱略炸，下香菇、鱼头、豆腐、黄酒、白糖、精盐、水，加盖煮沸，小火炖15分钟，放味精、红醋、麻油、青蒜段。
用法	随餐食用，用量自愿。

青鱼

益气化湿的良药

别名 乌青、螺蛳青、青鲩、铜青、青棒、五候青。

来源 为鲤科动物青鱼的肉，是我国著名的四大家鱼之一。

主要产地 主要分布在长江、珠江及其支流。现在我国各地均有养殖。

性味 性平，味甘。

功效主治 益气化湿，治脚气湿痹。

·主要成分·

每100克含水分75克，蛋白质19.5克，脂肪5.2克，灰分1克，钙25毫克，磷171毫克，铁0.8毫克，维生素B_1 0.13毫克，维生素B_2 0.12毫克，维生素B_3 1.7毫克。

·选购秘诀·

以体肥、鲜活、生猛的为佳。

药用价值

青鱼营养丰富，所含的硒元素有预防化学致癌物诱发肿瘤的功能，其所含的核酸对肿瘤也有抑制作用。研究发现，青鱼肉中含有一种聚合的非饱和脂肪酸，能阻止乳腺肿瘤的生长，起到预防乳腺癌的功效。

性状特征

体长，略呈圆筒形，尾部侧扁，腹部圆，无腹棱。头部稍平扁，尾部侧扁。口端位，呈弧形。上颌稍长于下颌。无须。下咽齿1行，呈臼齿状，咀嚼面光滑，无槽纹。背鳍和臀鳍无硬刺，背鳍与腹鳍相对。体背及体侧上半部青黑色，腹部灰白色，各鳍均呈灰黑色。青鱼的食物以软体动物中的螺蛳为主，也摄食蚬子、淡水壳菜、扁螺等。小青鱼有时也吃底栖蜻蜓幼虫、摇蚊幼虫以及苔藓植物等，在鱼苗阶段，则以摄食浮游动物为主。青鱼由于是肉食性鱼类，故肠管不长。为体长的1.2～1.4倍。由于软体动物生活在水底污泥中，因此青鱼也逐渐成为底栖鱼类。

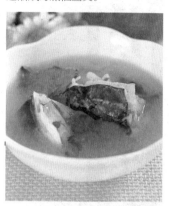

·贮存要点·

◎置冰箱冷藏。

·用法用量·

◎青鱼肉嫩味美，可红烧、红焖、糖醋、清蒸，若切段熏制则别具风味。每餐100克为宜。

·使用禁忌·

◎青鱼采用一般的烹饪方法即可，但是在烹饪时忌用牛、羊油煎炸；忌与芥末、白术、苍术同食。肝硬化患者忌食。肝硬化患者体内难以产生凝血因子，容易引起出血，如果再食用青鱼，会使病情急剧恶化。

特别提示 ◎一般家庭食用多红烧、糖醋、红焖、熘片、熏制等。南方江浙、两湖等省还将青鱼加工风干，用于烧肉、炖肉，风味特殊。

川芎鱼头汤

功　效	祛头风、止头痛。
原材料	川芎10克，白芷10克，鱼头1个。
做　法	将鱼头洗净、去鳃、斩件备用。将川芎、白芷、生姜洗净。把鱼头和药材一起放入炖盅内，加适量开水，炖盅加盖，文火隔水炖2小时，加入调料调味即可。
用　法	食鱼喝汤。

猪肉

健脾益气、滋阴润燥

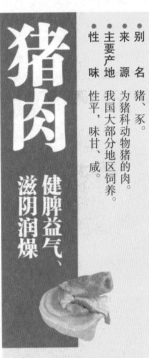

别名 猪、豕。

来源 为猪科动物猪的肉。

主要产地 我国大部分地区饲养。

性味 性平，味甘、咸。

功效主治 滋阴、润燥，治热病伤津、消渴羸瘦、燥咳、便秘。

·主要成分·

猪肉营养丰富，因部位及肥瘦不同，营养成分含量也有差别。其脂肪含量高于牛肉、羊肉。含蛋白质高达17%，猪蹄含丰富的胶原蛋白。猪肉还含钙、磷、铁等。

·性状特征·

猪体肥肢短、性温驯、适应力强、易饲养、繁殖快，猪肉纤维较为细软，结缔组织较少，肌肉组织中含有较多的肌间脂肪。猪肉因部分的不同而肥瘦有所区别，呈现粉白色至红色的不同表现。

·药用价值·

猪肉具有补肾养血、滋阴润燥、益气的功能，对于患有燥咳热病、伤津、消渴、羸瘦、贫血、便秘等症的患者多有裨益。
猪肉提供的血红素铁（有机铁）和促进铁吸收的半胱氨酸，能有效改善缺铁性贫血。

选购秘诀

选购猪肉有三点需要注意。

一是是否含有瘦肉精。鉴别猪肉是否含有瘦肉精的简单方法，是看是否有脂肪油，如皮下就是瘦肉而无脂肪油，则可能含有瘦肉精。从外观看，含有瘦肉精的猪肉颜色鲜红，肥肉和瘦肉有明显的分界，脊柱两侧的肉略有凹陷。

二是有没有注水。注水肉从表面看水淋淋的，特别亮。把卫生纸贴在切面上，注水的肉会有明显浸润。

三是熟肉制品的优劣。好的外观为完好的自然块，洁净、新鲜、润泽，呈现肉制品应具有的自然色泽。对于包装的熟肉制品，要看其包装是否完好，袋装的如果有胀气现象，则不可以食用。

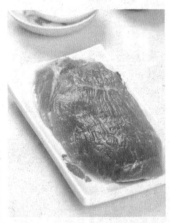

·贮存要点·

◎新鲜食用，或放入冰箱保鲜格中保存。

·用法用量·

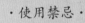

◎猪肉可煮汤、红烧、清炒、熘、酱、爆、焖。每餐80～100克。

·使用禁忌·

◎湿热痰滞内蕴者慎服，患风寒及病初愈者忌食。患有高血压病、中风、身体虚肥、宿食不化者应慎食或少食。

特别提示 ◎食用猪肉后不宜大量饮茶。因为茶叶中的鞣酸会与肉中的蛋白质合成具有收敛性的鞣酸蛋白质，减缓肠蠕动速度，造成便秘，增加有毒物质的吸收。

北沙参炖猪肉

功效	润肺止咳、养胃生津。
原材料	北沙参、玉竹、百合、山药各15克，猪瘦肉500～1000克。
做法	将猪肉洗净、切块。煮锅上火，将所有材料放入其中，加适量水，大火煮沸后转文火炖煮至猪肉熟烂。起锅前加调料调味即可。
用法	饮汤、食肉和补药，佐餐食用。

猪蹄

绝佳『美容食品』

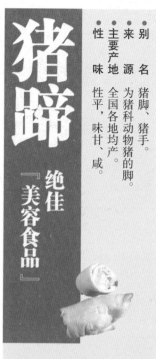

别名 猪脚、猪手。

来源 为猪科动物猪的脚。

主要产地 全国各地均产。

性味 性平,味甘、咸。

功效主治 补虚弱、健足膝等。填肾精、

·主要成分·

现代营养学研究表明,猪蹄中含有较多的蛋白质、脂肪和碳水化合物,并含有钙、磷、镁、铁以及维生素A、维生素D、维生素E、维生素K等有益成分。

·性状特征·

猪蹄有4趾,前2趾有蹄,后2趾有悬蹄,表面生粗毛。

·选购秘诀·

肉色红润均匀、脂肪洁白有光泽、肉质紧密、手摸有坚实感、外表皮及切面微微湿润、不黏手、无异味的为佳。

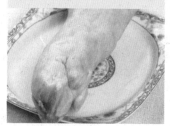

药用价值

食用猪蹄有利于减轻中枢神经过度兴奋,对焦虑状态及神经衰弱、失眠等也有改善作用。

甘氨酸存在于人体脊髓的中间神经元之中,能够抑制脊髓运动神经元和中间神经元的兴奋性。所以,食用富含甘氨酸的猪蹄,有助于调整正常的次神经元的功能活动。

猪蹄和猪皮中含有大量的胶原蛋白,它在烹调过程中可转化成明胶。明胶具有网状空间结构,它能结合许多水,增强细胞生理代谢,有效地改善机体生理功能和皮肤组织细胞的储水功能,使细胞得到滋润,保持湿润状态,延缓皮肤衰老。

猪蹄对于经常性的四肢疲乏、腿部抽筋、麻木、消化道出血、失血性休克、缺血性脑病患者有一定辅助疗效。也适用于大手术后及重病恢复期间的老人食用。有助于青少年生长发育和减缓中老年妇女骨质疏松的速度。此外,猪蹄还有壮腰补膝和通乳之功。

·贮存要点·

◎冰箱冷藏。

·用法用量·

◎红烧、炖食均可。猪蹄每次1只。

·使用禁忌·

◎若作为通乳食品应少放盐、不放味精。晚餐吃得太晚时或临睡前不宜吃猪蹄,以免增加血黏度。由于猪蹄含脂肪量高,胃肠消化功能减弱的老年人每次不可食之过多。患有肝病疾病、动脉硬化及高血压病的患者应少食或不食。

特别提示 ◎可作为老人、妇女、术后失血过多者的食疗佳品。

金针黄豆煨猪蹄

功效	养血通乳、补心明目、利湿热、宽胸膈、祛风治痹。对产后缺乳、体弱、结石、小便赤涩、黄疸、少寐、痔疮便血均有疗效。
原材料	金针菜50克,黄豆200克,猪蹄200克,酱油、葱、姜、白糖、精盐皆适量。
做法	金针菜去根、洗净,黄豆泡发。猪蹄用沸水煮2次,弃汤。再把猪蹄、黄豆一起煨熟,快起锅时加金针菜调味。
用法	隔天1次,每次1只猪蹄,连服5次。

猪肚

补益暖胃的理想食品

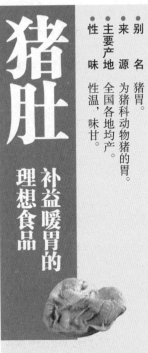

别　名 猪胃。

来　源 为猪科动物猪的胃。

主要产地 全国各地均产。

性　味 性温，味甘。

·功效主治·

补中益气，止渴消积。主治脾胃虚弱、腹胀食少、泄泻、痢疾、消渴羸瘦、小便频数、小儿疳积。

·主要成分·

含蛋白质、脂肪、钙、磷、铁、维生素 B_1、维生素 B_2、维生素 B_{12}、维生素 D、维生素 B_6、维生素 B_3 等。

·性状特征·

猪肚，就是猪的胃脏，形状有些像一个小袋，上下有两个口，上面的口叫贲门，下面的口叫幽门。幽门处有一尖角，这就是猪肚最嫩的部分，俗名肚角，又称肚尖。新鲜的猪肚呈白色略带浅红，质地坚挺厚实，有光泽、有弹性、黏液较多、无异味。

·选购秘诀·

挑选猪肚应首先看色泽是否正常，其次（也是主要的）看胃壁和胃的底部有无出血块或坏死的发紫发黑的变质现象。

药用价值

中医学认为，猪肚气味甘、微温，有补益脾胃之功效，多用于治疗脾虚腹泻、虚劳瘦弱、消渴、小儿疳积、尿频或遗尿等症。

猪肚还具有补肝、养血、明目的功效，能有效地补充血液成分，对贫血、血虚体衰、视力不佳者有较好的辅助疗效。本品用于治疗脾胃气虚所致的胃下垂、泄泻、小便频数、消瘦、乏力等症，亦治脾胃虚寒所致之胃脘痛。

为缓解癌症患者在放化疗期间的不适感，除对症选用药物治疗外，采用食疗的方法十分有益。百合炖猪肚、芡实猪肚汤就是两款颇有效的食疗药膳。

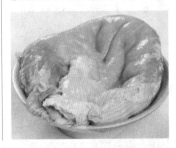

·贮存要点·

◎置冰箱冷藏。

·用法用量·

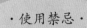

◎常用的食用方法是将其煮熟后切丝凉拌，风味极佳；南方多用来煲汤、炖食或者煮粥，营养价值更高，炒食也可。每餐 50～80 克。

·使用禁忌·

◎为了杀死猪肚内的某些细菌或寄生虫卵，并有效地排出猪肚内的毒素，在烹制猪肚时，不能只为鲜嫩味美而炒制的时间过短。

特别提示

◎要除去猪肚上的污秽和臊味，先用面粉把猪肚擦一遍，再清洗，然后放进沸水中煮至白脐结皮，再放在冷水中，用刀刮去秽物。

芡实猪肚汤

功　效	健脾胃、益心肾、补虚损。脾胃虚弱，症见不思饮食、泄泻日久；或心肾不交之心烦口渴、心悸失眠或肾虚小便频数、夜尿多等症。对胃溃疡、十二指肠溃疡亦有疗效。
原材料	猪肚1个，芡实30克，莲子30克，红枣10个。
做　法	把猪肚翻转洗净，放入锅内，加清水适量，煮沸后捞起、去水，用刀轻刮净。芡实、红枣（去核）洗净，莲子（去心）用清水浸1小时，捞起，一起放入猪肚内。把猪肚放入锅内，加清水适量，武火煮沸后，文火煲2小时，调味供用。
用　法	佐餐食用。

牛肉

最佳补充体力之肉食

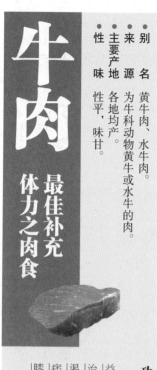

别名 黄牛肉、水牛肉。

来源 为牛科动物黄牛或水牛的肉。

主要产地 各地均产。

性味 性平，味甘。

功效主治

补脾胃，益气血，强筋骨，治虚损羸瘦、消渴、脾弱不运、痞积、水肿、腰膝酸软。

· 主要成分 ·

牛肉所含蛋白质高于猪肉，蛋白质中的氨基酸甚多，而含脂肪较少。还含胆固醇、维生素 B_1、维生素 B_2，以及钙、磷、铁等成分，营养价值颇高。

· 选购秘诀 ·

正常牛肉的色泽淡红或深红，切面有光泽，质地坚实，有韧性。灌水牛肉单从外观上看，反而有鲜嫩的感觉，更加好看，但用干纸贴上去，纸很快就会湿透。

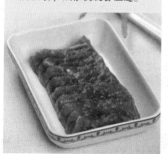

性状特征

牛科动物的共同特点是体质强壮，有适合长跑的腿；脚上有4趾。门牙和犬齿都已经退化，但还保留着下门牙，三对门齿向前倾斜呈铲子状，前臼齿和臼齿为高冠，珐琅质有褶皱，齿冠磨蚀后表面形成复杂的齿纹，适于吃草。为了贮存草料，它们的胃在进化中形成了4个室：即瘤胃、蜂巢胃、瓣胃和腺胃，还具有"反刍"的习性，使食物能够得到更好的消化和吸收。

药用价值

牛肉营养丰富，蛋白质含量比猪肉要高一倍多，所以是病人特别是血管硬化、冠心病、糖尿病患者的食补食疗之佳品。

牛肉还有补中益气、养胃健脾、强筋健骨及消肿的作用，所以患有慢性腹泻、脱肛和面足水肿的患者，可取适量牛肉切碎炖成较浓稠的浆汁，每天适量食用。

牛肉的氨基酸组成比猪肉更接近人体的需要，能提高抗病能力，对病后身体虚弱、气血大亏者，可用牛肉和麦仁适量，共同煮成稀粥，每天食用，能收到去病健身的良好效果。

牛血可治疗血痢、便血、脾胃虚弱、血虚经闭等疾病，牛肝也可养血、补肝、明目。

· 贮存要点 ·

◎放入冰箱保鲜格中保存。

· 用法用量 ·

◎牛肉的食法多样，煎、煮、烹、炒、炖均可。每餐80克左右。

· 使用禁忌 ·

◎患有湿疹、瘙痒症等皮肤病，肝病、肾病的人应慎食。牛肉的肌肉纤维较粗糙不易消化，故老人、幼儿及消化力弱的人不宜多吃。

特别提示 ◎炖牛肉时，可用纱布包一小撮茶叶与肉块同煮，这样不但可使肉味更加鲜美，也使牛肉更容易熟烂。煮牛肉时如加入少量的杏仁、芦叶也容易熟烂。

南瓜炖牛肉

功效	有化痰排脓、利肺的作用。适用于肺痈、咳吐脓痰等症。
原材料	牛肉250克，生姜25克，南瓜500克，食盐、味精各适量。
做法	牛肉洗净、切块，加入生姜同放锅内用小火煮至八成熟，加入去皮、切块的南瓜，同煮至熟烂，熟后加食盐、味精调味。
用法	佐餐食用。

牛蹄筋

含胶原蛋白丰富的保健品

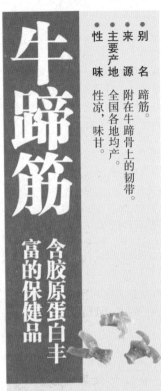

别　名　蹄筋。

来　源　附在牛蹄骨上的韧带。

主要产地　全国各地均产。

性　味　性凉，味甘。

功效主治

补肝强筋、益气养血，主治肝虚筋伤、腰膝酸痛、肢体酸麻、筋脉拘急或弛缓不振、气血亏虚、面色少华、唇甲色淡、肢软乏力、食欲不振、紫癜等。

·主要成分·

主要含有磷、钾、蛋白质、维生素 B_2 及微量的脂肪等。

·性状特征·

黄色半透明状，有韧性，干品稍硬，闻之有腥味。

·选购秘诀·

选购时要注意出售的商家，以正规厂家生产的产品为好。

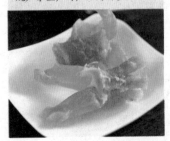

药用价值

蹄筋向来为宴席上品，食用历史悠久，它口感淡嫩不腻，质地犹如海参，故有俗语说："牛蹄筋，味道赛过参。"

蹄筋中含有丰富的胶原蛋白，脂肪含量也比肥肉低，并且不含胆固醇。能增强细胞生理代谢，使皮肤更富有弹性和韧性，进而延缓皮肤的衰老，有助于青少年的生长发育和减缓中老年妇女骨质疏松的速度。

牛蹄筋中含有丰富的蛋白质和胶质，便于被身体吸收利用。

我国中医学认为牛蹄筋有强筋壮骨之功效，对腰膝酸软、身体瘦弱者有很好的食疗作用。

·贮存要点·

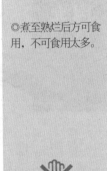

◎置于干燥处保存。

·使用禁忌·

◎煮至熟烂后方可食用，不可食用太多。

·用法用量·

◎牛蹄筋是一种上好的烹饪原料，用它烹制的菜肴别有风味。常见的吃法有烧蹄筋、烩蹄筋。烧蹄筋特点为滑爽酥香，味鲜口利。发制好的牛蹄筋每餐 100 克。

特别提示　◎干牛蹄筋需用凉水或碱水发制，刚买来的发制好的蹄筋应反复用清水过洗几遍。用火碱等工业碱发制的蹄筋不要吃。

凉拌牛蹄筋

功　效	平肝止眩。这道菜是中风后遗症、风湿性关节炎、脉管炎、面神经麻痹、腰背酸痛、四肢麻木、高血压、肥胖病等患者的保健菜谱。
原材料	熟牛蹄筋 250 克，腐竹 100 克，姜末、蒜泥、精盐、醋、酱油、香油、味精适量。
做　法	将熟牛蹄筋用开水烫一下，洗去上面的肉末，切成 1～1.5 厘米长的段，待用。腐竹用开水泡软、煮熟，切成 2 厘米长的段，挤去其中所含的水分，和牛蹄筋拌在一起。加上姜末、蒜泥、精盐、醋、酱油、香油、味精，调和均匀即可食用。
用　法	佐餐食用。

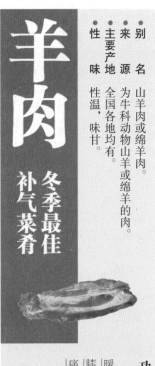

羊肉

冬季最佳 补气菜肴

别　名 山羊肉或绵羊肉。

来　源 为牛科动物山羊或绵羊的肉。

主要产地 全国各地均有。

性　味 性温，味甘。

功效主治 ♂

益气补虚、温中暖下，治虚劳羸瘦、腰膝酸软、产后虚冷、腹痛、寒疝、中虚反胃。

·主要成分·

瘦肉含水分、蛋白质、脂肪、碳水化合物、灰分、钙、磷、铁，以及维生素 B_1、维生素 B_2、维生素 B_3、胆甾醇等。

·性状特征·

①山羊，有角1对，雄者颌下有总状长须，四肢细，尾短，全体被粗直短毛，毛色有白、黑、灰或黑白相杂等多种。

②绵羊，体躯丰满而较宽、四肢强健、尾型不一，有瘦长尾、脂尾、短尾、肥尾之分。体被毛绵密，毛长、柔软而卷曲，多白色。

·选购秘诀·

正常羊肉的肉质色泽淡红，肌肉发散、肉不黏手、质地坚实。老羊肉色深红，肉质较粗。

药用价值 ♀

羊肉含有的钙、铁高于猪肉、牛肉，吃羊肉对肺结核、气管炎、哮喘和贫血、产后气血两虚、久病体弱、营养不良、腰膝酸软及一切虚寒证有益。

羊血含蛋白质 16.4%，主要为血红蛋白，其次为血清蛋白、血清球蛋白和少量纤维蛋白。可用于吐血、肠风痔血、妇女崩漏、产后出血、外伤出血、跌打损伤等症。

羊奶含丰富脂肪和蛋白质，此外还含有碳水化合物、钙、铁磷、胡萝卜素、维生素 A、B 族维生素、维生素 C 等。有滋阴养胃、补益肾脏、润肠通便、解毒的作用，主治虚劳羸瘦、消渴、反胃、呃逆、口疮等症。

羊骨中含有磷酸钙、碳酸钙、骨胶原等成分。有补肾、强筋的作用，可用于血小板减少性紫癜、再生障碍性贫血、筋骨疼痛、膝软乏力、白浊、淋痛、久泻、久痢等病症。

羊肾能补肾助阳、生精益脑，主治肾虚腰膝酸痛、遗精阳痿、小儿智力迟钝、遗尿、老年人尿频、下焦虚寒和睾丸肿痛等。

羊角有镇静、安神、明目、平肝、益气的功效。

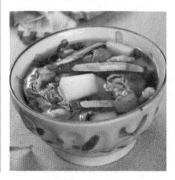

·贮存要点·
◎低温保存。

·用法用量·
◎各种方法烹调均可。每餐50克为宜。

·使用禁忌·
◎凡外感时邪或内有宿热者忌服。

特别提示　◎羊肉的膻味大，煮炖时放山楂、萝卜、绿豆，烹炒时放些葱、姜、孜然等作料可以去掉膻味。

羊肉萝卜汤

功　效	有补中健胃、益肾壮阳作用。适用于病后体虚、腰疼怕冷、食欲不振等症。
原材料	羊肉 500 克，萝卜 500 克，草果 2 个，甘草 3 克，生姜 5 片。
做　法	羊肉洗净、切块，萝卜洗净、切块，同放锅内煮汤，加少量食盐调味食用。
用　法	食肉喝汤。

鸡肉

温中益气、补精添髓

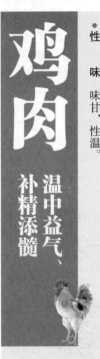

别名 肉鸡、家鸡。

来源 为雉科动物家鸡的肉。

主要产地 全国各地均有饲养。

性味 味甘，性温。

功效主治

温中益气、补精添髓，治虚劳羸瘦、中虚食少、泄泻、消渴、水肿、小便频数、崩漏、带下、产后乳少、病后虚弱。

·主要成分·

每100克含水分74克，蛋白质23.3克，脂肪1.2克，灰分1.1克，钙11毫克，磷190毫克，铁1.5毫克，维生素B_1 0.03毫克，维生素B_2 0.09毫克，维生素B_3 8毫克。尚含维生素A（小鸡肉特别多）、维生素C及维生素E。灰分含氧化铁0.013%，氧化钙0.015%，氧化镁0.061%，钾0.56%，钠0.128%，全磷酸0.58%，氯0.06%，硫0.29%。另含胆甾醇60～90毫克，并含3-甲基组氨酸。

性状特征

家鸡嘴短而坚，略呈圆锥状，上嘴稍弯曲。鼻孔裂状，被有鳞状瓣。眼有瞬膜。头上有肉冠，喉部两侧有肉垂，通常呈褐红色。肉冠以雄者为高大，雌者低小。肉垂亦以雄者为大。翼短，羽色雌、雄不同，雄者羽色较美，有长而鲜丽的尾羽。雌者尾羽甚短。足健壮，跗、跖及趾均被有鳞板。趾4，前3趾，后1趾，后趾短小，位略高。家鸡因饲养杂交的关系，故品种繁多。形体、大小及毛色各不一。食物主要为植物的种子、果实及昆虫等。

选购秘诀

健康鸡的鸡冠鲜红而挺直，皮肤白嫩无血线，鸡肉紧缩而有弹性。病鸡的冠色紫青而黏软，双眼紧闭，鸡皮血线粗重，鸡肉松弛；用手摸鸡腹和两翅骨下面时，若不觉肥壮而觉有滑动感，则多是用针筒注射了水。另外，灌水量较多的鸡，多半不能站立，只能蹲着不动，由此也可参考鉴别。

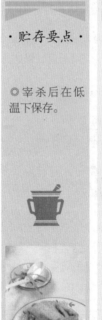

·贮存要点·

◎宰杀后在低温下保存。

·用法用量·

◎鸡肉的烹调方法很多，不但适于热炒、油炸、红酱、熏烤、炖汤，而且适合冷荤凉拌、拼盘。鸡汤更是滋补的最佳汤品。每餐100克。

·使用禁忌·

◎尿毒症患者禁食。鸡肉性温，为了避免助热，高热患者及胃热嘈杂患者禁食。鸡肉中的磷含量较高，为了避免它影响铁剂的吸收，服用含铁剂时暂不要食用鸡肉。多吃鸡肉易生痰，故体胖、患严重皮肤疾病者宜少食或忌食。痛风、动脉硬化、冠心病和高脂血症患者忌饮或慎饮鸡汤。
鸡肉不宜与兔肉同食，不宜与鲤鱼同时食用，不宜与大蒜同时食用。

特别提示 ◎雄性鸡肉，其性属阳，温补作用较强，比较适合阳虚气弱的患者食用；雌鸡属阴，比较适合产妇、年老体弱及久病体虚者食用，以清炖为宜；鸡屁股是淋巴腺最为集中的地方，也是储存病菌、病毒和致癌物质的仓库，千万不要食用。

药用价值 ⚥

禽肉是高蛋白、低脂肪的食物，特别是鸡肉中的赖氨酸的含量比猪肉高13%，是人体蛋白质的最佳来源。祖国医学认为，鸡肉有温中益气、补虚填精、健脾胃、活血脉、强筋骨的功效。

鸡肉含有对人体生长发育有重要作用的磷脂类，是中国人膳食结构中脂肪和磷脂的重要来源之一。

鸡肉富含能维持神经系统健康、消除烦躁不安的维生素B₁₂。所以晚上睡不好，白天总感觉疲惫的人可多吃些鸡肉。

鸡肉对营养不良、畏寒怕冷、乏力疲劳、月经不调、贫血、虚弱等症有很好的食疗作用。

冬季是感冒的多发季节，对健康人而言，多喝些鸡汤可提高自身免疫力，将流感病毒拒之门外，对于那些已被流感病毒感染的患者而言，多喝些鸡汤有助于缓解感冒引起的鼻塞、咳嗽等症状。鸡心具有补心镇静的作用，适合心悸、虚烦患者食用。

鸡肝具有补肝、养血、明目的作用，适合视力下降、夜盲症、贫血患者食用。

鸡胆具有清热、解毒的作用，对胆囊炎、百日咳患者有效。

🍵 保健应用

当归鸡汁

功　效	有补血调经、保肝润肠、益气提神作用。适用于头晕眼花、心悸、失眠、盗汗、耳鸣、四肢无力、面色萎黄，以及妇女月经不调、血虚痛经、老人血虚便秘等症。
原材料	当归30～100克，母鸡1只。
做　法	当归30～100克，水煎后去药渣。母鸡1只，宰杀去毛及内脏，加适量油、盐、水，隔水蒸1小时，熟后将鸡汤倒出，与当归药汁混合即可。
用　法	鸡肉送服，可分作2～3次食用。

黑米炖鸡肉

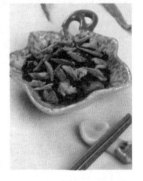

功　效	补肾益气、养髓生血。对脾肾阳虚、缺铁性贫血有疗效。
原材料	黑米250克，净鸡750克，葱、姜、盐等调料适量。
做　法	把净鸡切丝，鸡骨拿刀拍烂、下锅，加水5碗，放入葱、姜，大火煮沸，小火炖熟，放黑米炖熟，加调料。
用　法	每日4次，隔2天吃1只，连吃5只。

三七汽锅鸡

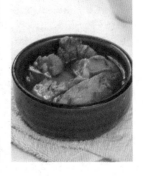

功　效	温中益气、补精添髓、补虚益智、补血养心。
原材料	柴鸡1只，三七粉、盐、胡椒粉、葱、姜、鸡精各适量。
做　法	将鸡切块，用凉水浸泡，再用沸水焯透，捞出放入汽锅中。将泡鸡的水倒入锅中，加入盐、胡椒粉、鸡精，稍煮并撇出浮沫，放入葱段、姜片。蒸煮30～40分钟后捞出葱段、姜片，汤中加三七粉即可。
用　法	吃肉饮汤，可分几次服用。

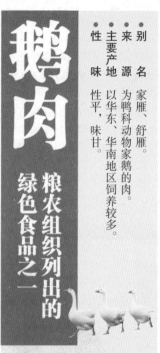

鹅肉

粮农组织列出的绿色食品之一

别名 家雁、舒雁。

来源 为鸭科动物家鹅的肉。

主要产地 以华东、华南地区饲养较多。

性味 性平，味甘。

功效主治 益气补虚、和胃止渴，治虚羸、消渴。

·主要成分·

鹅肉的一般化学组成（每100克）：水分77克，蛋白质10.8克，脂肪11.2克，灰分0.9克，钙13毫克，磷3.7毫克。鹅肉的蛋白质含量低于鸭肉，而脂肪和糖类高于鸭肉。虽滋味精逊于鸭，但营养价值略同，对营养不良者有较好的补养作用。

·性状特征·

体长约60厘米。嘴扁阔，前额有肉瘤，雄者膨大，黄色或黑褐色。颈长、体躯宽壮、龙骨长、脚部丰满、尾短。羽毛白色或灰色。脚大有蹼，黄色或黑褐色。饲养于河湖近旁，合群性，善游泳，嗜食青草。

·选购秘诀·

鹅有苍鹅与白鹅之分，鹅肉以白鹅者为良，肥嫩者佳。

药用价值

鹅肉具有益气补虚、和胃止渴的功能；鹅肉能补益五脏、利肺气，对感冒、慢性支气管炎患者有止渴、平喘、化痰之功效。

据现代药理研究证明，鹅血中含有较高浓度的免疫球蛋白，对艾氏腹水癌的抑制率达40%以上，可增强机体的免疫功能，升高白细胞，促进淋巴细胞的吞噬功能。鹅血中还含有一种抗癌因子，能增强人体体液免疫而产生抗体。由于免疫功能和肿瘤的发病率有密切关系，大多数患有恶性肿瘤的患者，其机体的免疫功能显著下降。鹅血中所含的免疫球蛋白、抗癌因子等活性物质，能通过宿主中介作用，强化人体的免疫系统，达到治疗癌症的目的。

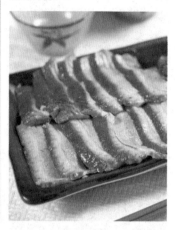

·贮存要点·

◎宰杀后在低温下保存。

·用法用量·

◎鹅肉煨汤、红烧或凉拌均可。每餐30～50克。

·使用禁忌·

◎凡湿热内蕴，舌苔黄厚而腻之人忌食。鹅肉、鹅血、鹅蛋均为发物，凡患有顽固性皮肤疾病者应慎食。

特别提示 ◎炖鹅肉时，将几片樱桃叶放入锅中一起炖，这样鹅肉就容易炖烂了。

卤鹅片

功效	益气补虚、和胃止渴，治虚羸、消渴。
原材料	鹅肉500克，老鸡1只，猪脚1个，八角、桂皮各适量。
做法	鹅肉洗净，老鸡、猪脚洗净，斩成小块。老鸡、猪脚加适量水入锅煮开，调入调味料后煲8小时制成卤汤。放入鹅肉，用文火炖1小时，捞出待冷后，切片摆盘即可。
用法	食肉。

兔肉

不可多得的美容肉

别名 菜兔肉、野兔肉。

来源 为兔科动物东北兔、华南兔、家兔等的肉。

主要产地 东北兔：分布于东北地区。华南兔：分布于安徽、江苏、浙江、福建等地。家兔：全国各地均有。

性味 性凉，味甘。

功效主治 补中益气、凉血解毒，治消渴羸弱、胃热呕吐、便血。

·主要成分·

兔肉的蛋白质高于牛肉、猪肉、羊肉，而脂肪含量较少，胆固醇含量低于多数肉类。兔肉含有较多的糖类、维生素、卵磷脂，以及钙、磷、铁、钾、钠、硫。

·性状特征·

东北兔，耳较短、尾短，头部和身体背面为棕黑色，多以黑色长毛与浅棕色毛相间。高原兔，体形较大，耳长，全身背部为暗黄灰色，毛细长而略带波纹。臀部全为灰色细毛，中央较深而两侧较浅。华南兔，体形较小，耳短、尾亦短，四肢较细。额脸部色较浅，鼻的两侧各有一浅色区，向后伸延直达耳基部。家兔个体的变异很大。

·选购秘诀·

选择肌肉色泽淡红或暗红，质地松软、肌纤维细嫩、脂肪黄白色、质软的。

药用价值

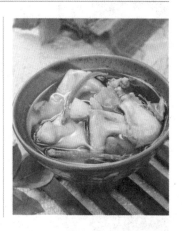

兔肉含有人体不能合成的 8 种必需氨基酸，是完全蛋白质，可维护人体健康和促进儿童生长。其矿物质含量丰富，尤其是钙的含量多，是儿童、孕妇、老年人的天然补钙食品。

兔肉中所含的维生素 B_3 较多，人体如缺乏维生素 B_3，会导致皮肤粗糙，发生皮炎。妇女食兔肉可减少面部皱纹，男性食兔肉可延长寿命。兔肉还有健脑益智、阻止血栓、治冻疮、泻肝热的功效。

·贮存要点·

◎宰杀后在低温下保存。

·用法用量·

◎煎汤、煮食或炖食均可。每餐80克。

·使用禁忌·

◎阴虚、脾胃虚寒、腹泻者忌食，孕妇及经期妇女、有四肢怕冷等明显阳虚症状的女性不宜吃兔肉，兔肉不能与鸭肉同食。

特别提示 兔肉加胡椒可治胃寒，并具有一定的抗癌防癌作用。

兔肉汤

功效	治气血不足、头晕目眩、产后少乳。
原材料	兔肉120克，党参、山药、红枣各30克，枸杞子15克。
做法	兔肉处理干净，斩块备用，党参、山药、红枣、枸杞子洗净，与兔肉一起放入锅中，加入适量清水，先用大火煮沸，再以文火炖煮40分钟左右，至肉熟烂为止。
用法	吃肉喝汤，佐餐食用。

狗肉

冬令时节 进补佳品

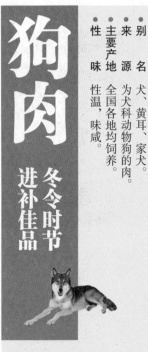

别名 犬、黄耳、家犬。

来源 为犬科动物狗的肉。

主要产地 全国各地均有饲养。

性味 性温，味咸。

功效主治 补中益气，温肾助阳。

主治脾肾气虚、胸腹胀满、腰膝软弱、寒疟。鼓胀水肿、腰膝软弱、寒疟。

·主要成分·

狗肉（以氮的克数计）含嘌呤类0.027%、肌肽0.109%。新鲜狗肉含肌酸0.266%～0.472%，固体物25.2%，水分74.8%，钾0.325%，钠0.049%，氯0.028%。

·性状特征·

小型家畜，体形大小和毛色，随品种而异。口角深裂，齿常外露。舌长而薄，表面平滑。耳短，直立或稍下垂，能自由转动。四肢矫健，前肢5趾，后肢4趾，具爪，爪不能伸缩。尾大多向上卷曲，有丛毛或只具短毛。

·选购秘诀·

正常狗肉色泽深红或砖红，质地坚实，肌纤维比猪肉粗，脂肪呈灰白色，柔软而黏腻。颜色发黑、发紫、肉质发干者为变质狗肉。肌肉中藏有血块、包块异物的极可能是病狗肉。肌肉之间血液不凝固的可能是被毒死的狗的肉。

药用价值

中医学认为狗肉有治脾胃虚寒、胀满少食、腰膝酸软、脾虚水肿、肾虚遗尿、小便频数、阳痿早泄等功能。

狗肉不仅对男性性功能衰退有食疗效果，对妇女怕冷也同样有效，久食还可治愈失眠。狗鞭更是助阳佳品。

狗肉的蛋白质不仅含量较高，而且味道极佳，尤以球蛋白比例大，对增强机体抵抗力和细胞活力及器官功能有明显的作用。

食用狗肉具有增强人的体魄、提高消化能力、促进血液循环，改善性功能的作用。

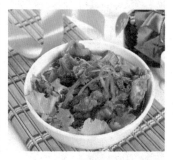

·贮存要点·

◎宰杀后在低温下保存。

·用法用量·

◎狗肉的食用方法很多。红烧、炖汤皆可以每餐50克为宜。

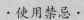

·使用禁忌·

◎狗肉性热，夏季不宜食用，且每次不宜多吃。凡患有咳嗽、感冒、发热、腹泻和阴虚火旺等症者均不宜食用。狗肉不可与杏仁、大蒜同时服用。半生不熟的狗肉不能食，以防寄生虫感染。狗肉热性大、滋补性强，脑血管患者不宜多食。

特别提示

◎将狗肉同白酒、姜片反复揉搓。再将白酒用水稀释，将狗肉浸泡1～2小时，清水冲洗，入热锅微炸后再行烹调，可有效降低狗肉的腥味。

小碗炖狗肉

功效	补中益气，温肾助阳。
原材料	狗肉300克，姜5克，葱10克。
做法	狗肉洗净切块，姜洗净切片，葱切段。锅中水烧开，放入狗肉块焯烫，滤出血水备用。锅中放入狗肉，调入调味料炖2小时至狗肉熟烂即可。
用法	食肉喝汤。

蛇肉

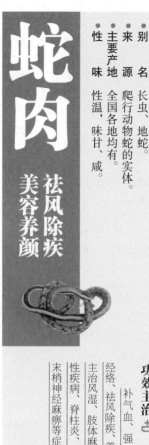

祛风除疾
美容养颜

别　名 长虫、地蛇。

来　源 爬行动物蛇的实体。

主要产地 全国各地均有。

性　味 性温，味甘、咸。

功效主治 ☝

补气血、祛风除疾、美容养颜。主治风湿、肢体麻木、过敏性疾病、脊柱炎、骨结核及末梢神经麻痹等症。

· 主要成分 ·

由于蛇的品种不同，其肉中含有的化学成分也不尽相同，通常含有钙、镁、氨基酸、脂肪、蛋白质、脂肪酸等。

· 性状特征 ·

身体细长，四肢退化，身体表面覆盖鳞片。毒蛇头一般为三角形。口内有毒牙，能分泌毒液。尾短，突然变细。无毒蛇头部椭圆形。口内无毒牙。尾部逐渐变细。但也有例外，不可掉以轻心。

· 选购秘诀 ·

新鲜、肉质有光泽的为优质蛇肉。颜色呈深灰色或灰紫色且肉质松软的蛇肉不可购买。

药用价值 ♀

蛇肉的蛋白质含量很高，胆固醇含量却很低。含有人体必需的氨基酸，其中有增强脑细胞活力的谷氨酸，能够消除人体疲劳的天门冬氨酸等，是脑力劳动者的良好食物。蛇肉同时有滋肤养颜、调节人体新陈代谢的功能，还是很好的壮阳食物。

蛇肉中所含有的钙、镁等元素，是以蛋白质融合形式存在的，更益于人体吸收利用，对于预防心血管疾病和骨质疏松、炎症或结核十分有效。

蛇胆具有祛风、清热、化痰、明目的功效，是治疗风湿性疾病和角膜炎等眼疾之良药。

蛇油中含有亚油酸、亚麻酸等不饱和脂肪酸22种之多，其中含量特别多的亚油酸有软化血管的作用。

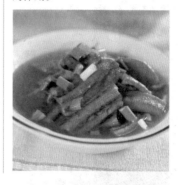

· 贮存要点 ·

◎宰杀后在低温下保存，可以泡酒或制成干品。

◎蛇肉最主要的烹调方法是清炖成蛇羹或炒蛇肉丝。每餐50克。

· 用法用量 ·

· 使用禁忌 ·

◎蛇肉是发物，有痼疾、疮疡者不要食用；蛇肉一定要鲜活的且煮熟才可安全食用。蛇肉在烹制前不要放在水里浸泡，否则会老韧而不易烂。

特别提示 ◎生饮蛇血、生吞蛇胆是非常不卫生的，且有一定的危险性，可引起急性胃肠炎和一些寄生虫病。

美味蛇汤

功　效	祛风除疾、美容养颜、强筋壮骨、滋阴助阳。
原材料	蛇肉50克，猪肉100克，鸡肉100克，葱、姜、蒜、八角、盐、胡椒粉各适量。
做　法	将蛇肉处理干净，斩成寸段，猪肉切块，鸡肉切丁。煮锅上火，放入葱、姜、蒜、八角，水沸后再放蛇肉、猪肉、鸡肉，以文火炖煮2小时左右，出锅前加入盐、胡椒粉。
用　法	食肉喝汤，佐餐食用。

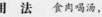

蛤蚧

常用助阳保健品

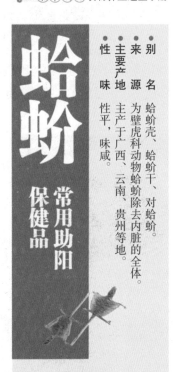

别名 蛤蚧壳、蛤蚧干、对蛤蚧。

来源 为壁虎科动物蛤蚧除去内脏的全体。

主要产地 主产于广西、云南、贵州等地。

性味 性平，味咸。

功效主治 补肺益肾、定喘止咳。可治虚劳肺痿、喘嗽咯血、消渴、阳痿。

· 主要成分 ·

含肌肽、胆碱、蛋白质、磷脂、脂肪酸、甘氨酸、脯氨酸、谷氨酸等。

· 性状特征 ·

蛤蚧是一种很有精力的动物，它们交尾期可以长达数日，由此可推测蛤的旺盛精力。现代医学证明，蛤有雄激素作用。蛤是雄性，蚧是雌性，中药店成对出售，名蛤蚧。药材呈扁三角状，口内有细齿，吻鳞不切鼻孔，腹背部呈椭圆形，背部呈灰黑色或银灰色，有黄白色或灰绿色斑点散在或密集成不显著的斑纹，脊椎骨及两侧肋骨突起。四足均5趾，足趾底有吸盘。尾细而坚实，微显骨节，有6～7个明显的银灰色环带。全身密被圆形或多角形微有光泽的细鳞。质坚韧、气腥。

· 选购秘诀 ·

蛤蚧以体大、肥壮、尾完整者为佳。国产蛤蚧略优。

药用价值 ☿

性激素样作用

雌性激素样作用：蛤蚧的乙醇提取物，可延长正常雌性小鼠的动情期，对去卵巢鼠则可出现动情期，并使正常小鼠的子宫及卵巢重量增加。

雄性激素样作用：用蛤蚧体、尾醇提取物给小鼠皮下注射，可使大鼠、小鼠精囊和前列腺重量增加，用蛤蚧醇提取物水溶性部分和脂溶性部分给雄性小鼠灌胃，均可使睾丸增重。报告者认为，蛤蚧尾部的作用强于蛤蚧体部，可能与其尾部的含锌量较高有关。

抗炎作用

蛤蚧醇提取物的水溶性及脂溶性部分，对甲醛性大鼠踝关节肿胀、二甲苯所致小鼠耳部炎症及冰醋酸所致腹腔毛细血管通透性增加有明显抑制作用，并可使幼年大鼠胸腺萎缩，降低大鼠肾上腺内维生素C含量。提示其抗炎作用，可能与肾上腺皮质有关。

平喘作用

有报告认为，用蛤蚧体和尾醇提取物给豚鼠肌内注射，对乙酰胆碱所致哮喘有明显对抗作用，但用鲜蛤蚧水煎剂给豚鼠灌胃，则对乙酰胆碱所致哮喘无明显平喘作用。离体实验证明：蛤蚧体和尾醇提取物对豚鼠离体气管平滑肌有直接松弛作用，水煎剂则无此作用。亦有报告指出，蛤蚧醇提取物的水溶性部分和脂溶性部分对乙酰胆碱及气管痉挛无解痉作用。

对免疫功能的作用

实验表明：用蛤蚧体、尾醇提取物给小鼠肌内注射，能增强血清中溶菌酶活性和提高抗体效价，而头则无明显作用；尾提取物可提高小鼠淋巴细胞转化率，而头和体则作用不明显。蛤蚧醇提取物给豚鼠皮下注射，能增加白细胞移动性、肺和支气管吞噬细胞对细胞的吞噬能力以及腹腔巨噬细胞的吞噬功能，蛤蚧体和尾的作用强度无明显差异。

其他作用

用蛤蚧醇提取物给小鼠灌服，可显著延长小鼠在缺氧条件下的存活时间，亦可使四氧嘧啶性高血糖小鼠血糖降低。蛤蚧醇提取物给小鼠腹腔注射，还能延长小鼠游泳时间。

蛤蚧有抗衰老作用，其醇提取物能延长雌性果蝇的平均寿命及半数死亡时间，增加其在每分钟内的飞翔时间以及提高其在低温下的存活率。

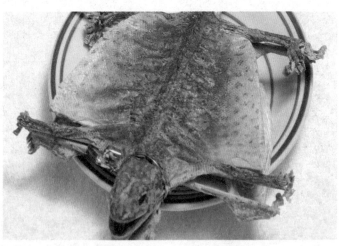

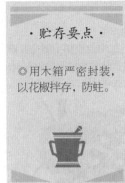

·贮存要点·

◎用木箱严密封装，以花椒拌存，防蛀。

◎研末服，每次 1～2 克，日服 3 次。亦可浸酒服，或入丸、散剂。

·用法用量·

·使用禁忌·

◎外感风寒、湿热型咳嗽者忌服。

特别提示

◎真假蛤蚧鉴别方法：真蛤蚧的牙生于颚边，无大牙，背与腹部鳞片近等大，足有吸盘；假蛤蚧牙生于颚内，有大牙，背部鳞片远比腹部鳞片细小；足无吸盘。

保健应用

蛤蚧参茸酒

功 效	补肾阴、壮元气、益精血、强腰酸。主治肾阳亏虚、元气虚损所致的气短喘促、形寒怕冷、腰膝冷痛、四肢不稳、阳痿不举、梦遗滑精、精冷稀少、夜尿频多、妇女宫寒不孕、白带量多、质清稀等。
原材料	蛤蚧 1 对，人参 30 克，鹿茸 6 克，肉苁蓉 30 克，桑螵蛸 20 克，巴戟天 20 克，白酒 1000 毫升。
做 法	将鹿茸切成均匀薄片，人参研成小段，蛤蚧去掉头足、碎成小块，其余各药均研碎，将其用纱布袋装好，扎紧袋口备用。将白酒倒入小坛内，放入药袋，加盖密封，置阴凉干燥处。经 14 日后即可开封饮用。
用 法	随意饮用。

蛤蚧定喘酒

功 效	补肺益肾、纳气定喘。用于久病体虚的慢性虚劳喘咳、动则气喘、咳嗽少气、阳痿、慢性气管炎属肾阳虚者。
原材料	蛤蚧 1 对，白酒 1000 毫升。
做 法	先将蛤蚧去头、足，切成小块后浸于白酒中，密封，置阴凉处经常摇动。
用 法	每日服 2 次，每次服 15 毫升。

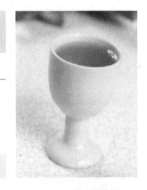

蛤鞭酒

功 效	补肾壮阳，适用于腰膝酸软、四肢不温、小腹发凉、行走无力、阳痿、早泄、精神萎靡、面色无华等。
原材料	蛤蚧 1 对，狗鞭 1 具，沉香 4 克，巴戟天 30 克，肉苁蓉 30 克，枸杞子 30 克，山茱萸 120 克，蜂蜜 100 克，白酒 2500 克。
做 法	先将蛤蚧去掉头足，碾碎。再将狗鞭酥炙，碾碎。其余 5 味加工捣碎，与蛤蚧、狗鞭同入布袋，置容器中，加入白酒、密封，每日振摇数下，浸泡 21 天后去渣，加入蜂蜜混合即可。
用 法	每日服 2 次，每次 10 毫升。

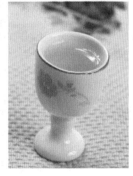

核桃仁

营养丰富的长寿果

别名 胡桃仁、核仁、胡桃肉。

来源 为胡桃科植物胡桃的种子。

主要产地 主产于河北、北京、山西、山东。

性味 性温，味甘。

功效主治

温补肺肾、定喘润肠。主治肾虚腰痛、脚软、虚寒喘咳、大便燥结。近代名医张锡纯认为，核桃仁可用于治疗由于肝肾亏虚引起的症状，如腰腿酸软、筋骨疼痛、牙齿松动、须发早白、虚劳咳嗽、妇女月经和白带过多。

·主要成分·

含脂肪油，主要成分为亚油酸、油酸、亚麻酸的甘油酯，另含蛋白质、碳水化合物、$\alpha-\gamma-$维生素E、维生素B_2。

·性状特征·

完整种子类球形，由两片呈脑状的子叶构成，直径1～3厘米，凹凸不平，表面淡棕色或深棕色，种皮菲薄，有深色脉纹，一端有三角状突起的胚根，大多破碎成规则块状，乳白色或黄白色，富油质。味微香甜、种皮微涩。

·选购秘诀·

以表面淡黄、质脆、富油性、微苦的为佳。

药用价值 ♂♀

核桃仁有抑制血液凝固、活血化瘀、抗过敏、抗炎、微溶血作用，能改善肝功能障碍、抑制不正常免疫及不正常抗体的产生，还有促进吞噬抗原、促进血蛋白合成、降低胆固醇、利尿、排石、溶石作用。

核桃仁还可防治高血压、动脉粥样硬化性冠心病、高脂血症。因核桃仁所含不饱和脂肪酸能减少肠道对胆固醇的吸收，促进内源性胆固醇在肝内降解为胆汁酸排出体外，故可降低胆固醇。核桃仁所含补骨脂乙素具有扩张冠状动脉的作用。

核桃仁中的脂肪主要是亚麻油酸，是人体理想的肌肤美容剂，经常食用有润肌肤、乌须发的作用。

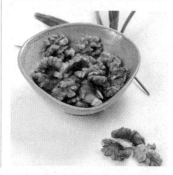

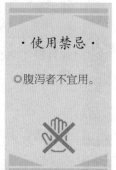

·贮存要点·

◎置于阴凉、干燥处保存。

·用法用量·

◎内服10～30克，也可加糖炒食或做成小点心。

·使用禁忌·

◎腹泻者不宜用。

特别提示 ◎治喘咳宜连皮用，润肠宜去皮，排结石宜用油炸酥。

核桃仁肉丁

功效	补脾益肾、健脑增智。
原材料	猪瘦肉150克，核桃6个，黄酱20克，1个鸡蛋的蛋清，淀粉50克，花生油400克（实耗100克），香油10克，白糖、葱、姜、蒜、味精各少许。
做法	猪肉切成小丁，加姜末、味精、香油拌匀。核桃去壳取仁，用开水烫后剥去内皮。将拌入味的肉丁挂上蛋清淀粉糊，放入烧至七成热的花生油中，待肉丁颜色变白便盛入盘中。用余油将核桃仁炸酥，放入肉丁盘里。仍用锅内余油，放入葱花、黄酱，将白糖兑少许水后下锅，用大火烧至酱色油亮时，倒入肉丁、核桃仁、蒜片、味精，翻炒数下后淋入香油，出锅装盘即成。
用法	佐餐食用。

松子仁

强阳补骨、活血美肤

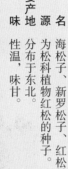

别　名　海松子、新罗松子、红松果。

来　源　为松科植物红松的种子。

主要产地　分布于东北。

性　味　性温，味甘。

功效主治

养颜、息风、润肺、滑肠、治风痹、头眩、燥咳、咯血、便秘。

·主要成分·

松子仁富含蛋白质、不饱和脂肪酸、碳水化合物、挥发油等多种成分，维生素E的含量很高，而且磷和锰的含量丰富。

·性状特征·

松子里面的果仁，外表有壳包裹，即松子壳。体小、细长形或椭圆形，外表光滑、油润，浅黄色或乳白色，味香、甘、甜，气香。

·选购秘诀·

以色泽光亮、呈浅褐色、果仁肉质色白为佳。

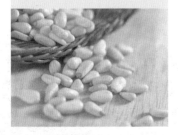

药用价值

松子仁中的脂肪成分是油酸、亚油酸等不饱和脂肪酸，有很好的软化血管的作用，是中老年人的理想保健食品。

松子仁中的磷和锰含量丰富，对大脑和神经有补益作用，是学生和脑力劳动者的健脑佳品，对老年痴呆也有很好的预防作用。

松子仁中含有丰富的油脂，有润肠通便的功效，而且可以滋养肌肤，使皮肤细腻柔润，延缓衰老。

经常食用松子仁有强身健体、提高机体抗病能力、增进食欲、促进性欲、使体重增加等作用。

松子仁具有强阳壮肾、润肺止咳的功效，是儿童成长发育，患者愈后康复的康复食品。

·贮存要点·

◎通风干燥处保存，注意防霉防虫。松子仁不宜存放时间太长，已变味的松子仁更不宜食用。

·用法用量·

◎作为零食食用，也可搭配在糕点中。每次20克。

·使用禁忌·

◎便溏精滑者勿食；有湿痰者亦禁。松子含有丰富的油脂，滋腻性较大，易润滑肠道，所以咳嗽痰多、大便溏泄者不宜多食，此外，过多食用松子易蓄发热毒。胆功能不良者也需慎食。

特别提示　◎唐代的《海药本草》中有"海松子温胃肠，久服轻身，延年益寿"的记载。松子常被视为"长寿果"，为人们所喜爱，尤其对老年人最有益。

松子仁粥

功　效	补虚，养颜，润肺，滑肠。主治中老年及体弱早衰、产后体虚、头晕目眩、肺燥咳嗽咯血。
原材料	松子仁50克，粳米50克，蜂蜜适量。
做　法	将大米和松子仁洗净，放入锅中用武火熬煮至沸后，改用文火煮至黏稠，待凉后即可食用。
用　法	早晚空腹温热服用。

韭菜子

补肾壮阳

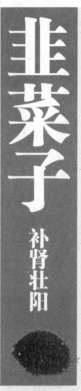

别名
韭子、炒韭菜子。

来源
百合科植物韭菜的干燥成熟种子。

主要产地
河北、山西、吉林、江苏、山东、安徽、河南产量较大。

性味
性温，味辛、甘。

功效主治
补肝肾、暖腰膝、助阳固精。用于治疗阳痿、遗精、遗尿、小便频数、腰膝酸软或冷痛、白带过多等症。

·主要成分·
含硫化物、苷类、维生素C等。

·性状特征·
种子半圆形或卵圆形，略扁，长3～4毫米，宽约2毫米。表面黑色，一面凸起，粗糙，有细密的网状皱纹；另一面微凹，皱纹不甚明显，基部稍尖，有点状突起的种脐。质硬、气特异、味微辛。

·选购秘诀·
以色黑、饱满、无杂质者为佳。

药用价值

韭菜子含有左旋肉碱、皂苷及丰富的纤维素，其中左旋肉碱具有抗机体疲劳和抗衰老作用，还能促进生长发育，预防心血管疾病、肾病及糖尿病，达到延年益寿的目的。

它所含的纤维素能够促进肠胃的蠕动，有通便的作用。

本品对胃寒呕吐者也有一定的疗效。

本品甘温，补肾助阳，兼有收涩之性，并能固精止遗、缩尿止带，以治肾虚滑脱诸症。

本品还可温补肝肾、强筋壮骨，用于治疗肝肾不足、筋骨酸软、步履艰难、屈伸不利。可单用，也可配伍使用。

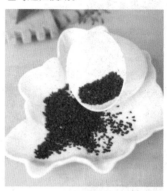

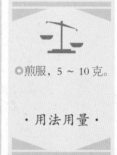

·贮存要点·
◎放于缸内，置干燥处，防霉、防蛀。

·用法用量·
◎煎服，5～10克。

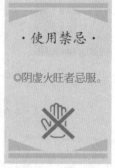

·使用禁忌·
◎阴虚火旺者忌服。

特别提示 ◎生于田园，全国各地有栽培，家庭中也可以自行尝试种植韭菜，韭菜配菜食用，而韭菜子可入药，十分实用。

韭菜子蒸猪肚

功效	本方可以温阳益胃、补肾固精。适用于慢性胃炎、胃及十二指肠溃疡而属脾胃虚寒者。猪肚能补虚损、健脾胃。可治虚劳羸弱、泄泻、下痢、消渴、小便频数、小儿疳积。两者配伍使用，效果显著。
原材料	韭菜子12克，猪肚1个，味精、食盐、酱油各适量。
做法	将猪肚划一长口，翻过来清洗干净复原，再将韭菜子用清水洗干净，取一纱布袋将其装好，扎紧袋口再放入猪肚内。将处理好的猪肚放入蒸碗里，加水适量，隔水蒸至熟烂，再取出药袋，将猪肚改刀切成薄片，加入酱油、味精、食盐于原汤汁中调味，最后将汤汁与肚片搅拌均匀即成。
用法	佐餐食用。

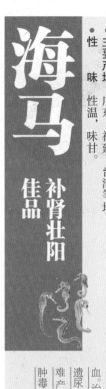

海马

补肾壮阳佳品

别名：水马、虾姑、龙落子、马头鱼。

来源：为海龙科动物克氏海马、刺海马、大海马、三斑海马或小海马除去内脏的全体。

主要产地：广东、福建、台湾等地。

性味：性温，味甘。

功效主治：补肾壮阳、调气活血。治阳痿、遗尿、虚喘、难产、疔疮肿毒。

·主要成分·

含氨基酸及蛋白质、脂肪酸、甾体和无机元素。三斑海马含硬脂酸、胆固醇、胆固二醇等。

·性状特征·

体呈长条形，略弯曲或卷曲，长10～25厘米，上部粗而扁方，直径2～3厘米，下部细而方，直径约1厘米，尾端略尖而弯曲。头似马头，具管状长嘴，有1对深陷的眼睛。表面黄白色或灰棕色，略有光泽，上部具6棱，下部有4棱，密生突起的横纹，边缘有齿，背部有鳍。骨质坚硬，不易折断。气微腥、味微咸。
刺海马性状与海马相似，但较小，长约20厘米，通体具硬刺，刺长2～4毫米。其他性状同上种。

·选购秘诀·

以体大、坚实、头尾齐全的为佳。

药用价值 ♂

海马的乙醇提取物，可延长正常雌小鼠的动情期，并可使子宫及卵巢（正常鼠）的重量增加。海马提取液表现雄激素样作用。

海马含有大量的镁和钙，其次为锌、铁、锶、锰等成分，具有兴奋强壮作用，不仅能催进性欲，治疗阳痿不举，女子冷宫不孕，且对老人及衰弱者有振奋精神的功效。对于妇女临产阵缩弱者，有增强阵缩而催生之效。

海马具有补肾壮阳、温通血脉、镇惊安神、散结消肿、舒筋活络、止咳平喘等药用功效，主治肾虚、阳痿、遗尿、跌打损伤、创伤出血等多种疾病。

海马还具有强身健体、消炎止痛的功能，可以有效地治疗神经系统疾病。

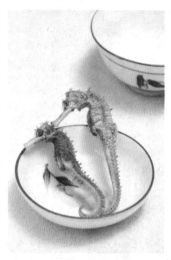

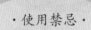

·贮存要点·

◎置阴凉、干燥处，防蛀。

·用法用量·

◎内服：煎汤，3～9克；或入散剂。外用：研末撒。

·使用禁忌·

◎孕妇及阴虚火旺者忌服。例如，痰火喘咳者不适宜使用本汤。

 特别提示

◎常见的伪品是在海马腹部、尾部、头部塞入各种重量的物质，常见的有水泥、面粉、铁器等。

海马桃仁汤

功效	温肾壮阳。适用于肾虚阳痿、腰膝酸冷、神疲乏力、性欲淡漠、阳痿早泄，或举而不坚、精液稀冷、婚久不育、小便清长、夜尿频多、气喘等症。
原材料	海马15克，核桃肉30克，猪瘦肉200克，大枣10枚，食盐适量。
做法	将猪瘦肉洗净、切块，与海马、核桃肉、大枣同放入锅中，加清水，用文火炖汤，熟时调入食盐即可。
用法	温服，每日1次。

海狗肾

适用于肾阳亏虚诸症

别名 腽肭脐。

来源 为海狗科动物海狗或海豹科动物海豹的雄性外生殖器。

主要产地 分布于欧洲大西洋沿岸和北太平洋沿岸。

性味 性热，味咸。

功效主治 暖肾壮阳、益精补髓。主治肾阳亏虚、精寒不育、阳痿不举、腰膝萎弱、肾寒攻冲、下元虚冷、虚寒攻冲、心腹冷痛、尿频便溏、腹中冷痛等症。

·主要成分·

含雄激素、蛋白质、脂肪等。

·性状特征·

海狗肾药材来源不一，一般所用进口海狗肾（品种未定）为干燥的阴茎及睾丸。阴茎呈圆柱形，前端较细，长28～32厘米，干缩有不规则的纵沟及凹槽，有一条纵向的筋。外表呈黄棕色或黄色，杂有褐色斑块。后端有一椭圆形、干瘪的囊状物，约12厘米，或有黄褐色毛。睾丸2枚，扁长圆形，棕褐色，半透明，各有一条细长的输精管与阴茎末端相连。副睾皱缩，附在睾丸的一侧，呈乳黄色。

·选购秘诀·

以形粗长、质油润、半透明，无腥臭、无虫蛀、无霉变者为佳。

药用价值

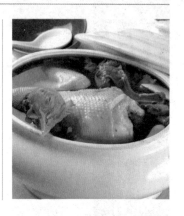

海狗肾含有雄激素、蛋白质、脂肪等，具有温肾补阳作用，对于肾阳虚的机体具有显著补益功效，可明显增强机体的性功能和性行为。同时具有强大的抗疲劳和适应原样作用，可提高机体对多种有害环境因素（寒冷、过热、剧烈运动、放射线、异体血清、细菌、毒品、麻醉品、激素、药物等）的抵抗能力，能迅速恢复体能，消除疲劳。

·贮存要点·

◎干燥通风处保存，谨防虫蛀。

·用法用量·

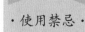

◎内服：煎汤，3～9克；或入丸、散剂。处方中写海狗肾、腽肭脐指生海狗肾。为原药材烘干入药者。

·使用禁忌·

◎本品大热，服用后容易动"火"，故性欲亢进、阴虚火炽、肺结核干咳等不宜服用。脾胃挟有寒湿者亦忌。

特别提示 ◎如无海狗肾，可用羊肾（即雄羊的干燥睾丸，能益精助阳，用法、用量与海狗肾同）。

海狗肾炖鸡

功效	温肾壮阳、补益元气、益精填髓。用于中老年人元气不足、肾阳虚衰所致的阳痿、精冷、神疲乏力等。
原材料	海狗肾30克，淮山药、枸杞子各15克，杜仲、巴戟天各9克，生仔鸡1只（500～750克），调味品适量。
做法	海狗肾切成薄片，小碗盛着，以1汤匙烧酒浸润，隔晚取用。把仔鸡洗净，去毛和内脏，与海狗肾、淮山药、巴戟天等药材一起放入大型炖锅内，注下八成滚开水，盖好后放火上炖4小时，便可调味食用。
用法	每周2次，连用1个月。

虾

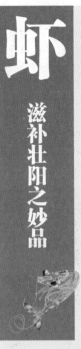

滋补壮阳之妙品

别名 青虾、海虾、河虾。

来源 为长臂虾科动物青虾等多种淡水虾的全体或肉。

主要产地 我国南北各地均有。

性味 性温，味甘。

功效主治 补肾壮阳、通乳、排毒。可治阳痿、乳汁不下、丹毒、痈疽、臁疮。

·主要成分·
虾所含蛋白质是鱼、蛋、奶的几倍到几十倍，还含有丰富的钾、碘、镁、磷等微量元素及氨茶碱、维生素A等。

·性状特征·
青虾体形粗短，长4～8厘米，有青绿色及棕色斑纹。胸部较粗大，头胸甲前缘向前延伸呈三角形突出的剑额，剑额两侧具有柄的眼1对。头部附肢5对，胸部有附肢8对，腹部附肢6对，第6对为尾肢，甚宽大，与尾节组成尾鳍。生活于淡水、湖沼、河流中，常栖息于多水草的岸边。食性很杂，喜食小动物尸体或水草。

·选购秘诀·
以虾壳须硬、色青光亮、眼突、肉结实、味腥的为优。

药用价值

虾肉质和鱼肉一样松软，易消化，是老年人、身体虚弱以及病后需要调养的人的最佳营养食物。

虾中还有丰富的镁，镁对心脏活动具有重要的调节作用，能很好地保护心血管系统，减少血液中胆固醇含量，防止动脉硬化，同时还能扩张冠状动脉，有利于预防高血压病及心肌梗死。

虾具有较强的通乳作用，并且富含磷、钙，对小儿、孕妇尤有补益功效。

虾皮中碘和钙的含量很高，有镇静作用，常用来治疗神经衰弱、自主神经功能紊乱等症。老年人常吃虾皮，可预防骨质疏松症，对提高食欲和增强体质都很有好处，孕妇常吃虾皮可预防缺钙抽搐症及胎儿缺钙症。

虾子又名虾春，富含高蛋白，具有很好的助阳功能，肾虚者可常食。

·贮存要点·
◎在鲜虾仁中加入清水，再放入冰箱冻存；将干虾子装入布袋内，放2个大蒜，这样既不变质，又能防虫蛀。

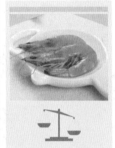

·用法用量·
◎内服：煎汤或煮食，每餐30～50克。

·使用禁忌·
◎变质虾不可食用。少数老年人，患有过敏性鼻炎、支气管炎、反复发作性过敏性皮炎者不宜吃虾。

特别提示 ◎虾的烹制方法很多，烹、烧烤、焖均可，又可清煮手剥食用，还可制成海米、虾皮、虾酱、虾油以佐餐。

葱香茄汁虾

功效	补肾固阳、强腰壮骨，对肾虚体弱、性功能障碍有疗效。
原材料	虾仁200克，番茄酱40克，辣椒糊5克，辣椒油5克，鸡蛋1个，酒酿20克，葱白、白糖、姜、蒜、盐、味精、淀粉各适量。
做法	虾仁加盐、蛋清、淀粉，搅匀。葱切成末，姜、蒜捣成泥。油锅上火，五成热时，下虾仁炸熟，捞出。锅中放姜、蒜泥、辣椒糊煸炒，再入番茄酱、葱末，略炒几下，加酒酿、高汤、盐、白糖、味精，再倒入虾仁、葱末，水淀粉勾芡，起锅前浇辣椒油即成。
用法	佐餐食用。

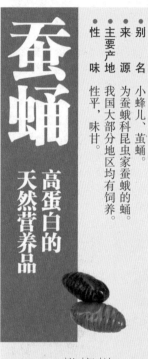

蚕蛹

高蛋白的天然营养品

别　名 小蜂儿、茧蛹。

来　源 为蚕蛾科昆虫家蚕蛾的蛹。

主要产地 我国大部分地区均有饲养。

性　味 性平，味甘。

功效主治 和脾胃、长阳气，治小儿疳热、消瘦、消渴。祛风湿、

· 主要成分 ·

含有丰富的蛋白质、脂肪酸、维生素A、维生素B_2、维生素D及麦角甾醇，还有少量抗菌肽、干扰素和钾、钠、钙、镁、铁、铜、锰、锌、磷、硒等。

· 性状特征 ·

蚕蛹的体形像一个纺锤，分头、胸、腹三个体段。头部很小，长有复眼和触角；胸部长有胸足和翅，鼓鼓的腹部长有9个体节。蚕刚化蛹时，体色是淡黄色的，蛹体嫩软，渐渐地就会变成黄色、黄褐色或褐色。过一段时间又会变软。

· 选购秘诀 ·

一定要选用新鲜的蚕蛹，蚕蛹上唯一的一点白色应为半透明的白色，或者就是白色、乳白色，如果变黄褐色甚至颜色更深就要丢弃了，因为已经变质。

药用价值

蚕蛹含有丰富的蛋白质和多种氨基酸，是体弱、病后、老人及妇女产后的高级营养补品。

蚕蛹对机体糖和脂肪代谢能起到一定的调节作用，蚕蛹油可以很好地降血脂、降胆固醇。对辅助治疗高胆固醇血症和改善肝功能有显著作用。

蚕蛹能产生具有药理学活性的产物。这种活性产物能有效提高人体内的白细胞水平，从而提高人体的免疫功能，并可有效延缓人体的衰老进程。

蚕蛹中的不饱和脂肪酸的含量非常丰富，约占总脂肪的72.5%。不饱和脂肪酸对于维持人体正常的生理功能有极为重要的作用：保持细胞膜的相对流动性，以保证细胞的正常生理功能；使胆固醇酯化，降低血液中胆固醇和三酰甘油；是促进婴幼儿生长发育和合成人体前列腺素的必须物质；降低血液黏稠度，改善血液微循环；增强细胞活力，增强记忆力和思维能力；促进脂溶性维生素的消化和吸收。

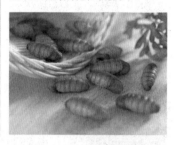

· 贮存要点 ·

◎去除外壳，装入保鲜袋中，在低温下保存。

· 用法用量 ·

◎蚕蛹有油煎、烧煮、酱腌、爆炒等吃法，每餐50克。

· 使用禁忌 ·

◎患有脚气病和有过敏史的人应少食。不新鲜的蚕蛹，或变颜色、有异味的不要食用。

特别提示 ◎蚕蛹在食用前必须彻底洗净蚕蛹内的代谢物。老年人、体弱及高脂血症、肝功能异常者较宜食用本品。

核桃炖蚕蛹

功　效	补脾益肾，适用于阳痿、滑精、小儿疳积、胃下垂等症。
原材料	核桃肉100～150克，蚕蛹（略炒过）50克。
做　法	将核桃肉清洗干净，蚕蛹剖开，去除蚕蛹内的代谢物，然后两者一同放入盅内，加适量清水，隔水炖熟即可。
用　法	隔日服用1次。

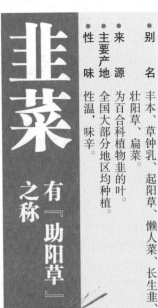

韭菜

有"助阳草"之称

- **别　名** 丰本、草钟乳、起阳草、扁菜、壮阳草、懒人菜、长生韭、

- **来　源** 为百合科植物韭的叶。

- **主要产地** 全国大部分地区均种植。

- **性　味** 性温，味辛。

功效主治 ☯

温中、行气、散血、解毒。主治胸痹、噎膈、反胃、吐血、衄血、尿血、痢疾、消渴、痔漏、脱肛、跌打损伤、虫蝎螫伤。

·主要成分·

叶含硫化物、苷类和苦味质。

·性状特征·

多年生草本，高20～45厘米，具特殊强烈异味。根茎横卧，生多数须根，上有1～3个丛生的鳞茎，呈卵状圆柱形。花被6裂，白色，裂片长圆形，长4～6毫米，先端渐尖或急尖，排列为2轮，互生。雄蕊6，花丝长不超过花被，中部以下扩大，花药黄色。雌蕊1，子房上位，3室，三棱状。蒴果倒心状三棱形，绿色，长4～5毫米，直径约4毫米。种子黑色，扁平，略呈半卵圆形，边缘具棱。花期6～7月，果期7～9月。

·选购秘诀·

以叶子无腐烂变质、掐之不老、闻之有香味者为佳。

药用价值 ⚥

传统中医学认为韭菜性温，能温肾助阳、益脾健胃、行气理血。多吃韭菜可养肝，增强脾胃之气。

韭菜中的含硫化合物具有降血脂及扩张血管的作用，适用于治疗心脑血管疾病和高血压病。此外，这种化合物还能使黑色素细胞内酪氨酸系统功能增加，从而改善皮肤毛囊的黑色素，消除皮肤白斑，并使头发乌黑发亮。

韭菜可治病，用韭菜捣汁滴鼻，可以治疗中暑昏厥；将韭菜放在火上烤热，涂患处，可治疗荨麻疹。韭菜中含有大量的膳食纤维，对结肠癌有明显疗效。这些膳食纤维还可以把消化道中的废物包起来排出体外，因而有"洗肠草"之称。

韭菜含有性兴奋剂，能兴奋性器官，在药典上有"起阳草"之称。

韭菜中含有的膳食纤维较多，比较耐嚼，人进食时可以锻炼嚼肌，还可有效地预防龋齿。

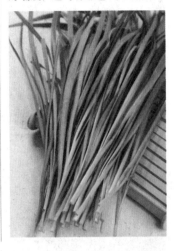

·贮存要点·

◎阴凉、干燥处保存。

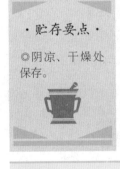

◎炒食、做馅，也可作为调味品。每餐50克。

·用法用量·

·使用禁忌·

◎阴虚内热及疮疡、目疾患者均忌食。

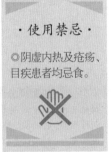

特别提示 ◎初春时节的韭菜品质最佳，晚秋的次之，夏季的最差。隔夜的熟韭菜不宜再吃，多食会上火且不易消化，韭菜不能与蜂蜜、牛肉、白酒同食。

韭菜粥

功　效	温中行气、助阳散寒；对胃寒疼痛、手足发凉、便秘等症有疗效。
原材料	新鲜韭菜250克，陈粟米100克。
做　法	将韭菜择洗干净，切成碎末。把陈粟米淘洗干净，放到砂锅里，加适量的水，大火煮沸后，用小火煮30分钟，等粟米熟烂后，添加韭菜碎末，拌匀，再用小火煨煮至沸即可。
用　法	每天早晚分食。

枸杞子

滋肾润肺的高级补品

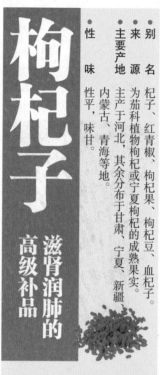

别名 杞子、红青椒、枸杞果、枸杞豆、血杞子。

来源 为茄科植物枸杞或宁夏枸杞的成熟果实。

主要产地 主产于河北，其余分布于甘肃、宁夏、新疆、内蒙古、青海等地。

性味 性平，味甘。

功效主治 滋肾、润肺、补肝、明目。治肝肾阴亏、腰膝酸软、目昏多泪、头晕目眩、虚劳咳嗽、消渴、遗精。

·主要成分·

枸杞子含有大量的胡萝卜素，多种维生素、β-谷甾醇、蛋白质、维生素B$_3$、酸浆红素以及铁、钙、磷、镁、锌等。果皮含酸浆果红素。

·选购秘诀·

以粒大、肉厚、种子少、色红、质柔软者为佳。

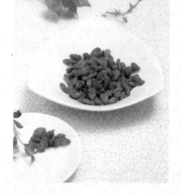

性状特征

①西枸杞为宁夏枸杞的干燥成熟果实。呈椭圆形或纺锤形，略压扁，长1.5～2厘米，直径4～8毫米。表面鲜红色至暗红色，具不规则的皱纹，略有光泽，一端有白色果柄痕。肉质柔润，内有多数黄色种子，扁平似肾脏形。无臭，味甜，嚼之唾液染成红黄色。以粒大、肉厚、种子少、色红、质柔软者为佳。

②津枸杞又名津血杞、杜杞子，为植物枸杞的干燥成熟果实。呈椭圆形或圆柱形，两端略尖，长1～1.5厘米，直径3～5毫米。表面鲜红色或暗红色；具有不规则的皱纹，无光泽。质柔软而略滋润，内藏多个种子，种子形状与西枸杞略同。无臭、味甜。

药用价值

枸杞子有降低血压、降低胆固醇和防止动脉硬化形成的作用，并能保护肝细胞的新生，改善肝功能，对于慢性肝炎、中心型视网膜炎、结核病、糖尿病、神经衰弱等症均有很好的防治作用。

枸杞子能提高人体淋巴因子白细胞介素的作用，而白细胞介素是维持细胞活性的主要物质，一旦降低会引起早衰或衰老。

枸杞子能提高人体的巨噬细胞及T淋巴细胞转化率，具有调节免疫功能的作用，多用于老年性疾病及虚损性疾病。

·贮存要点·

◎置阴凉、干燥处，防闷热、防潮、防蛀。

·用法用量·

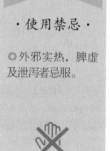

◎枸杞子多为内服、煎煮成药汤服用，一般用量5～10克，也可以泡茶饮用，或将蒸熟的枸杞子直接嚼食。

·使用禁忌·

◎外邪实热，脾虚及泄泻者忌服。

特别提示 ◎在选购枸杞子时要特别注意，如果枸杞子的红色太过鲜亮，可能曾被硫黄熏过，品质可能已受到影响，吃起来也会有酸味，须避免。

枸杞子粥

功效	养肝、滋肾、润肺。主治肝肾亏虚所致的腰膝酸软、阳痿遗精、男女不孕、头目眩晕、视物昏花、记忆力下降等症。
原材料	枸杞子15克，大米100克，白糖适量。
做法	枸杞子、大米一同放入锅中，加清水，以文火煮成粥，待熟时，调入白糖即可。
用法	温服，每日1～2次。脾虚便溏者勿用。

桑葚

中老年人抗衰美颜之佳果

别　名 桑实、乌葚、黑葚、桑枣、桑果。

来　源 为桑科植物桑的果穗。

主要产地 主产于江苏、浙江、湖南、四川等地。

性　味 性寒，味甘。

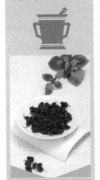

功效主治 补肝、益肾、息风、滋液。主治肝肾阴亏、消渴、便秘、目暗、耳鸣、瘰疬、关节不利。

·主要成分·

含糖、糅酸、苹果酸及维生素 B_1、维生素 B_2、维生素 C 和胡萝卜素。桑葚油的脂肪酸主要由亚油酸、硬脂酸和油酸等组成。

·性状特征·

干燥果穗呈椭圆形，长 1 ~ 2 厘米，直径 6 ~ 10 毫米。柄长 1 ~ 1.5 厘米。表面呈紫红色或紫黑色。果穗由 30 ~ 60 个瘦果聚合而成；瘦果卵圆形，稍扁，长 2 ~ 5 毫米，外具膜质苞片 4 枚。胚乳白色。质油润，富有糖性。气微，味微酸而甜。

·选购秘诀·

以个大、肉厚、紫红色、糖性大者为佳。

药用价值

桑葚有很好的滋补心、肝、肾及养血祛风的功效，对耳聋、眼花、须发早白、内热消渴、神经衰弱、动脉硬化、血虚便秘、风湿性关节炎等均有疗效。

桑葚有改善皮肤（包括头皮）血液供应，营养肌肤，使皮肤白嫩及滋养秀发等作用，并能延缓衰老，是中老年人健体美颜、抗衰老的佳果与良药。常食桑葚可以明目，缓解眼睛疲劳、干涩的症状。

桑葚对脾脏有增重作用，对溶血性反应有增强作用，可防止人体动脉硬化、骨骼关节硬化，促进新陈代谢。它可以促进血红细胞的生长，防止白细胞减少，并对治疗糖尿病、贫血、高血压、高脂血症、冠心病、神经衰弱等病症具有辅助功效。

桑葚具有生津止渴、促进消化、帮助排便等作用，适量食用能促进胃液分泌，刺激肠蠕动及解除燥热。

·贮存要点·

◎置通风干燥处，防蛀。

·用法用量·

◎煎服或生食，每日 20 ~ 30 颗（30 ~ 50 克）。

·使用禁忌·

◎桑葚中含有溶血性过敏物质及透明质酸，过量食用易发生溶血性肠炎。儿童不宜多吃桑葚。因为桑葚内含有较多的鞣酸，会影响人体对铁、钙、锌等物质的吸收。脾虚便溏者亦不宜吃桑葚。桑葚含糖量高，糖尿病患者应忌食。

特别提示 ◎桑葚有黑白两种鲜果，以紫黑色为补益上品。未成熟的不能吃。熬桑葚膏时忌用铁器。

桑葚苁蓉汤

功　效	滋阴血、补肝肾、润肠道。适用于肝肾阴血亏虚所致的腰酸腿软、头晕眼花、健忘失眠、腹部胀满、大便秘结等。
原材料	桑葚 30 克，肉苁蓉 20 克，黑芝麻 15 克，山茱萸 10 克，白糖适量。
做　法	将以上材料同放入锅中，加清水，用文火炖汤，熟时加入白糖即可。
用　法	温服，每日 1 次，连服 5 日。肝火盛者去肉苁蓉。

葵花子

备受推崇的健康坚果

别名 瓜子、葵子、向日葵子、太阳花子。

来源 为菊科植物向日葵的种子。

主要产地 我国各地均栽培。

性味 性平，味甘。

功效主治土 补血、安神、透疹、滋阴、止痢、防病抗衰老，对于血痢、痈肿有一定的疗效。

·主要成分·

葵花子含有丰富的植物油脂、脂肪、胡萝卜素、麻油酸等，并含有蛋白质、糖、多种维生素，以及铁、锌、镁等多种微量元素。

·性状特征·

向日葵，一年生草本，茎直立，粗壮，高可达3.5米，外具粗毛和斑点，叶互生，具长柄，总苞具苞片数层，苞片卵圆形或卵状披针形，花托扁平，具膜质托片；周围一轮舌状花，中性，黄色，中央筒状花，两性，紫棕色，先端五齿裂；瘦果浅灰色或黑色，扁长卵形或椭圆形，内藏种子1颗，淡黄色，富含脂肪油。花期为春、夏两季。

·选购秘诀·

以粒大、均匀、饱满、壳面有光泽的为佳。

药用价值 ♂♀

葵花子的亚油酸可达70%，有助于降低人体的血液胆固醇水平，有益于保护心血管健康。

葵花子维生素E的含量特别丰富，每天吃一把葵花子，就能满足人体一天所需要的维生素E，这对安定情绪、防止细胞衰老、预防疾病都有好处。

葵花子可以防止贫血，还具有治疗失眠、增强记忆力的作用，对癌症、动脉粥样硬化、高血压、冠心病、神经衰弱都有一定的预防和治疗作用。

葵花子可治疗泻痢、脓疱疮

等，可调节人体的新陈代谢、保持血压稳定及降低血液中的胆固醇，还可预防皮肤干裂、夜盲症等。

葵花子中还含有丰富的维生素B_3，能增强记忆力，预防癌症、忧郁症、失眠症和心血管等疾病。

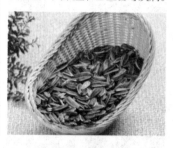

·贮存要点·

◎置于通风、干燥处保存，防潮、防霉、防虫蛀。

·用法用量·

◎生食或炒熟使用。每餐80克。

·使用禁忌·

◎患有肝炎的患者不宜吃瓜子，因为它会损伤肝脏，引起肝硬化或脂肪肝。葵花蛋白质具有抑制睾丸成分，育龄男性不宜多食。

特别提示 ◎吃瓜子时尽量用手剥壳，或使用剥壳器，以免经常用牙齿嗑瓜子而损伤牙釉质。大量嗑瓜子会严重耗费唾液，久而久之会影响人的口腔健康和消化功能，食欲减退。

多味葵花子

功效	补血安神、滋阴、抵抗衰老，可维护心血管健康和机体的活力。
原材料	葵花子1000克，大料18克，桂皮10克，麦冬5克，甘草3克，盐14克，白糖3克，糖精1克，奶油香精1克，水适量。
做法	把大料、桂皮、麦冬、甘草用纱布袋装好，放入锅中煮沸15分钟左右。加入葵花子、糖精、白糖、食盐，并加水，用小火续煮1小时左右，至葵花子涨起，锅里的水也基本烧干为止。在此期间要勤加翻动，最后把煮好的葵花子捞出晾凉或烘干。
用法	每次适量，不宜过多，可作为休闲零食来吃。

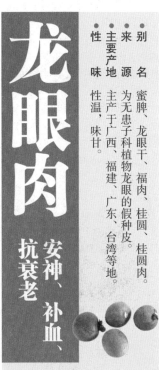

龙眼肉

安神、补血、抗衰老

别　名 蜜脾、龙眼干、福肉、桂圆、桂圆肉。

来　源 为无患子科植物龙眼的假种皮。

主要产地 主产于广西、福建、广东、台湾等地。

性　味 性温，味甘。

功效主治 益心脾，安神。

主治虚劳羸弱、失眠、健忘、惊悸、怔忡。

补气血，安神。

·主要成分·

含葡萄糖、酒石酸、蔗糖、蛋白质、脂肪、糖类、氨基酸、胡萝卜素、维生素 A、维生素 B$_2$、维生素 C 以及钾、钠、钙、镁、铁、磷、锌、锰、铜等营养成分。

·选购秘诀·

市售的龙眼肉以色金黄、肉厚、质细软、体大、半透明、气香、味甜、嚼之口感"起砂"者为佳。生晒龙眼肉为好。

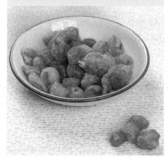

性状特征

①生药为由顶端纵向裂开的不规则块片，长约 1.5 厘米，宽 1.5 ~ 3.5 厘米，厚不及 1 毫米，表面黄棕色，半透明。靠近果皮的一面皱缩不平、粗糙。靠近种皮的一面光亮而有纵皱纹。质柔韧而微有黏性，常黏结呈块状。

气香，味浓甜而特殊。

②火焙龙眼肉，果肉呈深黄色至棕褐色，常多片、黏成团，质软润而显光泽，较黏手，稍有烟熏气，味甜而略带烟熏味，咀嚼有韧性，较黏牙。

药用价值

龙眼肉营养丰富，具有增进红细胞及血红蛋白活性、升高血小板、改善毛细血管脆性、降低血脂、增加冠状动脉血流量的作用，对心血管疾病有防治作用。

龙眼中维生素 K 的含量很高，糖分也很高。

龙眼是健脾益智的传统食物，对失眠、心悸、神经衰弱、记忆力减退、贫血有较好的疗效。

龙眼对病后需要调养及体质虚弱者有辅助疗效，是难得的抗衰老食品。

龙眼对子宫癌细胞的抑制率超过 90%。妇女更年期是妇科肿瘤好发的阶段，适当吃些龙眼有利于健康。

龙眼能使女性脸色红润，身材丰满，是古代女性"丰胸"最常用的进补食材。

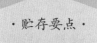

·贮存要点·

◎置通风干燥处，防潮、防蛀。

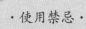

◎龙眼肉以内服居多，可煮服用，常用量 9 ~ 15 克，也常入药膳、浸酒或直接食用。

·用法用量·

·使用禁忌·

◎痰多火盛、无食欲、腹胀、舌苔厚腻、大便滑泻，以及患有慢性胃炎的人不宜服用。

特别提示 ◎龙眼肉对孕妇尤为有益，可防治津液气血不足导致的小腿痉挛。龙眼肉作为水果宜鲜食，对体弱者和女性来说最为适用。

龙眼冰糖茶	功　效	补益心脾、安神益智。主治思虑过度、精神不振、失眠多梦、心悸健忘。
	原材料	龙眼肉 25 克，冰糖 10 克。
	做　法	把龙眼肉洗净，同冰糖放入茶杯中，冲入沸水，加盖焖一会儿，即可饮用。
	用　法	每日 1 剂，随冲随饮，最后吃龙眼肉。

荔枝

味道鲜美的珍贵果品

别名 离支、荔支、丹荔、火山荔、丽枝、勒荔。

来源 为无患子科植物荔枝的果实。

主要产地 主产于广东、广西、福建、台湾等地。

性味 性温，味甘、酸。

功效主治 生津益血、理气止痛。主治烦渴、呃逆、胃痛、瘰疬、疔肿、牙痛、外伤出血。

·主要成分·

果肉含葡萄糖66%，蔗糖5%，蛋白质1.5%，脂肪1.4%，维生素（A、B、C），叶酸以及柠檬酸、苹果酸等有机酸。尚含多量游离的精氨酸和色氨酸。

·选购秘诀·

选购时，以新鲜、体大、肉质白润、肥厚甜嫩、汁多者为佳。

·药用价值·

鲜荔枝能生津止渴、和胃平逆，是心悸、失眠等患者的滋补果品。荔枝富含铁元素及维生素C，铁元素能提高血红蛋白的含量，使人面色红润，维生素C能使皮肤细腻并富有弹性。

常食荔枝能补脑健身、开胃益脾，有增进食欲之功效。荔枝可防止雀斑，对因妊娠产生的面部色素沉着有一定的改善。

性状特征

核果状果实圆形、卵圆形或心脏形，直径 2.5～4.5 厘米，成熟后深红色。外果皮革质，有瘤状突起（龟裂片是品种分类的主要依据）。可食部分是假种皮，乳白色或黄蜡色，半透明。种子多为椭圆形，褐赤色，有光泽。主要栽培品种有100多个，分为早熟、中熟和晚熟3种类型，其中以香甜、核小的"糯米糍""桂味""妃子笑"等晚熟品种和"香荔"等中熟品种最为名贵。

①挂绿：因外壳四分微绿六分红，每个都有一圈绿线而名。

②桂味：特点是有桂花味，肉爽而清甜。果皮浅红色，皮上的裂片峰尖刺手，皮薄而脆。核有正常发育的大核，亦有退化的焦核。桂味中有一种叫"鸭头绿"，有墨绿色的斑片，是特佳的品种。

③糯米糍：特点是肉厚、多汁、浓甜如蜜。果皮鲜红、皮薄、皮上裂片无峰尖，核小，更有退化成无核的。

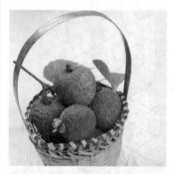

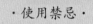

·贮存要点·

◎在低温高湿（2～4℃，湿度90%～95%）的条件下保存。

◎荔枝除鲜食外，可制荔枝干、果汁、罐头、酿酒。每日5颗。

·用法用量·

·使用禁忌·

◎阴虚火旺者慎服。正在长青春痘、生疮、伤风感冒或有急性炎症者，也不宜吃荔枝。

特别提示 ◎荔枝火气很大，有些人吃多了会嘴烂或流鼻血。广东人有一句话"一只荔枝三把火"。本身火气大的人吃上十来个就会有反应。民间流行的解决方法是喝适量的淡盐水或蜂蜜水。

大米荔枝粥

功 效	壮阳益气，适用于脾虚泄泻、产后水肿患者食用。五更泄泻患者服用此粥更有效。
原材料	荔枝干 30 克，大米 100 克。
做 法	将荔枝去皮备用，将大米洗净，和荔枝同时入锅熬煮成粥。
用 法	空腹分 2 次服食。

鹿肉

补血益气的高级野味

别名 梅花鹿、马鹿、花鹿、赤鹿、八叉鹿。

来源 为鹿科动物梅花鹿或马鹿的肉。

主要产地 东北、西北、西南等地居多。

性味 性温，味甘。

功效主治 补五脏、调血脉。主治虚劳羸瘦、产后无乳。

·主要成分·

鹿肉含有较丰富的蛋白质、脂肪、无机盐、糖和一定量的维生素，易被人体消化吸收。

·性状特征·

①梅花鹿体长约1.5米，肩高约90厘米。雄鹿有角，雌鹿无角。颈细长，颈和胸部下方有长毛。四肢细长，冬毛厚密，棕灰色或棕黄色，有白色斑点，夏季白斑更明显。②马鹿体长可达2米，肩高约1.2米，体重约200千克。雄鹿有角，鼻端裸露，有眶下腺，耳亦大而直立。尾短，有软的尾毛。嘴和下颌毛色棕黑，两颊较浅，额上棕色，耳郭背黄褐色。颈上有棕黑色鬃毛，脊背平直，上有一条棕黑色背纹。

·选购秘诀·

到专业养殖场选购。

药用价值

鹿肉适宜肾虚遗精、头昏耳鸣、腰脊疼痛、阳痿、阴冷、羸弱虚瘦等症患者及容颜欠佳者食用。

鹿肉含有较丰富的蛋白质、矿物质、维生素、胆固醇，但脂肪含量极低，并含有多种活性物质。

鹿肉对人体的血液循环系统、神经系统有良好的调节作用。

中医学认为鹿肉属纯阳之物，补益肾之功为所有肉类之首，故对于新婚夫妇和肾气日衰的老人来说，鹿肉是很好的补益食品，

鹿肉对于那些经常手脚冰凉的人也有很好的温补作用。

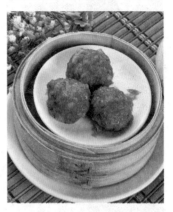

·贮存要点·

◎置冰箱冷藏。

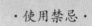

·用法用量·

◎内服：煮食、煎汤、干烧、红烧或熬膏。每餐50～80克。

·使用禁忌·

◎鹿肉不宜与南瓜同食。

特别提示 ◎现代医学研究表明，鹿的药用价值很高，可以治疗再生障碍性贫血、阳痿、房室传导阻滞、足跟痛、血液病及乳腺炎。

山竹鹿肉球

功效	温中助阳、散寒止痛。用于溃疡病、慢性胃炎属脾胃虚寒者。症见胃脘冷痛、得温则舒、口溃不渴、时泛清涎、体倦畏寒、四肢不温、大便溏薄甚至泄泻、舌淡苔白。
原材料	鹿肉300克，鲜腐皮1克，猪肉10克，马蹄10克。
做法	鲜腐皮做装饰，先炸过水，垫于碟底。猪肉、马蹄切粒，鹿肉打成末，下调味料一起搅匀，捏成圆形，上碟。上笼蒸7～8分钟即可。
用法	佐餐食用。

驴肉

味道鲜美、补血益气

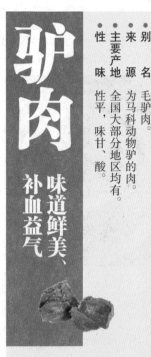

别 名 毛驴肉。

来 源 为马科动物驴的肉。

主要产地 全国大部分地区均有。

性 味 性平，味甘、酸。

功效主治 ☝

具有补气血、益脏腑等功能，能为体弱、病后调养的人提供良好的营养补充。为积年劳损、短气乏力、食欲缺乏者的补益食疗佳品。

·主要成分·

驴肉含蛋白质、脂肪、磷、钙、铁，还含有多种维生素、矿物质。

·性状特征·

体形如马而较小，成横的长方形。头大，眼圆，耳长。面部平直，头颈高扬，颈部较宽厚，鬃毛稀少。四肢粗短，蹄质坚硬。尾基部粗而末梢细。体毛厚而短，有黑色、栗色、灰色3种。嘴部有明显的白色嘴圈。腹部及四肢内侧均为白色。

·选购秘诀·

应选购弹性好的产品，这样的产品通常会肉多，口味好。

药用价值 ♀

驴肉有补血、益气的作用，气血不足、劳损、筋软无力、眩晕、心烦患者食之大有裨益。

有名的补品"阿胶"就是驴皮熬制而成的，它含有动物胶、明胶原、赖氨酸、精氨酸、组氨酸、胱氨酸、钙、硫等营养成分，有补血止血、滋阴润燥之功效。

驴肉蛋白质含量比牛肉、猪肉高，但脂肪含量却不及牛肉、猪肉，是典型的高蛋白质、低脂食物。另外它所含有的动物胶、骨胶原和钙、硫等成分，能为体弱、病后调养者提供良好的营养补充。

驴肉的脂肪溶点较低，易被人体消化吸收，利用率较高，且对心血管病患有较好的补益作用。

驴肾有益肾壮阳、强筋健骨的效用，可治疗阳痿不举、腰膝酸软等症。

驴心、驴肚对人体五脏六腑具有很强的滋补作用，对脾胃虚弱、中气下陷者效果显著。

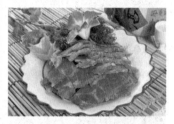

·贮存要点·

◎在低温下保存。

·用法用量·

◎一般做酱驴肉、卤驴肉或做馅吃。每餐50克。

·使用禁忌·

◎凡皮肤过于敏感者、内热太甚者，均不宜食用。吃驴肉后不宜立即饮茶水。脾胃虚寒、慢性肠炎、腹泻者忌食。

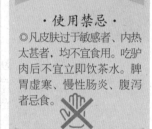

特别提示 ◎驴分褐、黑、白三种。药用价值以黑驴之肉最佳。

五香酱驴肉

功 效	补气血、益脏腑。
原材料	驴肋肉1000克，酱油200克，甜面酱30克，精盐5克，白糖7克，葱段10克，姜片10克，鲜汤2000克，香料包1个（内装花椒5克，八角3克，桂皮5克，丁香、砂仁、白芷各3克）。
做 法	将驴肉洗净，切成4块，放入水锅中焯透，捞出透凉。锅内放入鲜汤，加入酱油、甜面酱、精盐、白糖、葱段、姜片、香料包，烧开后煮20分钟即成酱汤。将驴肉放入酱锅内，大火烧开，撇净浮沫，改小火煮至驴肉酥烂，捞出，盛在熏算上。将熏锅烧热，撒入白糖，熏2～3分钟取出，刷上香油即成。
用 法	佐餐食用。

猪肝

补血佳品

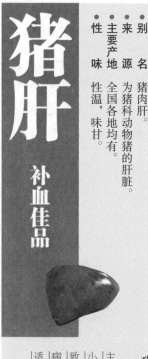

别　名 猪肉肝。

来　源 为猪科动物猪的肝脏。

主要产地 全国各地均有。

性　味 性温，味甘。

功效主治 ♂

补虚损、健脾胃、补肝壮腰、明目补血。

主治虚劳羸弱、泄泻下痢、消渴、小便频数、小儿疳积、目赤、水肿、脚气。对肝血不足所致的视物模糊不清、夜盲、眼干燥症、小儿麻疹、病后角膜软化症、内外翳障等眼病患者有益。适宜癌症患者放疗、化疗后食用。

·主要成分·

维生素A、维生素B₂、维生素B₁₂、叶酸、维生素C、矿物元素硒、铁等。

·性状特征·

表面光滑润泽、呈深红色、外观呈扁形、闻之有腥味。肉质较为紧实。

·选购秘诀·

以外观色泽鲜红、表面光滑、无杂色斑点、无异味为好。

药用价值 ♀

　　猪肝中的铁质丰富，是最常用的补血食物，其营养含量是猪肉的10多倍。

　　猪肝中维生素A的含量远远高于奶、蛋、肉、鱼等食品，具有维持正常生长和生殖功能的作用，能保护眼睛，维持正常的视力，防止眼睛干涩、疲劳，还能维持健康的肤色，对皮肤的健美具有重要的作用。

　　猪肝中含铁丰富，可调节和改善贫血患者造血系统的生理功能。经常食用猪肝还能补充维生素B₂，可以去除机体中的一些有毒成分，有助于神经系统的保健，而且对红细胞的生成不可或缺。

　　猪肝中还具有一般肉类食品中缺乏的维生素C和微量元素硒，能增强人体的免疫能力，抗氧化、防衰老，并能抑制肿瘤细胞的产生。

　　治疗贫血时，猪肝配菠菜最好，贫血的人、常在电脑前工作的人宜食用猪肝。

·贮存要点·

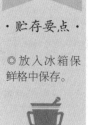

◎放入冰箱保鲜格中保存。

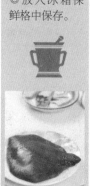

·用法用量·

◎煮食、炒食、煲汤。每餐50克。

·使用禁忌·

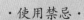

◎不宜与维生素C、抗凝血药物、左旋多巴、优降灵等药物同食。忌与荞麦、黄豆、豆腐、山鸡、鹌鹑、鲤鱼、鲫鱼同食。妊娠或妊娠早期的女性禁食家畜的肝，否则可导致婴儿先天性缺陷；高脂血症、肝病、高血压和冠心病患者应慎食。

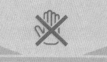

特别提示 ◎肝是最大的毒素中转站和解毒器官，食用猪肝前要放在水龙头下冲洗10分钟，再浸泡30分钟。烹调时间不宜太短，至灰褐色看不到血丝为宜。

当归猪肝汤

功　效	温经散寒，暖肾回阴，养血活血，化瘀止痛，养肝明目。对产后寒凝所致腹痛疗效显著。
原材料	当归15克，胡椒、红花、肉桂各9克，猪肝1个。
做　法	将当归、胡椒、红花、肉桂洗净，放入砂锅内，加清水适量，置于火上，煮1小时后去渣取汁。把猪肝洗净，切成片。煮锅放入药汁和猪肝片，兑水适量，置于火上，煮20分钟后即可。
用　法	佐餐食用，饮汤食肝。

猪血

最佳的补血益气『液态肉』

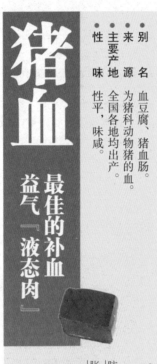

别名 血豆腐、猪血肠。

来源 为猪科动物猪的血。

主要产地 全国各地均出产。

性味 性平，味咸。

功效主治 主治头风眩晕、中满腹胀、宫颈糜烂。

·主要成分·

含水分、蛋白质、脂肪、碳水化合物、灰分、钙、磷、铁等。

·性状特征·

在我国猪血通常被制成血豆腐或血肠，基本呈深红色，表面平滑，有光泽，闻之有腥咸的味道。

·选购秘诀·

选择正规加工厂出产的，购买时要注意保质期，观察猪血表面有无异常白斑或异常凝固状物，没有异味的为佳。

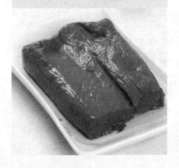

药用价值

猪血中含有人体需要的多种微量元素，对营养不良、肾脏疾患、心血管疾病和病后的调养都有益处。

猪血具有利肠通便的作用，可以清除肠中的沉渣浊垢，对尘埃及金属微粒等有害物质具有净化作用，可避免人体内产生积累性中毒，是人体污物的"清道夫"。

猪血中含铁量较高，而且以血红素铁的方式存在，容易被人体吸收利用，具有良好的补血功能。处于生长发育阶段的儿童和孕妇及哺乳期的妇女多吃猪血可防治缺铁性贫血。

猪血中微量元素钴可以抑制肿瘤的生长，对恶性贫血症等也有一定的防治作用。

猪血含有维生素K，能促使血液凝固，具有止血作用。

猪血还能为人体提供优质的蛋白质和多种微量元素，对提高机体免疫力、抵抗衰老、营养不良、肾脏疾患、心血管疾病和病后调养都有益处。

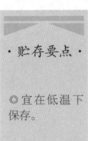

·贮存要点·

◎宜在低温下保存。

·用法用量·

◎可煮食、炖食、炒食。每餐50克。

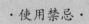

·使用禁忌·

◎猪血不宜食用过多，以免体内的胆固醇过高。高胆固醇症、肝病、高血压和冠心病患者应少食；猪血忌黄豆，同食令人气滞；猪血还不能与地黄、何首乌同用。

特别提示 ◎食用猪血时一定要烧透、煮透，烹调时要配有葱、姜、辣椒等作料去除异味。另外，猪血不宜单独烹饪。

猪血鱼片粥

功效	此粥具有补益气血、平肝祛风的功效，适于体质虚弱、产后亏虚及头痛眩晕者食用。
原材料	猪血500克，净鲩鱼肉250克，干贝25克，粳米250克，腐竹50克，姜丝、料酒、酱油、精盐、胡椒粉各少许，香油适量。
做法	将猪血洗净、切块。鲩鱼肉洗净，切薄片，放入碗内，加入料酒、酱油、姜丝拌匀。干贝泡软，撕碎，粳米淘洗，腐竹浸软，撕碎。锅置火上，放入清水、粳米、干贝、腐竹，熬煮至粥将成时，加入猪血，煮至粥成，再放入鲩鱼片、精盐，再沸时撒上葱花、胡椒粉，淋入香油即可。
用法	佐餐食用。

鹌鹑蛋

脑力劳动者的优质补养品

别　名 鹑鸟蛋。

来　源 为雉科动物鹌鹑的卵。

主要产地 我国东部地区较多。

性　味 性平，味甘。

药用价值

鹌鹑蛋含有的卵磷脂和脑磷脂是高级神经活动不可缺少的营养物质，具有健脑的作用。对长期从事脑力劳动的人来说大有益处。

法国医生曾用鹌鹑蛋入药，治疗过敏性哮喘或不明原因的过敏症。吃鹌鹑蛋能预防因吃鱼虾引发的皮肤过敏、呕吐及某些药物过敏症。

由于鹌鹑蛋中的营养分子较小，所以比鸡蛋更容易吸收利用。鹌鹑蛋含有能降低血压的芦丁等物质，具有治疗高血压病和动脉粥样硬化的功效。蛋中含量较高的赖氨酸、蛋氨酸等均为人体所不可缺少的物质。

鹌鹑蛋对于治疗肺病、肝炎、脑膜炎、胃病、糖尿病、哮喘、心脏病、神经衰弱、高血压、低血压、小儿疳积等症均有很好的辅助作用。对营养不良、发育不全、身体虚弱者及孕妇产前、产后出现的贫血等症状都有很好的滋补作用。被誉为延年益寿的"灵丹妙药"。

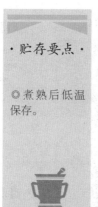

功效主治

补血、补五脏、壮益气，筋骨、除湿消热。

· 主要成分 ·

鹌鹑蛋的蛋白质、脂肪含量与鸡蛋相当，尤为突出的是，它的维生素B_2含量是鸡蛋的25倍，鹌鹑蛋的卵磷脂含量比鸡蛋高出3～4倍，它还含有碳水化合物、多种维生素以及钙、磷、铁等矿物质。

· 性状特征 ·

此蛋外壳为灰白色，并杂有红褐色和紫褐色的斑点。呈小椭圆形，比鸡蛋体积小。

· 选购秘诀 ·

鲜蛋较重，重量在10克左右，陈蛋则较轻，优质蛋色泽鲜艳，壳硬，蛋黄呈深黄色，蛋白黏稠。购买时注意鉴别。

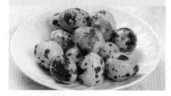

· 贮存要点 ·

◎煮熟后低温保存。

· 用法用量 ·

◎炒食、煮食或做汤均可。每天3～5个。

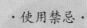

· 使用禁忌 ·

◎鹌鹑蛋的胆固醇比例较高，高胆固醇者慎食，脑血管疾病患者少食为好。鹌鹑蛋忌与猪肝及菌类食物同食，否则易生黑斑或痔疮。此外，外感未清、痰热、痰湿者不宜进食。

特别提示 ◎鹌鹑蛋中维生素D的含量较高，是其他禽类的蛋类含量所不可比的。维生素D是一种类固醇化合物，具有抗佝偻病的作用，是老少皆宜的食补佳品。

豆腐皮鹌鹑蛋汤

功　效	补益气血、强身补虚，适宜妇女产后食用。
原材料	豆腐皮两张，鹌鹑蛋8个，火腿肉25克，葱花、姜末、料酒、精盐、味精、猪油各适量。
做　法	将豆腐皮撕碎，洒上少许温水湿润。鹌鹑蛋打入碗内，加少许盐，搅拌均匀。火腿切末，备用。锅置火上，放入猪油烧热，下葱花、姜末，爆香，倒入鹌鹑蛋翻炒至凝结，加入适量清水烧沸，再加入料酒、精盐、味精、豆腐皮，撒上火腿末，煮沸即可。
用　法	佐餐食用，吃肉喝汤。

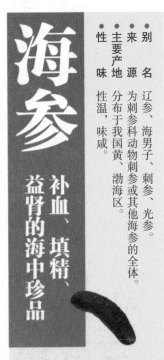

海参

补血、填精、益肾的海中珍品

别名 辽参、海男子、刺参、光参。

来源 为刺参科动物刺参或其他海参的全体。

主要产地 分布于我国黄、渤海区。

性味 性温，味咸。

功效主治 补肾益精、养血润燥。主治精血亏损、虚弱劳怯、阳痿、梦遗、小便频数、肠燥便艰。

·主要成分·

含有蛋白质、脂肪、蛋白质、碳水化合物、灰分、钙、磷、铁、碘等。

·性状特征·

体长筒状，横断面略呈四角形。腹面平坦，管足沿腹面排列成3条不规则的纵带。背面略隆起，具4～6行大小不等、排列不规则的圆锥状肉刺。口在前端，偏于腹面，触指基部，口之背面有一乳突。

·选购秘诀·

以纯干、体大、均匀、肉肥者为上品。

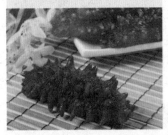

药用价值

抗凝血作用

从刺参体壁中分离出刺参酸性黏多糖可令血循环中血小板明显减少，起到抗血栓作用。

降血脂、降低血黏度作用

显著降低健康中老年组总胆固醇、血清三酰甘油浓度，还能降低血黏度、血浆黏度。这对血栓性疾病防治有重要意义。

抗肿瘤、免疫调节作用

海参提取物中具有两类主要的活性物质可以抵抗肿瘤。

抗菌、抗病毒、促进修复作用

提取物对离体革兰阳性菌和革兰阴性菌生长均有明显的抑制作用，还具有广谱的抗菌作用。此外，还有杀病毒作用，如对1型单纯疱疹病毒。临床用于治疗脚气病和白癣菌感染。

抗衰老作用

花刺参提取物能显著提高小鼠红细胞SOD活性，具有延缓衰老作用。同时，海参可以延长果蝇的寿命，增加小鼠免疫器官胸腺和脾脏的重量。

·贮存要点·
◎加工烘干后保存，注意防霉、防虫。

·用法用量·
◎红烧、煎汤、煮食均可。涨发品每餐宜食50～100克。

·使用禁忌·
◎泻痢遗滑者忌之，宜配涩味而用；脾弱不运、痰多便滑、客邪未尽者均不可食。

特别提示 ◎市售的海参多为干品，食用前要用冷水浸泡2小时，后用文火煮3小时以上，待涨大时取出剖肚、剔除腔肠洗净后再浸1小时，可供红烧、扒制。

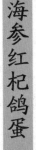

海参红杞鸽蛋

功效	滋阴润肺、补肝明目。适用于精血亏损、虚劳、阳痿、遗精等。
原材料	海参2只，枸杞子15克，鸽蛋12枚，调料适量。
做法	将海参泡开、洗净、余透，用刀在腔壁上剖成棱形花样。鸽蛋煮熟去壳，滚满干生粉，放入油锅内，炸至黄色捞出。葱、姜煸香，加鸡汤稍煮，再加酱油、黄酒、椒粉、海参等，煮沸后，去浮沫，文火煮约40分钟，加鸽蛋、枸杞子，再煮10分钟，将鸽蛋及海参取出。余汤煮沸后，加味精、水淀粉勾芡，最后浇在主料上即成。
用法	随意饮之。

菠菜

适宜电脑操作者食用

别　名　菠棱、波棱菜、鼠根菜、角菜、赤根菜、波斯草、鹦鹉菜。

来　源　为藜科植物菠菜的带根全草。

主要产地　全国大部分地区均种植。

性　味　性凉，味甘。

功效主治　养血、止血、敛阴、润燥。治衄血、便血、坏血病、消渴、大便涩滞。

·主要成分·

菠菜中含有蛋白质、脂肪、碳水化合物、钙、磷、铁、胡萝卜素、维生素A、维生素B_1、维生素B_2、维生素B_3、维生素C等营养成分。因其维生素含量丰富，被誉为"维生素宝库"，糖尿病、高血压病、便秘者更宜食用。

·性状特征·

菠菜为一年生草本植物，全体光滑、柔嫩，水分多。幼根带红色。叶互生，基部叶和茎下部叶较大。茎上部的叶渐次变小，戟形或三角状卵形。花序上的叶变为披针形，具长柄。花单性，雌雄异株。雄花排列成穗状花序，顶生或腋生，花被4，黄绿色，雄蕊4，伸出。雌花簇生于叶腋，花被坛状，有2齿，花柱4，线形细长，下部结合。

·选购秘诀·

以根小色红、叶色深绿的为佳。

药用价值 ♂

菠菜中含有一种类似胰岛素的物质，作用与胰岛素十分相似，可使血液中的血糖保持稳定，是糖尿病患者的健康食品。

菠菜中含有丰富的维生素，能够预防口角炎、夜盲症等维生素缺乏症。

菠菜中尚含有大量的抗氧化剂，具有抗衰老、促进细胞增殖作用。它能激活大脑功能，增强青春活力，对防治大脑的老化和老年痴呆症有突出作用。

研究发现，中老年人每次食用500克菠菜，每周食用2～4次，可以防止视网膜退化，可见菠菜还对视力有一定的保护作用。

菠菜有增加抵抗传染病的能力，促进儿童生长发育。

菠菜中所含维生素K，有止血的作用。实践证明，常食菠菜能活血通脉、益血润肠、调中下气。

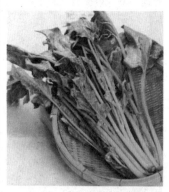

·贮存要点·

◎新鲜食用，或置于冰箱保鲜格中保存。

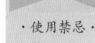

·用法用量·

◎炒食、煮汤、做馅、凉拌均宜。每餐80～100克。

·使用禁忌·

◎婴幼儿和缺钙、软骨病、肺结核、肾结石、腹泻者不宜食生菠菜。小孩不能多吃。

特别提示　◎菠菜含草酸较多，故不能直接烹调食用，吃菠菜时应先用沸水烫软，捞出再炒，这样易于人体对钙质的吸收。

蘑菇炒菠菜

功　效	补铁健脾、养血清燥。
原材料	菠菜200克，蘑菇10克，香油3克，蒜、姜丝、料酒、盐各适量。
做　法	菠菜择洗干净，蘑菇去根、洗净、剖两半，油放炒锅中烧至六成热，放入菠菜，翻炒至熟，放于盘中。原锅置火上，放蒜、葱花、姜丝、料酒及盐，加少量水煮开，放入蘑菇炒熟，倒入盘中菠菜上即可。
用　法	佐餐食用。

茼蒿

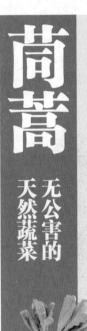

无公害的天然蔬菜

别名 同蒿、菊花菜、同蒿菜、蓬蒿菜、蒿菜。

来源 为菊科植物茼蒿的茎叶。

主要产地 全国大部分地区均栽培。

性味 味辛、甘，性平。

·功效主治·

平补肝肾、润肺消痰、养心清血、养脾胃、利肠胃、降血压、宁心安神、疏肝理气。主治肝热头晕目眩、睡眠不安、痰热咳嗽、脾胃不和、食欲不振、气胀食滞、口臭痰多、二便不畅等。

·主要成分·

含有矿物质、维生素、胆碱、挥发油等，是一种高水分、低热能的蔬菜。

·性状特征·

光滑无毛或茎光滑无毛。茎高达 70 厘米，不分枝或自中上部分枝。中下部茎叶长椭圆形或长椭圆状倒卵形，长 8 ～ 10 厘米，无柄，二回羽状分裂。一回为深裂或几全裂，侧裂片 4 ～ 10 对。二回为浅裂、半裂或深裂，裂片卵形或线形。上部叶小。头状花序单生茎顶或少数生茎枝顶端，但并不形成明显的伞房花序，花梗长 15 ～ 20 厘米。

选购秘诀

茎嫩，叶长而肥厚，全叶缘边呈羽状深裂，裂片呈倒披针形，叶缘锯齿状有深浅不等的缺刻。依叶的大小及缺刻的深浅又分大叶种及小叶种，前者叶片大而厚，缺刻度少而浅，食用品质好；后者叶小，缺刻多而深、叶薄、成熟稍早，吃起来味道有点苦。

药用价值

茼蒿的茎和叶可以同食，一般营养成分无所不备，尤其胡萝卜素的含量超过一般蔬菜，为黄瓜、茄子含量的 15 ～ 30 倍。茼蒿还含有一种挥发性的精油以及胆碱等物质，因此具有开胃健脾、降压补脑等功效，常食茼蒿，对咳嗽痰多、脾胃不和、记忆力减退、习惯性便秘等均有疗效。在蔬菜缺乏的季节里，茼蒿确是含有高价营养的鲜美绿叶菜。

更特别的是以嫩茎叶入食。因为其具有特殊气味，很少生虫，不必喷洒农药，所以一般无农药污染。

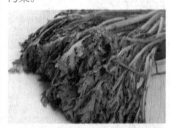

 ·贮存要点·

◎贮存于低温、干燥处。

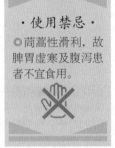

·用法用量·

◎一般作蔬菜煮食。每餐 50 ～ 100 克。

·使用禁忌·

◎茼蒿性滑利，故脾胃虚寒及腹泻患者不宜食用。

特别提示 ◎茼蒿中的芳香精油遇热易挥发，长时间炒煮会减弱其健胃理气的作用，所以烹调时应旺火快炒。与肉、蛋等荤菜共炒，可提高其维生素 A 的利用率。

茼蒿炒肉丝

功效	健脾滋阴、消肿解毒。
原材料	茼蒿嫩茎叶 250 克，鲜猪肉 100 克，料酒、精盐、味精、酱油、葱花、姜末各适量。
做法	将茼蒿去杂、洗净，入沸水中焯一下，捞出挤干水后切段。猪肉洗净切丝，将料酒、精盐、酱油、葱花、姜末、少量的水淀粉放入碗内搅成芡汁。锅烧热，倒入适量植物油，再下肉丝煸炒，倒入芡汁，炒至肉丝熟而入味，再投入茼蒿炒至入味，出锅即成。
用法	佐餐食用。

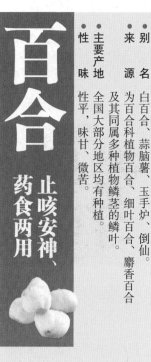

百合

止咳安神、药食两用

别名 白百合、蒜脑薯、玉手炉、倒仙。为百合科植物百合、细叶百合、麝香百合及其同属多种植物鳞茎的鳞叶。

主要产地 全国大部分地区均有种植。

性味 性平，味甘、微苦。

功效主治 润肺止咳、清心安神。治肺热久咳、咳唾痰血、热病后余热未清、虚烦惊悸、神志恍惚、脚气浮肿。

·主要成分·

百合鳞茎含秋水仙碱等多种生物碱及淀粉、蛋白质、脂肪等。麝香百合的花药含有多种胡萝卜素。卷丹的花药含水分、灰分、蛋白质、脂肪、淀粉、还原糖、泛酸、维生素C、β-胡萝卜素等。

·选购秘诀·

以瓣匀肉厚、色黄白、质坚、筋少者为佳。

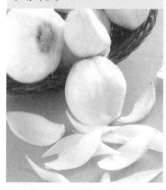

性状特征

①药用的百合为干燥的鳞叶，呈长椭圆形、披针形或长三角形，长2～4厘米，宽0.5～1.5厘米，肉质肥厚，中心较厚，边缘薄而成波状，或向内卷曲，表面乳白色或淡黄棕色，光滑细腻，略有光泽，瓣内有数条平行纵走的白色维管束。质坚硬而稍脆，折断面较平整，黄白色似蜡样。气微、味微苦。

②鲜百合为多年生草本，高60～100厘米。鳞茎球状，白色，肉质，先端常开放如荷花状，长3.5～5厘米，直径3～4厘米，下面长有数条须根。茎直立，圆柱形，常有褐紫色斑点。花大，单生于茎顶，少有1朵以上者。蒴果长卵圆形，室间开裂，绿色。种子多数。

药用价值

百合富含水分，可以解渴润燥。故支气管不好的人，食用后有助病情改善。

百合主要含秋水仙碱等多种生物碱和营养物质，有良好的营养滋补价值，尤其对病后体弱、神经衰弱等有良好功效。

百合科有显著抑制黄曲霉素的致突变作用，临床上常用于白血病、肺癌、鼻咽癌等疾病的辅助治疗。

常食百合有润肺、清心、调中之效，可止咳、止血、开胃、安神，有助于增强体质，抑制肿瘤细胞的生长，缓解放疗反应。百合又有治疗郁热型胃痛的功效。

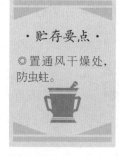

·贮存要点·
◎置通风干燥处，防虫蛀。

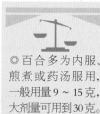

◎百合多为内服、煎煮或药汤服用，一般用量9～15克，大剂量可用到30克。
·用法用量·

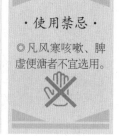

·使用禁忌·
◎凡风寒咳嗽、脾虚便溏者不宜选用。

特别提示 ◎药用百合有家种与野生之分，家种的鳞片阔而薄，味不甚苦；野生的鳞片小而厚，味较苦。百合吃法很多，可蒸可炒，还可做羹汤、煮粥，也可制成蜜饯等。

百合银耳汤

功效	滋阴润肺、清热止渴、保护气管。
原材料	百合15克，大枣5粒，银耳20克，冰糖1/2杯，水适量。
做法	将百合用温水泡软，大枣去子后切小丁备用。银耳用水泡软、洗净、去硬蒂后，放入搅拌机，加2杯水，稍打碎约30秒，勿打得太细以保持口感。将打碎的银耳、冰糖、百合、大枣丁、水放入锅中，置于电锅内，外锅加1杯水开始蒸煮，熟后即可食用。
用法	随意饮之。

乌龟

延年益寿的高档补品

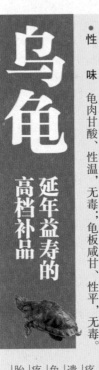

别名 水龟、金龟、草龟。

来源 龟科、龟亚科动物龟的全体。

主要产地 主产于长江中下游各省。

性味 龟肉甘酸、性温，无毒；龟板咸甘、性平，无毒。

功效主治

除湿痹、补阴虚、滋肾水、止血、解毒。

龟肉主治湿痹、风痹、筋骨疼痛、久年寒咳、夜多小便、小儿遗尿、痔疮下血、血痢、子宫脱垂、龟板治阴虚不足、骨蒸劳热、筋骨疼痛、小儿囟门不合及头疮、妇女胎前产后痢疾、女子赤白带下、阴痒。

· 主要成分 ·

龟肉含蛋白质、脂肪、动物胶、糖类、维生素 B_1、维生素 B_2、维生素 B_3、钙、磷、铁等营养成分。

· 性状特征 ·

乌龟壳略扁平，背腹甲固定不可活动，背甲长 10～12 厘米、宽约 15 厘米，有 3 条纵向的隆起。头和颈的侧面有黄色线状斑纹，四肢略扁平，指间和趾间均具全蹼，除后肢第五枚外，指和趾的末端皆有爪。

· 选购秘诀 ·

龟要选活的，死的不能食用。

药用价值

龟肉具有滋阴补血、补肾健骨、降火止泻的功效，用于血虚体弱、阴虚、骨蒸潮热、久咳咯血、肠风下血、筋骨疼痛、子宫脱垂、糖尿病等病症。乌龟中的蛋白质能抑制肿瘤细胞，增强免疫功能。

龟肉营养容易被人体吸收，对重病初愈者有很好的补益作用。

龟体中含有较多特殊的长寿因子和免疫活性物质，常食可增强人体免疫力，使人长寿。

龟甲气腥、味咸、性寒，具有滋阴降火、补肾健骨、养血补心等多种功效，并有助于治疗肿瘤。

龟血可用治疗脱肛、跌仆损伤，还有抑制肿瘤细胞的功能。

龟胆汁味苦、性寒，主治痘后目肿、月经不调等。现代研究表明，龟胆汁对肉瘤有抑制作用。

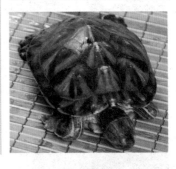

· 贮存要点 ·

◎ 新鲜食用，或宰杀后在低温下保存。

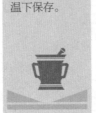

◎炒食或炖食。每餐 1 只。

· 用法用量 ·

· 使用禁忌 ·

◎肠胃功能虚弱、消化不良的人应慎食，有消化系统疾病的患者不宜食用。失眠、孕妇及产后泄泻者不宜食用，以免引发胃肠不适或其他不良反应。

特别提示 ◎乌龟滋阴力比鳖强，但鲜味不如鳖肉好，一般加少许盐，清蒸食之效果甚佳。

沙参虫草龟肉汤

功效	有滋阴养血、补肺益肾作用。适用于肺结核咯血、咳嗽痰中带血、阴虚潮热、盗汗、肾虚遗精等症。
原材料	龟肉适量，北沙参 60 克，冬虫夏草 15 克。
做法	乌龟处理干净，与所有材料一起放入锅中煲煮成汤，用油盐调味食用。
用法	食肉喝汤。

甲鱼

滋肝补肾、益气补虚

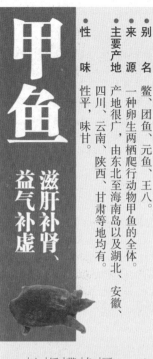

别　名 鳖、团鱼、元鱼、王八。

来　源 一种卵生两栖爬行动物甲鱼的全体。

主要产地 产地很广，由东北至海南岛以及湖北、安徽、四川、云南、陕西、甘肃等地均有。

性　味 性平，味甘。

功效主治 滋阴凉血。可治骨蒸劳热、久疟久痢、崩漏带下、瘰疬、冲任虚损、久疟不止等。

·主要成分·

甲鱼所含有的蛋白质高达17%，比鸡蛋高30%，为牛奶的4倍以上；含有优质饱和脂肪酸及亚油酸；含有的维生素种类齐全，如维生素A、维生素B_1、维生素B_2、维生素B_6、维生素B_{12}、维生素C、维生素E、维生素K；还有多种活性物质，如卵磷脂、视黄醇、胆碱、多糖、激素，以及钙、磷、铁、钠、钾、铜、锌、钴。不仅营养丰富，而且肉质鲜美。

·性状特征·

体长18～24厘米，头部青灰色，吻部突出。背腹扁平，背盘椭圆形，橄榄绿色。背腹甲包覆着皮肤。背甲边缘的柔软皮肤称作裙边。当裙边左右摆动时，能迅速将身体埋入泥沙里。四肢有蹼，游泳很快。卵生。

·选购秘诀·

一定要食用鲜活的甲鱼，现吃现宰。

药用价值 ♂

甲鱼中含有大量以EPA和DHA为主的脂肪酸，甲鱼可用于治疗骨蒸劳热、肝脾大、崩漏带下、血瘕、腹痛、久疟、久痢、虚劳、遗精等症。用于治疗因放疗、化疗而引起的虚弱、贫血、白细胞减少等。

甲鱼有助于降低血胆固醇，对高血压、冠心病患者有益，并能有效地预防和抑制肝癌、胃癌、急性淋巴性白血病。

食用甲鱼对肺结核、体质虚弱等多种疾病亦有一定的辅助疗效。

甲鱼配伍名贵中药材，可治疗腰酸腿痛、更年期综合征、男性不育症。

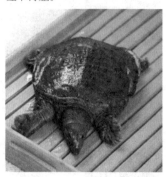

·贮存要点·

◎甲鱼不可贮存，只可新鲜食用。

·用法用量·

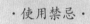

◎甲鱼既可红烧，又可清蒸。每餐30克。

·使用禁忌·

◎脾胃阳虚者、孕妇、产后泄泻、消化不良、肠胃功能虚弱、失眠者不宜食用。

特别提示 ◎若用生甲鱼血和胆汁配酒，会使饮用者中毒或患寄生虫病及罹患严重贫血症。甲鱼不宜与鸡蛋及苋菜同吃。

红烧甲鱼

功　效	滋阴凉血、补益肝肾，对病后虚弱者有很好的补益作用。
原材料	甲鱼1只（1000克），猪肉250克，鸡肉250克，猪油50克，大蒜头10瓣，鲜汤2杯，胡椒、香油各少许，酱油、姜片、葱白各适量。
做　法	将甲鱼处理干净，肉切成块。选用五花猪肉刮洗干净，切成块，鸡肉亦切成块。将猪、鸡肉一起余烫。锅内放猪油烧至六成熟，下入姜、葱白段爆香，放入鸡肉、猪肉炒匀，加甲鱼、盐、酱油、料酒、鲜汤在小火上煮熟。大蒜入笼蒸熟，锅内甲鱼煮熟时放入胡椒、大蒜收汁，将甲鱼捞入盘内，再将味精、香油放入汤汁内，浇在甲鱼上即可。
用　法	根据个人需要，适量食用。

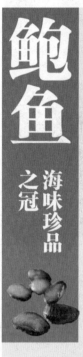

鲍鱼
海味珍品之冠

别名 鳆鱼、镜面鱼、九孔螺、明目鱼。

来源 腹足纲、鲍科的单壳海生贝类鲍鱼的全体。

主要产地 主产于东南沿海、渤海湾、西沙群岛等。

性味 性平，味甘、咸。

功效主治 滋阴清热、益精明目。治劳热骨蒸、咳嗽、淋崩漏、带下、淋病、青盲内障。

· 主要成分 ·
鲍鱼富含蛋白质、脂肪、钙、磷、铁、锌、碘及维生素A、B族维生素等营养成分。

· 选购秘诀 ·
以体大肉厚、外形平展、肉色淡红、干度足、润而不潮、稍有白霜、味鲜淡者为上品。

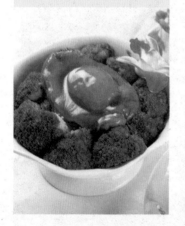

性状特征

九孔鲍体外有一坚厚的贝壳，呈椭圆形。贝壳内面白色，有彩色光泽。壳口椭圆形，与体螺层大小几乎相等。体柔软，头部有细长的触角和有柄的眼各1对。腹面有吻，内具颚片和舌齿。足分为上、下两部，上足覆盖下足，边缘生有多数小触手，从贝壳上的小孔伸出。

盘大鲍贝壳大型，短而宽，呈耳状。螺肋上的突起和小孔共30个左右，末端4～5个特大，且开孔。壳面常有石灰虫及苔藓虫附生。壳口卵圆形，外唇薄，边缘呈刃状，内唇加厚，由壳口内面延伸形成一上端较宽、基部较窄的片状遮缘。

药用价值

鲍鱼含有丰富的蛋白质，具有滋阴补养功效，又是一种补而不燥的海产品，吃后没有牙痛、流鼻血等不良反应，多吃也无妨。

鲍鱼的肉中还含有一种被称为"鲍素"的成分，具有破坏癌细胞必需的代谢物质，是一种较好的抗癌食品。

鲍鱼具有双向调节血压作用，原因是鲍鱼能"养阴、平肝、固肾"，可调理肾上腺素分泌。

鲍鱼有调经、润燥、利肠之功效，可治疗月经不调、大便秘结等疾患。

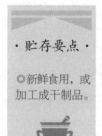

· 贮存要点 ·
◎新鲜食用，或加工成干制品。

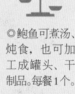

◎鲍鱼可煮汤、炖食，也可加工成罐头、干制品。每餐1个。

· 用法用量 ·

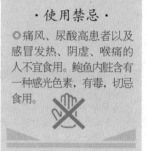

· 使用禁忌 ·
◎痛风、尿酸高患者以及感冒发热、阴虚、喉痛的人不宜食用。鲍鱼内脏含有一种感光色素，有毒，切忌食用。

特别提示 ◎烹制鲍鱼，要软硬适中。太熟如同食豆腐，无法发挥鲍鱼的真正味道；太硬则如橡皮筋，无法体会鲍鱼的美味。

碧绿青边鲍

功效	补气养阴、益精明目、清热除烦。
原材料	鲍鱼300克，西蓝花500克，鸡肉1500克，鸡油200克，火腿骨750克，瘦肉1000克，龙骨500克，鸡脚500克，猪皮400克。
做法	鲍鱼洗净，将其余原材料熬成汁，再将鲍鱼和汁熬18小时。将鲍鱼切片，将西蓝花炒熟后放在碟内摆好，再将鲍鱼片铺在上面，淋上鲍汁即可。
用法	佐餐食用。

淡菜

营养价值很高的『海中鸡蛋』

别名 壳菜、红蛤、珠菜、海红。

来源 为贻贝科动物厚壳贻贝和其他贻贝类的贝肉。

主要产地 分布于黄海、渤海及东海等区域。

性味 性温,味咸。

功效主治

补肝肾、益精血,消瘿瘤。治虚劳羸瘦、眩晕、盗汗、阳痿、腰痛、咯血、崩漏、带下、瘿瘤、疝瘕。

·主要成分·

干淡菜每100克含水分13克,蛋白质59.1克,脂肪7.6克,碳水化合物13克,灰分6.9克,钙277毫克,磷864毫克,铁24.5毫克,维生素$B_2$0.46毫克,维生素$B_3$3.1毫克。

·性状特征·

厚壳贻贝贝壳2片,长15厘米左右,呈楔形。壳顶尖小,壳表面棕黑色,壳顶常磨损而显白色。壳内面灰蓝色,具珍珠光泽。壳顶内面具有2个小主齿。韧带褐色。外套膜在一点愈合,外套缘具有分支状的触手。足后端成片状,前端呈棒状。足丝粗,淡黄色。

·选购秘诀·

以肉质肥厚、坚实、有光泽、颜色正常、无异味,味道鲜美者为佳。

药用价值 ♂♀

淡菜的营养价值很高,并有一定的药用价值。淡菜蛋白质含量高达59%,其中含有8种人体必需的氨基酸,脂肪含量为7%,且大多是不饱和脂肪酸。

淡菜含有丰富的钙、磷、铁、锌、B族维生素等。由于营养价值高于一般的贝类和鱼、虾、肉等,对促进新陈代谢,保证大脑和身体活动的营养供给具有积极的作用,所以称之为"海中鸡蛋"。

淡菜可用来治疗虚劳羸弱、精血衰少、咯血、眩晕、盗汗、阳痿、腰疼、久痢、肠鸣、崩漏、带下等病症,且可为妇女产后滋补之用。

淡菜还含大量的碘,对缺碘性甲状腺肿大患者是极好的保健食品,淡菜中所含脂肪里不饱和脂肪酸较多,对于维持机体的正常生理功能、促进发育有良好作用,还有降低胆固醇的作用。

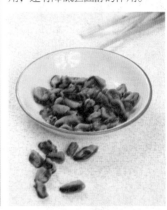

·贮存要点·

◎最好新鲜食用,或是加工成干制品保存。

◎淡菜的吃法很多,可煮、烩、炖或做馅。每餐50克左右。

·用法用量·

·使用禁忌·

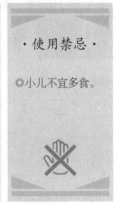

◎小儿不宜多食。

特别提示 ◎将淡菜与芹菜或荠菜共煮汤饮用,可辅助治疗原发性高血压病、动脉硬化、冠心病。

韭菜炒淡菜

功效	治疗肝肾不足引起的眩晕、盗汗、腰痛、阳痿、小便余沥不尽等。
原材料	淡菜10~30克,韭菜60克,葱、姜、盐、味精各适量。
做法	将淡菜用开水泡发至软后,洗净、沥干,韭菜切段,油锅上火,将葱、姜下入锅中爆香,然后下入淡菜、韭菜,翻炒至熟,起锅前加入盐、味精调味即可。
用法	佐餐食用。

雪蛤膏

有「软黄金」之称的珍稀补品

别　名 林蛙油。

来　源 蛙科两栖类动物林蛙的雌蛙的干燥输卵管。

主要产地 主要产于东北长白山林区。

性　味 味甘、咸，性平。

功效主治 滋阴润肺、补血壮体、安神、补肾、延年益寿、美容养颜、抗衰老。用于肺虚、干咳、低热不退、盗汗、病后血咯血、吐血、产后虚弱等症。体虚、

·主要成分·

蛋白质，另外还含有蛙醇、多糖类、磷脂、维生素、脂肪酸、氨基酸、微量元素及多种激素等。

·性状特征·

优质雪蛤膏呈不规则片状，弯曲重叠，长 1.5 ～ 2 厘米，厚 1.5 ～ 5 厘米。表面黄白，蜡质状，微透明，有脂肪样光泽，偶带有灰白色薄膜状干皮。触摸有滑腻感，在温水中浸泡，体积可膨胀 10 ～ 15 倍。气腥，味微甘，咀嚼时有黏滑感。

·选购秘诀·

购买时应以片状多而粒状少的为佳。

药用价值

雪蛤由于其冬天在雪地下冬眠 100 多天，故称"雪蛤"。雪蛤有自然界"生命力之冠"之称。每年的秋季，正是雪蛤生命力最强之时，尤其是雌雪蛤的输卵管（雪蛤膏）更是聚集了来年繁殖后代的所有营养，此时的雪蛤其滋补功能最佳。

雪蛤膏具有的同化激素作用，可促进人体内的蛋白质合成，尤其是免疫球蛋白的合成，提高人体对外来病菌的抵抗能力。雪蛤膏经充分溶胀可促进人体皮肤组织的新陈代谢，使肌肤细腻，保持机体的年轻态、健康态。

经研究表明，雪蛤膏还具有以下功效：延缓衰老，美容养颜，可做营养补充剂，调节女性内分泌，改善更年期症状，提高脑组织细胞的供氧及利用氧的能力，提高机体耐力及抗应激能力，降血脂，增加白细胞，调节体内激素平衡，并有抗癌的辅助作用。

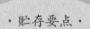

·贮存要点·
◎通风干燥、背光处保存。

·用法用量·
◎炖汤或水发后蒸食。每餐 3 ～ 5 克。每星期 1 ～ 2 次为宜。

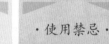

·使用禁忌·
◎严重糖尿病、肺胃虚寒、腹泻者不宜食用。雪蛤富含雌激素，年轻女性吃得太多可能会引起乳腺增生。

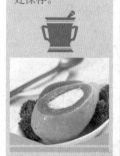

特别提示 ◎烹煮前先用清水浸泡数小时，至成白色棉花球状，然后把卷曲的肠或白色的小块拣去，洗净、余水、晾凉，这样便可烹煮了，假如处理不当便会带来腥味。

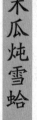

木瓜炖雪蛤

功　效	滋阴润肺、安神补肾
原材料	木瓜 1 个（约 750 克），雪蛤膏 10 克，鲜奶 1 杯，水 1 杯，冰糖适量。
做　法	雪蛤膏用水浸泡 4 小时或者一晚，洗干净，余烫一下，沥干水分。木瓜洗净，在顶部切出 2/5 作盖，木瓜盅切成锯齿状，挖出核和瓤，木瓜放入炖盅内。冰糖和水一起煲溶，然后放入雪蛤膏煲半小时，加入鲜奶，待滚，滚后注入木瓜盅内，加盖，用牙签插实木瓜盖，隔水炖 1 小时即可。
用　法	可冷藏后食用，如加些椰汁或西米之类，口感更佳。

鸽子

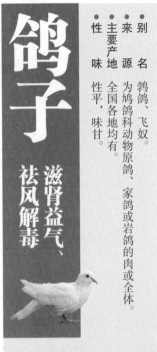

滋肾益气、祛风解毒

别名 鹁鸽、飞奴。

来源 为鸠鸽科动物原鸽、家鸽或岩鸽的肉或全体。

主要产地 全国各地均有。

性味 性平，味甘。

功效主治

滋肾益气、祛风解毒。主治虚羸、消渴、久疟、妇女血虚经闭、恶疮疥癣。

·主要成分·

鸽肉含水分 75.10%，蛋白质 22.14%，脂肪 1.00%，灰分 1.00%。

·性状特征·

家鸽由原鸽驯养而来，种类很多，有扇尾、球胸、瘤鼻、眼镜及传书鸽等品种。毛色复杂，以青灰色较普遍，亦有纯白、茶褐、黑白混杂等。我国大部分地区均有饲养。

·选购秘诀·

选购时如鸽翼底的羽毛还没长齐，拨开可见鸽肉，鸽嘴、鸽脚呈肉色，这是乳鸽的特征。如翼毛出齐而坚硬，鸽嘴及脚呈蓝色或深肉色，则是老鸽。

药用价值

鸽子肉的蛋白质含量在 15% 以上，消化吸收率高达 97%，脂肪含量极低。

鸽子肉含有丰富的钙、铁、铜等元素及维生素 A、B 族维生素、维生素 E。

鸽子肉所含有的造血用微量元素相当丰富，对产后妇女、手术后的患者及贫血者具有大补功效，民间称之为"甜血动物"。

民间验方以鸽配其他药物，可治疗头晕症、妇科疾病。女性常食鸽子肉，可提高性欲。

鸽子肉中含有丰富的维生素 B_5，对脱发、白发和未老先衰有很好的疗效。乳鸽含有较多的支链氨基酸和精氨酸，可促进体内蛋白质的合成，加快创伤的愈合。鸽血中富含血红蛋白，也能使术后伤口很快愈合。乳鸽骨含有丰富的软骨素，经常食用，可使皮肤变得白嫩、细腻。

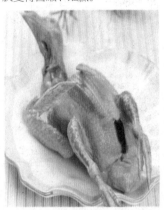

·贮存要点·

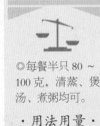

◎新鲜食用，或置于低温下保存。

◎每餐半只 80～100 克，清蒸、煲汤、煮粥均可。

·用法用量·

·使用禁忌·

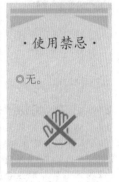

◎无。

特别提示 ◎鸽肉是典型的高蛋白、低脂肪、低胆固醇食物，特别适合老年人及高血压患者食用。

川贝生梨炖鸽子

功效	养肺补元、润肺化痰。主治肺虚久咳、肺结核、肺气肿。
原材料	川贝母 10 克，生梨 2 个，鸽子 1 只，盐、酒、姜各适量。
做法	川贝母洗净，生梨去皮核、切块，鸽子去毛、内脏、洗净。上味加入盐、酒、姜等调料后一起隔水炖煮，熟后食用。
用法	佐餐食用。

乌骨鸡

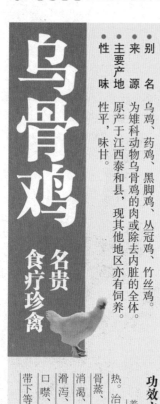

名贵食疗珍禽

别　名　乌鸡、药鸡、黑脚鸡、从冠鸡、竹丝鸡。

来　源　为雉科动物乌骨鸡的肉或除去内脏的全体。

主要产地　原产于江西泰和县，现其他地区亦有饲养。

性　味　性平，味甘。

功效主治

养阴退热。治虚劳、羸瘦、骨蒸、消渴、脾虚、下痢、滑泄、口噤、崩中、带下等症。

·主要成分·

乌骨鸡含有18种氨基酸，包括8种人体必需氨基酸，其中10种比普通肉鸡的含量高。乌骨鸡含有维生素B_1、维生素B_2、维生素B_6、维生素B_{12}、维生素C、维生素E等，其中维生素E的含量是普通肉鸡的2.6倍，胡萝卜素和维生素C含量均高于普通肉鸡。此外，乌骨鸡还含有多种微量元素和常量元素，如钙、磷、铁、氯、钠、钾、镁、锌、铜等。

·选购秘诀·

以精力充沛、毛色光泽、鸡肉紧缩有弹性、鸡肉无血线者为佳。

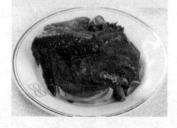

性状特征

乌骨鸡体躯短矮而个头小，颈短，具肉冠，耳叶绿色，略呈紫蓝。遍体毛羽色白，除两翅毛羽外，全呈绒丝状；头上有一撮细毛突起，下颌上连两颊面，生有较多的细短毛。皮、肉、骨、嘴均乌色。翅较短，而主翼羽的羽毛呈分裂状，致飞翔力特别强。毛脚，5爪，跖毛多而密。本种除白毛者外，尚有黑毛乌骨者、斑毛乌骨者或肉白乌骨者等。

药用价值

乌骨鸡性平、味甘，有养阴退热、补益肝肾的作用。对妇女崩中带下及一切虚损诸病有显著功用。著名的乌鸡白凤丸，就是滋养肝肾、养血益精、调养冲任的良药。

乌鸡的营养物质非常丰富，蛋白质、维生素B_2、维生素B_3、维生素E、磷、铁、钾、钠的含量要比普通鸡肉高很多，而胆固醇和脂肪含量很少。所以，乌鸡是补虚劳、养身体的佳品。

乌鸡具有提高生理功能、延缓衰老、强筋健骨的作用，对防治骨质疏松、佝偻病、妇女缺铁性贫血等有明显功效。

·贮存要点·

◎置冰箱冷藏。

·用法用量·

◎煮食、炖食均可，每餐150克。

·使用禁忌·

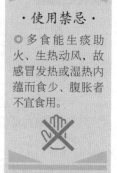

◎多食能生痰助火、生热动风，故感冒发热或湿热内蕴而食少、腹胀者不宜食用。

特别提示　◎食用时要连骨（砸碎）炖煮或清蒸。炖煮时最好不用高压锅而用砂锅，用文火慢炖。

草果豆蔻煲乌骨鸡

功　效	温中健胃。主治虚寒、妊娠腹痛。
原材料	乌骨母鸡1只（约重500克），草果、草豆蔻各5克。
做　法	鸡拔毛、去内脏、洗净，然后将草果、草豆蔻放入其腹内，以竹签封好切口，加水煮熟，加入调味料，即可食用。
用　法	佐餐食用。

鸡蛋

最理想的营养库

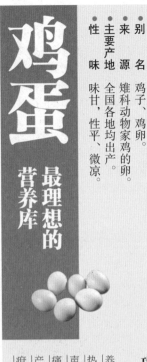

别名 鸡子、鸡卵。

来源 雉科动物家鸡的卵。

主要产地 全国各地均出产。

性味 味甘，性平、微凉。

功效主治 滋阴润燥、养血安胎。主治热证烦闷、燥咳、声哑、目赤咽痛、胎动不安、产后口渴、小儿疳痢等。

· 主要成分 ·

鸡蛋含有人体所必需的8种氨基酸，其蛋白质是食物中最平衡、最理想的。蛋黄比蛋白营养更丰富，脂肪集中在蛋黄内，蛋白中几乎没有脂肪，维生素A、维生素B_2也几乎集中在蛋黄内。蛋黄中含铁量比蛋白多20倍，各种微量元素含量也较高。

· 性状特征 ·

鸡蛋可分鸡蛋壳、鸡蛋白、鸡蛋黄、凤凰衣（内膜）四个部分。鸡蛋壳因品种的不同可分为白色、红色、绿色等。鸡蛋白呈有光泽的纯白色，外覆一层薄膜。

· 选购秘诀 ·

优质鲜蛋的蛋壳洁净、完整、无光泽，壳上有一层白霜；劣质蛋蛋壳表面的粉霜脱落，壳色油亮，呈乌灰色或暗黑色。手握蛋摇动时内容物有晃动声。

药用价值

鸡蛋含有丰富的卵磷脂。卵磷脂进入血液后，会减少胆固醇和脂肪在血管壁上沉积，对防治心血管疾病和动脉粥样硬化是有益的。

鸡蛋中的蛋白质、卵磷脂对肝脏组织损伤有修复作用，可促进肝细胞的再生。

蛋黄中的卵磷脂、三酰甘油、胆固醇和卵黄素，对于神经系统和身体发育有很大的作用，能健脑益智，可避免老年人智力衰退，改善记忆力。

鸡蛋中含有丰富的维生素B_2，维生素B_2可以分解和氧化人体内的致癌物质。鸡蛋中含有的微量元素如硒、锌等，也都具有防癌作用。

鸡蛋加工成咸蛋后，其含钼量会增加至鲜蛋的10倍，特别适用于患骨质疏松的老年人。

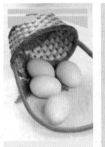

· 贮存要点 ·

◎在温度2～5℃的情况下，鸡蛋的保质期是40天；而冬季室内常温下为15天，夏季室内常温下为10天。

· 用法用量 ·

◎煎、煮、炒、炖等均可，每日以不超过两个为宜。

· 使用禁忌 ·

◎生鸡蛋中含有沙门菌，不宜食用。长时间煮烧的鸡蛋也不宜食用，会妨碍人体对铁的吸收。鸡蛋中的胆固醇含量较高，不宜多吃。老年人，尤其是血脂高和肝炎患者最好不吃蛋黄。冠心病患者以每日不超过1个为宜。肾功能不全患者和皮肤生疮化脓者，也不宜吃鸡蛋。

特别提示 ◎鸡蛋在吃法上也要注意，对婴幼儿、患者、老年人来说，鸡蛋最好以煮、蒸为好，煎、炒、炸等方式做出来虽好吃，但较难消化。

白果蒸鸡蛋

功效	敛肺气、止带浊。适用于妇女白带过多。
原材料	鲜鸡蛋1个，白果2枚。
做法	将鸡蛋的一端开孔，白果去壳，纳入鸡蛋内，用纸黏封小孔，口朝上放碟中，隔水蒸熟即成。
用法	每日1次。

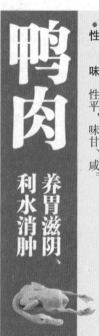

鸭肉

养胃滋阴、利水消肿

别名 鹜肉。

来源 为鸭科动物家鸭的肉。

主要产地 我国大部地区均饲养。

性味 性平，味甘、咸。

功效主治

补益气阴，利水消肿、清虚热。主治虚劳骨蒸、咳嗽、咽干、水肿、小便不利等症。

·主要成分·

鸭肉的蛋白质含量虽略低于鸡肉，但脂肪、糖类的含量均高于鸡肉，还含维生素A、维生素B_1、维生素B_2、钙、磷、铁等成分。

·性状特征·

嘴长而扁平、颈长、体扁、翅小、覆翼羽大，腹面如舟底，尾短，羽毛甚密，色有全白、粟壳、黑褐等。

·选购秘诀·

健康的活鸭头颈高昂，羽毛紧密，尾巴上翘，肢体有力，胸脯丰满。

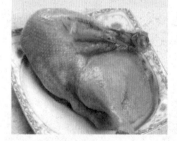

药用价值

鸭肉肥嫩色白，是补虚健身的食疗佳品，具有良好的滋补作用。对体虚及老年人水肿，都有较好的辅助治疗作用。

鸭肉中蛋白质含量较高，比畜肉含量高得多，脂肪含量适中，并分布均匀，脂肪酸主要是不饱和脂肪酸和低碳饱和脂肪酸，这种酸易于被人体消化吸收，并且降低机体胆固醇含量，减少人体患心脏病的概率。

鸭肉中含有丰富的B族维生素和维生素E，前者具有抗脚气、神经炎和多种炎症的作用，在生长期、妊娠期及哺乳期的人要多吃，后者是人体多余自由基的清除剂，在抗衰老过程中起着重要的作用。

鸭肉中含有较为丰富的维生素B_3，作为构成人体内两种重要辅酶的成分之一，在细胞呼吸中起一定的作用，对心脏病患者有更好的作用。

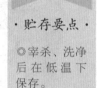

·贮存要点·

◎宰杀、洗净后在低温下保存。

·用法用量·

◎鸭肉的做法很多，可烧、烤、炖、炒、煲汤等。老鸭比幼鸭营养价值更高。每餐宜食80克。

·使用禁忌·

◎鸭肉不宜与杨梅、大蒜、木耳和鳖肉同食；腹泻、外感风寒、外科化脓患者忌食；平素身体虚寒，或因着凉引起的食欲减退、胃腹疼痛、腹泻、腰痛及痛经等患者不宜食用。

特别提示 ◎鸭肉味鲜美，因其含氮浸出物比畜肉多。因此烹调时加入少量盐，能有效地溶出含氮浸出物，使其汤更鲜美。

虫草炖老鸭

功效	在冬季食用最佳。当归、黄芪、红枣具有活血暖身、强身健体的效果，冬虫夏草、熟地、枸杞子有滋阴补肾的功效，配上鸭肉滋阴清热，使整道药膳温而不燥、滋而不腻，可谓绝妙的组合。
原材料	冬虫夏草2克，当归6克，党参6克，川芎6克，熟地4克，黄芪6克，枸杞子6克，红枣6颗，米酒半碗，姜6片，葱白2寸，老鸭1只。
做法	将药材用1碗米酒浸泡20分钟待用，再将老鸭处理干净。将所有材料置于鸭腹内，用线缝好。将老鸭放入汤锅内，加入半碗米酒，加水淹过鸭肉，放入姜、葱白、枸杞子、红枣，先用大火将水煮沸，再转小火炖90分钟，至鸭肉炖烂后即可。
用法	食肉喝汤。

鸭蛋

适宜阴虚火旺者食用的保健食品

别　名 鸭卵、鸭子。

来　源 为鸭科动物家鸭的蛋。

主要产地 全国各地均产。

性　味 性凉,味甘。

功效主治 滋阴、清肺。

主治膈热、咳嗽、喉痛、齿痛、泻痢。

·主要成分·

每100克含水分70克,蛋白质13克,脂肪14.7克,碳水化合物1克,维生素A1380国际单位,维生素$B_1$0.15毫克,维生素$B_2$0.37毫克,维生素$B_3$0.1毫克,灰分1.8克,钙71毫克,磷210毫克,铁3.2毫克,镁7毫克,钾60毫克,钠82毫克。

·性状特征·

样子有点像鸡蛋,但比鸡蛋要大,蛋壳也厚些。

·选购秘诀·

国家质检总局提醒消费者,部分地区吃小鱼小虾饲养的鸭子下的鸭蛋的蛋黄会黄中带微红,但不会出现鲜红色,若发现蛋黄太红的鸭蛋最好别食用。

药用价值

鸭蛋的蛋氨酸和苏氨酸含量在所有蛋类中是最高的。鸭蛋中各种矿物质的总量远远超过鸡蛋,特别是人体迫切需要的铁和钙,在鸭蛋中更为丰富,对骨骼的发育有益,并能预防贫血。

鸭蛋有养阴、清肺、止痢的功效,还可以治疗牙痛,更有大补虚劳、润肤美容的功效。

咸鸭蛋性寒,清肺热、降阴火的功能颇佳,咸蛋黄油,儿童多食可治疳积,外抹可治烫伤、湿疹。

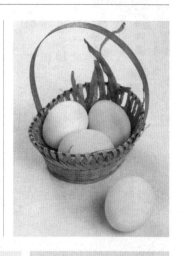

·贮存要点·

◎制成咸蛋后,保存的时间可久些。

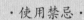

◎内服:煎汤、煮食。每天1个。

·用法用量·

·使用禁忌·

◎脾阳不足、寒湿下痢,以及食后气滞痞闷者不宜食。胆固醇含量较高,有心血管疾病、肝肾疾病的人应少吃。

特别提示 ◎制作蛋糕、面包等西点时不能使用鸭蛋,以防致病菌引起的食物中毒。鸭蛋最适宜阴虚火旺者作食疗补品,煎、煮皆可。

银耳鸭蛋汤

功　效	主治阴虚肺燥、咳嗽痰少、咽干口渴等症。
原材料	银耳10克,鸭蛋1个,冰糖适量。
做　法	将银耳泡发大约3个小时,然后放入煮锅中,加适量的清水,开大火将水烧沸,再转文火煮30分钟左右,这时,加入已经打散的鸭蛋,待蛋花形成后再煮约20分钟即可。在出锅前加入适量冰糖即可。
用　法	温服,每日1~2次。

银耳
抗衰老之明珠

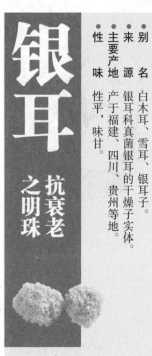

别名 白木耳、雪耳、银耳子。

来源 银耳科真菌银耳的干燥子实体。

主要产地 产于福建、四川、贵州等地。

性味 性平，味甘。

功效主治 滋补生津、润肺养胃；主治虚劳、咳嗽、痰中带血，津少口渴、病后体虚、气短乏力。

· 主要成分 ·

含有脂肪、蛋白质、硫、磷、镁、钙、钾、钠等，并含有多种维生素、氨基酸、葡萄糖、葡萄糖醛酸等。

· 性状特征 ·

药材由数片至10余片薄且多皱褶的瓣片组成，呈菊花形、牡丹花形或绣球形，直径3～15厘米。白色或类黄色，表面光滑，有光泽，基蒂为黄褐色，角质硬而脆。浸泡于水中变膨胀，有胶质。气微，味苦。

· 选购秘诀 ·

以身干、黄白色、朵大、体轻、有光泽、胶质、体厚者为佳。

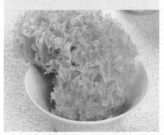

药用价值

银耳能提高肝脏解毒能力，保护肝脏功能。

银耳是一味滋补良药，特点是滋润而不腻滞，具有补脾、开胃、清肠、养阴清热、润燥之功效，对阴虚火旺、不宜进补参茸等温热滋补型药剂的患者有良好的补益作用。

银耳富有天然植物性胶质，加上它的滋阴作用，长期服用可以润肤，祛除脸部黄褐斑、雀斑，达到养颜美容的目的。

银耳是一种含粗纤维的减肥食品，它的粗纤维有助胃肠蠕动，减少脂肪吸收，并能使脂肪排出体外。

银耳多糖是银耳的最主要活性成分，对老年慢性支气管炎、肺源性心脏病患者有显著疗效。

银耳富含维生素D，能防止钙的流失，对生长发育十分有益。

银耳因含有硒等微量元素，可以增强机体抗肿瘤的免疫能力，还能增强肿瘤患者对放疗、化疗的耐受力。

· 贮存要点 ·

◎置干燥处。

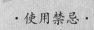

◎银耳的吃法一般是做羹汤，配冰糖、红枣、莲子、芝麻等食用。每餐15克即可。

· 用法用量 ·

· 使用禁忌 ·

◎银耳性润而腻，能清肺热，故外感风寒者忌食。

特别提示 ◎变质的银耳食用后会引发食物中毒，严重者会有生命危险。临睡前不宜食用，以免血黏度增高。不要选用纯白色的银耳，色微黄者为正品。

冰糖银耳羹

功效	滋阴润肺、养胃生津。银耳能润肺生津、滋阴养胃、益气补心、补脑。全方治阴虚证，如肺阴不足引起干咳或咯血，午后或有潮热、盗汗，阴虚不足引起的头晕、心悸等症，还可治疗秋冬时节的燥咳，是体质虚弱者的滋补佳品。
原材料	银耳10克，冰糖100克（不喜欢吃甜的可少放），枸杞子适量。
做法	银耳先冲洗几遍，然后放入碗内加温开水浸泡1小时左右，此时银耳发胀，然后挑去杂质。然后把银耳和适量冰糖放入煮锅内，再加入适量冷水，一起煮2～3个小时即可。最后10分钟放入枸杞子。
用法	每日清晨饮用。

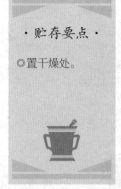

黑米

健脾益胃的补血米

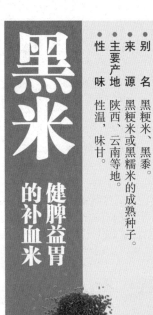

别名 黑粳米、黑黍。

来源 黑粳米或黑糯米的成熟种子。

主要产地 陕西、云南等地。

性味 性温，味甘。

功效主治 健脾胃、滋肾水、止肝火、乌须发。长期食用黑米，可养颜色、治疗头晕、目眩、贫血、白发、眼疾、腰腿酸软等。

·主要成分·

黑米具有较高的营养价值，黑米含蛋白质9.56%～11.8%，比普通大米高37%，比国际大米质量标准高3.81%；脂肪含量2.37%～2.8%，比国内大米质量标准高2.9倍；含16种氨基酸，平均高于普通大米15.8%。此外，有益于人体健康的其他营养成分，如铁、钙、锌、硒等多种矿物质的含量，亦远远高出普通大米。因此，黑米有"世界米中之王"的美称。

·性状特征·

黑米有光泽，米粒大小均匀，很少有碎米、爆腰（米粒上有裂纹），胚乳仍为白色，优质黑米具有正常的清香味，无其他异味。味佳，微甜，无任何异味。

·选购秘诀·

以颜色黑亮、颗粒饱满、无任何不良气味、表面似有膜包裹者为佳。

药用价值

黑米中所含蛋白质是大米的0.5～1倍，所含锰、锌、铜等无机盐较大米高出1～3倍，更含有大米所缺乏的维生素C、叶绿素、花青素、胡萝卜素及强心苷等特殊成分，因而比大米更具营养。多食黑米具有开胃益中、暖脾暖肝、明目活血、滑涩补精之功效，对于少年白发、妇女产后虚弱、病后体虚以及贫血、肾虚均有很好的滋补作用。

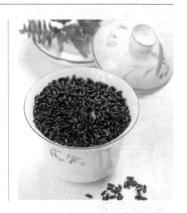

·贮存要点·

◎置通风、阴凉、干燥处，防鼠、防潮、防蛀。

◎除了粥之外，黑米还可以做成点心、汤圆、粽子、面包等。现在还研发出了黑米酒，其中含有黑色素，能起到保健作用。每餐50克。

·用法用量·

·使用禁忌·

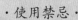

◎黑米粥若不煮烂，不仅大多数营养素无法溶出，而且多食后易引起急性胃肠炎，对消化功能较弱的儿童和老弱患者更是如此。

特别提示 ◎煮粥时，夏季将黑米用水浸泡一昼夜，冬季浸泡两昼夜，淘洗次数要少，泡米的水要与米同煮，以充分利用其营养成分。

黑米炖鸡肉

功效	补肾益气，养髓生血，对脾肾阳虚、缺铁性贫血有疗效。
原材料	黑米250克，净鸡750克，葱、姜、盐各适量。
做法	把净鸡切丝，鸡骨拿刀拍烂、下锅，加5碗水，放入葱、姜，用大火煮沸，小火炖熟，放黑米炖熟，加调料。
用法	喝粥吃肉。

黑芝麻

补阴乌发的美容良药

别名 脂麻。

来源 为脂麻科植物脂麻的成熟种子。

主要产地 主产于山东、河南、湖北、四川、安徽、江西、河北。

性味 性平，味甘。

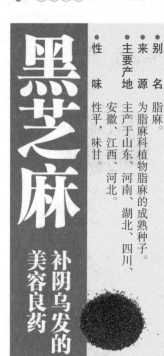

功效主治 补肝肾、润肠、益精血。主治头晕眼花、耳鸣耳聋、须发早白、病后脱发、肠燥便秘。

·主要成分·

含脂肪油，为油酸、亚油酸、棕榈酸、硬脂酸、花生酸等甘油酸，并含芝麻素、芝麻林酚素、芝麻酚、胡麻苷、车前糖、芝麻糖等。

·性状特征·

种子扁卵圆形，长约3毫米，宽约2毫米。表面黑色，平滑或有网状皱纹，先端有棕色点状种脐。种皮薄，子叶2，白色，富油性。味甘、有油香气。

·选购秘诀·

以色黑、油润、有油香气为佳。

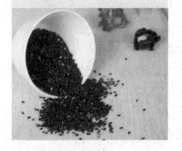

药用价值

黑芝麻有益肝、补肾、养血、润燥、乌发、美容的作用，是最佳的美容保健食品。

黑芝麻含有的维生素E居植物类食品之首。维生素E能促进细胞分裂、推迟细胞衰老，常食可抵消或中和细胞内致衰物质游离基的积累，起抗衰老和延年益寿的作用，特别是它的亚油酸成分，可除去附在血管壁上的胆固醇。它还有驱虫、润肠通便及治疗皮肤病等作用。

芝麻开胃健脾、利小便、和五脏，能助消化、化积滞、降血压，并可治疗神经衰弱等症。常食之可以增强皮肤的弹性。

芝麻中含有的芝麻素具有优异的抗氧化的作用，可保肝护心、延缓衰老，具有抗癌的作用。

黑芝麻对身体虚弱、早衰而导致的脱发，对药物性脱发、某些疾病引起的脱发也有疗效。

芝麻的含铁量很高，经常食用可纠正和预防缺铁性贫血。它的含钙量也很高，是儿童、老人、更年期妇女补钙的优选食品。

·贮存要点·

◎置干燥处，防潮湿。

·用法用量·

◎煎服或炒熟吃，每次10~30克。

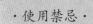

·使用禁忌·

◎便溏腹泻者不宜食用。芝麻仁外面有一层稍硬的腊，把它碾碎后才能使人体吸收到营养，所以整粒的芝麻应加工后再吃。

特别提示 ◎芝麻可分为黑芝麻、白芝麻两种，但药用以黑芝麻为多。炒制时千万不要炒糊。

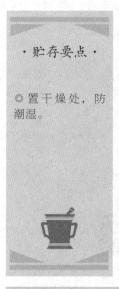

首乌芝麻茶

功效	补肝肾、益精血，预防白发、掉发。
原材料	制何首乌15克，黑芝麻粉10克。
做法	何首乌洗净放入锅中，加入适量清水，用大火煮开后转小火再煮20分钟，滤渣后加入黑芝麻调匀即可饮用。
用法	随意饮之。

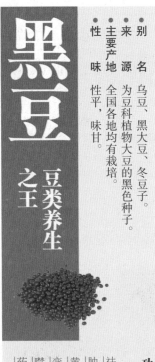

黑豆
豆类养生之王

别　名 乌豆、黑大豆、冬豆子。

来　源 为豆科植物大豆的黑色种子。

主要产地 全国各地均有栽培。

性　味 性平，味甘。

功效主治

活血利水、祛风解毒。主治水肿胀满、风毒脚气、黄疸水肿、风痹筋挛、产后风痉、口噤、痈肿疮毒、解药毒。

· 主要成分 ·

含较丰富的蛋白质、脂肪和碳水化合物，以及胡萝卜素、维生素B₁、维生素B₂、维生素B₃、异黄酮类、皂苷等。

· 选购秘诀 ·

以粒大、饱满、表面光滑有光泽者为佳。

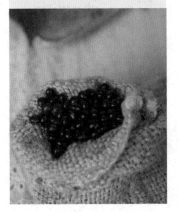

性状特征

一年生草本，高50～80厘米。茎直立或上部蔓性，密生黄色长硬毛。总状花序短阔，腋生，有2～10朵花。花白色或紫色，花萼绿色，钟状，先端5齿裂，被黄色长硬毛。花冠蝶形，旗瓣倒卵形，先端圆形，微凹，翼瓣篦形，有细爪，龙骨瓣略呈长方形，基部有爪。雄蕊10。子房线状椭圆形，被黄色长硬毛，基部有不发达的腺体，花柱短，柱头头状。荚果长方披针形，长5～7厘米，宽约1厘米，先端有微凸尖，褐色，密被黄色长硬毛。种子卵圆形或近于球形，种皮有黄色、绿色或黑色。

药用价值

黑豆中含有较多的植物蛋白、卵磷脂、亚油酸、多种维生素和大量钙、磷、钾、铁等元素，还含有皂苷，可抑制脂肪吸收，并促进其分解，所以可预防肥胖和动脉粥样硬化。

常吃黑豆具有补肾、壮筋骨、补五脏、暖胃肠、明目活血等功效。

大豆酿造的豆豉（用黑豆酿成）有解毒、除烦、宣郁的功效，并可以治疗骨质疏松、高血压、糖尿病等病症。黑豆制成的豆浆、豆腐等，是由肾虚导致的须发早白、脱发等患者的食疗佳品，有"乌发娘子"的美称。

黑豆衣膜含果胶、乙酰丙酸和多种糖类，能养血疏风，有解毒利尿、明目益精的功效。黑豆可解百毒、下热气，善解五金、八石、百草诸毒及虫毒。

· 贮存要点 ·

◎置于通风、干燥处保存。

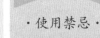

◎黑豆可煮食、炒食或是磨成粉状，与其他粮食混食。每餐40克。

· 用法用量 ·

· 使用禁忌 ·

◎黑豆煮熟或配药食用皆能治病，但不易被消化，故消化不良者慎用。

特别提示 ◎黑豆若炒熟食用，则性极热，易生热证，黑豆生食易造成肠道阻塞。

黑豆糯米粥

功　效	益气补血，用于治疗贫血，久服能润肌肤、乌发须。痰湿之体不宜多服。
原材料	黑豆30克，黑糯米50克，红糖适量。
做　法	将黑豆与黑糯米洗净后同煮成粥，加红糖调味。
用　法	每日2次，温热服用。

苹果

全方位的健康水果

别名 频婆、柰子、平波、超凡子、天然子。

来源 为蔷薇科植物苹果的果实。

主要产地 我国东北、西北、山东、河北等地。

性味 性凉，味甘。

功效主治 生津润肺、除烦解暑、开胃醒酒。

·主要成分·

含有糖类、有机酸、果胶、蛋白质、钙、铬、磷、铁、钾、锌和维生素A、B族维生素、维生素C及纤维素等各种营养素。

·性状特征·

苹果落叶乔木，高达15米。叶广椭圆形至椭圆形，或卵形，先端稍尖，基部阔楔形，边缘具圆钝锯齿，幼叶两面有短柔毛。叶柄有短柔毛。伞房花序有花3～7朵，果扁球形，通常7厘米，顶部及基部凹陷，有红色、黄色、绿色等。

·选购秘诀·

选购苹果时，应挑选个体适中、果皮薄细、光泽鲜艳、果肉脆嫩、汁多味香甜、无虫眼及损伤者为佳。

药用价值

苹果中含有鞣酸以及有机酸、果胶和纤维素等止泻、通便的有效物质，既对轻度腹泻有良好的止泻效果（痢疾等症则无效），又可治疗大便秘结。

苹果富含钾盐，食后能使体内过剩的钠排出体外，对于食入盐分过多的人，多吃苹果可以将其清除，以软化血管壁，使血压下降。

另外，苹果能够影响体内的钾、钠代谢，因此常食苹果具有预防和消除疲劳的作用。

苹果中含有镁，镁可使皮肤红润有光泽，再加上丰富的胡萝卜素及多种维生素和铁，故常食可滋养皮肤并抑制黄褐斑、蝴蝶斑的生成。

苹果含有维生素、矿物质、脂肪、糖类等大脑发育所必需的营养成分，还含有增强儿童记忆力的锌（实验证明，儿童体内摄入锌不足，对记忆力和学习能力有严重影响）。

苹果能健脾胃和补中焦之气，有利于促进消化和吸收。

·贮存要点·

◎苹果应在低温潮湿环境下保存，亦可包在塑料袋里放冰箱保存。苹果切开后会因氧化作用而变成褐色，在盐水里泡15分钟，或将柠檬汁滴到苹果切片上，能防止苹果氧化变色。

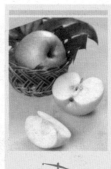

·用法用量·

◎生食、榨汁皆可，每天1～3个。

·使用禁忌·

◎多食令人腹胀，患者尤甚，吃饭前后不宜吃苹果，以免影响正常的进食及消化。糖尿病患者应慎食。

特别提示 ◎苹果最好用水洗干净削去果皮后食用，因果皮中常常积存农药残留物。

苹果藕粉

功效	健脾开胃、益气补血，对贫血、慢性胃炎有疗效。
原材料	藕粉200克，苹果300克。
做法	把藕粉和水调匀，苹果切成细块。把藕粉放入锅内，用微火熬煮，熬到透明时加入苹果块，稍煮即可。
用法	当点心食用，用量自定。

草莓

水果皇后

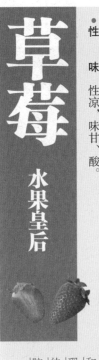

别　名　洋莓、地莓、地果、风梨、红莓。

来　源　蔷薇科多年生草本植物的果实。

主要产地　全国各地均产。

性　味　性凉，味甘、酸。

性状特征

多年生草本。有匍匐枝，复叶，小叶3片，椭圆形。初夏开花，聚伞花序，花白色或略带红色。花托增大变为肉质，瘦果夏季成熟，集生于花托上，合成红色浆果状体。草莓外观呈心形，其色鲜艳，果肉多汁，酸甜适口，芳香宜人。

药用价值

草莓中所含的胡萝卜素是人体内合成维生素A的重要营养成分，具有明目养肝作用。

草莓含有果胶和丰富的膳食纤维，可以帮助消化、通畅大便。对胃肠道和贫血症状有一定的滋补调理作用。

草莓含有丰富的维生素C，可以预防维生素C缺乏病，并且对动脉粥样硬化、冠心病也有较好的防治功效。

草莓含有丰富的鞣酸，这种成分可阻止致癌物的吸收，因此它具有一定的防癌作用。

美国把草莓列入"十大美容食品"之一。女性常吃草莓，对皮肤、头发均有保健作用。草莓还可以减肥，因为它含有一种叫天冬氨酸的物质，可以平缓地排除体内的废物。

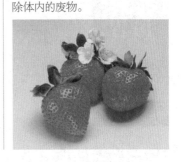

功效主治

具有清热止咳、健脾和胃、滋养补血等功效，对防治动脉粥样硬化、冠心病和脑溢血等有很好的作用。近年来，又发现它有益心健脑的特殊功效。更值得一提的是，草莓所含的活性物质具有较高的防癌、抗癌作用。

·主要成分·

每100克鲜果肉中含维生素C 60毫克，比苹果、葡萄含量还高。果肉中含有大量的糖类、蛋白质、有机酸、果胶等营养物质。此外，草莓还含有丰富的维生素B_1、维生素B_2以及钙、磷、铁、钾、锌、铬等人体必需的矿物质和部分微量元素。

·选购秘诀·

以体大、紧实、色红新鲜、馨香味浓、无破损者为佳。

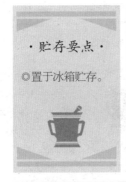

·贮存要点·

◎置于冰箱贮存。

◎生食、绞汁或制成罐头食用。每次10个左右。

·用法用量·

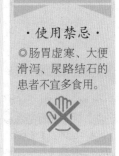

·使用禁忌·

◎肠胃虚寒、大便滑泻、尿路结石的患者不宜多食用。

特别提示 　◎草莓表面粗糙，不易洗净，食用前必须洗净、消毒。首先是摘掉叶子，用水冲洗，随后放入清洁的容器内，用淡盐水浸泡15分钟，既可杀菌又较易洗净。

草莓橘瓣汁

功　效	生津和胃，对脾胃不和、食欲不振有疗效。
原材料	鲜草莓200克，鲜橘子100克，白糖100克，水500毫升。
做　法	橘子剥皮、分瓣，与鲜草莓同放入砂锅中，加白糖、水，用旺火煮开3分钟即可盛起。
用　法	温热后饮用。

菠萝

补益脾胃、生津止渴

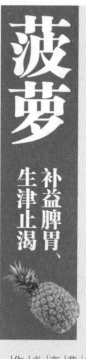

别　名 凤梨、黄梨。

来　源 凤梨科多年生常绿植物凤梨的果实。

主要产地 中国台湾、广东、广西、福建、云南等地。

性　味 性平，味甘、微酸。

功效主治 补益脾胃、生津止渴、润肠通便、利尿消肿。菠萝蛋白酶对肾炎、高血压病病、支气管炎也有一定的治疗作用。

·主要成分·

糖类、脂肪、蛋白质、维生素，以及钙、磷、铁、胡萝卜素等。

·选购秘诀·

以果实饱满、果身硬挺、果皮老结、色泽橙黄鲜艳、鼻闻透发清香、果眼无溢汁者为佳。

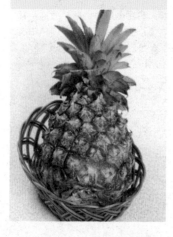

性状特征

通常菠萝的栽培品种分4类，即卡因类、皇后类、西班牙类和杂交种类。

①卡因类植株高大健壮，叶缘无刺或叶尖有少许刺。果大，圆筒形，小果扁平，果眼浅，果肉淡黄色，汁多。

②皇后类植株中等大，叶缘有刺；果圆筒形或圆锥形，单果重400～1500克，果肉黄至深黄色，肉质脆嫩，含糖量高，汁多味甜，香味浓郁。

③西班牙类植株较大，叶较软，黄绿色。果中等大，单果重500～1000克，小果大而扁平，中央凸起或凹陷。果眼深，果肉橙黄色，香味浓，纤维多。

④杂交种类植株高大直立，叶缘有刺，花淡紫色，单果重1200～1500克。果肉色黄，质爽脆，纤维素少，清甜可口。

药用价值

菠萝能分解蛋白质，在食肉类或油腻食物后，吃些菠萝对身体大有好处。

菠萝还可溶解阻塞于组织中的纤维蛋白和血凝块，改善局部血液循环，消除水肿。

菠萝有利尿作用，适当食用对肾炎、高血压病患者有益。

菠萝榨汁后加盐饮用，可缓解中暑症状，起到缓解便秘的作用。

·贮存要点·

◎置于冰箱内保存。

·用法用量·

◎生食、绞汁、制成罐头食用。每次100克(约1/6个)。

·使用禁忌·

◎溃疡病、凝血功能障碍者勿食。发热及患有湿疹疥疮者不宜多吃。胃寒、虚咳者不宜生食或生饮菠萝汁。

特别提示 ◎为保持新鲜，也可将菠萝浸入盐水中30分钟后取出，再用凉开水浸泡冲洗，去咸味后食用。这样可以破坏菠萝蛋白酶，减少并防止过敏症。

菠萝菜饭

功　效	滋阴补肾、养颜美容。
原材料	菠萝100克，大米300克，火腿25克，蔬菜适量。
做　法	把菠萝切丁，和淘洗好的大米加水一起用电饭煲煮熟。在煮饭的同时，将火腿和洗净的蔬菜切成合适的块或长条。将油加热，放入所有材料翻炒，加少许盐、味精，和煮好的菠萝饭一起翻炒几下，经常食用既养颜又美容。
用　法	佐餐食用。

葡萄

果中珍品

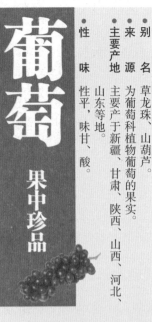

• 别　名
草龙珠、山葫芦。

• 来　源
为葡萄科植物葡萄的果实。

• 主要产地
主要产于新疆、甘肃、陕西、山西、河北、山东等地。

• 性　味
性平，味甘、酸。

功效主治

主治气血不足、肺虚咳嗽、头晕、心悸、盗汗、肝肾虚弱、咽干口渴、水肿、小便不利等。

• 主要成分 •

葡萄含葡萄糖、果糖、少量的蔗糖、木糖、酒石酸、草酸、柠檬酸、苹果酸，还含有各种花色素的单葡萄苷和双葡萄苷等。

• 性状特征 •

葡萄科植物葡萄的成熟果实。落叶木质藤本，幼枝光滑。叶互生，近圆形。圆锥花序，花小、黄绿色。花后结浆果，果呈椭球形或圆球形。根据品种的不同，外皮有红色、绿色、紫红色或黄色等。

• 选购秘诀 •

优质葡萄以果穗完整、颗粒均匀、大且饱满、皮色光亮有弹性、表皮有粉状物的为上品。

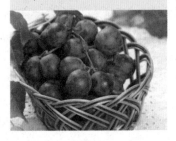

药用价值 ♂

抗病毒杀细菌

葡萄中含有天然的聚合苯酚，能使病毒或细菌失去传染的能力，尤其对肝炎病毒、脊髓灰质炎病毒等有很好的杀灭作用。

防癌抗癌

葡萄可以防止正常细胞癌变，抑制已恶变细胞扩散，有较强的防癌、抗癌功能。

抗贫血

葡萄中含有抗恶性贫血作用的维生素 B_{12}，尤其是红葡萄酒，每升中含维生素 B_{12} 12～15毫克。常饮有益于治疗恶性贫血。

降低胃酸、利胆

葡萄中含有维生素P，有利胆的作用，可治疗胃炎、肠炎及呕吐等。

抗动脉粥样硬化

葡萄酒可预防动脉粥样硬化，减少冠心病引起的死亡。同时，葡萄中钾元素含量较高，能帮助人体积累钙质，促进肾脏功能，调节心搏次数。

补益和兴奋大脑神经

葡萄可补益和兴奋大脑神经，对治疗神经衰弱和消除过度疲劳有效果。

利尿消肿、安胎

葡萄的根、藤、叶等有很好的利尿、消肿、安胎作用，可治疗妊娠恶阻、呕吐、水肿等病症。

• 贮存要点 •

◎置于冰箱保存。

◎生食、榨汁或制成罐头食用。以每餐100克为宜。

• 用法用量 •

• 使用禁忌 •

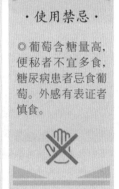

◎葡萄含糖量高，便秘者不宜多食，糖尿病患者忌食葡萄。外感有表证者慎食。

特别提示

◎吃葡萄后不能立刻喝水，否则很容易发生腹泻。食用葡萄后应间隔4小时再吃水产品，以免葡萄中的鞣酸与水产品中的钙质反应形成难以吸收的物质，影响健康。

鲜葡萄汁

功　效	和中健胃，增进食欲，对婴儿食欲不振、厌食有疗效。常饮则可延年益寿，且有助于减肥。
原材料	新鲜葡萄100克，白糖适量。
做　法	将葡萄洗净、去梗，拿洁净纱布包紧后挤汁，加入适量白糖，调匀即可。
用　法	1天分3次喝完。

甜石榴

石榴汁是防癌抗癌佳品

别名 安石榴、金庞、天浆、甘石榴。

来源 为石榴科植物石榴的一种甜果实。

主要产地 我国各地除极寒地区外均栽培分布。

性味 性温，味甘、酸涩。

功效主治

生津止渴、收敛固涩、止泻止血。主治口燥咽干、烦渴引饮、久泻久痢、便血崩漏等。

· 主要成分 ·

石榴的主要营养成分有碳水化合物、脂肪、蛋白质、钙、磷、维生素 B_1、维生素 B_2、维生素 C 等。

· 选购秘诀 ·

以果大皮薄、色泽鲜艳、子粒饱满、酸甜适度、不涩口为佳。

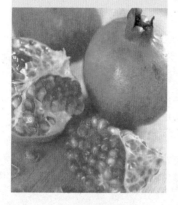

性状特征

落叶灌木或小乔木，高 2～7 米；小枝圆形，或略带角状，顶端刺状，光滑无毛。花 1 朵至数朵，花萼钟形，橘红色，质厚，长 2～3 厘米，顶端 5～7 裂，裂片外面有乳头状突起；花瓣与萼片同数，互生，生于萼筒内，倒卵形，稍高出花萼裂片，通常红色，也有白、黄或深红色的，雌蕊具花柱 1 个，长度超过雄蕊，心皮 4～8，子房下位，成熟后变成大型而多室、多子的浆果，每室内有多数子粒；外种皮肉质，呈鲜红、淡红或白色，多汁，甜而带酸，即为可食用的部分。

药用价值

石榴有帮助消化的功效，很适于老人和儿童食用。

石榴含有鞣质、生物碱、熊果酸等，有明显的收敛作用，能够涩肠止血，加之其具有良好的抑菌作用，所以是治疗痢疾、泄泻、便血及遗精、脱肛等病症的良品。

石榴汁可抵抗心血管疾病，是一种比红酒、番茄汁、维生素 E 等更有效的抗氧化果汁。

石榴有奇特的抗氧化能力，并可减少已沉积在血管壁上的氧化胆固醇。

石榴汁的多酚含量比绿茶高得多，是抗衰老和防治肿瘤的超级"高手"。

· 贮存要点 ·

◎防潮、防霉、防虫蛀。

◎以生食为主，还可酿酒、制醋及制作上等清凉饮料等。每次 1 个。

· 用法用量 ·

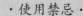

· 使用禁忌 ·

◎石榴含糖多并有明显的收敛作用，感冒及急性炎症、大便秘结者要慎食，糖尿病患者要忌食。患有痰湿咳嗽、慢性气管炎和肺气肿等病的患者应忌食。

特别提示 ◎石榴会腐蚀牙齿的法琅质，其汁液色素能使牙齿变黑，并容易助火生痰，故不宜过食。吃石榴要注意不要把果汁溅到衣物上，否则将很难洗涤。

石榴皮糖汁

功效	涩肠、止血，对脾虚泄泻、久病、便血、脱肛、滑带、带下、虫积腹痛者有疗效。
原材料	石榴皮 30 克，红糖适量。
做法	把石榴皮放入砂锅，加水煮沸 30 分钟，放红糖适量，搅拌后去渣滤汁后即可。
用法	随意饮用。

桃

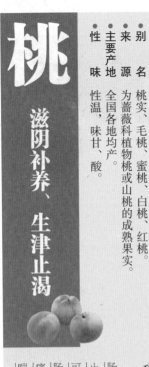

滋阴补养、生津止渴

别名 桃实、毛桃、蜜桃、白桃、红桃。

来源 为蔷薇科植物桃或山桃的成熟果实。

主要产地 全国各地均产。

性味 性温，味甘、酸。

功效主治

桃有生津润肠、活血消积、止喘降压等功效，可用于夏日口渴、肠燥便秘、妇女痛经闭经、虚劳喘咳、高血压等。

·主要成分·

鲜桃中含葡萄糖、果糖、蔗糖、木糖、蛋白质、脂肪、胡萝卜素、维生素B_3、维生素B_1、维生素B_2、维生素C，以及铁、钙、磷、柠檬酸、苹果酸等成分。

·选购秘诀·

选购鲜桃时，以皮色鲜艳、肉质肥厚、汁多味甜、气香者为佳。

·药用价值·

桃的含铁量比较高，食桃具有促进血红蛋白再生的能力，可防治因缺铁引起的贫血。桃仁具有一定的抗凝血作用及较弱的溶血作用，可促进肝内胶原酶的分解代谢，对肝硬化、肝纤维化有良好的治疗作用，还能促使胆汁分泌。桃花中含有荼酚，具有利尿作用，能除水汽、消肿满等。同时桃花能导泻。

性状特征

桃的品种很多，性状特征各有不同，以下选择几个主要品种简单介绍。

①菊红脆：清香怡人，成熟时为鲜红色，单果重400～1100克，果肉呈乳白色。

②世纪红：果实圆球形，平均单果重365克，果面为玫瑰红色，果肉白色，果肉甘甜，汁液较少、硬质、离核、核极小。

③早密：果实短椭圆形，平均单果重150～350克，果皮底色乳白，果面全红，果肉白色，少量红色，肉质细密，柔软多汁。

④白银桃：平均果重250克，果面75%为鲜红色、离核、丰产、脆甜。

⑤晚巨蟠：果实呈厚圆盘形，果形巨大，平均重245克，成熟后果色鲜红、果肉白色、细嫩脆甜、离核、果核极小。

⑥早久保：平均单果重154克，果实近圆形，淡绿黄色，有鲜红色条纹。

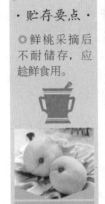

·贮存要点·

◎鲜桃采摘后不耐储存，应趁鲜食用。

·用法用量·

◎除鲜食外，还可加工成桃脯、桃酱、桃汁、桃干和桃罐头。每次1个。

·使用禁忌·

◎多食令人腹热作泻，易生热，发疮疮、虫疮诸患。糖尿病患者应慎食。胃肠功能不良者及老人、小孩不宜多吃。桃子不可与甲鱼同食，否则易导致胃痛。

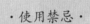

特别提示 ◎桃子食用前要将桃皮上的茸毛洗净，以免刺入皮肤，引起皮疹；或被吸入呼吸道，引起咳嗽、咽喉刺痒等症。

炸桃片

功效	养胃生津、滋阴润燥。对胃阴不足、津伤口燥、肺燥咳嗽、咽痛声哑、便秘、虚损有疗效。
原材料	桃750克，鸡蛋5个，面粉、白糖、牛奶各适量，香草粉少量，花生油500毫升。
做法	将桃洗净，削皮去核，劈成片状，放入碗中，加白糖。鸡蛋取蛋黄、蛋清，把牛奶、鸡蛋黄、面粉、香草粉、白糖放入盆中，加水，搅成糊状。把打成泡沫状的鸡蛋清倒进牛奶糊中，搅匀。锅上火，放入花生油烧热，把蘸有牛奶糊的桃片放入油锅中，炸成黄色时捞出，装盘，趁热撒糖。
用法	随意食用。

山竹

果中健脾 补虚皇后

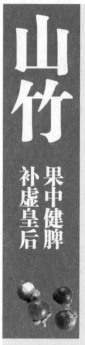

别 名 山竹子、凤果、莽吉柿，原名莽吉柿。

来 源 原产于东南亚的山竹的全果。

主要产地 泰国、海南等亚热带地区盛产。

性 味 性凉，味甘、甜。

功效主治 降燥、清凉解热。对体弱、营养不良、病后体虚都有很好的调养作用。

主要成分

山竹果肉含丰富的膳食纤维、糖类、维生素及镁、钙、磷、钾等矿物元素，还含有抗氧化剂、可溶性固形物、叶酸、柠檬酸、泛酸、维生素 B_1、维生素 B_2、维生素 C 和矿物质。

性状特征

山竹的形状和大小像一个柿子，近圆形，果皮呈红紫色，果柄有 4 片大型绿色果蒂覆盖。剖开果实可见到 6～8 瓣白色果肉，果肉柔软，甜酸可口，风味独特，是最美味的水果之一。

选购秘诀

可用手指轻压表壳，如果表皮很硬，手指用力仍无法使表皮凹陷，表示此山竹已太老，不宜吃了，表壳软则表示尚新鲜，可食。

药用价值

在泰国，人们将榴莲和山竹视为"夫妻果"，山竹具有降燥、清凉解热的作用，如果榴莲吃多上了火，吃上几个山竹就能缓解。山竹能克榴莲之燥热。

山竹内含丰富的蛋白质和脂类，对机体有很好的滋补作用，特别是对体弱、营养不良、病后需恢复的患者有很好的调养作用。

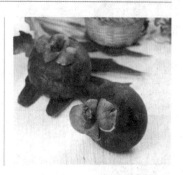

· 贮存要点 ·

◎购入后要冷藏在冰箱内。一般冷藏 5～10 天后风味减退，因此要及时食用，不能久贮。

· 用法用量 ·

◎生食或煮食，每天 3 个。

· 使用禁忌 ·

◎山竹含有大量纤维素，在肠胃中会吸水膨胀，过多食用会引起便秘。山竹含糖量较高，因此肥胖者宜少吃，糖尿病患者更应忌食。山竹含丰富的钾，故肾病及心脏病患者应少吃。

特别提示 ◎剥壳时不要将紫色汁液染在肉瓣上，否则影响其口味。体弱、病后恢复的患者很适合食用山竹。

山竹奇珍羹

功 效	滋阴润肺、健脾行气。
原材料	鲜山竹 120 克，奇珍（超市有售）50 克，山楂糕 25 克，白糖 30 克，湿马蹄粉适量。
做 法	鲜山竹去皮留肉，山楂糕切成粒，锅内烧水，待水开后加入山竹肉、山楂糕、奇珍，调入白糖，烧透，再加入湿马蹄粉，搅拌均匀即可食用。此甜品煮的时间不宜过久，以免山楂糕溶化，影响质量。落芡时，需用勺轻轻推动，小火便行。
用 法	每日 2 次，适量服之。

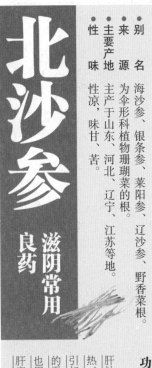

北沙参

滋阴常用良药

别　名　海沙参、银条参、莱阳参、辽沙参、野香菜根。

来　源　为伞形科植物珊瑚菜的根。

主要产地　主产于山东、河北、辽宁、江苏等地。

性　味　性凉，味甘、苦。

功效主治

主要有养阴清肺、祛痰止咳、益脾健胃、养肝补肾、生津祛痰的功效。北沙参主要用来治疗肺热、阴虚引起的肺热咳嗽、口渴舌干、痨嗽咯血，及热病伤津引起的食欲不振、咽干音哑、皮肤干燥瘙痒，秋季引起的干咳少痰，大便秘结。近代临床也用北沙参与其他药材配伍，治疗肺癌、鼻咽癌、肝癌等癌症。

主要成分

北沙参含有挥发油、香豆素、淀粉、生物碱、三萜酸、豆甾醇、β—谷甾醇、沙参素等成分。

选购秘诀

以根条细长、均匀、色白、质坚实者为佳，以山东产的较为出名。

性状特征

干燥根呈细圆柱形或直条状，两头较细，很少有分歧，长15～30厘米，直径3～8毫米。外表淡黄色、粗糙，具纵纹及未除尽的棕黄色栓皮，并有棕色点状的斑状痕迹，顶端往往残留圆柱状的根茎。质硬而脆，易折断。断面不整齐，淡黄色，中央有黄色放射状的木质部，形成层呈圆环状，深褐色。气微、味甘。

药用价值

北沙参内含有花椒毒素，对艾氏腹水癌及肉瘤的抑制作用较大。北沙参还能提高T细胞比值，提高淋巴细胞转化率，升高白细胞，增强巨噬细胞功能，延长抗体存在时间，提高B细胞能力，促进免疫功能。北沙参还可增强正气、减少疾病、预防癌症。

动物实验证明，北沙参的乙醇提取物有降温和镇痛作用，水浸液在低浓度时对离体蟾蜍心脏能增强收缩，浓度增高则出现抑制直至心室停跳。

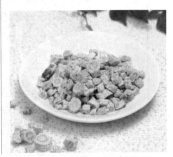

·贮存要点·

◎置通风干燥处，防蛀。

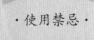

·用法用量·

◎多为内服，煎煮成药汤来服用。一般的用量为4.5～9克。

·使用禁忌·

◎风寒作嗽及肺胃虚寒者忌服。北沙参不宜与藜芦同用。

特别提示　◎山西雁北地区有将同科植物"硬阿魏"的根，加工后称"加工沙参"，作北沙参药用，别名"沙茴香"。过去还有些地区以石竹科植物山女娄菜的根误充北沙参，要注意鉴别。

沙参鸡蛋汤

功　效	大补气血、通经活络、活血化瘀、理气止痛。用于牙酸、疼痛。
原材料	沙参15～60克，大枣15克，鸡蛋2个。
做　法	先将沙参用水煎汁，去渣取汁，再将鸡蛋打入药汁中，搅成蛋花，与大枣一起煮沸，待用。
用　法	每日1剂，分2次服用。

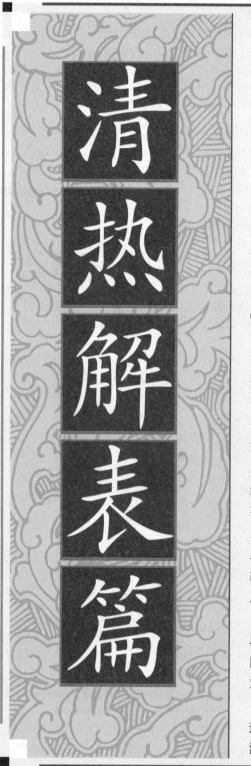

清热解表篇

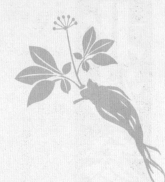

第一，中医学所讲的"热"，不但指发热（体温升高），而且也指没有发热（体温不升高）的一些"热象"，凡有口干咽燥、面红、眼赤、大便干结、小便黄赤、舌红苔黄、脉数、五心烦热（包括两手心、两足心和心前区），都算是热证。

第二，中医学所讲的"热"，从发病的部位、性质和病情轻重来说，分表热和里热。表热的特点是发热、恶风、头痛、口渴、汗出不多、脉浮数，治疗宜用解表祛热法（在解表篇中有介绍）。至于里热，它的特点是发热、口干渴、烦躁、小便黄短、苔黄、大便干结或兼有便秘、腹胀。本章节介绍的清热食物，主要是用来清里热的。由于清热食物性属寒凉，具有解热、消炎、抗菌等作用，故能治疗温热病、热痢、痈肿、疮毒等所表现的里热。

由于病因不同，以及病情所处的阶段不同，里热有各种类型的临床表现。因此，治疗时要根据病因和病情，有针对性地使用不同类型的清热食物。

清热泻火类：主要清气分实热。实热通常表现为：体热烦躁，面红目赤，渴喜冷饮，胸痛痰黄，腹痛拒按，大便秘结，小便短赤，舌红苔黄，脉洪数、滑实等。主要治疗温热病引起的高热、烦渴、神昏谵语；由肝热、肺热、胃热引的各种症状；由风热、风火等引起的眼病。

清热明目类：主要用于治疗由肝热等热证引起的各种眼病。

清热凉血类：主要清血分实热。其中一部分药与滋阴类连用，可治疗阴虚发热。主要治疗温热病引起的皮肤斑疹、吐血、衄血、便血等并发症，以及由血热妄行而引起的其他急性出血。

清热燥湿类：主要用于治疗湿热病。湿热病一般表现为：肢体沉重，发热多在午后明显，并不因出汗而减轻；舌苔黄腻、脉数，如下痢泄泻、尿涩、尿痛、黄疸、疮疖痈肿等。

清热解毒类：主要治疗热毒发斑、热痢、痈肿、疮毒。

清退虚热类：主要治疗阴阳气血虚亏引起的发热、骨蒸劳热等。

什么叫解表？解表就是解散表邪或解除表证。当有风寒、风热、风湿、暑气等外邪侵犯人体，因而出现表证时，用来解除表证的药食就叫作解表食物。解表食物一般都具有发汗、解肌的作用。

所谓发汗，就是使患者出汗或微似出汗而达到解除表证（退热，自觉身体轻快）的目的。常用于治疗侵犯肌表的外感疾病，也就是中医学所说的"其在皮者汗而发之"。

所谓解肌，从广义来说，和发汗解表的意思是相同的。但从严格的意义来说，解肌适用于病邪已向深入一层发展的表证，所谓"邪入肌肉"临床表现为发热、身痛、多汗。身热不因汗出而有所减退，同时伴有恶寒、恶风、脉浮等症状，也就是说，汗虽出而表证仍未解。从现代医学的观点看，仍属于发汗解热的范畴。

某些解表食物，除了有发汗解热作用外，还具有促使斑疹透发、止咳平喘、缓和疼痛的作用。

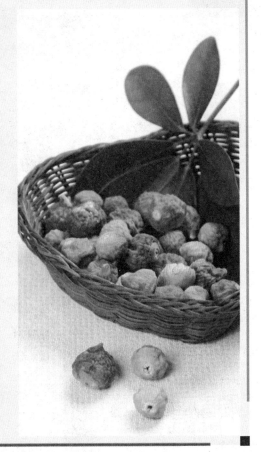

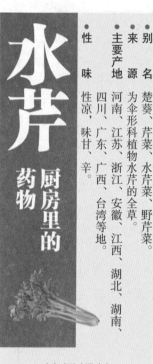

水芹
厨房里的药物

别　名 楚葵、芹菜、水芹菜、野芹菜。

来　源 为伞形科植物水芹的全草。

主要产地 河南、江苏、浙江、安徽、江西、湖北、湖南、四川、广东、广西、台湾等地。

性　味 性凉，味甘、辛。

功效主治 清热利水。治暴热烦渴、黄疸、水肿、淋证、带下、瘰疬、痄腮。

·主要成分·

芹菜含有蛋白质、脂肪、碳水化合物、维生素 A、维生素 B_1、维生素 B_2、维生素 B_3、维生素 C、钙、磷、铁及粗纤维等营养成分。其中蛋白质含量比一般瓜果蔬菜高 1 倍，铁含量为番茄的 20 倍左右，芹菜中还含丰富的胡萝卜素和多种维生素。

·性状特征·

少花水芹，多年生草本，高 20～40 厘米，全体无毛，茎直立有分枝，具棱。叶为 1～2 回羽状复叶，小叶长 6～25 毫米，生于下部的常卵形，生于上部的披针形，先端渐尖，基部楔形，侧生小叶，基部偏斜，边缘有钝齿。叶柄长 2～7 厘米。

·选购秘诀·

应挑选叶色鲜绿、茎干脆嫩的，叶子发黄的都是老芹菜。

药用价值

芹菜含铁量较高，对缺铁性贫血患者来说是一种极佳的菜品。

作为食疗品，芹菜对治疗高血压病及其并发症有辅助治疗作用，是血管硬化、神经衰弱患者日常饮食的首选菜品。

芹菜叶及茎均含有一种挥发性物质，能提高人的食欲。

芹菜叶还有降血糖的作用，是中老年人的保健食品。经常吃芹菜，可以中和尿酸及体内的酸性物质，对防治痛风有较好效果。

芹菜中含有粗纤维，可以刺激胃肠蠕动，促进排便，是一种减肥食品。

芹菜还是一种增强性功能的食品，但常吃芹菜的男子，精子的数量会减少，因此，不孕症患者要慎食。

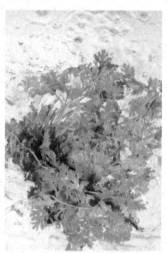

·贮存要点·
◎冰箱冷藏。

◎芹菜可炒、可拌、可熬、可煲，还可做成饮品。

·用法用量·

·使用禁忌·
◎脾胃虚弱、血压偏低者慎用。不宜与醋同食。

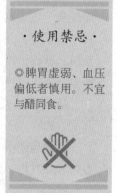

特别提示 ◎在寒冷、干燥的天气，人们往往感到口干舌燥、气喘心烦、身体不适，经常吃些芹菜有助于清热解毒、祛病强身。

芹菜炒干丝

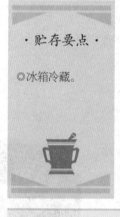

功　效	降压、平肝、通便。
原材料	芹菜 250 克，豆干 300 克，葱白、生姜各适量。
做　法	芹菜洗净，切去根头，切段。豆干切细丝，葱切段，生姜拍松。炒锅置旺火上，倒入花生油，烧至七成热，下姜葱，煸过加精盐，倒入豆干丝再炒 5 分钟，加入芹菜一起翻炒，起锅即成。
用　法	佐餐食用。

茭白

可改善肥胖症、高脂血症的水生蔬菜

别名 水笋、茭白笋、脚白笋、菰、菰菜。

来源 为禾本科植物菰的花茎经茭白黑粉菌的刺激而形成的纺锤形肥大的菌瘿。

主要产地 全国各地均产。

性味 性寒、味甘。

功效主治 清热除烦、止咳通乳、利大小便、解酒毒、疗丹毒、酒精中毒、二便不利、乳汁不通等。现代还用于治疗高血压病。主治热病烦渴、酒精中毒、二便不利、乳汁不通等。

·主要成分·

茭白含有丰富的蛋白质、脂肪、糖类、矿物质等，其中以磷的含量较多，也含有少量的钙和铁。

·选购秘诀·

选购茭白时，若根部以上部分显著膨大，掀开叶鞘一侧即略露茭肉的为佳。皮上如露出红色，则质地较老。茭白过嫩或发青变成灰色的，不能食用。

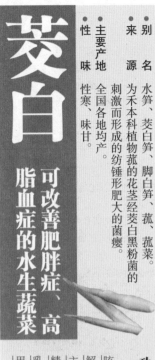

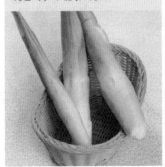

性状特征

多年生草本。具根茎，须根粗壮；基部节上具不定根。叶鞘肥厚，基部者常具横纹；叶舌膜质，略呈三角形，叶片扁平，线状披针形，下面光滑，上面粗糙。圆锥花序长 30 ～ 60 厘米，分枝多数簇生，上升或基部者开展；雄性小穗通常生于花序下部，具短柄，常呈紫色，外稃具 5 脉，顶端渐尖或具短芒，内稃具 3 脉，雄蕊 6，花药长 6 ～ 9 毫米；雌性小穗多位于花序上部，外稃具 5 条粗糙的脉，芒长 15 ～ 30 毫米，内稃具 3 脉。颖果圆柱形，长约 10 毫米。

药用价值

茭白中含有的豆甾醇能清除体内活性氧，抑制酪氨酸活性，从而可以阻止黑色素生成，它还能软化皮肤表面的角质层，使皮肤润滑细腻。

茭白具有利尿、除烦渴、解热毒之功效，还可退黄疸，对黄疸型肝炎有一定的辅助疗效。

茭白有解酒、醒酒的功效，与泥鳅、豆腐或猪蹄同烧制，可有催乳作用。

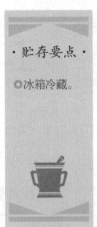

·贮存要点·

◎冰箱冷藏。

◎茭白可凉拌，与肉类、蛋类同炒，还可做成水饺、包子、馄饨的馅料，或做成腌制品食用。

·用法用量·

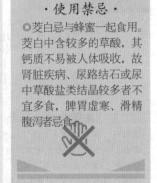

·使用禁忌·

◎茭白忌与蜂蜜一起食用。茭白中含较多的草酸，其钙质不易被人体吸收，故肾脏疾病、尿路结石或尿中草酸盐类结晶较多者不宜多食，脾胃虚寒、滑精腹泻者忌食。

 特别提示 ◎嫩茭白的有机氮素以氨基酸的形式存在，容易被人体所吸收，其味道鲜美，营养价值较高，尤其适合在夏季食用。市售的剥壳茭白，宜现买现食。

开洋茭白

功效	清热除烦、利尿解毒。
原材料	茭白 1 根，干虾米 100 克，姜末、葱花、酱油、白糖、香油、米醋、料酒、鸡精、盐、水淀粉各适量。
做法	将茭白洗净、切块，干虾米水发、沥干。油烧 5 ～ 6 成热时放入茭白，炸至金黄色捞出。锅内留底油，煸炒泡好的虾米，加料酒、酱油、高汤、盐、鸡精、白糖，调味，大火烧开后放入茭白，勾芡，加入适量米醋、香油，撒上葱花出锅。
用法	佐餐食用。

李子

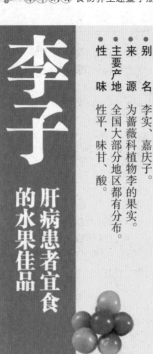

肝病患者宜食的水果佳品

别名
李实、嘉庆子。

来源
为蔷薇科植物李的果实。

主要产地
全国大部分地区都有分布。

性味
性平，味甘、酸。

功效主治
清肝涤热、活血生津、利水。主治虚劳骨蒸、消渴、腹水。

·主要成分·

蛋白质、脂肪、维生素A、维生素B₁、维生素B₂、维生素C、钙、磷、铁、碳水化合物等。果肉中可得天门冬素0.1%，还有谷酰胺、丝氨酸、甘氨酸、脯氨酸、苏氨酸、丙氨酸、γ-氨基丁酸等。

·选购秘诀·

以果大饱满、果皮被覆蜡粉、甜酸适口、汁多爽口者为佳。

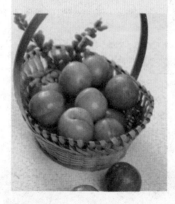

性状特征

落叶乔木，高达10米。叶通常椭圆状披针形，或椭圆状倒卵形，长6～10厘米，宽3～4厘米，先端急尖，基部渐狭至柄，边缘具密钝细复齿，上面中脉疏生长毛，下面脉腋间有束毛，余无毛；叶柄长1～2厘米，有数腺点。花常3朵簇生，白色，核果球状卵形，径5～7厘米，先端稍尖，基部深陷，缝痕明显，被蜡粉，通常呈黄色、淡黄绿色或微红。

药用价值

李子性平，味甘、酸，有生津止渴、平肝去热、活血利尿等功效。

李子对肝有很好的保养作用。唐代名医孙思邈评价李子时曾说"肝病宜食之"。

李子中的维生素B₁₂有促进血红蛋白再生的作用，贫血者适合食用。李子的悦面美容之功十分奇特，能使颜面光洁如玉，可增加皮肤光泽，有减退雀斑、黑褐斑及美白等作用。

医学临床表明，李子含有抗癌物质，具有防癌作用，并能降低血脂和胆固醇。

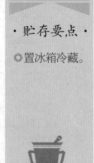

·贮存要点·

◎置冰箱冷藏。

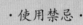
◎李子可鲜食，又可做成罐头、果脯食用，是夏季的主要水果之一。每次4～8个（60克左右）为宜。

·用法用量·

·使用禁忌·

◎多吃易生痰、发虚热，脾胃虚弱者不宜多吃。未熟透的李子不要吃，也不宜多吃。食之味苦和漂浮于水面的李子不宜吃。

特别提示

◎李子的外皮表面有一层白色的粉，是水果自然产生的保护膜，可保护果皮、防止水分散失并延长水果保存的时间。一般来说，果粉含量愈厚，水果的风味及品质愈佳。

李子酱

功效	生津止渴、开胃健脾，并有明显的美容养颜功效。适合女性食用。
原材料	李子、柠檬、橙子、糖、蜂蜜适量。
做法	将李子洗净，切开去核，柠檬、橙子洗净榨成汁。将李子、柠檬汁、橙汁一起倒入微波炉专用器皿中加热10分钟取出，加糖、蜂蜜搅拌均匀，入炉20分钟收干。取出后用筷子略加搅拌，待果酱色泽呈均匀的深红色即可。
用法	随意食用。

柿子

有益于心脏 健康的水果

别　名 米果。

来　源 为柿科植物柿的果实。

主要产地 主产于河北、山东一带。

性　味 性寒，味甘、涩。

功效主治 ⚥

清热润肺、止渴生津、解酒降压。治热渴、咳嗽、咯血、口疮。

·主要成分·

柿子含有丰富的蔗糖、果糖、纤维素等碳水化合物，还含有蛋白质、钙、磷等营养成分。柿子营养价值较高，含有蔗糖、葡萄糖、果糖、蛋白质、脂肪、淀粉、瓜氨酸、果胶、单宁酸、钙、磷、铁、钾、钠、胡萝卜素、碘及维生素等诸多成分，柿子所含的糖和维生素比一般水果高 1～2 倍。

·性状特征·

柿子扁圆，不同品种的颜色从浅橘黄色到深橘红色不等，直径 2～10 厘米，重量 100～350 克。

·选购秘诀·

选购时以体大、味甜不涩、核少者为佳。

药用价值 ⚥

口服柿子可促进血液中乙醇氧化。新鲜柿子含碘量高，故可制成某种制剂（去除蛋白质及胶性物质），用于甲状腺疾患。

柿子有预防心脏血管硬化的功效，青柿汁可治高血压病。

柿子中含碘丰富，对预防缺碘引起的地方性甲状腺肿有帮助。

柿子铺在石板房上，日晒夜露，久而久之，柿子上长出一层白霜，叫柿霜。柿霜可治疗痢疾、喉疾。

另外，柿饼也是医治小儿痢疾的良药。此外，柿饼还有涩肠、润肺、止血、和胃的功效，是有益于心脏健康的水果。

柿蒂煎服可治呃逆，与冰糖煎服可治妊娠期呕吐。

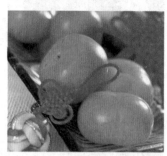

·贮存要点·

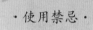

◎成熟的应及时食用，或放入冰箱中冷冻保存，取出后食用也别有一番风味。加工后保存时间会长一些。

◎除鲜食外，柿子整个晒干之后可以制成柿饼。柿子还可以酿成柿酒、柿醋，加工成柿脯、柿粉、柿霜、柿茶、冻柿子等。每天中等大小 1 个。

·用法用量·

·使用禁忌·

◎凡脾胃虚寒、痰湿内盛、外感咳嗽、脾虚泄泻、疟疾等症者均不宜食。

特别提示 ◎不要空腹吃柿子，柿子宜在饭后吃，食柿子应尽量少食柿皮。柿饼表面的柿霜是柿子的精华，不要丢弃。

柿饼粥

功　效	健脾止泻，对久泻虚痢、胃弱食少、小儿脾虚、泄泻、慢性胃肠炎者有疗效。
原材料	干柿饼 5 个，粳米 150 克，清水适量。
做　法	取上好的柿饼，切成细条状，粳米淘洗干净，用水浸泡 30 分钟，将水滗掉，将两者一同放入煮锅中，加入适量清水，先以大火煮沸，再转为小火慢熬，煮成粥后，也可根据个人口味加入适量白糖或蜂蜜。
用　法	随意佐餐食用。

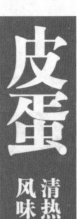

皮蛋

清热泻火的风味食品

别　名 彩蛋、松花蛋、变蛋。

来　源 为鸭蛋用石灰、草灰、盐等腌制而成。

主要产地 全国各地均产。

性　味 性寒，味辛、涩、甘咸。

功效主治 滋阴清热。泻肺热、醒酒、去大肠火、治泻痢。能散、能敛，用于治疗牙周病、口疮、咽干口渴等。

·主要成分·

皮蛋的营养成分与一般的鸭蛋相近，并且腌制的过程经过了强碱的作用，所以使蛋白质及脂质分解，变得较容易消化吸收，胆固醇也变得较少。并且使用了铁剂来腌制，所以铁质的含量也变高。不过维生素B类及必需氨基酸易被破坏。

·性状特征·

成品松花蛋，蛋壳易剥、不粘连，蛋白呈半透明的褐色凝固体，蛋白表面有松枝状花纹，蛋黄呈深绿色凝固状，有的具有糖心。切开后蛋块色彩斑斓。食之清凉爽口，香而不腻，味道鲜美。

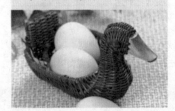

选购秘诀

观看包料有无发霉，蛋壳是否完整，壳色是否正常（以青缸色为佳）。将蛋放在手中，向上轻轻抛起，连抛几次，若感觉有弹性颤动感，并且较沉重者为好。用拇指和中指捏住蛋的两头，在耳边上下左右摇动，听其有无水响声或撞击声，若听不出声音则为好蛋。用灯光透视，若蛋内大部分呈黑色或深褐色、小部分呈黄色或浅红色者为优质蛋。

药用价值

皮蛋中的氨基酸含量比新鲜的鸭蛋高11倍，而且氨基酸的种类也更多，但劣质皮蛋中的这些营养成分就会被破坏。

皮蛋中的矿物质含量较鸭蛋明显增加，脂肪含量有所降低，总热量也有所下降。皮蛋能刺激消化器官，增进食欲，使营养易于消化吸收，有中和胃酸、清凉、降压的功效。皮蛋性凉，还可治眼痛、牙痛、高血压、耳鸣、眩晕等症。

·贮存要点·

◎不宜放在冰箱中保存，最好放在塑料袋中密封保存。保存期可达3个月。

◎可做成各种料理，每次半个。

·用法用量·

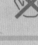

·使用禁忌·

◎皮蛋含铅，勿多食，如果经常食用，有可能会引起铅中毒。这会导致失眠、不能集中注意力、贫血、关节疼痛、思维缓慢、脑功能受影响等症状，并影响钙的摄取。

 特别提示 ◎在食用松花蛋时，加点陈醋，醋能杀菌，又能中和松花蛋的一部分碱性，吃起来也别有一番风味。

皮蛋瘦肉粥

功　效	清热下火、通便润肠。目赤、眼疾、头涨眩晕，天气转热时，食此粥很好。
原材料	皮蛋1个，大米300克，瘦肉100克，盐、料酒、香油各适量。
做　法	皮蛋去外壳，切细块。瘦肉切块放入碗中，加入少量盐、料酒腌制一晚。大米淘洗干净，放入锅中，加入适量清水，水开时加入腌制好的瘦肉一起煲煮，快熟时下入皮蛋，起锅前下少许香油调味。
用　法	可作为早餐食用。有胃及十二指肠溃疡或消化不良者忌食或少食。

圣女果

营养健康的「果中蔬菜」

别名 葡萄番茄、樱桃番茄。

来源 西红柿的品种之一。主要产于我国台湾地区，现在全国大部分地区都有种植。

主要产地 主要产于我国台湾地区，现在全国大部分地区都有种植。

性味 性微寒，味甘、酸。

健康大有好处。如果坚持每天食用，对身体心脏病、肝炎、肾脏病的人，

功效主治

具有清热解毒、凉血平肝、降低血压、生津止渴、健胃消食等功效。患高血压、

·主要成分·

圣女果又名葡萄番茄、樱桃番茄。除含有番茄的所有营养成分外，其维生素含量是普通番茄的1.7倍。

·性状特征·

果实直径1～3厘米，鲜红碧透、味清甜、无核、口感好，营养价值高且风味独特，食用与观赏两全其美，深受广大消费者青睐。

·选购秘诀·

颜色自然、软硬适中的为佳。

药用价值

据研究测定：每人每天食用20～50克圣女果，即可满足人体对几种矿物质中微量元素的需要。圣女果含的"番茄素"，有抑制细菌的作用；含的苹果酸、柠檬酸和糖类，有助消化的功能，对肾炎患者有利尿作用。

圣女果还有美容效果，常吃具有使皮肤细滑、白皙的作用，可延缓衰老。它富含番茄红素，具有抗氧化功能，能防癌，且对动脉硬化患者有很好的食疗作用。

圣女果营养丰富且热量低，它丰富的酸性汁液可以平衡皮肤的pH值。对于皮肤黑且粗糙的人，可以将圣女果粉加鸡蛋清涂于脸上，停留约15分钟后用清水洗净，对去除面部死皮大有帮助。圣女果也是富含维生素C的蔬菜，在圣女果粉内混合少许蜂蜜擦于面部，十多分钟后清洗干净，天天坚持可以祛斑美白。

圣女果的番茄红素可保护人体不受香烟和汽车废气中致癌毒素的侵害，并可提高人体的防晒功能。番茄制品中的番茄红素可防癌、抗癌。

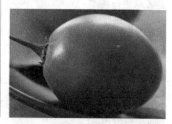

·贮存要点·

◎置冰箱冷藏，一般情况可保存10天左右。

·用法用量·

◎鲜食为主，每天10个。

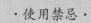

·使用禁忌·

◎胃酸过多者，空腹不宜吃圣女果，因为圣女果中含有大量的胺质、果质和可溶性收敛剂等，食后会引起胃胀痛。

特别提示 ◎圣女果可炒、蒸、煮、炖、拌、烧，但一般采取鲜食。

腌肉圣女果

功效	对食欲缺乏者有好处。	
原材料	腌肉50克，圣女果100克，卷心菜50克，牙签10根，盐3克，黑椒粉2克，沙拉酱15克。	
做法	腌肉切条，卷心菜洗净切丝，垫在盘底。用腌肉条将圣女果一个个包起，用牙签穿起，撒上盐、黑椒粉。将串好的圣女果放入油锅中炸熟至腌肉变褐黄，即可出锅装盘，食用时拌上沙拉酱即可。	
用法	可饭后服用，用量自定。	

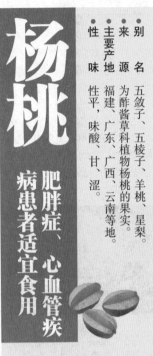

杨桃

别名 五敛子、五棱子、羊桃、星梨。

来源 为酢酱草科植物杨桃的果实。

主要产地 福建、广东、广西、云南等地。

性味 性平，味酸、甘、涩。

肥胖症、心血管疾病患者适宜食用

功效主治
清热解毒、生津止咳、下气和中、开胃消食。用于咽痛口干、风热咳嗽、小便不利、痔疮出血等。

·主要成分·
杨桃含蔗糖、果糖、葡萄糖，还含有苹果酸、柠檬酸、草酸及维生素 B_1、维生素 B_2、维生素 C、微量脂肪、蛋白质等。所含有的各种营养成分，具有助消化、滋养和保健功能。

·性状特征·
杨桃外观五菱形，未熟时呈绿色或淡绿色，熟时黄绿色至鲜黄色，单果重80克左右。皮薄如膜、纤维少、果脆汁多、甜酸可口、芳香清甜。杨桃可食率达92%。

·选购秘诀·
选购杨桃，以果皮光亮、果肉厚，皮色黄中带绿，棱边青绿为佳。如棱边变黑，皮色接近橙黄，表示已熟透多时；反之，皮色太青，恐怕会太酸。

药用价值

杨桃味酸甘、性平，有生津止咳、下气和中等作用。

杨桃可解内脏积热、清燥润肠、通大便，是肺、胃热者最适宜的清热果品。

杨桃果汁中含有大量的草酸、柠檬酸、苹果酸等，能提高胃液的酸度，促进食物的消化。

杨桃可以保护肝脏、降低血糖、血脂、胆固醇，减少机体对脂肪的吸收，对高血压病、动脉硬化等疾病有预防作用。

杨桃中糖类、维生素 C 及有机酸的含量丰富，且果汁充沛，能迅速补充人体的水分，生津止渴，并使体内的热或酒毒随小便排出体外，消除疲劳感。

杨桃中含有大量的挥发性成分、胡萝卜类化合物、糖类、有机酸及 B 类维生素和维生素 C 等，可消除咽喉炎症及口腔溃疡，防治风火牙痛。

食杨桃对于疟虫有杀灭作用。

杨桃的叶有利尿作用，杨桃的花可治寒热，杨桃的根可治关节痛。

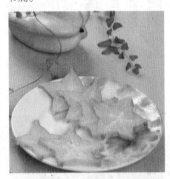

·贮存要点·
◎置冰箱冷藏。

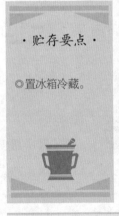

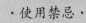

◎生食、榨汁或做成蜜饯食用。每次1个。

·用法用量·

·使用禁忌·
◎凡脾胃虚寒或有腹泻的人应少食，无论生食或饮汁，最好不要冰冻或加冰食用。

特别提示 ◎试一试，将杨桃捣烂敷面，每次敷用 10 ~ 15 分钟，有助于消除黑斑及面部黑色素，起到美白的作用。

杨桃美白茶

功效	补气滋阴，润肤美白，一般人皆可饮用。
原材料	黄芪 3 克，果粒茶 1 大匙，柠檬 1/4 个，杨桃半个，冰糖适量。
做法	将柠檬及杨桃切片，与其余材料加 500 毫升的水，浸泡 20 分钟后，大火煮滚转为小火，加入冰糖，煮约 10 分钟，过滤后即可饮用。
用法	每日 2 次，早晚各 1 次。

无花果

甜 树上结的甘 『点心』

别名 天生子、蜜果、文仙果、奶浆果、品仙果。

来源 为桑科植物无花果的干燥花托。

主要产地 南方各地均产。

性味 性平、味甘。

功效主治 健胃清肠、消肿解毒。用于食欲缺乏、脘腹胀痛、痔疮便秘、脱肛、腹泻、乳疮、消化不良、痔疮汁不足、咽喉肿痛、热痢、咳嗽多痰等证。

·主要成分·

无花果含有丰富的蛋白酶、淀粉酶、酵母素和多种微量元素、维生素等，尤其是维生素C的含量最高，是葡萄的20倍。另含枸橼酸、延胡索酸、琥珀酸、丙二酸、脯氨酸、草酸、苹果酸等。

·性状特征·

干燥的花托呈倒圆锥形或类似球形，长约2厘米，直径1.5～2.5厘米；表面淡黄棕色至暗棕色、青黑色，有波状弯曲的纵棱线；质坚硬，横切面黄白色，内壁着生众多细小瘦果，有时上部尚见枯萎的雄花。瘦果呈卵形或三棱状卵形，长1～2毫米，淡黄色，外有宿萼包被。气微、味甜。

·选购秘诀·

青黑色或暗棕色，无霉、无蛀者为佳。

药用价值

无花果能帮助消化，促进食欲，对痔疮、便秘治疗效果极好，还可治疗腹泻、胃肠炎等疾病。

无花果能使肠道各种有害物质被吸附并排出体外，具有净化肠道、润肠通便的作用。

无花果中含有脂肪酶、水解酶等成分，有降低血脂和分解血脂的功能，可减少脂肪在血管内的沉积，进而起到降血压、预防冠心病的作用。无花果有抗炎消肿之功效，可利咽消肿。

从无花果中可提取出一种芳香物质，具有防癌、抗癌、增强机体免疫力的作用，可预防多种癌症的发生，延缓移植性腺癌、淋巴肉瘤的发展，促使其退化，并不会对正常细胞产生毒害。

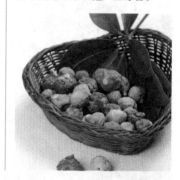

·贮存要点·

◎置通风、干燥处，防霉、防蛀。

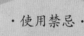

·用法用量·

◎无花果除鲜食外，可加工成果干、果脯、果汁和用果汁酿酒等，或用于烹饪菜肴。鲜果每次50克，干果每次30克。

·使用禁忌·

◎脑血管意外、脂肪肝、正常血钾性周期性麻痹等患者不宜食用，大便溏薄者不宜生食。

特别提示 ◎无花果实际是肥大的花托形成的果实，因花朵生长于花托内，误以为它是"不花而实"，因此称为"无花果"。

无花果百合玉米汤

功效	百合有润肺、止咳、清凉、退热的功效，无花果的维生素C可加速身体的新陈代谢，这款汤最适合生活不规律的年轻人饮用。
原材料	玉米1根，干百合10克，干无花果20克，鸡腿（去皮）1只，盐5克。
做法	玉米切段，干百合、干无花果、鸡腿洗净。把所有材料放入锅中，加水，大火烧开后改小火煮2～3小时。出锅前加盐即可饮用。
用法	喝汤食果，佐餐食用。如弃鸡腿而改用鲜鱼，可减少汤水的油分，且具明目的功效。

橄榄

有「天堂之果」的美誉

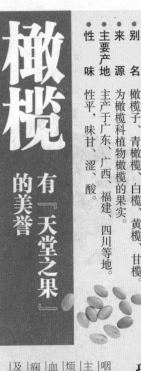

别名 橄榄子、青橄榄、白榄、黄榄、甘榄。

来源 为橄榄科植物橄榄的果实。

主要产地 主产于广东、广西、福建、四川等地。

性味 性平，味甘、涩、酸。

功效主治 清肺、利咽、生津、解毒。主治咽喉肿痛、烦渴、咳嗽咯血、菌痢、癫痫，解河豚毒及酒毒。

·主要成分·

果实含蛋白质1.2%，脂肪1.09%，碳水化合物12%，钙0.204%，磷0.046%，铁0.0014%，抗坏血酸0.02%，种子含挥发油7%～8%，以及香树脂醇等。

·性状特征·

鲜橄榄呈梭形，两端钝圆，或渐尖，长可达3～4厘米，粗1.5～2厘米。外表碧绿或黄绿色，存放较久者乌黄色，平滑、微有光泽。顶端有细小、黑色的突起，基部有果柄痕迹。果肉颇厚实，内面黄白而多汁液。果核呈梭形，棕褐色，具6条棱线；质坚硬不易碎。核的横切面可见3个孔洞，其中各有一粒细长梭形的种子；种皮红棕色，种仁白色，油润，有香气，无臭，味涩，微酸，嚼之有回甜。

·选购秘诀·

以体大、肉厚、色灰绿、无乌黑斑者为佳。

药用价值 ⚥

橄榄果肉含有丰富的营养，鲜食有益人体健康，特别是它含钙较多，对儿童骨骼发育有帮助。

新鲜橄榄有清热解毒、化痰消积的功效，可解煤气之毒、酒精中毒和鱼蟹之毒。

我国隆冬腊月的气候异常干燥，常吃橄榄则有润喉之功效，中医学素来称橄榄为"肺胃之果"，对肺热咳嗽、咯血颇有益处。

橄榄与肉类炖汤作为保健饮料，有舒筋活络的功效。

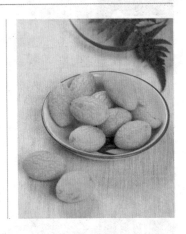

·贮存要点·

◎成熟后新鲜食用，或制成干品保存。注意防虫蛀。

·用法用量·

◎生食、煎汤或制成果脯食用。每次3～5枚。

·使用禁忌·

◎色泽变黄且有黑点的橄榄说明已不新鲜，食用前要用水洗净，市售色泽青绿色的橄榄果如没有一点黄色，可能用矾水泡过，最好不宜食用，或吃时务必要洗干净。

特别提示 ◎橄榄油中含有丰富的油脂、角鲨烯和抗氧化剂，具有较强的保湿性且易于吸收，有夏防晒、冬保湿、养颜护肤之功效。长期使用能使皮肤光滑细腻而富有弹性，减少皱纹和淡化色斑。

橄榄萝卜瘦肉汤

功效	治疗急性咽喉炎、流行性感冒以及一般的感冒、扁桃腺炎、支气管炎、肝气郁滞所致疼痛，以及饮食积滞等症。
原材料	青橄榄250克，白萝卜500～1000克，猪瘦肉150克，生姜2～3片。
做法	青橄榄、白萝卜、猪瘦肉均用清水洗净，白萝卜切成块状，与猪瘦肉、生姜一起放进瓦煲内，加清水2500毫升，先用武火煲沸后改用文火煲2小时左右，调入适量食盐便可。
用法	佐餐食用。

小白菜

富含维生素和矿物质的保健佳蔬

别　名　白菜、夏菘、江门白菜、油白菜。

来　源　为十字花科植物青菜的幼株。

主要产地　全国大部分地区均有种植。

性　味　性平，味甘。

功效主治　解热除烦、通利肠胃。主治肺热咳嗽、便秘、丹毒。

·主要成分·

小白菜每100克可食部分含蛋白质1.1克，脂肪0.1克，碳水化合物2克，粗纤维0.4克，灰分0.8克，钙86毫克，磷27毫克，铁1.2毫克，胡萝卜素1.03毫克，维生素B₁0.03毫克，维生素B₂0.08毫克，维生素B₃0.6毫克，维生素C 36毫克。

·选购秘诀·

不论何时买小白菜，都要挑小叶的，小叶的会比大叶的更嫩、更鲜美。检查一下叶子是否新鲜翠绿，蔫黄者不要买。不要挑选有小点的叶子，那是虫害的痕迹。

性状特征

一年生或二年生草本植物，全部秃净。基生叶坚挺而亮，倒卵形或阔倒卵形，长30～60厘米，全缘或有不明显的钝齿，基部渐狭成宽柄。茎生叶基部垂耳形，抱茎。花淡黄色，长约9毫米，聚生于总状花序之顶端，且冠盖未开放的花芽。

药用价值

小白菜性温、味甘，有清热除烦、行气去瘀、通利胃肠的功效。经常食用，有通肠利胃、促进肠道蠕动、保持大便通畅之功效。

小白菜中含有的丰富矿物质能够促进人体骨骼的发育，增强机体的造血功能和加速人体的新陈代谢，其含有的胡萝卜素、维生素B₃等营养成分，是维持生命活动的重要物质。

小白菜富含维生素B₁、维生素B₆、泛酸等，具有缓解精神紧张的功能。考试前多吃小白菜，有助于保持平静的心态。小白菜富含抗过敏的维生素A、B族维生素、维生素C、钾、硒等，有助于荨麻疹的消退。

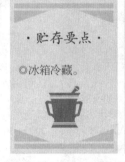

·贮存要点·

◎冰箱冷藏。

◎多为炒食或煮汤。每餐70克。

·用法用量·

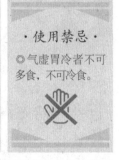

·使用禁忌·

◎气虚胃冷者不可多食，不可冷食。

特别提示　◎可清炒或煮汤，香菇与小白菜相配是人们最爱吃的一道菜。小白菜的烹调时间不宜过长，以免营养流失。

扒蟹黄小白菜

功　效	有补气运脾、消食止渴、制酸的作用，适用于胃病患者。
原材料	毛蟹黄肉100克，小白菜300克，葱、姜末各15克，味精3克，湿淀粉24克，料酒3克，高汤180克，猪油45克，鸡油6克。
做　法	将小白菜心用开水余汤，切成长段，在盘内摆成4排，每排中间摆上1排蟹黄、蟹肉，共摆7排。猪油烧热，用葱、姜末烹肺，离火，加上料酒、精盐、高汤，将白菜轻轻推入炒勺内，在慢火上扒至汤约有100克时，加上味精，勾上稀芡，按原样拖到盘内，淋上鸡油即成。
用　法	佐餐食用。

竹笋

甘甜美味的「素食之王」

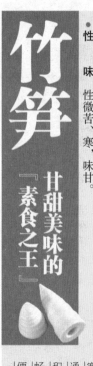

别　名 竹芽、竹萌、竹胎、菜竹、笋子、竹肉、玉兰片等。

来　源 禾本科多年生植物的幼芽。有圆笋、毛笋、冬笋、青笋、鞭笋等。

主要产地 毛笋多产于浙江、福建山区，青笋产于云贵山区。

性　味 性微苦、寒，味甘。

功效主治 清热解毒、止咳消痰、开胃健脾、利膈宽胸、透疹解酒、利尿通便、消积减肥。对食积、咳嗽、麻疹透发不畅、尿少、腹水、水肿、便秘均有良好疗效。

·主要成分·

竹笋含有丰富的植物蛋白、脂肪、糖类，还含有大量的胡萝卜素，维生素 B_1、维生素 B_2、维生素 C 和钙、磷、铁、镁等。在竹笋所含的蛋白质中，至少有 16 种氨基酸，其含量均比一般蔬菜高。

·性状特征·

竹笋为禾本科竹亚科植物苦竹、淡竹、毛竹等的苗。长江流域及南方各地均有分布。春、冬季采挖，去壳鲜用，或贮存备用。

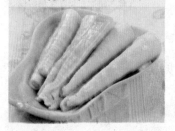

选购秘诀

鉴别竹笋的品质，一要看根部，根部的"痣"要红，"痣"红的笋鲜嫩，"痣"色深紫的笋比较老。二要看节，节与节之间距离越近，笋越嫩。一般来说，笋体粗壮、笋节短小的是嫩笋。三要看壳，外壳色泽鲜黄或淡黄中略带粉红、笋壳完整且饱满光洁者质量较好。四要手感饱满，肉色洁白如玉。

药用价值

竹笋中含有抗癌作用的多糖类，并且镁和纤维素的含量较高，可防止大肠癌、乳腺癌及肥胖症。竹笋对肺热咳嗽、水肿、肾炎、动脉硬化、冠心病患者也大有益处。

竹笋是低脂肪、低糖、多纤维的菜品，本身可以吸附大量的油脂来增加味道，所以肥胖的人，如果经常吃竹笋，进食的油脂会因它的吸附而降低胃肠道对脂肪的吸收和积蓄，从而达到减肥的目的，并能减少高脂血症的发生。

·贮存要点·

◎竹笋最好的保存方式就是水煮后去皮冰在冰箱里。但是装竹笋的密封容器内必须装水，每天更换一次干净的水，大约可保存一星期。

·用法用量·

◎竹笋去壳鲜用，素炒、荤炒均可。还可用竹笋制成笋干、熏笋干、笋脯、笋玉兰片等。每餐 200～500 克。

·使用禁忌·

◎上消化道出血、消化道溃疡、食管静脉曲张、尿路结石者忌食。另外，由于竹笋中含有较多的草酸，会影响人体对钙的吸收，儿童不宜多食。

特别提示 ◎烹制竹笋前应焯一下水，以除去笋中的草酸。切竹笋时，笋尖的部分应横切丝，这样烹制时不易熟烂，易入味。

清炒竹笋

功　效	有清热消痰、镇静的作用。适用于小儿痰热惊痫、发热头痛、痰多脘闷、腹脘胀气、妊娠眩晕等症。
原材料	竹笋、植物油、食盐各适量。
做　法	鲜竹笋切成薄片，放入开水中略煮片刻，捞起放入清水浸泡一段时间，沥干水分，再用植物油爆炒，加适量食盐调味食用。
用　法	佐餐食用。

苋菜

营养价值极高的野生菜

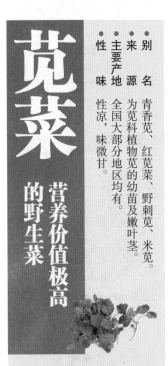

别　名　青香苋、红苋菜、野刺苋、米苋。

来　源　为苋科植物苋的幼苗及嫩叶茎。

主要产地　全国大部分地区均有。

性　味　性凉，味微甘。

功效主治 ♂

清热利湿、凉血止血、止痢。主治赤白痢疾、二便不通、目赤咽痛、鼻衄等病症。

·主要成分·

每100克含水分90.1克，蛋白质1.8克，脂肪0.3克，碳水化合物5.4克，粗纤维0.8克，灰分1.6克，胡萝卜素1.95毫克，维生素B_3 1.1毫克，维生素C 28毫克，钙180毫克，磷46毫克，铁3.4毫克，钾577毫克，钠23毫克，镁87.7毫克，氯160毫克。

·性状特征·

苋菜具有发达的直根系，分布很广。茎直立肥大，绿色或紫红色，成株高达1米以上，分枝少，叶互生，全缘，先端尖或钝圆。叶形有披针形、长卵圆形。叶面平滑或皱缩，叶黄绿色、绿色、紫红或绿色间紫色。

·选购秘诀·

以颜色鲜艳、枝叶肥嫩、无变色发黄者为宜。

药用价值 ♂

清热解毒，明目利咽

苋菜性味甘凉，长于清利湿热、清肝解毒、凉血散瘀，对于湿热所致的赤白痢疾及肝火上炎所致的目赤目痛、咽喉红肿不利等，均有一定的辅助治疗作用。

营养丰富，增强体质

苋菜中富含蛋白质、脂肪、糖类及多种维生素和矿物质，其所含的蛋白质比牛奶更能充分被人体吸收，所含胡萝卜素比茄果类高2倍以上，可为人体提供丰富的营养物质，有利于强身健体，提高机体的免疫力，有"长寿菜"之称。

促进儿童生长发育

苋菜中铁的含量是菠菜的2倍，钙的含量则是3倍，苋菜中不含草酸，所含钙、铁进入人体后很容易被吸收利用。因此，苋菜能促进小儿的生长发育，对骨折的愈合具有一定的食疗价值。

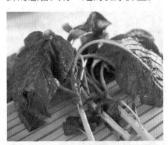

·贮存要点·

◎新鲜食用为好。

·用法用量·

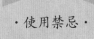

◎做汤、凉拌、炒食均可，每餐80～100克。

·使用禁忌·

◎苋菜性寒凉，阴盛阳虚体质、脾虚便溏或慢性腹泻者不宜食用。

特别提示

◎因其可以减肥轻身、促进排毒、防止便秘，因此特别适合老年人、女性和肥胖者食用，但一次不宜食用过多，且烹调的时间不宜过长。

苋菜豆腐汤

功效	此菜具有清热解毒、生津润燥的功效，对于肝胆火旺、目赤肿痛者有辅助治疗作用。
原材料	苋菜400克，水发海米20克，豆腐250克，蒜10克。
做法	苋菜洗净，放入沸水中焯一下，捞出沥干。水发海米切末。豆腐切成小块，蒜捣成泥。炒锅放火上，加入食油，油热后下蒜泥，煸出香味后下海米和豆腐块，用少许盐焖1分钟，再加水和适量盐。将汤烧开，下苋菜滚几下即离火装碗，调入味精即可。
用法	佐餐食用。

雪里蕻

特别适合劳动者、食欲不振者食用

别名 为雪菜、雪里红、春不老、霜不老。

来源 叶用芥菜的一个变种。

主要产地 全国多数地区均有。

性味 性温，味甘、辛。

为十字花科植物芥菜的嫩茎叶，是芥菜类蔬菜中

功效主治 解毒消肿、开胃消食、温中利气、明目利膈。主治疮痈肿痛、胸膈满闷、咳嗽痰多、耳目失聪、牙龈肿烂、便秘等病症。

·主要成分·
每100克含水分91.5克，蛋白质2.8克，脂肪0.6克，维生素1.6克，碳水化合物3.6克，钙23.9毫克，磷64毫克，铁3.4毫克。

·性状特征·
叶片较小，叶绿，有锯齿或深缺裂，叶柄细而圆，叶色有黄绿色、绿色、紫色等，一般品种可以分生数十条侧枝，叶形变异很大，有板叶型和花叶型等品种，如黄叶种、黑叶种、九头芥是江浙等省的地方品种。

·选购秘诀·
以新鲜、完整、无烂叶者为佳。

药用价值

醒脑提神
雪里蕻含有大量的维生素C，是活性很强的还原物质，能增加大脑中氧含量，激发大脑对氧的利用，有醒脑提神、解除疲劳的作用。

解毒消肿
雪里蕻有解毒之功，能抗感染和预防疾病，抑制细菌毒素的毒性，促进伤口愈合，可用来辅助治疗感染性疾病。

开胃消食
雪里蕻腌制后能促进胃、肠消化功能，增进食欲，可用来开胃，帮助消化。

明目利膈，宽肠通便
雪里蕻纤维较粗硬，含有胡萝卜素和大量食用纤维素，故有明目与宽肠通便作用，还可防治便秘。

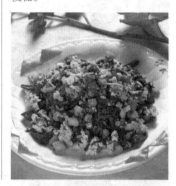

·贮存要点·
◎制成咸菜后保存的时间可久一些。

·用法用量·
◎可清炖、煮食。每餐100克左右。

·使用禁忌·
◎雪里蕻含大量粗纤维，不易消化，小儿及消化功能不全者不宜多食。本品易生火，阴虚内热者应当少食。患有痔疮、便血及眼疾患者应少食。

特别提示 ◎雪里蕻具有很高的药用价值，它可以醒脑提神、开胃消食、明目利膈、宽肠通便，所以特别适合劳动者、食欲不振者食用。

雪里蕻炒肉末

功效	此菜具有解毒消肿、清热除烦的功效。适用于感染性患者使用大量抗生素后致胃纳呆滞、口味不佳者食用。常人亦可食之。
原材料	新鲜雪里蕻150克，猪肉100克，蒜10克，干辣椒5克，盐5克，味精3克，白糖2克。
做法	猪肉剁成末，蒜切末，雪里蕻洗净、切细，入沸水焯熟，再用水冲凉。油下锅，炒散肉末，加蒜末，将干辣椒炒香，再加入雪里蕻略炒，调味装盘即可。
用法	佐餐食用。

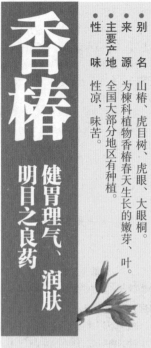

香椿

健胃理气、润肤明目之良药

别　名 山椿、虎目树、虎眼、大眼桐。

来　源 为楝科植物香椿春天生长的嫩芽、叶。

主要产地 全国大部分地区有种植。

性　味 性凉，味苦。

功效主治 清热解毒、健胃理气、润肤明目、杀虫。主治疮疡、脱发、目赤、肺热咳嗽等病症。

·主要成分·

每100克香椿中含蛋白质9.8克（居群蔬之冠），钙143毫克，维生素C 115毫克（仅次于辣椒），磷135毫克，胡萝卜素1.36毫克，维生素B_2 1.50毫克，铁4.5毫克，粗纤维1.56克。

·选购秘诀·

以叶片完整、色正、鲜嫩、香味浓郁、无腐烂者为佳。

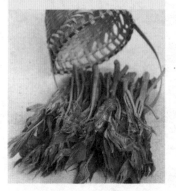

性状特征

树干高15～18米，最高30米左右，为落叶乔木。一年生枝条为暗黄灰色，有光泽，叶痕圆而大，有5个维管束痕，生长快，每年生长长度可达1.5米。冬季树叶脱落，春季由枝条上发出嫩芽，外部包以鳞片，内有很短的嫩茎及未展开的嫩叶，长度10厘米左右，即可采摘供应市场。叶互生，偶数羽状复叶，有小叶8～9对，小叶披针形，全缘（或有浅锯齿），叶面鲜绿色，叶背暗绿色，叶柄红色，有浅沟，基部肥大。花为复总状花序，长30厘米左右。花5瓣，萼较短小，花瓣椭圆形，白色，基部黄色，有香味。有退化的和正常的雄蕊各5枚，子房5室，卵形，每室有胚珠2枚。

药用价值

提高机体免疫力、润泽肌肤

香椿含有丰富的维生素C、胡萝卜素等物质，有助于增强机体免疫功能，并有润滑肌肤的作用，是良好的保健美容食品。

涩血、止痢、止崩

香椿能燥湿清热，收敛固涩，可用于久泻久痢，肠痔便血，崩漏带下等病症。

祛虫疗癣

香椿具有抗菌消炎、杀虫的作用。

抗衰老、滋阴壮阳

香椿中还含有性激素物质，有抗衰老和滋阴壮阳的作用，对不孕不育症有一定的疗效。

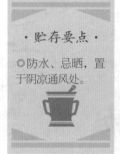

·贮存要点·
◎防水、忌晒，置于阴凉通风处。

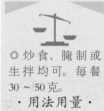

◎炒食、腌制或生拌均可。每餐30～50克。
·用法用量·

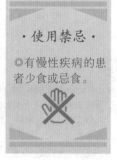

·使用禁忌·
◎有慢性疾病的患者少食或忌食。

 特别提示 ◎香椿嫩芽腌的咸菜除了盐之外，最好不加其他调料，这样可以品尝到香椿特有的香味。

香椿炒鸡蛋

功　效 此食品具有滋阴润燥、泽肤健美的功效。适用于虚劳、吐血、目赤、营养不良、斑秃等病症。常食可增强人体抗病、防病能力。

原材料 香椿250克，鸡蛋5枚，调味料适量。

做　法 将香椿洗净，下沸水稍焯，捞出切碎。鸡蛋磕入碗内搅匀。油锅烧热，倒入鸡蛋炒至成块，投入香椿炒匀，加入盐，炒至鸡蛋熟而入味，即可出锅。

用　法 佐餐食用。

茶叶

备受推崇的普及型保健饮品

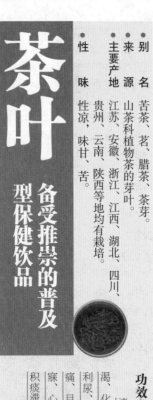

别　名　苦茶、茗、腊茶、茶芽。

来　源　山茶科植物茶的芽叶。

主要产地　江苏、安徽、浙江、江西、湖北、四川、贵州、云南、陕西等地均有栽培。

性　味　性凉，味甘、苦。

功效主治

清头目、除烦渴、化痰、消食、解毒、利尿、目昏、多睡善痛、心烦口渴、食积痰滞、疟痢。

·主要成分·

茶中含有丰富的维生素、单宁酸及钾、钙、镁、磷等，还有挥发油等成分。

·选购秘诀·

以气味清香、触之干燥、色泽鲜明者为好。

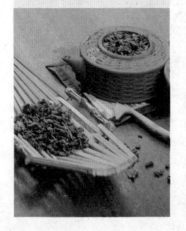

性状特征

常绿灌木，有时呈乔木状，高1～6米。多分枝，嫩枝有细毛，老则脱落。单叶互生，长椭圆形或椭圆状披针形，或倒卵状披针形，先端渐尖，有时稍钝，基部楔形，边缘有锯齿，质厚，老则带革质，上面深绿色，有光泽，平滑无毛，下面淡绿色，羽状网脉，幼叶下面具短柔毛；叶柄短，略扁。花腋生，1～3朵，具有花柄，微垂。总苞2，萼片5，宿存，深绿色；花瓣5，白色，稍有香气，近圆形或广倒卵形。雄蕊多数，排列成多轮。雌蕊居于中央，子房上位。蒴果、木质化、扁圆三角形，暗褐色。

药用价值

对中枢神经系统的作用

咖啡因能兴奋高级神经中枢，使精神兴奋、思想活跃，消除疲劳。过量则引起失眠、心悸、头痛、耳鸣、眼花等不适症状。

对循环系统的作用

直接兴奋心脏，扩张冠状血管。对血管运动中枢、迷走神经中枢也有兴奋作用，因而影响比较复杂。

对平滑肌、横纹肌的作用

茶碱（通常使用氨茶碱）能松弛平滑肌，故用以治疗支气管哮喘、胆绞痛等。咖啡因还能加强横纹肌的收缩能力。

利尿及其他作用

咖啡因，特别是茶碱能抑制肾小管的再吸收，因而有利尿作用。

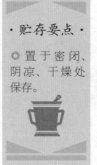

·贮存要点·

◎置于密闭、阴凉、干燥处保存。

·用法用量·

◎内服：煎汤，3～9克；泡茶或入丸、散。外用：研末调敷。

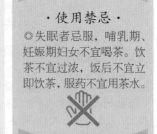

·使用禁忌·

◎失眠者忌服，哺乳期、妊娠期妇女不宜喝茶。饮茶不宜过浓，饭后不宜立即饮茶，服药不宜用茶水。

特别提示　◎泡茶不宜用滚开水，浸泡的时间不宜过长，不要用保温杯泡茶。

茶叶粥

功　效	化痰消食、利尿消肿、益气提神。适用于急、慢性痢疾和肠炎。
原材料	茶叶15克，粳米100克，白糖适量。
做　法	取茶叶先煮15分钟，取浓汁约500克。去茶叶，在茶叶浓汁中加入粳米、白糖，再加入水400毫升左右，同煮为粥。
用　法	分2次，温热服食。

河蚌

清热解毒、滋阴
明目

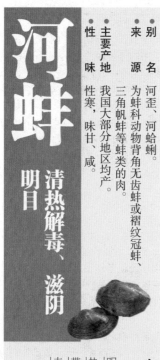

别　名 河歪、河蛤蜊。

来　源 为蚌科动物背角无齿蚌或褶纹冠蚌、三角帆蚌等蚌类的肉。

主要产地 我国大部分地区均产。

性　味 性寒，味甘、咸。

功效主治

清热滋阴、明目解毒。治烦热、消渴、血崩、目赤、湿疹。带下、痔瘘。

·主要成分·

蚌肉含有蛋白质、糖类、脂肪、维生素 A、维生素 B_1、维生素 B_2 和钙、磷、铁等微量元素。

·选购秘诀·

蚌有河蚌、海蚌之分，死了的蚌不能食用。

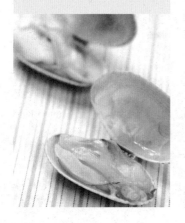

性状特征

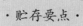

河蚌外形呈椭圆形和卵圆形。壳质薄，易碎。两壳膨胀，后背部有时具后翼。壳顶宽大，略隆起，位于背缘中部或前端。壳面光滑，具同心圆的生长线或从壳顶到腹缘的绿色放射线。胶合部窄，无齿。斧足发达。雌雄异体。卵在春季受精，约 2 个月可发育成钩介幼虫排出体外。卵若在秋季受精，胚体在母体内越冬，次年春季发育成钩介幼虫排出体外。钩介幼虫排出体外后，均需寄生在鱼体上，待发育成幼蚌后脱离鱼体，沉入水底。

药用价值

蚌肉滋阴明目、清热解毒。主治妇女血崩、痔漏、糖尿病、支气管炎和烫伤等症。有助于保持皮肤弹性和光泽；蚌壳粉性寒，有清热、化痰、止呕的功效；珍珠母（蚌壳内珠光层的疙瘩）有平肝、镇静、治眩晕的作用。

·贮存要点·

◎宜新鲜食用。

◎蚌味鲜甜，肉质爽脆，可煮汤、煮粥、炒食等。外用时，可用蚌汁涂痔肿。

·用法用量·

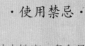

·使用禁忌·

◎蚌肉性寒，多食易伤脾胃、阳气，故外感未清、脾胃虚寒、便溏泻者应忌食。

特别提示 ◎烹制时切忌过火，否则会使肉质变老，难以消化。

灵芝河蚌

功　效	治疗肝炎、冠心病、神经衰弱、失眠等病症。可提高人体抗病防病能力，益智健美、益寿延年。
原材料	灵芝 25 克，河蚌肉 250 克，料酒、盐、胡椒粉、酱油、葱段、姜片、油各适量。
做　法	将河蚌肉、灵芝分别洗净，灵芝放入砂锅中加水煎煮约 1 小时，取煎汁备用。炒锅倒油烧热，加入蚌肉煸炒一下，加入灵芝煎汁、料酒、盐、酱油、胡椒粉、葱、姜和适量水。烧至蚌肉熟而入味，即可出锅食用。
用　法	佐餐食用。

苦丁茶

被誉为减肥茶、益寿茶、美容茶等

别名　角刺茶、苦灯茶。

来源　主要为冬青科植物枸骨和大叶冬青的叶。

主要产地　主产于江浙、福建、广西等地。

性味　性大寒，味甘、苦。

功效主治　散风热、清头目、除烦渴。治头痛、目赤、齿痛、热病烦渴、痢疾。

·主要成分·

枸骨叶中含咖啡碱、皂苷、鞣质、苦味质。大叶冬青叶中含熊果酸、β-香树脂醇、蛇麻脂醇、蒲公英赛醇、熊果醇和β-谷甾醇；树皮中含α-和β-香树脂醇等；果实中含熊果酸和蹄纹天竺素-3-木糖葡萄糖苷。

·选购秘诀·

以叶面光滑、有光泽、质厚、味苦为佳。

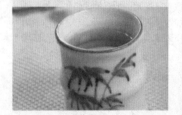

性状特征

①枸骨叶

又名角刺茶。也有用枸骨老树的叶，叶片呈卵圆形，先端短尖，基部圆形，上面光滑，革质而厚。主产于江苏、浙江等地。

②大叶冬青叶

又名苦灯茶。叶片呈卵状长椭圆形、革质、不皱缩，有的纵向微卷曲，上面黄绿色或灰绿色，有光泽，下面黄绿色，味微苦。产于浙江、福建、广西等地。苦丁茶的品种较为复杂，除上述主要品种外，在江苏、安徽地区有用茶叶加枸骨叶煎汁焙制而成者，外表绿褐色或黄绿色，与一般粗茶相似，用沸水泡开后，伸展的叶片为阔披针形及卵状披针形，边缘有锯齿，浸液味苦，浓者不堪入口。

药用价值

提高机体免疫力

现代药理研究证明，苦丁茶中含有人体必需的多种氨基酸、维生素及锌、锰、铷等微量元素，而且这些成分可促进人体对抗外界环境的改变，提高机体免疫力。

降低血脂作用

具有降血脂、增加冠状动脉血流量、改善心肌供血、抗动脉粥样硬化等作用，对心脑血管疾病患者的头晕、头痛、胸闷、乏力、失眠等症状均有较好的防治作用。

苦丁茶汤色清绿明亮，口感微苦滑爽，回甘长久，饮后神清气爽，消乏解渴。因此备受人们，特别是中老年人的青睐。

·贮存要点·
◎置于干燥的容器内。

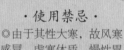

◎内服：煎汤，1.5～9克，或入丸剂。外用：煎水熏洗。

·用法用量·

·使用禁忌·
◎由于其性大寒，故风寒感冒、虚寒体质、慢性胃肠炎患者，以及经期女性和新产妇，不宜饮用。

特别提示　◎苦丁茶由枸骨、大叶冬青这些植物制成。动物实验证实，枸骨具有抗生育的作用，因此，孕妇及近期准备要小孩的人最好不要喝苦丁茶。

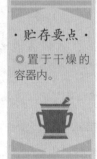

苦丁茶		
功效		可清热、明目，缓解头痛症状，还能起到降血脂、减肥的功效。
原材料		苦丁茶8克，清水适量。
做法		将苦丁茶清洗干净，放入容器内，再倒入适量沸水，加盖闷10分钟左右即可。
用法		代茶频频饮用。

薄荷

治疗风热感冒的清凉药

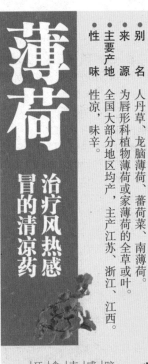

别　名 人丹草、龙脑薄荷、蕃荷菜、南薄荷。

来　源 为唇形科植物薄荷或家薄荷的全草或叶。

主要产地 全国大部分地区均产，主产江苏、浙江、江西。

性　味 性凉，味辛。

功效主治 疏风散热、辟秽解毒。治外感风热头痛、目赤、咽喉肿痛、食滞气胀、口疮、牙痛、疮疥红疹。

·主要成分·

新鲜叶含挥发油0.8%～1%，干茎叶含1.3%～2%。油中主成分为薄荷醇，含量为77%～78%，其次为薄荷酮，含量为8%～12%，还含乙酸薄荷酯、莰烯、柠檬烯、异薄荷酮、滲烯、薄荷烯酮、树脂及少量鞣质、迷迭香酸。

·选购秘诀·

以身干、无根、叶多、色绿、气味浓者为佳。

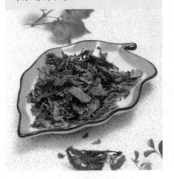

性状特征

干燥全草，茎方柱形，长15～35厘米，直径2～4毫米，黄褐色带紫，或绿色，有节，节间长3～7厘米，上部有对生分枝，表面被白色绒毛，棱角处较密，质脆，易折断，断面类白色，中空。叶对生，叶片卷曲面皱缩，多破碎。上面深绿色，下面浅绿色。具有白色绒毛，质脆。枝顶常有伞状花序，黄棕色，花冠多数存在。气香，味辛、凉。

药用价值

疏散风热、止痒作用

薄荷醇局部应用可治头痛、神经痛、瘙痒等。应用于皮肤，首先有凉感，以后有轻微刺灼感。多作为发汗解表的辅助药，适用于头痛、眼红、咽喉肿痛，以及中暑所致的头昏、发热、口渴、小便短赤等。

健胃祛风作用

薄荷醇、薄荷酮对离体兔肠有抑制作用，后者的作用较强。用小鼠做试验，对离体小肠，薄荷精油有解痉（抗乙酰胆碱）作用。

消炎作用

它对呼吸道炎症有某些治疗作用，薄荷酮之刺激性强于薄荷醇。同属植物欧薄荷中的总黄酮类具有利胆作用。

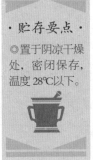

·贮存要点·

◎置于阴凉干燥处，密闭保存，温度28℃以下。

◎煎服3～6克，在煎药时宜后下。

·用法用量·

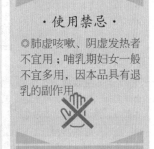

·使用禁忌·

◎肺虚咳嗽、阴虚发热者不宜用；哺乳期妇女一般不宜多用，因本品具有退乳的副作用。

特别提示 ◎薄荷在西方国家被广泛应用于精油制作中，是常用的提神醒脑香草，很适合普通家庭种植、食用。新鲜薄荷可用于料理中，增加料理的风味。

薄荷甘草茶

功　效	清肺止咳、解毒利咽。薄荷是清利头目、清热利咽的常用药，药性辛凉而有香气，配合生甘草，有清热解毒的功效。适用于咳嗽、咽喉痒痛、声音嘶哑等。
原材料	薄荷5克，生甘草10克，白糖5克。
做　法	将甘草洗净，放入砂锅中，加水500毫升，煎沸10分钟。再将洗净的薄荷放入，煮沸即可。去渣取汁，调入白糖。
用　法	晾凉后频频饮用。

生姜

发汗解表的常用药

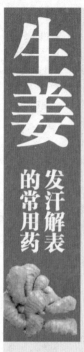

别名 姜根、因地辛、炎凉小子。

来源 姜科植物姜的鲜或干燥根茎。

主要产地 主产于四川、广东、山东、陕西等地。

性味 性温，味辛。

功效主治 发表、散寒、止呕、化痰。治感冒风寒、呕吐、痰饮、喘咳、胀满、泄泻，可解半夏、天南星及鱼蟹、鸟兽肉毒。

·主要成分·
含挥发油、姜辣素、谷氨酸、天冬氨酸、丝氨酸、甘氨酸等。

·性状特征·
呈扁平不规则的块状，并有枝状分枝，各枝顶端有茎痕或芽，表面黄白色或灰白色，有光泽，具浅棕色环节。质脆，折断后有汁液渗出。断面浅黄色，有明显环纹，中间稍现筋脉。气味芳香且特殊，味辛辣。

·选购秘诀·
以个体大、丰满、质嫩者为佳。

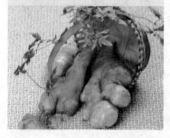

药用价值 ♂♀

发汗作用
由于其挥发油能促进外周血液循环，服后自觉全身温暖，并能发汗。多用于治疗外感风寒。生姜与桂枝、苏叶、防风等解表药同用，能增强这些药物的发汗作用。若用于预防受寒、受湿后的感冒，用红糖水煮生姜，热服即可。

健胃作用
其挥发油能够反射性地促进胃液分泌，增强胃肠蠕动，驱除秽气，并能通过调理胃肠功能而止呕吐。用于治疗胃寒呕吐（即由感冒或某些消化不良等引起的呕吐），还可用于增进食欲，加强消化功能。每个补剂中加入生姜，并配以大枣，可以健胃和中。

其他作用
有镇吐、镇痛、抗炎消肿的作用。其醇提物能兴奋血管运动中枢、呼吸中枢、心脏。正常人嚼生姜，可升高血压。

对伤寒杆菌、霍乱弧菌、堇色毛癣菌、阴道滴虫均有不同程度的抑杀病菌的作用。

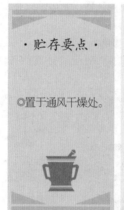

·贮存要点·

◎置于通风干燥处。

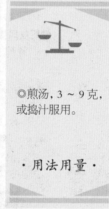

·用法用量·

◎煎汤，3～9克，或捣汁服用。

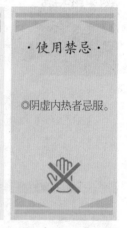

·使用禁忌·

◎阴虚内热者忌服。

特别提示 ◎前人称生姜为治呕要药，取一些生姜汁冲服可起到很好的止呕作用。

紫苏生姜红枣汤

功效	具有暖胃散寒、助消化、行气的作用，是较好的暖胃药膳。
原材料	鲜紫苏叶10克，生姜3块，红枣15克。
做法	先将红枣放在清水里洗净，然后去掉枣核，再把姜切成片，将鲜紫苏叶切成丝。将紫苏叶、姜片、红枣一起放入盛有温水的砂锅里用大火煮，锅烧开后改用文火炖30分钟。30分钟后，将紫苏叶、红枣和姜片都捞出来，然后再把红枣挑出来放回锅里，继续用文火煮15分钟即成。
用法	晚饭后服用。

葱白

最常见的家庭药食

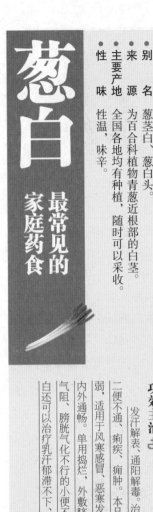

别　名　葱茎白、葱白头。

来　源　为百合科植物青葱近根部的白茎。

主要产地　全国各地均有种植，随时可以采收。

性　味　性温，味辛。

功效主治

发汗解表、通阳解毒。治伤寒、寒热头痛、阴寒腹痛、虫积内阻、二便不通、痢疾、痈肿。本品性温、不燥热，发汗不峻猛，药力较弱，适用于风寒感冒、恶寒发热之轻证。本品还可使阳气上下顺接、内外通畅。单用捣烂，外敷脐部，再施温熨，可治阴寒腹痛及寒凝气阻、膀胱气化不行的小便不通，亦取其通阳散寒之功。此外，葱白还可以治疗乳汁郁滞不下、乳房胀痛、疮痈肿毒。

·性状特征·
鳞茎圆柱形，先端肥大，下有须根，鳞叶成层，白色，上具白色纵纹。

·选购秘诀·
以新鲜的为佳。

主要成分

鳞茎含挥发油，油中主要成分为蒜素；又含二烯丙基硫醚。叶鞘和鳞片细胞中有草酸钙结晶体。每100克湿重含维生素C 97毫克，还含有维生素B₁、维生素B₂、维生素B₃、适量的维生素A、脂肪油和黏液质。脂肪油中含棕榈酸、硬脂酸、花生酸、油酸和亚油酸。黏液汁中主要成分为多糖类，其中有20%纤维素，3%半纤维素，41%原果胶及24%水溶性果胶。

药用价值

主要为发汗解热，另有利尿、健胃、祛痰作用。通常作为发汗的药剂，与淡豆豉或其他解表药合用，治疗感冒初起，发热、头痛、鼻塞且无汗的病例。此外，葱白的主要成分挥发油能促进消化、增进食欲、止呕吐，以及治疗胃部胀满和胸膈不适。同时，也可振奋神经，有助促进汗腺排汗的功能。

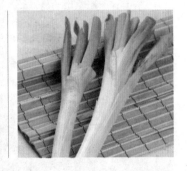

·贮存要点·
◎本品鲜用，可栽在泥土中，随用随取。

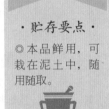

·用法用量·
◎煎服，2～8枚。

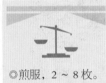

·使用禁忌·
◎表虚多汗者忌服、风热感冒者勿服。

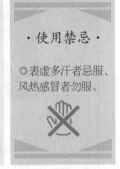

特别提示　　◎每天做菜时放入适量的葱白，可以有效地对抗感冒。

葱白香菜粥

功　效	解表散寒、疏风宣肺。适用于风寒犯肺、肺中阳气不足而致畏寒咳嗽、鼻流清涕、头痛项强、咳痰稀薄等。
原材料	香菜15克，葱白15克，萝卜100克，生姜9克，大米50克，白糖适量。
做　法	将所有的原材料清洗、备用。将萝卜切片、香菜切段、葱白切段、生姜切块。然后将萝卜、香菜、葱白、大米、生姜一同放入锅中，加适量清水，用文火煮成稀粥，熟时调入白糖即可。
用　法	温服，每日1～2次。

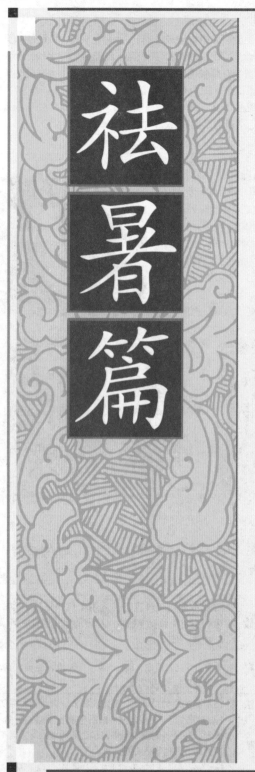

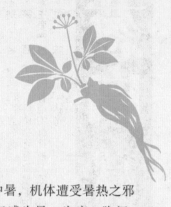

祛暑篇

　　暑热俗称中暑，机体遭受暑热之邪侵袭之后，初起感头晕、头痛、胸闷、乏力、口渴、恶心欲吐、全身疼痛不适；甚则汗闭高热、烦躁不安；严重者神志不清、谵语、昏厥，或汗多尿少、四肢抽搐、筋肉痉挛、小腿抽筋疼痛或汗出肢冷、面色苍白、心慌气短等。通过询问病史，可了解到患者有在闷热的环境中或在烈日下，劳动时间过长的发病史，并结合患者的体温、脉搏、血压、有汗或无汗、有无小便等情况，综合进行判断。一旦诊断明确，立即予以抢救。由于暑热病多表现为高热、神昏、抽搐、昏迷等症状，极易与其他热性病相混淆，临床必须予以鉴别。

　　暑热如明显兼挟湿邪，又称为"暑湿病邪"。暑湿病邪虽然兼具暑邪和湿邪双重性质，但仍以暑热性质显著为特点。由暑湿病邪引起的温病有暑湿和伏暑，感而即病的为"暑湿"，伏至秋冬发病的名"伏暑"。暑湿病邪的致病特点与暑热病邪有所不同，主要表现在：易困阻脾胃，弥漫三焦；易伤筋动脉，耗损元气。但当暑湿病邪化燥后，其致病特点与暑热病邪相似。

此外，在炎暑之时，每因贪凉露宿或长期处于吹风、空调状态下，或进食生冷的食物，在感受暑邪时亦可兼挟寒湿为患，从而表现为暑湿内蕴、寒邪束表的病症。对于暑邪兼挟湿邪的问题，古代医家有"暑易挟湿"与"暑固有湿"两种不同见解。前者以王孟英为代表，他认为暑热并非必然要兼湿，提出"暑性属热，是火热之气""虽易兼感，实非暑中必定有湿也。"后者以章虚谷为代表，他说："盖夏至以后，相火湿土二气交会，合而为暑。"

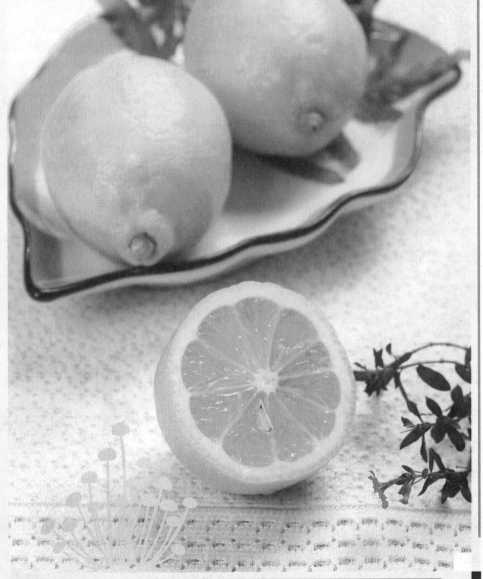

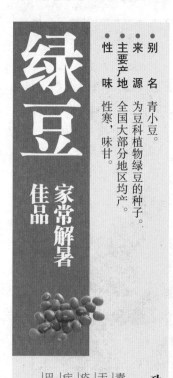

绿豆

家常解暑 佳品

别名 青小豆。

来源 为豆科植物绿豆的种子。

主要产地 全国大部分地区均产。

性味 性寒,味甘。

功效主治 清热解毒、消暑。用于暑热烦渴,疮毒痈肿等症。可解附子、巴豆毒。

· 主要成分 ·

每100克含蛋白质22.1克,脂肪0.8克,碳水化合物59克,钙49毫克,磷268毫克,铁3.2毫克,胡萝卜素0.22毫克,维生素$B_1$0.53毫克,维生素$B_2$0.12毫克,维生素$B_3$1.8毫克。蛋白质主要为球蛋白类,其组成中蛋氨酸、色氨酸和酪氨酸较少。绿豆的磷脂成分中有磷脂酰胆碱、磷脂酰乙醇胺、磷脂酰肌醇、磷脂酰甘油、磷脂酰丝氨酸、磷脂酸。

· 性状特征 ·

干燥种子呈矩圆形,长4～6毫米,表面黄色或暗绿色,有光泽。种脐位于一侧上端,长约为种子的1/3,呈白色纵向线形。种皮薄而韧,剥离后露出淡黄绿色或黄白色的种仁,子叶2枚,肥厚,质坚硬。

· 选购秘诀 ·

绿豆以颗粒均匀、饱满、色绿、光润者为上品。

药用价值

抗菌抑菌作用

绿豆中的某些成分直接有抑菌作用。通过抑菌试验证实,绿豆衣提取液对葡萄球菌有抑制作用。根据有关研究,绿豆所含的单宁能凝固微生物原生质,可产生抗菌活性。绿豆中的黄酮类化合物、植物甾醇等生物活性物质可能也有一定程度的抑菌抗病毒作用。通过提高免疫功能,间接发挥抗菌作用。绿豆所含有的众多生物活性物质如香豆素、生物碱、植物甾醇、皂苷等可以增强机体免疫功能,增加吞噬细胞的数量或吞噬功能。

降血脂作用

绿豆中含有的植物甾醇结构与胆固醇相似,植物甾醇与胆固醇竞争酯化酶,使之不能酯化而减少肠道对胆固醇的吸收,并可通过促进胆固醇异化和（或）在肝脏内阻止胆固醇的生物合成等途径使血清胆固醇含量降低。

抗肿瘤作用

实验发现,绿豆对吗啡与亚硝酸钠的合成物诱发的小鼠肺癌与肝癌有一定的预防作用。另有实验证实,从绿豆中提取的苯丙氨酸氨解酶对小鼠白血病L1210细胞和人体白血病K562细胞有明显的抑制作用,并随酶剂量的增加和作用时间的延长,抑制效果明显增加。

解毒作用

绿豆中含有丰富的蛋白质,生绿豆水浸磨成的绿豆浆蛋白含量颇高,内服可保护胃肠黏膜。绿豆蛋白、鞣质和黄酮类化合物可与有机磷农药、汞、砷、铅化合物结合形成沉淀物,使之减少或失去毒性,并不易被胃肠道吸收。

清热解暑作用

高温出汗可使机体因丢失大量的矿物质和维生素而导致内环境紊乱,绿豆含有丰富的无机盐、维生素。在高温环境下工作,常喝绿豆汤,可以及时补充丢失的营养物质,达到清热解暑的效果。

增进食欲作用

绿豆磷脂中的磷脂酰胆碱、磷脂酰乙醇胺、磷脂酰肌醇、磷脂酰甘油、磷脂酰丝氨酸和磷脂酸有增进食欲作用。

减肥抗癌作用

绿豆淀粉中含有相当数量的低聚糖,这些低聚糖因人体胃肠道没有相应的水解酶系统而很难被消化吸收,所以绿豆提供的能量比其他谷物低,对于肥胖者和糖尿病患者有辅助治疗的作用。而且低聚糖是人体肠道内有益菌双歧杆菌的增殖因子,经常食用绿豆可改善肠道菌群,减少有害物质吸收,预防某些癌症。

抗衰老作用

绿豆还是提取植物性SOD的良好原料。由绿豆为原料制备的SOD口服液,其中所含的SOD经过化学修饰,可不被胃酸和胃蛋白酶破坏,延长半衰期,适合于人体口服吸收。另外,绿豆中的鞣质既有抗菌活性,又有局部止血和促进创面修复的作用,因而对各种烧伤有一定的治疗作用。

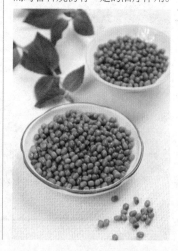

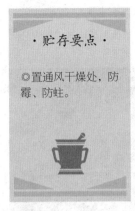

· 贮存要点 ·

◎置通风干燥处，防霉、防蛀。

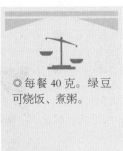

· 用法用量 ·

◎每餐 40 克。绿豆可烧饭、煮粥。

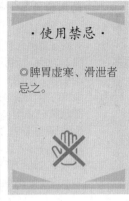

· 使用禁忌 ·

◎脾胃虚寒、滑泄者忌之。

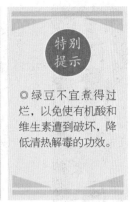

特别提示

◎绿豆不宜煮得过烂，以免使有机酸和维生素遭到破坏，降低清热解毒的功效。

保健应用

海带绿豆粥

功　效	清热解毒、退火气。
原材料	白米 1 杯，绿豆 1/3 杯，海带丝 1/3 杯，水 10 杯，盐、明太鱼粉、胡椒粉各适量，芹菜末少许。
做　法	白米洗净沥干，绿豆洗净后泡水 2 小时。锅中加水 10 杯，煮开，放入白米、绿豆、海带丝，稍稍搅拌。待再煮滚时改中小火熬煮 40 分钟，加入盐、明太鱼粉拌匀，撒上胡椒粉、芹菜末即可食用。
用　法	随意服用。

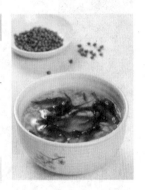

绿豆南瓜汤

功　效	清暑、利尿、解毒。
原材料	干绿豆 50 克，老南瓜 500 克，盐少许。
做　法	干绿豆用清水淘去泥沙，滤去水，趁水未干时加入盐少许（约 3 克）拌和均匀，略腌 3 分钟后用清水冲洗干净。老南瓜削去表皮，抠去瓜瓤，用清水冲洗干净，切成约 2 厘米见方的块状，待用。锅内注入清水约 500 毫升，置武火上烧沸后，先下绿豆煮沸 2 分钟，淋入少许凉水，再沸后将南瓜块放入锅内，加上盖，用文火煮沸约 30 分钟，至绿豆开花即成。吃时可加盐少许调味。
用　法	佐餐食用。

甘草绿豆煲米饭

功　效	生津止渴、清热解毒。
原材料	生甘草 30 克，绿豆 100 克，大米 100 克。
做　法	把生甘草切片，绿豆、大米淘洗干净。把大米、生甘草、绿豆同放锅内，如常规加水煲饭，煲熟即成。
用　法	每日 2 次，可当主食，早晚食用。

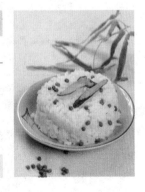

荷叶

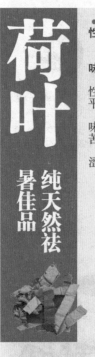

纯天然祛暑佳品

别　名　莲叶。

来　源　为睡莲科植物莲的叶。

主要产地　全国大部分地区均产。

性　味　性平，味苦、涩。

·功效主治·

清暑利湿、升发清阳、止血。可治暑湿泄泻、眩晕、水气浮肿、雷头风、吐血、衄血、崩漏、便血、产后血晕等症。

·主要成分·

荷叶含莲碱、荷叶碱、原荷叶碱、亚美罂粟碱、前荷叶碱、N-去甲基荷叶碱、D-N-甲基乌药碱、番荔枝碱、鹅掌楸碱、槲皮素、异槲皮苷、莲苷、酒石酸、柠檬酸、苹果酸、葡萄糖酸、草酸、琥珀酸、鞣质。还含抗有丝分裂作用的碱性成分。

·性状特征·

干燥的叶通常折叠成半圆形或扇形，完整或稍破碎。叶片展开后呈圆盾形，直径30余厘米。正面青绿色或棕绿色，有白色短粗腺毛；背面灰黄色或淡灰绿色，平滑有光泽；中心有一突起的叶柄残基。质脆，易碎。微有香气，味淡、微涩。

·选购秘诀·

以叶大、完整、色绿、无斑点者为佳。

药用价值 ⚥

中医认为，荷叶性味甘、寒，入脾、胃经，有清热解暑、平肝降脂之功，适用于暑热烦渴、口干引饮、小便短黄、头目眩晕、面色红赤、高血压病和高脂血症。药理研究表明，荷叶含荷叶碱、莲碱、荷叶苷等，能降血压、降脂、减肥。荷叶入食，味清香，可口宜人；入药可理脾活血、祛暑解热，治疗暑天外感身痛及脾湿泄泻。近几年医学分析发现，荷叶中含有丰富的微量元素和稀有维生素，花粉中含有大量 β-胡萝卜素、维生素、核酸和人体必需的酶类（如葡萄糖氢化酶、腺苷脱氢酶），这些成分对人体新陈代谢、调节体内循环系统和内分泌具有重要作用。

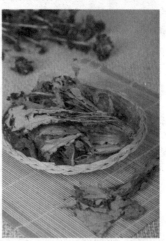

·贮存要点·

◎置通风干燥处，防蛀。

·用法用量·

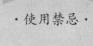

◎内服:煎汤,3～9克（鲜叶15～30克）；或入丸、散。外用:捣敷、研末敷或煎水洗。

·使用禁忌·

◎凡上焦邪盛、治宜清降者，切不可用。

特别提示　◎鲜嫩碧绿的荷叶用开水略烫后再用凉水漂凉，用来包鸡、包肉，蒸后食之，其形态特殊、风味别致，属上等佳肴。

荷叶钩藤首乌汤

功　效	解渴除烦、除风湿、清头目、疏肝解郁。
原材料	鲜荷叶1张，钩藤30克，首乌50克，猪脊骨500克，田七10克。
做　法	将以上药材洗净，加水煮沸，再将猪脊骨碎块放入已煮沸的药汤中熬90分钟，熄火前10分钟放荷叶、盐，炖熟即可。
用　法	随意服用。

芒果

『热带果王』

别名 庵罗果、檬果、漭果、闷果、蜜望、望果。

来源 漆树科植物芒果的果实。

主要产地 中国台湾、广西及东南亚和南美洲的某些国家。

性味 性凉，味甘、酸。

功效主治 益胃止渴、解渴利尿。主治口渴咽干、食欲不振、消化不良、眩晕呕吐、咽痛音哑、咳嗽痰多、气喘等病症。

· 主要成分 ·

芒果含多种维生素、胡萝卜素、叶酸、糖类、蛋白质、粗纤维、钙、磷、铁，以及芒果酮酸、异芒果醇酸、阿波酮酸、芒果苷。

· 性状特征 ·

热带常绿大乔木，高9～27米，叶为披针形，油绿而发亮，花小而多，红色或黄色，呈顶生圆锥花序。现在全世界约有1000多个芒果品种，重量不一，形状各异，圆的、椭圆的、心形的、肾形的、细长的等，果皮颜色有青绿、黄、红等色，果肉有黄、绿、橙等色；味道有酸、甜、淡甜、酸甜等。

· 选购秘诀 ·

以果大饱满、色黄艳丽、味甜清香者为佳。

药用价值

芒果中的胡萝卜素含量特别高，有益于视力，能润泽肌肤。

芒果有明显的抗脂质过氧化和保护脑神经元的作用，能延缓细胞衰老、提高脑功能。能明显提高红细胞过氧化氢酶的活力和降低红细胞血红蛋白。

它还有祛痰止咳的功效，对咳嗽、痰多、气喘等症有辅助食疗作用。

芒果所含膳食纤维，能使粪便在结肠内停留时间缩短，有通便的作用，对防治结肠癌大有裨益。

芒果中维生素C的含量远远高于一般水果，能降低胆固醇、三酰甘油，常食芒果有利于防治心血管疾病。芒果中的黄酮类物质有类似动物雌激素的成分，对于妇女更年期症状的调节有一定的作用。

芒果核可做药用，能解毒消滞、降压。芒果煎水饮用，可去声音沙哑。

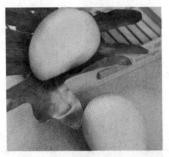

· 贮存要点 ·

◎冰箱冷藏，时间不宜过长。

· 用法用量 ·

◎每天1个（100克左右），生食、做菜均可。

· 使用禁忌 ·

◎饱饭后不可食用芒果，不可以与大蒜等辛辣物质共同食用，否则可以使人得发黄病。

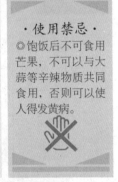

特别提示 ◎芒果甘酸益胃，可多购买以备旅途急用，食之不晕船、不恶心，堪称果中神品。

芒果烧鸡

功效	补脾胃、益气血、生津液，对脾胃虚弱、食欲不振、气血亏虚、咽干口渴有疗效。
原材料	青芒果250克，鸡肉500克，番茄1个，洋葱1个，胡椒粉、牛油、蚝油、白糖、淀粉、白兰地酒适量。
做法	芒果去皮切片，洋葱和番茄切成角块。鸡肉切成块放入碗中，加淀粉拌匀。锅上火，放花生油烧热，加洋葱煸炒，下鸡肉炒匀，放入白兰地酒、牛油、白糖、蚝油、胡椒粉、精盐、芒果、番茄、水，拿勺轻搅几下，熟后上盘。
用法	佐餐食用，用量自定。

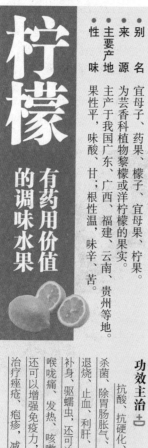

柠檬

有药用价值的调味水果

别名 宜母子、药果、檬子、宜母果、柠果。

来源 为芸香科植物黎檬或洋柠檬的果实。

主要产地 主产于我国广东、广西、福建、云南、贵州等地。

性味 果性平，味酸、甘；根性温，味辛、苦。

功效主治

抗酸、抗硬化、抗神经痛、抗风湿、抗瘙痒、抗菌、收敛、柔软、止泻、利胃、利尿、利肝、降低血糖、降低血压、杀虫、止泻、利胃、净化血液、促进结疤、除胃肠胀气、止血、杀菌、驱蛔虫、还可治动脉硬化、贫血、头痛、偏头痛、流鼻血、风湿痛、关节炎、便秘、咳嗽、发热、喉咙痛、补身、退烧、油性皮肤；；还可以增强免疫力，分解色素，抗斑除皱，抗蜂窝组织炎，治疗痤疮、疱疹、减轻精神压力，治蚊虫咬伤。

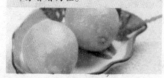

主要成分 🔬

柠檬含有糖、钙、磷、铁和维生素 B_1、维生素 B_2、维生素 A、维生素 P，特别是含大量的维生素 C，还含有丰富的有机酸和黄酮类、香豆精类、固醇类以及挥发油、橙皮苷、草酸钙、果胶等成分。

性状特征 🌿

柠檬是芸香科小乔木或枝条开展的灌木。不经修剪的植株可高达 3～6 米。幼叶带明显的红色，以后渐变绿。花大，芳香，单生或成簇腋生，花蕾带红色，花瓣上部白色，下部红紫色。果实卵圆形，顶端有一个宽而矮的乳头状突起，8～10 瓣。成熟时为黄色。有些品种外果皮较厚，中果皮白色，海绵状，基本无味道。种子小，卵球形，端尖，偶有无子的。果肉味极酸。

药用价值 ⚥

柠檬具有生津祛暑、化痰止咳、健脾消食之功效，可用于暑天烦渴、孕妇食少、胎动不安、高血脂等症。

柠檬果肉压榨的柠檬汁含大量维生素 C，内服用于治疗皮肤色素沉着，故可使皮肤光洁细腻。柠檬富含维生素 C，对于预防癌症和一般感冒都有帮助。

循环系统的绝佳补药，使血液畅通，因而减轻静脉曲张部位之压力。

可恢复红细胞的活力，减轻贫血的现象。同时刺激白细胞，进而活络免疫系统，帮助身体抵抗传染性的疾病。

促进消化系统的功能，抑制体内的酸性，使胃中的碱性增加。

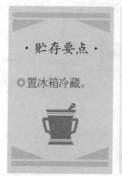

· 贮存要点 ·
◎置冰箱冷藏。

◎绞汁饮或生食，每次1个。

· 用法用量 ·

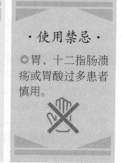

· 使用禁忌 ·
◎胃、十二指肠溃疡或胃酸过多患者慎用。

特别提示 ◎将 1000～1500 克柠檬鲜果剥皮置于冰箱或居室内，对清除冰箱或居室中异味可起较好的作用。切片放于泡菜坛中，可以除白沫，使泡菜清脆爽口。

柠檬汁

功效	调节内分泌，对经期乳胀、月经过多、子宫内膜异位、痛经有疗效。
原材料	鲜柠檬6个，蜜糖适量。
做法	把柠檬榨汁，加蜜糖、水，搅拌均匀即可。
用法	代茶饮。

猕猴桃

世界水果之王

别　名 藤梨、猕猴梨。

来　源 为猕猴桃科植物猕猴桃的果实。

主要产地 主产于河南、江苏、安徽、浙江、四川、甘肃、云南、贵州、广东、广西等地。

性　味 性寒，味甘、酸。

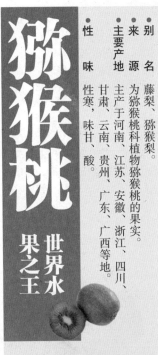

功效主治 解热、止渴、通淋。治烦热、消渴、黄疸、石淋、痔疮。

·主要成分·
猕猴桃果实含糖、各种维生素、有机酸、微量元素、色素等。

·性状特征·
猕猴桃是多年生藤本植物，俗称藤梨、洋桃、狐狸桃、仙桃等。它的果实似梨，皮色如桃。每年初夏开花，秋末成熟，果实酱色型，核细小，肉青绿色，成熟的果实汁多肉肥、味道鲜美。

·选购秘诀·
以体大饱满、汁多甘甜、有香蕉味者为佳。外表有碰伤、有破皮、湿点、褶皱或太软的不宜。

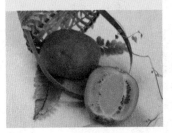

药用价值

猕猴桃含有蛋白水解酶，食后能帮助食物尤其是肉类食物的消化，阻止蛋白质凝固；其所含纤维素和果酸，有促进肠道蠕动、帮助排便的作用。

猕猴桃鲜果及果汁制品，可降低胆固醇及三酰甘油水平，对高血压病、高脂血症、冠心病等有辅助治疗作用。

猕猴桃中含有的血清促进素具有稳定情绪、镇静心情的作用，它具有一种大脑神经传递物质的功能。另外它所含的天然肌醇，有助于脑部活动，释放压力，使人走出情绪低谷。

猕猴桃果汁能阻断致癌物质N－亚硝基吗啉在人体内合成，预防多种癌症的发生，其有效物质AH2具有直接抗癌和间接抗癌的作用，既能抑制亚硝基的产生，又能提高免疫功能。

猕猴桃中有良好的膳食纤维，能降低人体内胆固醇含量，促进心脏健康。它还含有猕猴桃碱和多种蛋白酶，具有开胃健脾、帮助消化和防止便秘的功能。

此外，猕猴桃还有乌发美容、娇嫩皮肤的作用。

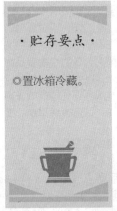

·贮存要点·
◎置冰箱冷藏。

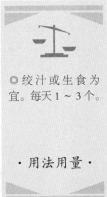

·用法用量·
◎绞汁或生食为宜。每天1～3个。

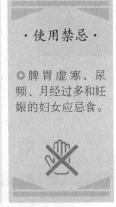

·使用禁忌·
◎脾胃虚寒、尿频、月经过多和妊娠的妇女应忌食。

特别提示 ◎猕猴桃软硬度的不同反映其有不同的甜度。喜欢甜度高的就选软一点的，喜爱酸甜口感的就选硬一些的。吃时可把猕猴桃对半切开，再用小汤匙挖来吃，既卫生又方便。

猕猴桃苡仁粥

功　效	预防癌症，可阻止致癌物质对人体的损伤。
原材料	猕猴桃1个，苡仁100克，冰糖适量。
做　法	首先把猕猴桃的皮去掉，切成小块，放在盘里，然后把苡仁淘洗干净，备用。把苡仁倒进盛有开水的砂锅里，用大火煮40分钟左右，苡仁煮熟之后放入适量的冰糖，冰糖化了之后再把猕猴桃丁倒进去，搅拌均匀就可以出锅了。
用　法	随意食用。

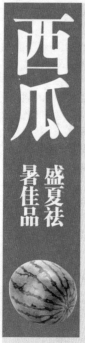

西瓜

盛夏祛暑佳品

别名 寒瓜、水瓜、夏瓜。

来源 为葫芦科植物西瓜的果瓤。

主要产地 全国大部分地区均有。

性味 性寒，味甘。

功效主治 ⊥

清热解暑、除烦止渴、利小便。治暑热烦渴、热盛津伤、小便不利、喉痹、口疮。

·主要成分·

西瓜汁含瓜氨酸、α-氨基-β-丙酸、丙氨酸、α-氨基丁酸、γ-氨基丁酸、谷氨酸、精氨酸、磷酸、苹果酸、乙二醇、甜菜碱、腺嘌呤、果糖、葡萄糖、蔗糖、盐类（主要为钾盐）、维生素C、β-胡萝卜素、γ-胡萝卜素、番茄烃、六氢番茄烃等。又含挥发性成分，内有乙醛、丁醛、异戊醛、己醛。花中有谷氨酸、天门冬氨酸、精氨酸、天门冬素、赖氨酸、丙氨酸。雌花含前4种氨基酸远比雄花多，而含赖氨酸及丙氨酸较少。

·选购秘诀·

以果皮坚硬而有光泽、表面花纹清晰、果柄粗细均匀者为佳。熟瓜摸之有光滑感。

性状特征 🧍

西瓜主根系，幼苗茎直立，4～5节后渐伸长，5～6叶后匍匐生长，分枝性强，可形成3～4级侧枝。叶互生，有深裂、浅裂和全缘。果面平滑或有棱沟，表皮呈绿白、绿、深绿、墨绿、黑色，间有细网纹或条带。果肉乳白、淡黄、深黄、淡红、大红等色。肉质分紧肉和沙瓤。种子扁平、卵圆或长卵圆形，平滑或具裂纹。种皮呈白、浅褐、褐、黑色或棕色，单色或杂色。

药用价值 ♂

西瓜含有大量水分、多种氨基酸和糖，可有效补充人体的水分，防止因水分散失而中暑。同时，西瓜还可以通过利小便排出体内多余的热量而达到清热解暑之效。西瓜皮有美容作用，用瓜皮轻轻摩擦面部，可使面部皮肤白净光滑、富有弹性。西瓜皮有消炎降压、促进新陈代谢、减少胆固醇沉积、软化及扩张血管等功效，能提高人体抗病能力，预防心血管系统疾病的发生。以西瓜为原料制成的西瓜霜有消炎退肿的疗效，可治咽喉肿痛、口舌生疮诸疾。瓜肉中的瓜氨酸及精氨酸，能增进大鼠肝中的尿素形成，导致利尿。西瓜可治疗肾炎，它所含的糖和盐能利尿并消除肾脏炎症，所含有的蛋白酶能把不溶性蛋白质转化为可溶性的蛋白质，增加肾炎患者的营养。

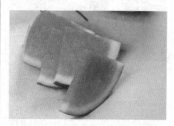

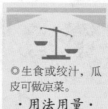

·贮存要点·
◎新鲜食用或置于冰箱冷藏。

◎生食或绞汁，瓜皮可做凉菜。

·用法用量·

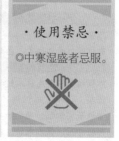

·使用禁忌·
◎中寒湿盛者忌服。

特别提示 ◎果皮可腌渍、制蜜饯、做果酱和饲料。种子含油量达50%，可榨油、炒食或作为糕点配料使用。

绿豆西瓜粥

功效	清热利尿、消暑止渴、祛瘀降压。
原材料	大米120克，绿豆100克，西瓜瓤150克。
做法	把绿豆用清水泡4小时，西瓜瓤切成丁；先淘净大米，与绿豆同入锅，加水，旺火烧沸后用小火熬成粥，再拌入西瓜瓤，煮沸即可。
用法	每天早晚分食。

甜瓜

盛夏消暑解渴的珍品

别　名 甘瓜、香瓜、果瓜、熟瓜。

来　源 为葫芦科植物甜瓜的果实。

主要产地 全国各地均有。

性　味 性寒，味甘。

功效主治 清暑热、解烦渴、利小便。

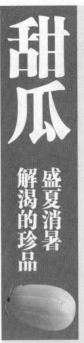

·主要成分·

含球蛋白2.68%，柠檬酸等有机酸，β-胡萝卜素，维生素B，维生素C等。

·选购秘诀·

挑选形状均衡的甜瓜，没有缺口、瘀伤、切口或是污点。检查网纹下的表皮颜色，应该是闪亮的金黄色。购买时应选择表皮光滑、形状较圆的甜瓜。甜瓜成熟时瓜藤就会断裂，尾部也很光滑。挑选较沉的甜瓜，这标志着汁多。确保甜瓜有诱人的芳香。

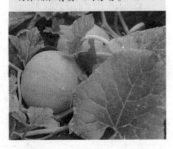

性状特征

甜瓜为一年生攀援或匍匐草本。茎上具深槽，生多数刺毛。卷须先端卷曲或攀援他物，具刺毛。叶互生，具长柄，柄长约10厘米。

叶片圆形或近肾形，花单性同株，单生于叶腋。花萼管状，5裂，裂片先端尖，密被白柔毛。瓠果肉质，一般为椭圆形，果皮通常黄白色或绿色，有时具花纹，果肉一般黄绿色，芳香。果梗圆柱形，具纵槽。种子多数，黄色或灰白色，扁长卵形。

药用价值

清暑热、解烦渴

甜瓜可消暑清热、生津解渴、除烦等。

帮助肾脏患者吸收营养

甜瓜中含有转化酶，能帮助肾脏患者吸收营养，对肾病患者有益。

保护肝脏

甜瓜蒂所含的葫芦苦素能明显增加实验性肝糖原蓄积，减轻慢性肝损伤，从而阻止肝细胞脂肪变性及抑制纤维增生。

催吐

甜瓜蒂含有苦毒素、葫芦素B、葫芦素E等结晶性苦味质，能刺激胃黏膜，内服适量，可致呕吐，且不为身体吸收，而无虚脱及身体中毒等症状。

杀虫

现代研究发现，甜瓜子有驱杀蛔虫、丝虫等作用，可广泛用于治疗虫积病症。

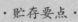

·贮存要点·
◎脾胃虚寒、腹胀便溏者忌食。

◎生食，也可煎、炒、煮等，每餐宜食100~150克。

·用法用量·

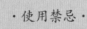
·使用禁忌·
◎成熟的甜瓜存放于冰箱，太硬的甜瓜可多放几天，直到变软，绿色变为金黄色。

特别提示 ◎儿童饮用甜瓜汁，对于防治软骨病具有一定的效果。

甜瓜茶		
	功　效	清暑热、解烦渴，可治疗慢性支气管炎。
	原材料	甜瓜250克，冰糖25克，绿茶1克。
	做　法	甜瓜洗净，切成薄片，与绿茶一起放入锅中，加入适量的清水，开大火煮沸，之后再转小火续煮约25分钟。起锅前根据个人口味加入适量的冰糖即可。
	用　法	温热食用，每日1~2次。

哈密瓜

好吃又营养的消暑甜品

别名 甘瓜、果瓜、熟瓜。

来源 新疆产哈密瓜的果实。

主要产地 新疆、甘肃等。

性味 性寒，味甘。

功效主治

清暑热、利小便。主治暑热烦渴、利小便。解烦渴、利小便。烦渴、小便不利，暑热下痢、腹痛。

·主要成分·

哈密瓜不但风味佳，而且富有营养。据分析，哈密瓜的干物质中，含有 4.6% ~ 15.8% 的糖分，纤维素 2.6% ~ 6.7%，还有苹果酸、果胶物质，维生素 A，B 族维生素，维生素 C，以及钙、磷、铁等元素。

·选购秘诀·

用鼻子嗅瓜，一般有香味，即成熟度适中；无香味或香味淡薄的则成熟度较差，可放些时间后食用。挑瓜时可用手摸一摸，瓜身坚实微软，成熟度适中。太硬则不太熟，太软则成熟过度。

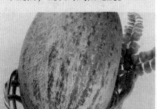

性状特征

瓜的外形呈长卵圆，重 2 ~ 3 千克，皮色灰绿而果柄处布有粗网纹，瓜肉色如晶玉、甘美肥厚、芳香醇郁、细脆爽口。哈密瓜分网纹、光皮两种。按成熟期分为早熟瓜、夏瓜（中熟）、冬瓜（晚熟）等品种。不同品种的瓜，其形态、颜色、皮纹也不一样。常见的优良品种有红心脆、黑眉毛蜜极甘、炮台红、铁皮、青麻皮、网纹香梨、哈密加格达、小青皮、白皮脆和香梨黄等。

药用价值

哈密瓜能清热解暑、生津止渴、除烦利尿，可用于暑热烦闷、食少口渴、热结膀胱、小便不利等病症。

哈密瓜中含有可以把不溶性的蛋白质转变为可溶性蛋白质的转化酶，对肾脏患者有益。

哈密瓜的瓜蒂具有催吐作用，能催吐胸膈痰涎及宿食，内服适量，可致呕吐以救食物中毒。

中医认为，哈密瓜性偏寒，具有疗饥、利便、益气、清肺热、止咳的功效，适宜于肾病、胃病、咳嗽痰喘、贫血和便秘患者。

·贮存要点·

◎哈密瓜应轻拿轻放，不要碰伤瓜皮，受损伤的哈密瓜很容易变质腐烂，不能储藏。

◎生食、绞汁，或加工成蜜饯食用。每次 90 克。

·用法用量·

·使用禁忌·

◎哈密瓜含糖较多，糖尿病患者应慎食。哈密瓜性凉，不宜吃得过多，以免引起腹泻。患有脚气病、黄疸、腹胀、便溏、寒性咳喘及产后、病后的人不宜食用。

特别提示

◎较晚熟的黑眉毛蜜极甘，上市时已临近 10 月深秋。这类晚熟哈密瓜质优而耐贮运，经秋日曝晒后，用绳络兜好，挂吊在暖窖中过冬，至来春取食，依然鲜美如新。

山竹哈密瓜汁

功效	益智醒脑、改善健忘、祛暑清热、除烦。
原材料	山竹 2 个，哈密瓜 300 克，大豆卵磷脂 1 匙（约 10 克）。
做法	山竹去皮、子，哈密瓜去皮、子、切小块。三种材料放入果汁机中，加冷开水 200 毫升，打成浆即可。
用法	随意饮用。

杨梅

生津止渴的消暑佳品

别　名 机子、圣生梅、白蒂梅、朱红、树梅。

来　源 为杨梅科植物杨梅的果实。

主要产地 我国东南各省。

性　味 性温，味甘、酸。

功效主治

生津止渴、健脾消食。主治烦渴、吐泻、脘腹胀满、食积不化等病症。

·主要成分·

果实含葡萄糖、果糖、柠檬酸、苹果酸、草酸、乳酸和蜡质等。又含花色素的单葡萄糖苷和少量双葡萄糖苷。叶含挥发油和鞣质。又含蒲公英赛醇、α-香树脂醇、β-香树脂醇、蛇麻脂醇、内消旋肌醇和杨梅树皮苷。

·性状特征·

常绿乔木或灌木，高可达15米，胸径60厘米。叶革质，集生枝顶，长椭圆状、倒披针形，长达16厘米，先端急尖，基部楔形，中部以上有锯齿。核果，深红色，果外果乳头状突起。果皮多汁，味酸、甜。

·选购秘诀·

选购杨梅，以果大、汁多、味甜、核小者为佳。果肉外形以枣状突起呈圆刺状者，则汁水多，甜味浓。

药用价值

杨梅的叶、根与枝干表皮可提炼黄酮类与香精油物质，可用作医疗上的收敛剂。杨梅的核仁中含有维生素 B_{17}，这是一种抗癌物质。

杨梅有生津止渴、健脾开胃之功效，且有解毒祛寒之功。盛夏腹泻时，取杨梅熬浓汤喝下即可止泄，具有收敛作用。

杨梅果核可治脚气，根可止血理气，树皮泡酒可治跌打损伤、红肿疼痛等。

杨梅叶子的有效成分杨梅黄酮具有收敛、兴奋和催吐的作用，用于腹泻、黄胆肝炎、淋巴结核、慢性咽喉炎等。

杨梅的树皮素还具有抗氧化、消除体内自由基的功效。广泛应用于医药、食品、保健品和化妆品。

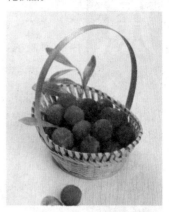

·贮存要点·

◎置于冰箱保存。

·用法用量·

◎杨梅果实除鲜食外，还可加工成糖水杨梅罐头、果酱、蜜饯、果汁、果干、果酒等食品。每次服用5个左右为宜。

·使用禁忌·

◎切不可多食，否则能损齿伤筋。杨梅是不带皮的水果，容易沾上病菌，在食用前要用盐水泡洗。

特别提示 ◎牙痛、上火者不宜多食。

杨梅甜酒

功　效	清解暑热、去痧止泻，可预防中暑，治暑热泄泻。
原材料	新鲜杨梅500克，白糖50克。
做　法	杨梅洗净后加白糖，捣烂放入瓷罐中，发酵1周成酒，用纱布滤汁。放入锅中煮沸，熄火冷却后，密封保存。
用　法	越陈越好，适量饮用。

甘蔗

含铁丰富的「补血良果」

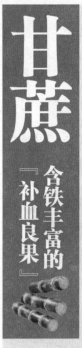

别名　属蔗、干蔗、接肠草、竿蔗、糖梗。

来源　为禾本科植物甘蔗的茎秆。

主要产地　广东、广西、福建、台湾、安徽、江西、浙江、湖南、湖北、四川、云南等地均有。

性味　性寒，味甘。

功效主治　消热生津。治热病津伤、心烦口渴、反胃呕吐、肺燥咳嗽、大便燥结，并解酒毒。下气润燥。

·主要成分·

每100克可食部分中，含水分84克、蛋白质0.2克、脂肪0.5克、碳水化合物12克、钙8毫克、磷4毫克、铁1.3毫克。蔗汁中含多种氨基酸，有天门冬素、天门冬氨酸、谷氨酸、丝氨酸、丙氨酸、缬氨酸、亮氨酸、正亮氨酸、赖氨酸等。

·选购秘诀·

茎秆粗硬光滑、富有光泽、表面呈紫色、挂有白霜、无虫蛀孔洞、果肉洁白、质地紧密、富含汁液、有清爽气息者为佳。

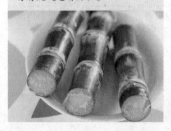

性状特征

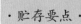

茎秆直立、粗壮坚实，高2～4米，径2～5厘米，绿色、淡黄或淡紫色，表面常被白色粉末。叶片阔而长，长0.5～1米，宽2.5～5厘米，两面粗糙，边缘粗糙或带小齿，中脉粗厚、白色、鞘口有毛。圆锥花序大，长40～80厘米，白色、生于秆顶，花序柄无毛。分枝纤细，长10～80厘米，节间无毛。小穗长3～4毫米，小穗柄无毛。基盘微小，被白色丝状长毛，毛长约为小穗的2倍。春季抽穗。

药用价值

中医学认为，甘蔗入肺、胃二经,具有清热、生津、下气、润燥、补肺益胃的特殊效果。甘蔗可治疗因热病引起的伤津、心烦口渴、反胃呕吐以及肺燥引发的咳嗽气喘。另外，甘蔗还可以通便解结，饮其汁还可缓解酒精中毒。

甘蔗中的钙、磷、铁等元素的含量也较高，其中铁的含量特别多，每千克的甘蔗中含9毫克，居水果之首，故甘蔗素有"补血果"的美称。

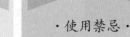

· 贮存要点 ·

◎可置于低温处保存，注意防菌。

· 用法用量 ·

◎内服：甘蔗汁，60～120克。外用:捣敷。

· 使用禁忌 ·

◎脾胃虚寒者慎服。甘蔗如被细菌污染而有酒糟味时也不宜食用，以防引起呕吐、昏迷等。

特别提示

◎甘蔗是口腔的"清洁工"，甘蔗纤维多，在反复咀嚼时就像用牙刷刷牙一样，把残留在口腔及牙缝中的污垢一扫而净，从而能提高牙齿的自洁和抗龋能力。同时咀嚼甘蔗，对牙齿和口腔肌肉也是一种很好的锻炼，有美容脸部的作用。

北沙参甘蔗汁

功效	润肺止咳、养胃生津、下气润燥。主治小儿胃阴不足所致之厌食症。
原材料	鲜石斛12克,玉竹9克,北沙参15克,麦冬12克,山药10克,甘蔗250克。
做法	前5味水煎取汁,甘蔗榨汁,将两种汁混合在一起,搅拌均匀即可。
用法	代茶饮。

沙葛

清热凉暑的保健佳品

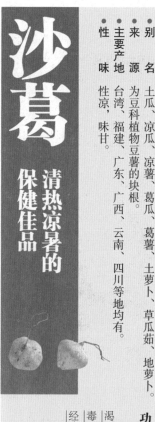

别　名 土瓜、凉瓜、凉薯、葛瓜、葛薯、土萝卜、草瓜茹、地萝卜。

来　源 为豆科植物豆薯的块根。

主要产地 台湾、福建、广东、广西、云南、四川等地均有。

性　味 性凉，味甘。

功效主治 生津止渴，可去酒毒、预防神经痛。

·主要成分·

块根每100克含蛋白质0.56克、脂肪0.18克、碳水化合物8.2克。叶含豆薯苷、植物性蛋白质、纤维和维生素。

·选购秘诀·

以根块饱满、完整，内里肉质水分充足的为宜。

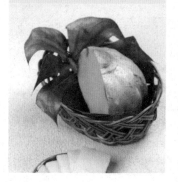

性状特征

沙葛为一年生草质藤本。块根肉质、肥大，圆锥形或纺锤形，直径达10厘米，外皮淡黄色，富于纤维性，易剥去，肉白色，味甜多汁。茎缠绕状，长达3～7米。复叶、互生。小叶3枚，顶端小叶菱形，长3.5～16厘米，宽5.5～18厘米，两侧小叶，卵形或菱形，长3.5～14厘米，宽3～13.5厘米，边缘有齿，或掌状分裂，少有全缘。花浅蓝色、堇紫色或白色，长15～20毫米，成簇集生成总状花序，簇的基部有关节；翼瓣和旗瓣等长，旗瓣基部有耳，龙骨瓣钝而内弯，与翼瓣等长或过之。花柱与柱头内弯，荚果长7.5～13厘米，宽12～15毫米，有细的粗糙状伏毛，种子近方形，宽、长约7毫米。

药用价值

沙葛又叫凉瓜，因其种子似豆荚，故又称为豆薯。生熟均可食，去皮生食味甜，可作水果食用，煮炒后可作蔬菜佐膳。亦可用来制淀粉。

沙葛去皮生食，治暑热烦渴，有清暑解渴功效。

沙葛250克，水煎服，治感冒发热、烦渴头痛、下痢。

沙葛去皮，捣烂绞汁，用凉开水冲服，一日3次，治高血压病、头昏目赤、大便秘结。

沙葛1个（约200克），去皮、切块，用白糖拌匀食用。有生津、除热、解毒的作用，适用于嗜酒引起的酒精中毒。

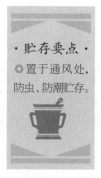

·贮存要点·

◎置于通风处，防虫、防潮贮存。

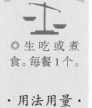

◎生吃或煮食。每餐1个。

·用法用量·

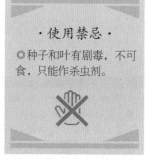

·使用禁忌·

◎种子和叶有剧毒，不可食，只能作杀虫剂。

特别提示

◎沙葛与肉类同煮，能吸收肉类的脂肪，煮出来的肉食特别嫩而绝无油腻感觉，吃来鲜甜爽口。沙葛除了可去掉肉食的脂肪，更可消除人体多余的脂肪。所以，如果你想保持身材苗条，应时常食用沙葛。

沙葛瘦肉汤

功　效	有生津止渴、润喉、解热除烦、解毒、解酒等功效。
原材料	沙葛2个，瘦肉100克。
做　法	沙葛（并非粉葛）去皮切片，瘦肉切片，一起煮30分钟即成。
用　法	饮汤食肉及沙葛，爽口清甜，随意食用。

苦瓜

降火开胃的「君子菜」

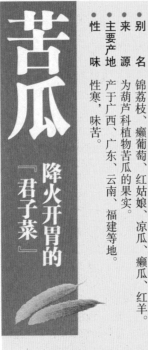

别名 锦荔枝、癞葡萄、红姑娘、凉瓜、癞瓜、红羊。

来源 为葫芦科植物苦瓜的果实。

主要产地 产于广西、广东、云南、福建等地。

性味 性寒，味苦。

功效主治 清暑消热、明目解毒。治热病烦渴引饮、中暑、痢疾、赤眼疼痛、痈肿丹毒、恶疮。

·主要成分·

果实含苦瓜苷，是β-谷甾醇-β-D-葡萄糖苷和5，25-豆甾二烯醇-3-葡萄糖苷的等分子混合物。苦瓜的维生素C含量也较丰富，每百克高达84毫克。此外尚有蛋白质、脂肪、糖类、钙、磷，以及胡萝卜素、维生素B等营养成分。

·性状特征·

优良品种的"大顶苦瓜"，瓜形大，瓜肉厚，苦中带甘，为苦瓜上品；又有"滑身苦瓜"，以癞纹不深，瓜身光亮，肉质细嫩著称。西江地区的"纺锤苦瓜"，每个长达60厘米以上。南京郊区又有"小白苦瓜"，比黄瓜还苗条，别致异常。

·选购秘诀·

以青边、肉白、片薄、子少者为佳。

药用价值

降低血糖作用

正常的以及患四氧嘧啶性糖尿病的家兔灌服苦瓜浆汁后，可使血糖明显降低。

降火作用

吃点苦瓜能败火，中医学认为，苦可以泄热、宁心、固护阴液，并刺激胰岛素分泌。苦味的食品及药物其性多寒凉，用寒治热，以达平衡。常吃苦瓜的人不易上火，不易得糖尿病。

防癌作用

苦瓜中含有生理活蛋白和苦杏仁苷，能提高人体免疫功能，可防癌。

帮助消化

苦瓜中的苦味一部分来自于它所含有的有机碱，不但能刺激人的味觉神经，使人增进食欲，还可加快胃肠运动，有助于消化。

消暑解热作用

苦瓜的营养成分中还具有一种独特的苦味成分——金鸡纳霜，能抵制过度的体温升高，起到消暑解热的作用。

清热祛痱功效

在夏季，儿童常会生出痱子，用苦瓜煮水擦洗，有清热、止痒、祛痱的功效。

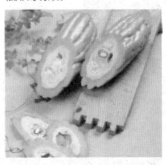

·贮存要点·
◎置于冰箱冷藏。

◎可炒食、煮汤。每餐80克。
·用法用量·

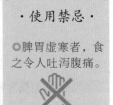

·使用禁忌·
◎脾胃虚寒者，食之令人吐泻腹痛。

特别提示 ◎善于烹调的人，把苦瓜切断，用盐腌片刻，即除掉一半苦味，再将苦瓜横切成圈，酿以肉糜，与蒜头、豆豉同煎，色美味鲜、颇具风味。用苦瓜煮鱼肉，不仅不苦，反而鲜美。

五味苦瓜

功 效	开胃消食、清暑美容。对慢性胃炎、吸收不良综合征、中暑、单纯性消瘦均有疗效。
原材料	新鲜苦瓜250克，麻油、蒜蓉、香菜末、番茄酱、醋皆适量。
做 法	把苦瓜洗净，去掉瓜瓤，切成薄片放在碗里，添加麻油、番茄酱、醋、蒜蓉拌匀，撒上香菜末即可。
用 法	随餐食用，用量自愿。

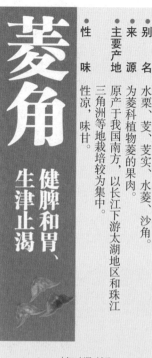

菱角

健脾和胃、生津止渴

别名 水栗、芰、芰实、水菱、沙角。

主要产地 原产于我国南方，以长江下游太湖地区和珠江三角洲等地栽培较为集中。

来源 为菱科植物菱的果肉。

性味 性凉，味甘。

功效主治 生食清暑解热、除烦止渴。熟食则益气健脾。

·主要成分·

果肉略有抗肝癌腹水 AH-13 的作用。另含丰富的淀粉、葡萄糖、蛋白质。

·选购秘诀·

选择新鲜、没有变质的为好。

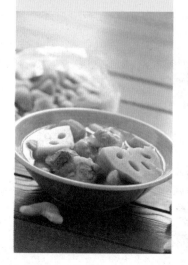

性状特征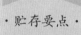

栽培的菱角为三个类型。

一种是四角菱，果实有 4 只角，宜于生食的有苏州水红菱，果皮红色，体大味甜。宜于熟食的有馄饨菱，皮绿色、壳薄、肉糯。还有淀粉含量高的异江小白菱等。

另一种是两角菱，品质较差。

第三种是无角菱，又叫圆角菱，果实体大，菱肉品质介于四角菱和两角菱之间。消费者可以根据这些特征进行选购。

药用价值

在以艾氏腹水癌作体内抗癌的筛选试验中，发现菱角的醇浸水液有抗癌作用。因为菱角内含有麦角固烯和 β −谷氨酸。

菱角可健脾止泻、清暑泄热、益气健脾。菱角生食能消肿解热、利尿通乳；熟食能益气健身、养神安志。

·贮存要点·

◎置于低温下保存，但不宜储存太久。

·用法用量·

◎其果肉可食，嫩茎可作为蔬菜炒食，每餐30克。

·使用禁忌·

◎患疟疾者勿食。菱角生食时一定要洗净，因为姜片虫的幼虫常寄生在菱角表面。身体虚弱的人最好不生食。预防感染姜片虫的方法是，不用嘴啃菱壳，在食用前用高锰酸钾溶液充分浸泡，再用清水洗净。

特别提示 ◎菱角可生食、熟食或加工制成菱粉冲泡食用，味道绝佳。

莲藕菱角排骨汤

功效	健脾养胃、清热解暑、生津止渴，适用于暑热伤津、身热心烦、口渴咽干、食欲减退、体倦神疲等，对消化道癌、子宫癌有一定的预防作用。
原材料	莲藕300克，菱角300克，排骨600克，胡萝卜1段，盐、白醋适量。
做法	排骨氽水，捞起备用。莲藕削皮，洗净后切片。菱角氽水、捞起，剥净外皮备用。将以上材料放入煮锅，加水至盖过材料，加入醋，以大火煮开，转小火炖35分钟，加盐调味即可。
用法	佐餐食用。

田螺

清热明目的『盘中明珠』

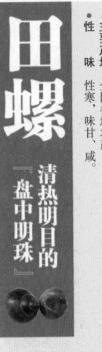

别名 黄螺。

来源 为田螺科动物中国圆田螺或其同属动物的全体。

主要产地 全国各地均产。

性味 性寒，味甘、咸。

性状特征

中国圆田螺贝壳大，壳高6厘米，宽4厘米。壳薄而坚，呈长圆锥形。有6～7个螺层，各螺层增长均匀迅速。螺旋部高而略宽，螺体层膨圆，缝合线深。壳表光滑呈黄褐色或深褐色。生长纹细密。壳口卵圆形，上方有一锐角，周围有黑色边框。脐口部分被内唇遮盖而呈线状，或全部被遮盖。

药用价值

田螺身短圆、尾部尖实、螺肉结实、个体大，多生活在水田、池塘。螺肉性寒、味甘，含有丰富的蛋白质以及维生素C、钙和其他矿物质，能清热、明目、生津。

螺肉具有清热明目、利水通淋等功效，对目赤、黄疸、脚气、痔疮等疾病有食疗作用。田螺对狐臭也有一定的食疗作用。

中医学认为，螺肉可以利膈益胃，对心腹热痛、肺热等症也有一定的食疗功效。

·贮存要点·

◎先用冷水清洗干净，挑出死的，然后装塑料袋里放进冰箱的保鲜格，洒点水保持湿润。

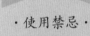

◎田螺可做成各种美味佳肴，如卤、炒、蒸、煮均可，每餐8个，约40克。

·用法用量·

·使用禁忌·

◎过食则令人腹痛，可用木香酒解之。有过敏史的人也不宜食用。

功效主治 清热利水。治热结小便不通、黄疸、痔疮、脚气、水肿、消渴、目赤肿痛、便血、疔疮肿毒。

·主要成分·

可食部每100克约含水分81克，蛋白质10.7克，脂肪1.2克，碳水化合物4克，灰分3.3克，又含钙1357毫克，磷191毫克，铁19.8毫克，维生素B_1 0.05毫克，维生素B_2 0.17毫克，维生素B_3 2.2毫克，维生素A 130国际单位。

·选购秘诀·

购买田螺时，要挑选个大、体圆、壳薄的，掩片完整收缩、螺壳呈淡青色、壳无破损、无肉溢出、拿在手里有重量的为佳。

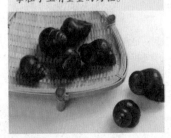

 特别提示 ◎田螺个体不大，肉不多，其真正的肌肉只是螺口伸出来的头和足，因此在吃田螺时，我们只吃其肉，弃五脏而不吃。

田螺益母汤

功效	清热利湿、行气通滞。对前列腺肥大、小便频数、短赤灼热、不畅有疗效。
原材料	田螺250克，鲜益母草125克，车前子30克，广木香10克。
做法	田螺洗净，去尾尖。鲜益母草切碎，车前子、广木香装入纱布袋，扎紧袋口。将配料加水煎汤，去药包即可。
用法	吃肉和益母草，喝汤。

番茄

「综合维生素仓库」

别名　西红柿、番李子。

来源　为茄科植物番茄的新鲜果实。

主要产地　我国大部分地区均栽培。

性味　性寒，味甘、酸。

功效主治　清热生津、养阴凉血、健胃消食。用于高血压病、眼底出血、牙龈出血、口舌生疮、食欲不振等症状。

·主要成分·

番茄营养丰富，它几乎含有维生素的所有成分，被称作"维生素仓库"，同时它还含有蛋白质、脂肪、铁、钙、磷等营养成分。

·性状特征·

番茄为一年生或多年生草本，高1～2米，全体被软毛。茎直立，但易于倒伏，触地则生根。浆果形状、大小及颜色不一，通常为球形或扁球形，肉质而多汁，红色或黄色，平滑。

·选购秘诀·

选果实大而圆润、饱满、有弹性、果色红或黄且亮泽均匀者为佳。

药用价值

番茄所含的有机酸能软化血管，促进钙、铁元素吸收，对肠道黏膜有收敛作用。

所含黄酮类等物质有显著止血、降压、利尿和缓下的作用。

所含番茄碱能抑制某些对人体有害的真菌，可预防口腔炎等。

所含维生素 B_3 能维持胃液的正常分泌，促进红细胞的形成，保护皮肤健康。

所含糖类、纤维素、番茄素、番茄碱等能养心护肝，预防肠癌，抑制多种细菌和致病真菌繁殖。

含有一定量的维生素 A，可以防治夜盲症和眼干燥症。

还含有一种抗癌、抗衰老的物质谷胱甘肽，可使体内某些细胞推迟衰老及使癌症发病率下降。

大量的番茄红素还有预防宫颈癌、膀胱癌和胰腺癌的作用。

·贮存要点·

◎未完全成熟的番茄，置于室温下，让它慢慢成熟，已成熟的放进冰箱中保存。

◎生食、绞汁、煎煮皆可。每次100～250克。

·用法用量·

·使用禁忌·

◎脾胃虚寒者不宜多食。

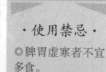

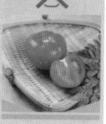

特别提示　◎蔬菜市场上的番茄主要有粉红和大红两类。粉红的适合生吃，大红的适合烧汤和炒食。

番茄炖牛肉

功效	滋阴润燥，化食消积。适用于慢性肝炎、脾虚积滞、高血压病患者。
原材料	山楂15克，番茄100克，牛肉50克，姜、葱、盐、绍酒、酱油各5克，素油30克，生粉20克，鸡蛋1只。
做法	山楂洗净、去核、切片。番茄洗净，切薄片。牛肉洗净，切4厘米长、3厘米宽的薄片。姜切片，葱切段。把牛肉片、生粉、酱油、盐、绍酒同放碗内，加水少许，打入鸡蛋拌匀，待用。炒锅置武火上烧热，加入素油，烧六成熟时，下入姜、葱爆香，加入清水或上汤600毫升。用武火煮沸，下入山楂、牛肉片、番茄，煮10分钟即成。
用法	每日1次，每次食牛肉50克，随意吃番茄、喝汤。

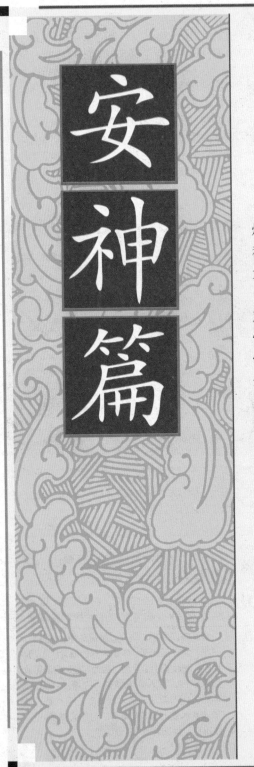

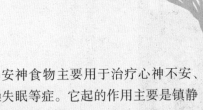

安神篇

安神食物主要用于治疗心神不安、烦躁失眠等症。它起的作用主要是镇静和安定精神。按食物的性质不同，可分为重镇安神食物和养心安神食物。

重镇安神食物，多来源于介壳类水产物。其质较重，故前人认为能坠气震慑，名为重镇安神。能镇心宁神，治心悸失眠；镇肝安神，治肝阳上亢；镇肺敛气，还可治哮喘。从现代医学观点看，这是属于镇静食物和安神食物一类，各种食物虽各有其不同的作用，但共同作用离不开"镇静"二字。

养心安神类，多来源于植物，主要作用亦为镇静，治心血虚和肝阴虚所致的惊悸、失眠，前人认为通过养心柔肝而取效。食性较为平和，一般无不良反应。

上述两类食物，可单用，也可配合使用，使镇静作用更为全面、有效。

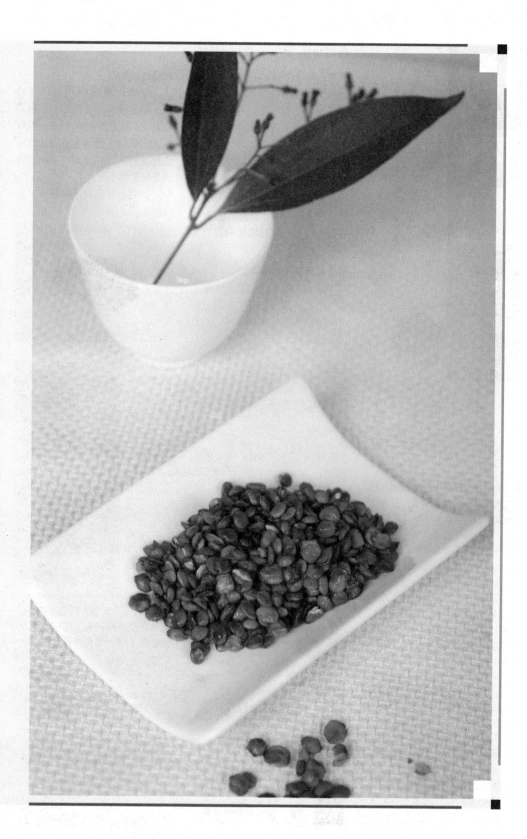

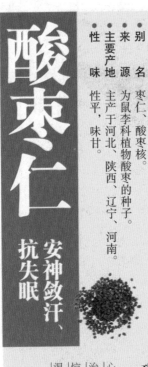

酸枣仁
抗失眠
安神敛汗、

别名　枣仁、酸枣核。

来源　为鼠李科植物酸枣的种子。

主要产地　主产于河北、陕西、辽宁、河南。

性味　性平，味甘。

功效主治　养肝、宁心安神、敛汗。治虚烦不眠、惊悸怔忡、烦渴、虚汗。

·主要成分·
含多量脂肪油和蛋白质，并有2种甾醇。又谓主含2种三萜化合物：白桦脂醇、白桦脂酸。另含酸枣皂苷，苷元为酸枣苷元，还含大量维生素C。

·性状特征·
干燥成熟的种子呈扁圆形或椭圆形，长5～9毫米，宽5～7毫米，厚约3毫米，表面赤褐色至紫褐色，未成熟者色浅或发黄，光滑。一面较平坦，中央有一条隆起线或纵纹，另一面微隆起，边缘略薄，先端有明显的种脐，另一端具微突起的合点，种脊位于一侧不明显。剥去种皮，可见类白色胚乳黏附在种皮内侧。子叶两片，类圆形或椭圆形，呈黄白色，肥厚油润。气微弱、味淡。

·选购秘诀·
以粒大饱满、外皮紫红色、无核壳者为佳。

药用价值

镇静、催眠作用
酸枣仁煎剂给大白鼠口服或腹腔注射均表现镇静及嗜眠。口服酸枣仁可使防御性运动性条件反射次数显著减少，抑制猫由吗啡引起的躁狂现象。

镇痛、抗惊厥、降温作用
用热板法证明酸枣仁煎剂5克/千克注射于小白鼠腹腔有镇痛作用，对小鼠无论注射或口服均有降温作用。

对心血管系统的影响
酸枣仁可引起血压持续下降，心传导阻滞，对大白鼠以两肾包膜法形成的高血压症，均有显著的降压作用。

对烧伤的影响
酸枣仁单用或与五味子合用，均能提高被烫伤的小白鼠的存活率，延长存活时间，还能推迟大白鼠烧伤性休克的发生，延长存活时间，并能减轻小白鼠烧伤局部的水肿。

此外，本品对子宫还有兴奋作用。

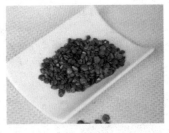

·贮存要点·
◎置阴凉干燥处，防蛀。

·用法用量·
◎煎汤，6～15克。或入丸、散。

·使用禁忌·
◎酸枣仁虽有养肝、宁心安神、敛汗，治虚烦不眠、惊悸怔忡、烦渴、虚汗的功效，但有实邪郁火或患有滑泄症者慎服。

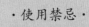

特别提示　◎本品药性和缓，在安神的同时又有一定的滋养强壮作用，一般炒用。临床中，凡表现为虚热、精神恍惚或烦躁疲乏者宜生用，或半生半炒；而胆虚不宁，兼有脾胃虚弱、消化不良、烦渴、虚汗者宜炒用。

酸枣仁粥

功效	养心安神、敛汗。适用于神经衰弱、心悸、失眠、多梦、黑眼圈者。
原材料	酸枣仁末15克，粳米100克。
做法	先以粳米加水煮粥至将熟，加入酸枣仁末，再煮片刻即可。
用法	早晚温服。

灵芝

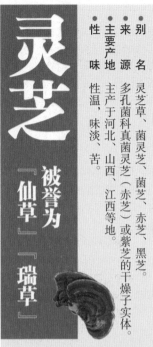

被誉为「仙草」「瑞草」

别　名　灵芝草、菌灵芝、菌芝、赤芝、黑芝。

来　源　多孔菌科真菌灵芝（赤芝）或紫芝的干燥子实体。

主要产地　主产于河北、山西、江西等地。

性　味　性温，味淡、苦。

功效主治　补气安神、止咳平喘。用于眩晕不眠、心悸气短、虚劳咳喘等症。

·主要成分·

含有麦角甾醇、真菌溶酶、酸性蛋白酶、多糖等。

·性状特征·

赤芝外形呈伞状，菌盖肾形、半圆形或近圆形，直径 10～18 厘米，厚 1～2 厘米。皮壳坚硬，黄褐色至红褐色，有光泽，具环状棱纹和辐射状皱纹，边缘薄，常内卷。菌肉白色至淡棕色，菌柄圆柱形，侧生，长 7～15 厘米，直径 1～3.5 厘米，红褐色至紫褐色，光亮。气微香、味苦涩。紫芝皮壳为紫黑色，有光泽。菌肉呈锈褐色。

·选购秘诀·

以菌盖半圆形、赤褐如漆、环棱纹、边缘内卷、侧生柄的特点来选购。

药用价值

灵芝中所含的灵芝多糖具有广谱抑制肿瘤作用，是临床治疗肿瘤的良好辅助药物。

灵芝的不同部位及其提取物对血糖有不同程度的影响。其降糖作用的机制是由于它能增加血浆胰岛素的浓度，加速葡萄糖的代谢，它不仅能增加周围组织对糖的利用，还能通过强化参与肝脏糖代谢的各种关键酶的活性来提高肝脏对葡萄糖的利用。

灵芝可降低血脂、减少肝指数、减轻肝脏脂肪变性，对抗由四氯化碳引起的肝损伤，防止其脂肪质变。

灵芝及其多糖成分的免疫调节作用能够促进核酸蛋白质的合成代谢，促进抗氧化自由基活性及延长体内代谢细胞的分裂时间等。另外灵芝多糖可促进对小鼠混合培养的 T 淋巴细胞脱氧核糖核酸 DNA 聚酶活性，促进细胞 DNA 合成，也是其抗衰老机制之一。

灵芝多糖能显著抑制巴豆油、烟雾和大肠杆菌内毒素所致的小鼠非特异性炎症。明显延长由亚硝酸钠所致低氧血症小鼠和氯化钡致心脏毒小鼠的生存时间，提高因肾上腺素诱发急性肺水肿小鼠的生存率，其特点与非甾体抗炎药有相似之处。

灵芝对心脏有较为全面的保护作用，可改善多种动物心肌血氧供应，增强心肌收缩力。此外还能扩张冠脉，对抗垂体后叶素的血管收缩反应，还有升高大鼠心肌 ATP 含量的作用，降低动物心肌能量的消耗。

实验证明灵芝是一种较强的血小板聚集抑制剂，可用于阻止动脉血栓形成，阻止血小板活性增强所致心脑血管疾病的发生和发展。

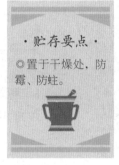

·贮存要点·
◎置于干燥处，防霉、防蛀。

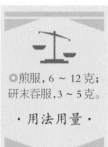

·用法用量·
◎煎服，6～12 克；研末吞服，3～5 克。

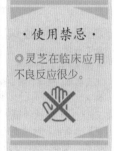

·使用禁忌·
◎灵芝在临床应用不良反应很少。

特别提示　◎研究表明，灵芝还具有抗疲劳、美容养颜、延缓衰老、防治艾滋病等功效。灵芝也被应用于化妆品的研制中。

灵芝丹参粥

功　效	滋阴降火。主治早泄伴情欲亢盛、梦遗滑精者。
原材料	灵芝 30 克，丹参 5 克，三七 3 克，大米 50 克，白糖适量。
做　法	将前 3 味先煎、去渣，取上清液，加入大米，用文火煮成稀粥，熟时调入白糖即可。
用　法	温热食用，每日 1～2 次。

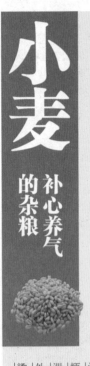

小麦

补心养气的杂粮

别名　麸麦、浮麦。

来源　为禾本科植物小麦的种子或其面粉。

主要产地　全世界广泛栽培。

性味　性凉，味甘。

功效主治

养心益肾、除热止渴。治脏躁、烦热、消渴、泄痢、痈肿、外伤出血、烫伤等症。

· 主要成分 ·

含蛋白质，脂肪油，氨基酸，维生素A，B族维生素，维生素C及生物碱，糖类，腈苷和微量钙、磷等。

· 性状特征 ·

颗果长圆形，两端略尖，长至6毫米，直径1.5～2.5毫米。表面浅黄棕色或黄色，稍皱缩，腹面中央有一纵行深沟，顶端具黄白色柔毛。质硬，断面白色，粉性。气弱、味淡。

· 选购秘诀 ·

最好到大商场、大超市购买加贴"QS"（质量安全）标志、包装密封、无破损、白中略显浅黄、用手握紧成团、久而不散的小麦粉。

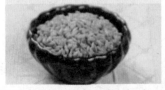

主要成分

小麦所含蛋白质远高于粳米，并含B族维生素、粗纤维，尤以维生素E的含量最为丰富。所含脂肪油主要为油酸、亚油酸、棕榈酸、硬脂酸的甘油酯，还含胆碱、卵磷脂、精氨酸，以及钙、磷、铁、锌，其中钙的含量为粳米的9倍。又有帮助消化的淀粉酶、麦芽糖酶、蛋白酶，尚含少量谷甾醇。小麦胚芽里所含有的食物纤维和维生素E也非常丰富。

药用价值

麦

新麦性热，陈麦性平。它可以除热、止烦渴、利小便、补养肝气、止漏血唾血，可以使女子易于怀孕。补养心气，有心脏病的人适宜食用。

面粉

补虚益气，长期食用使人肌肉结实、养肠胃、增强气力。它可以养气、补不足，有助于五脏。将它和水调服可以治疗中暑、肺热。将它敷在痈疮伤处，可以散血止痛。

麦麸

主治瘟疫和热疮，烫疮溃疡。跌伤、折伤的瘀血，用醋和麦麸炒后贴于患处即可。将它醋蒸后用来熨手脚，可治风湿痹痛、寒湿脚气，交替使用直到出汗，效果很好。将它研成末服用，能止虚汗。

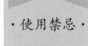

· 贮存要点 ·

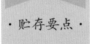

◎干燥通风处保存，并尽快食用。

· 用法用量 ·

◎内服：小麦煎汤，30～60克，或煮粥。小麦面冷水调服或炒黄温水调服。

外用：小麦炒黑研末调敷。小麦面干撒或炒黄调敷。

· 使用禁忌 ·

◎舌苔厚腻、胃脘痞满者忌吃面食。

特别提示
◎麦苗可以消除酒毒暴热、黄疸目黄。方法是将它捣烂成汁，每日饮用。它还可以解虫毒，方法是将麦苗煮成汁服用。此外，将它制成粉末吃，可使人面色红润。

糯米小麦粥

功　效	适用于小儿脾胃虚弱、自汗神疲，妇女心神不定、神经衰弱等症。
原材料	糯米500克，小麦600克，白糖适量。
做　法	将糯米、小麦共加水煮粥，进食前调入白糖。
用　法	每日早晚服食。

牡蛎

潜阳敛阴、软坚散结的圣药

别名

蛎蛤、左顾牡蛎、海蛎子壳、海蛎子皮、左壳。

来源

为牡蛎科动物如近江牡蛎、长牡蛎或大连湾牡蛎等的贝壳。

主要产地

主产于江苏、福建、广东、浙江及山东等沿海一带。

性味

性凉，味咸。

功效主治

敛阴、潜阳、止汗、涩精、化痰、软坚。可用来治疗惊痫、眩晕、自汗、盗汗、遗精、淋浊、崩漏、带下、瘰疬、瘿瘤等症。其中煅牡蛎有收敛固涩的功效，主要用于自汗、盗汗、遗精崩带、胃痛吞酸的治疗。

·主要成分·

牡蛎壳含80%～95%的碳酸钙、磷酸钙及硫酸钙，并含镁、铝、硅及氧化铁等。另大连湾牡蛎的贝壳，含碳酸钙90%以上，有机质约1.72%。尚含少量镁、铁、硅酸盐、硫酸盐、磷酸盐和氯化物。煅烧后碳酸盐分解，产生氧化钙等，有机质则被破坏。

·选购秘诀·

以个体大、整齐、里面光洁者且是鲜活的为佳。

性状特征

为不规则的卵圆形、三角形或长圆形贝壳，大小不等，通常长10～30厘米，宽5～10厘米，厚1～3厘米。外表灰色、浅灰棕色或灰蓝色，呈层状，并有弯曲的粗糙层纹。壳内面多为乳白色，平滑而有光泽，基部有横纹，边缘有波状层纹。左壳较右壳厚而大，壳外面常有海螺、苔藓等附着，表面常有洞，洞内有小贝壳。右壳薄而小，较平坦，质坚硬，断面白色，层状。味微咸。

药用价值

牡蛎肉味甘、性温、无毒，有滋阴养血的作用，可治烦热失眠、心神不安以及丹毒等。

牡蛎壳价值很高，主要具有敛阴、潜阳、止汗、涩精、化痰等作用。

可治惊痫、眩晕、自汗、遗精、淋浊、崩漏带下、肿瘤。长期服用能壮筋骨、益寿命，并可治疗和改善男性性无能及不育症。

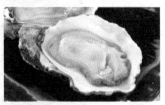

·贮存要点·

◎置于干燥处保存。

·用法用量·

◎内服：煎汤，9～30克，宜打碎先煎；或入丸、散。

外用：研末干撒、调敷或作扑粉。

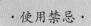

·使用禁忌·

◎病虚而多热者宜用，虚而有寒者忌之，肾虚无火、精寒自出者不宜。

 特别提示 ◎牡蛎肉又名蛎黄。味甘、性温。含糖原、多种氨基酸和维生素。药理试验表明，其黏蛋白能抵制疱疹、单纯型脑炎和脊髓灰质炎病毒。临床多用于阴虚阳亢患者，可佐餐食用。

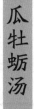

丝瓜牡蛎汤

功效	清热解毒、凉血和血、止渴降糖。对糖尿病、前列腺炎、尿道炎有疗效。
原材料	丝瓜450克，牡蛎肉150克，味精、五香粉、湿淀粉、植物油、料酒、清汤、葱花、姜末、盐皆适量。
做法	把丝瓜刮皮，洗净、切片。把牡蛎肉入沸水锅中煮5分钟，剖成薄片。锅上火，油烧到六成热，下牡蛎片煸炒，烹入料酒、清汤。中火煮开，下丝瓜片、葱花、姜末，煮沸，加盐、味精、五香粉，用湿淀粉勾芡，浇入麻油，拌匀。
用法	随餐食用。

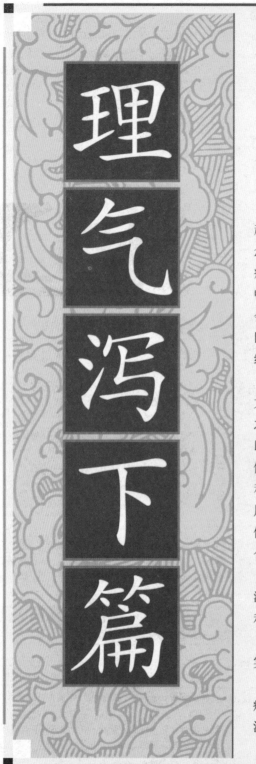

理气泻下篇

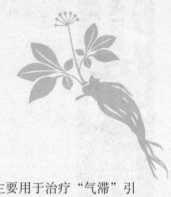

理气食物主要用于治疗"气滞"引起的胸腹疼痛等证候。根据中医学概念，如果气血壅滞不通，就会发生疼痛，所谓"不通则痛"。如果气血调和畅达，疼痛就不会发生，原有的疼痛也会消失，正所谓"通则不痛"。从现代医学观点看，"气"泛指体内各器官系统的生理功能。

所谓"气滞"亦指生理功能性障碍，尤其指消化系统生理功能性障碍，发生之后会出现疼痛等症状。理气食物之所以能够行气化滞而解郁，主要是由于它们具有健胃、驱风、解痉、止呕的作用和调整胃肠的功能，使之恢复正常。选用理气食物时，应根据气滞的种类、证候的属性（寒、热）、疼痛的部位以及合并的症状而适当选用。

泻下食物能刺激肠道引起腹泻，或润滑肠道，促进排便，有些泻下药还有利尿的作用。

泻下食物主要用于里实证。所谓里实，大概可分为三类。

第一类是热积便秘。温热性疾病，病情向里发展，邪热进入肠胃，使肠胃津液耗失，热和燥邪积结在里，称为热积便秘。此时，要用泻下食物通便，以清热泻火。

第二类是寒积便秘。寒邪影响肠胃，使排泄不畅，粪便积结在肠腑，即所谓的阴寒结聚。从现代医学的观点看，这类便秘是由于某些致病因素使胃肠道功能低下，肠管蠕动无力，排便困难，并往往兼有全身性虚寒证候，此时需用泻下食物配温里祛寒食物，以解除便秘。

第三类是停饮（也称留饮），就是水液停留在胸膈或腹部，都属实邪在里，从现代医学观点看，属于胸腔积液（胸水）、腹腔积水（腹水），需要峻下逐水退肿。

此外，泻下食物也治一般习惯性便秘和某些器官的炎证。

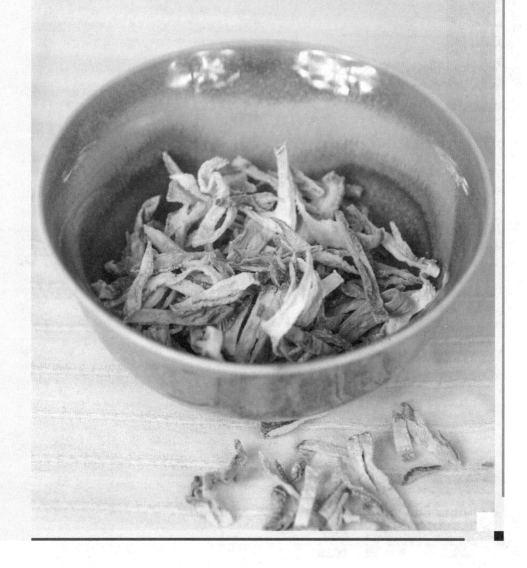

玫瑰花

疏肝镇痛的常用理气药

别名 徘徊花、湖花、刺玫花。

来源 为蔷薇科植物玫瑰初放的花。

主要产地 主产于江苏、浙江、福建、山东等地。

性味 性温，味甘、微苦。

功效主治 理气解郁、和血散瘀。治肝胃气痛、新久风痹、吐血咯血、月经不调、赤白带下、痢疾、乳痈肿毒。

·性状特征·

干燥花略成半球形或不规则团状，直径1.5～2厘米。花瓣密集，短而圆，色紫红而鲜艳，中央为黄色花蕊，下部有绿色花萼，其先端分裂成5片。下端有膨大星球形的花托。质轻而脆，气香浓郁，味微苦。

·选购秘诀·

以朵大、瓣厚、色紫、鲜艳、香气浓者为佳。

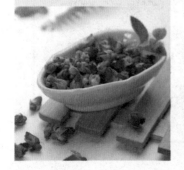

主要成分

鲜花含挥发油（玫瑰油）约0.03%，主要成分为香茅醇、牛儿醇、橙花醇、丁香油酚、苯乙醇等，香茅醇含量可达60%，牛儿醇含量次于香茅醇，橙花醇为5%～10%，丁香油酚和苯乙醇各约为1%。油又含壬醇、苯甲醇、芳樟醇、乙酸苯乙酯。此外，花尚含槲皮苷、苦味质、鞣质、脂肪油、有机酸、红色素、黄色素、蜡质、β-胡萝卜素等。果实含丰富的维生素C，糖类如葡萄糖、果糖、木糖、蔗糖，非挥发酸如柠檬酸、苹果酸、奎宁酸等，黄酮类如槲皮素、异槲皮素等，又含多种色素如植物黄质、玉红黄质番茄烃、γ-胡萝卜素等。叶含异槲皮苷。

药用价值

本品既能活血散滞，又能解毒消肿，因而能消除因内分泌功能素乱而引起的面部暗疮等症。本品长期服用，美容效果甚佳，能有效地清除自由基，消除色素沉着，令人焕发青春活力。

玫瑰油对大鼠有促进胆汁分泌作用。

本品可治肝郁胁痛、胃脘痛。不论胃神经官能症或慢性胃炎、慢性肝炎，凡有胃脘或胁部闷痛、发胀，都可用玫瑰花配香附、川楝子等，对兼有泄泻者亦可用玫瑰花。

治妇女月经过多，病情较轻浅者，配益母草，水煎服。

·贮存要点·

◎置阴凉干燥处，密闭保存，防潮。

·用法用量·

◎煎汤，3～6克；浸酒或熬膏。

·使用禁忌·

◎一般花店卖的玫瑰花因有多量的农药，不可用于内服或外用，如受限于环境无法自己栽培的话可用市面上所售的玫瑰花茶的干燥玫瑰。

特别提示 ◎玫瑰花除观赏外，也是送人的最佳选择。花瓣可提炼香水，阴干后可做感冒药、眼药；根及树皮含单宁酸，可做丝织品的黄褐色染料；秋季红熟的果实为球形，含丰富维生素C，可食用。

玫瑰花粥

功效	利气行血、散瘀止痛，用于带下、痛经等。
原材料	玫瑰花5朵，粳米100克，樱桃10枚，白糖适量。
做法	将未全开的玫瑰花采下，轻轻撕下花瓣，用清水漂洗干净。粳米淘洗后加水煮成稀粥，加入玫瑰花、樱桃、白糖，稍煮片刻即可。
用法	随意食用。

佛手

理气、健胃、止呕

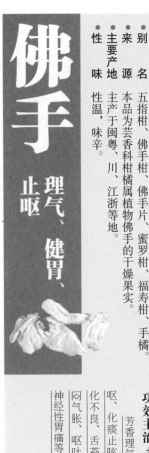

别　名
五指柑、佛手柑、佛手片、蜜罗柑、福寿柑、手橘。

来　源
本品为芸香科柑橘属植物佛手的干燥果实。

主要产地
主产于闽粤、川、江浙等地。

性　味
性温，味辛。

功效主治
芳香理气，健胃止呕、化痰止咳。用于消化不良、舌苔厚腻、胸闷气胀、呕吐咳嗽以及神经性胃痛等。

·主要成分·
含挥发油及橙苷等。

·性状特征·
本品为类椭圆形或卵圆形的薄片，常皱缩或卷曲。长6～10厘米，宽3～7厘米，厚0.2～0.4厘米。顶端稍宽，常有3～5个手指状的裂瓣，基部略窄，有的可见果梗痕。外皮黄绿色或橙黄色，有皱纹及油点。果肉浅黄白色，散有凹凸不平的线状或点状维管束。质硬而脆，受潮后柔韧。气香，味微甜、苦。

·选购秘诀·
以质硬而脆、干燥者为佳。

药用价值

佛手全身都是宝，其根、茎、叶、花、果均可入药，辛、苦、甘、温，无毒，入肝、脾、胃三经，有理气化痰、止咳消胀、疏肝健脾、和胃等多种功能。

用于胸闷气滞，胃脘疼痛，呕吐，食欲不振等症。本品功近香橼，清香之气尤胜，有和中理气、醒脾开胃的功效，对于胸闷气滞、胃脘疼痛、食欲不振或呕吐等症，可配合木香、青皮等药同用。

据史料记载，佛手的根可治男人下消、四肢酸软；花、果可泡茶，有消气作用；果可治胃病、呕吐、噎膈、高血压病、气管炎、哮喘等病症。据《归经》等载，佛手还可治疗鼓胀，在女性白带病及醒酒的药剂中，佛手是其中的主要原料。

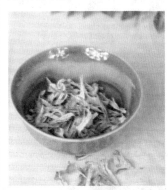

·贮存要点·
◎置阴凉干燥处，防霉、防蛀。

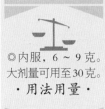

·用法用量·
◎内服，6～9克。大剂量可用至30克。

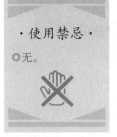

·使用禁忌·
◎无。

 特别提示 ◎佛手花，味苦、酸，性平，平肝理气、开郁和胃，治肝胃气痛，效力不及佛手。

佛手南瓜鸡

功　效	补中益气、健脾养胃。
原材料	鲜佛手花10克，老南瓜1个，仔鸡肉750克，毛豆250克，葱花、姜末、盐、黄酒、糯米酒、味精、酱油、红糖、秫米、花椒、豆腐乳汁、植物油、米粉各适量。
做　法	佛手花瓣洗净。秫米和花椒炒熟，共研成粗粉。鸡肉洗净、剁成块，用以上调料拌匀腌一会儿，再下米粉和植物油。毛豆去膜、洗净，拌上与鸡肉相同的调料。南瓜刷洗干净，在蒂把周围开一个7厘米见方的口，取下蒂把做盖，用长勺将瓜瓤和子挖出，再装入一半的毛豆粒，一半的佛手花，再装入鸡肉块，然后放入余下的佛手花、毛豆粒，加盖、装盘，上笼蒸熟烂即成。
用　法	佐餐食用。

陈皮

行气镇咳的化痰良药

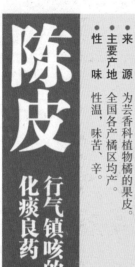

别名　川橘。

来源　为芸香科植物橘的果皮。

主要产地　全国各产橘区均产。

性味　性温，味苦、辛。

功效主治　理气健脾、燥湿化痰，用于胸脘胀满、食少吐泻、咳嗽多痰等症。

·主要成分·

含橙皮苷、川陈皮素、柠檬烯、α-蒎烯、β-蒎烯、β-水芹烯等。

·性状特征·

果皮常剥成数瓣，基部相连，有的呈不规则的片状，厚1～4毫米。外表面橙红色或红棕色，有细皱纹及凹下的点状油室；内表面浅黄白色，粗糙，附黄白色或黄棕色筋络状维管束。质稍硬而脆。气香，味辛、苦。

·选购秘诀·

选择完整、干燥的陈皮为宜。

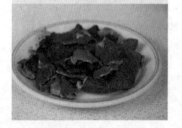

药用价值 ⚥

对胃肠平滑肌的作用

陈皮提取物能抑制动物离体胃肠平滑肌运动。不同浓度的陈皮水煎剂均能显著抑制家兔离体十二指肠的自发活动，使收缩力降低，且呈量效反应关系。陈皮还具有促进胃排空和抑制胃肠推进运动的作用。

对消化酶的影响

陈皮挥发油对胃肠道有温和的刺激作用，促进大鼠正常胃液的分泌，有助于消化。陈皮水煎剂对离体唾液淀粉酶活性有明显促进作用。

利胆作用

皮下注射甲基橙皮苷，可使麻醉大鼠胆汁及胆汁内固体物排出量增加；用橘皮油制成的复方乳剂，对胆固醇结石和胆色素结石有很强的溶解能力，表明陈皮具有一定的利胆、排石作用。

强心作用

陈皮对心脏有兴奋作用，能增强心肌收缩力、扩张冠状动脉、升高血压、提高机体应激能力。陈皮水提取物静脉注射，可显著增加实验动物的心输出量和收缩幅度，增加脉压差和每搏心排出量，提高心脏指数、心搏指数、左室做功指数，并可短暂增加心肌耗氧量。

对血压和血管的作用

陈皮水溶性生物碱可显著升高大鼠的血压，使动脉收缩压的最大平均上升百分率达53%，维持升压4分钟，其作用具有时间短暂、清除快的特点。陈皮注射液静脉注射后可使猫血压迅速上升，脉压差增大，心输出量和收缩幅度增加，左室内压及其最大上升速率均明显上升，增加每搏心输出量，提高心脏指数、心搏指数、左室做功指数，短暂增加外周血管阻力，并在约10分钟后恢复正常血压，达到抗休克作用。

抗氧化作用

陈皮提取液可延长果蝇寿命和增强其飞翔能力，提高果蝇头部超氧化物歧化酶（SOD）活性，降低过氧化脂质含量，提示陈皮提取液具有延缓果蝇衰老及提高生命活力的作用。

抗菌作用

陈皮提取液有较好的抗菌能力，在室温条件下储存1年后仍有一定的抗菌活力。

平喘作用

陈皮挥发油能松弛气管平滑肌，水提物或挥发油均能阻滞或解除氯化乙酰胆碱所致的气管平滑肌收缩，且挥发油对豚鼠药物性哮喘有保护作用。

抗肿瘤作用

陈皮提取物对小鼠移植性肿瘤S180、Heps具有明显的抑制作用，使癌细胞增殖周期G2M细胞减少，使G0、G1期细胞增多，同时具有促使癌细胞凋亡的作用。另外，采用四氮唑蓝快速比色法观察到陈皮提取物对人肺癌细胞、人直肠癌细胞和肾癌细胞最敏感，提示陈皮提取物是一种有开发前景的抗肿瘤中药提取物。

对免疫系统作用

陈皮对豚鼠血清溶血酶含量、血清血凝抗体滴度、心血T淋巴细胞E玫瑰花环形成率均有显著增强作用，促进体液及细胞免疫。经研究陈皮对草鱼淋巴细胞转化率的影响，证实陈皮作为饲料添加剂可非常明显地提高草鱼的免疫功能。

抗过敏作用

陈皮水提物和挥发油均有抗过敏作用。

<table>
<tr>
<td>

·贮存要点·

◎置于通风干燥处保存。

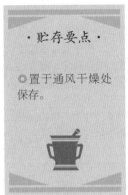

</td>
<td>

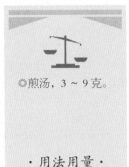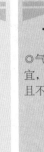

◎煎汤，3～9克。

·用法用量·

</td>
<td>

·使用禁忌·

◎气虚、阴虚燥咳者不宜，吐血症患者慎服，且不适合单味使用。

</td>
<td>

特别提示

◎陈皮气味芳香，在日常生活中，也常被用来作为泡茶的材料，但不宜长时间饮用大量的陈皮茶，以免损伤元气。

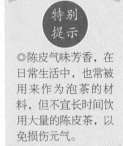

</td>
</tr>
</table>

保健应用

陈皮木香烧肉

功　效	疏肝、解郁、止痛。适用于气郁之妊娠腹痛。
原材料	陈皮3克，木香3克，猪肉200克。
做　法	先将陈皮、木香焙脆研末备用。在锅内放食油少许，烧热后，放入猪肉片，炒片刻，放适量清水烧熟，待熟时放陈皮、木香末、盐，并搅匀即可。
用　法	佐餐食用，食肉及汤。

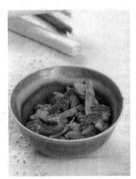

陈皮地瓜

功　效	宽胃、通肠。
原材料	地瓜、陈皮各适量。
做　法	将地瓜削皮后，切成10厘米长的长条状，再将地瓜条泡在水中以防切口处变色。将沥干水分的地瓜条放入锅中，再添加陈皮、蜂蜜及砂糖，加水至盖过地瓜条，开小火煮30～40分钟，中途须轻轻摇晃炒锅以防烧焦。待地瓜熟透放凉，即可移入盘中。
用　法	佐餐食用。

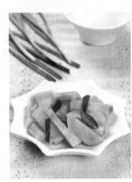

陈皮粥

功　效	理气、温中、安胎。治疗寒凝气滞、虚寒所致妊娠下血、胎动不安并有腹中疼痛、大便溏薄、四肢清冷等。
原材料	陈皮5克，苎麻根30克，高良姜10克，粳米50～100克，盐少许。
做　法	将以上前3味药捣为末，每次用10克，水煎，去渣取汁，入粳米煮粥，临熟，加盐少许。
用　法	早晚分2次服食。

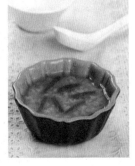

莴笋

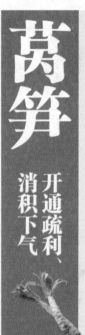

开通疏利、
消积下气

别　名 莴苣笋、青笋。

来　源 茎用莴苣、莴苣笋、青笋的食用部分。

主要产地 我国大部分地区均有种植。

性　味 性凉，味甘、微苦。

功效主治 消积下气，通乳。

主治肠燥便秘、产后乳汁不下或小便不利而有热者。

清热利尿，

·主要成分·

莴笋除含有蛋白质、脂肪、糖类、维生素A、维生素B₁、维生素B₂、维生素C、钙、磷、铁、钾、镁、硅外，还含有乳酸、甘露醇、苹果酸、莴苣素、天门冬碱等成分，可增进骨骼、毛发、皮肤的发育。

·选购秘诀·

以茎部粗壮且叶子不发蔫者为佳。

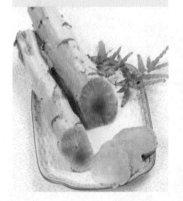

性状特征

　　直根系，移植后发生多数侧根，浅而密集，主要分布在20～30厘米土层中。茎短缩。叶互生，披针形或长卵圆形等，色淡绿、绿、深绿或紫红，叶面平展或有皱褶，全缘或有缺刻。短缩茎随植株生长逐渐伸长和加粗，茎端分化花芽后，在花茎伸长的同时茎加粗生长，形成棒状肉质嫩茎。肉色淡绿、翠绿或黄绿色。圆锥形头状花序，花浅黄色，每一花序有花20朵左右，自花授粉，有时也会发生异花授粉。瘦果，黑褐或银白色，附有冠毛。

药用价值

　　莴笋性凉，味甘、苦。有开通疏利、消积下气、利尿通乳、宽肠通便的作用。现代研究证实，莴笋能改善消化系统的功能，刺激消化液的分泌，促进食欲。并能改善肝脏功能，有助于抵御风湿性疾病和痛风。

　　莴笋含钾量较高，有利于促进排尿，减少对心房的压力，对高血压症和心脏病患者极为有益。

　　莴笋含有少量的碘元素，它对人的基础代谢、心智和体格发育甚至情绪调节都有影响。因此，经常食用有助于消除紧张、帮助睡眠。

　　莴笋含有非常丰富的氟元素，可参与牙齿和骨骼的生长发育。

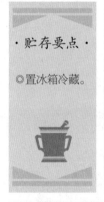

·贮存要点·

◎置冰箱冷藏。

◎凉拌、煎炒、熬汤。

·用法用量·

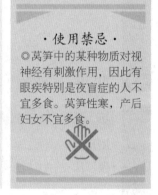

·使用禁忌·

◎莴笋中的某种物质对视神经有刺激作用，因此有眼疾特别是夜盲症的人不宜多食。莴笋性寒，产后妇女不宜多食。

特别提示 ◎莴笋茎肥似笋、营养丰富、鲜嫩味美，凉拌或配肉类炒食均宜，还可腌制成酱菜或泡菜。莴笋茎叶同食，更可全面吸收营养。

猪脚莴笋汤

功　效	补血、通经脉、利五脏、解热毒、利尿。
原材料	猪脚半只，莴笋1～2根。
做　法	莴笋切块、备用。猪脚洗净、去毛、入砂锅，加冷水煮开，把水倒掉、再洗净、入砂锅，放入适量黄酒腌30分钟左右，加冷水以大火煮开，放入生姜2～3片，煮5分钟后，放入莴笋块。煮开后，改用小火焖煮至猪脚熟烂后，放适量盐与少量调味品即可食用，味道鲜美。
用　法	佐餐食用。

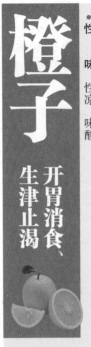

橙子

开胃消食、生津止渴

别　名　橙、黄橙、金橙、金球、鹄壳。

来　源　为芸香科植物香橙的果实。

主要产地　江苏、浙江、安徽、江西、湖北、湖南、四川、云南、贵州等地均有栽培。

性　味　性凉，味酸。

功效主治　止呕恶、宽胸膈、消瘿、解酒、解鱼蟹毒。

·主要成分·

橙子含橙皮苷、柠檬酸、苹果酸、琥珀酸、糖类、果胶和维生素等。又含挥发油0.1%～0.3%，其主要成分为牛儿醛、柠檬烯，挥发油中含萜、醛、酮、酚、醇、酯及香豆精类等成分70余种。

·性状特征·

通常所说的橙子是指甜橙，橙子的果实为圆或长圆形，颜色为橙红或橙黄色，果皮较厚，不易剥离，吃的时候需要用水果刀沿着果心轴分割切瓣，撕皮取肉，或从中间切开四瓣取肉，这是与柑橘的最大区别。

·选购秘诀·

挑选橙子时，越重的代表橙汁越多，外皮颜色越深代表越熟，糖分也越高。

药用价值

橙子中含有的橙皮苷，可降低毛细血管脆性，防止微血管出血。丰富的维生素C、维生素P及有机酸，对人体新陈代谢有明显的调节和抑制作用，可有效增强身体抵抗力。

橙子具有疏肝理气、促进乳汁通行的作用，可以治疗乳汁不通所致乳房胀痛或结块之症。

橙子富含多种有机酸、维生素，可调节人体新陈代谢，尤其对老年人及心血管病患者十分有益。橙皮性味甘苦而温，其止咳化痰功效胜过陈皮，是治疗感冒咳嗽、食欲不振、胸腹胀痛的良药。

甜橙果皮煎剂具有抑制胃肠（及子宫）平滑肌运动的作用，从而能止痛、止呕、止泻等。果皮中含的果胶具有促进肠道蠕动，加速食物通过消化道的作用，使粪脂质及胆甾醇能更快地随粪便排泄出去。橙子对酒醉不醒者有良好的醒酒作用。

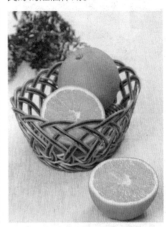

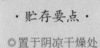

·贮存要点·

◎置于阴凉干燥处保存。

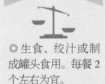

◎生食、绞汁或制成罐头食用。每餐2个左右为宜。

·用法用量·

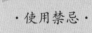

·使用禁忌·

◎疟寒热者禁食，气虚瘰疬者勿食。

特别提示　◎橙子常作鲜果食用，还能加工成橙汁、罐头、糖果、果酒，也可做成美味佳肴。橙叶、橙皮、橙根、橙核亦可供药用。

橙子蟹肉膏

功　效	开胃消食、理气化痰、补益身体。
原材料	净蟹膏肉300克，鸡蛋3个，猪肥膘肉、荸荠各30克，橙子8个，姜末、胡椒粉、盐、味精、料酒少许。
做　法	将橙子的上部1/4处截顶，将橙瓤挖出，留部分橙肉。猪肥膘肉氽熟、切丁，荸荠切丁。蟹肉、肉丁、荸荠丁，加鸡蛋液、姜末、胡椒粉、盐、味精、料酒拌好，分8份装入橙内，用橙皮盖住蒸30分钟即可。
用　法	佐餐，可常食。

柚子

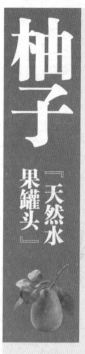

「天然水果罐头」

别名　雷柚、胡柑、香抛、霜柚、文旦。

来源　芸香科常绿果树柚的果实。

主要产地　主产于我国南方地区，以广东的沙田柚为上品。

性味　性寒，味甘、酸。

功效主治　健脾、止咳、解酒。柚子可治咳喘、气郁胸闷、腹冷痛、食滞、疝气等。柚皮味辛、苦，甘，性温，可化痰、止咳、理气、止痛。

·主要成分·

柚子营养价值很高，含有丰富蛋白质，糖类，有机酸，维生素A原，维生素B₁，维生素B₂，维生素C，维生素P，钙、磷、镁、钠等营养成分。其中，每100克柚肉含维生素C57毫克，比梨高10倍，含钙519毫克，大大超过其他水果。

·性状特征·

柚子果实小的如柑或者橘，大的如瓜，黄色的外皮很厚。食用时需去皮吃其瓤粒，果肉较粗，味道酸甜可口，有的略带苦味。

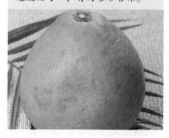

选购秘诀

挑选柚子时，可以采用"闻"和"叩"的方法。闻，即闻香气，熟透了的柚子，味道芳香浓郁；叩，即按压、叩打果实外皮，看它是否下陷，下陷没弹性的柚子质量较差。此外，挑柚子最好选上尖下宽的标准型，表皮必须薄而光润，色泽呈淡绿或淡黄，手感偏重者为佳。

药用价值

柚子中含有高血压患者必需的天然微量元素钾，几乎不含钠，是患有心脑血管病及肾脏病患者最佳的食疗水果。柚子中含有大量的维生素C，能降低血液中的胆固醇。柚子的果胶不仅可降低低密度脂蛋白水平，而且可以减少动脉壁的损坏程度。柚子所含的天然维生素P能强化皮肤毛细孔功能，加速复原受伤的皮肤组织功能。柚子还有增强体质的功效，使身体更易吸收钙及铁质。

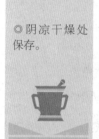

·贮存要点·

◎阴凉干燥处保存。

·用法用量·

◎生食或绞汁，每次50克。

·使用禁忌·

◎不能同抗过敏的药物一起吃，那样容易引起心律失常。肾病患者、呼吸系统不佳的人尤其适合。身体虚寒的人不宜多吃。

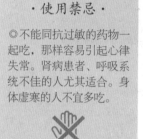

特别提示 　◎柚子的外层果皮，即为常用的中药橘红，可使呼吸道分泌物变多变稀，有利于痰液排出，具有良好的祛痰作用，是治疗老年慢性咳喘及虚寒性痰喘的佳品。

蜂蜜柚子茶

功效	化痰止咳。去肠胃中恶气、解酒毒，治饮酒人口气秽浊、不思食、口淡。
原材料	柚子2个，白糖80克，蜂蜜200毫升。
做法	将柚子在热水中浸泡5分钟左右，并洗净擦干。用削皮器将表皮黄色部分削下，并切成约1毫米宽、4厘米长的细条。将果肉剥出，去除核及薄皮，用搅拌机打碎，如果喜欢吃果肉，可以直接用勺子捣碎。将白糖、蜂蜜、刚才切好的柚子皮一起加到捣碎的果肉中搅拌均匀。装瓶冷藏，大概1个星期就可以吃了，不过储存时间越久，味道就越好。
用法	冲调的时候最好用温水，也可以当果酱来吃，别有一番风味。

枇杷

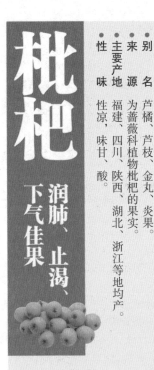

下气佳果

润肺、止渴、

别名 芦橘、芦枝、金丸、炎果。

来源 为蔷薇科植物枇杷的果实。

主要产地 福建、四川、陕西、湖北、浙江等地均产。

性味 性凉，味甘、酸。

功效主治 润肺、止渴、下气。治肺痿、咳嗽、吐血、衄血、燥渴、呕逆。

·主要成分·

果实含水分90.26%，总氮2.15%，碳水化合物67.30%，其中还原糖占71.31%，戊聚糖3.74%，粗纤2.65%。果肉含脂肪、糖、蛋白质、纤维素、果胶、鞣质、灰分（钠、钾、铁、钙、磷）及维生素B$_1$和维生素C，又含隐黄素、β-胡萝卜素等色素。果酱含葡萄糖、果糖、蔗糖、苹果酸。

·选购秘诀·

我国的枇杷按果肉颜色分为白沙、红沙两类。白沙味甜似蜜，香味浓郁优于红沙，常见的白沙品种如"照钟种""清钟""白梨""早黄白沙"和"软条白沙"，其中后两种为白沙枇杷之上乘之品。在红沙枇杷中，较为有名的有洞庭山的鸡蛋红枇杷、浙江塘栖的大钟枇杷、湖南的牛奶枇杷和安徽的光荣钟枇杷。

性状特征

常绿小乔木，高可达10米，小枝密生锈色或灰棕色绒毛。叶片革质，披针形、长倒卵形或长椭圆形，长10~30厘米，宽3~10厘米，顶端急尖或渐尖，基部楔形或渐狭成叶柄，边缘有疏锯齿，表面皱，背面及叶柄密生锈色绒毛。圆锥花序花多而紧密，花序梗、花柄、萼筒密生锈色绒毛。花白色，芳香，直径1.2~2厘米，花瓣内面有绒毛，基部有爪。梨果近球形或长圆形，黄色或橘黄色，外有锈色柔毛，后脱落，果实大小、形状因品种不同而异。花期10~12月，果期第二年5~6月。因形似琵琶而得名。

药用价值

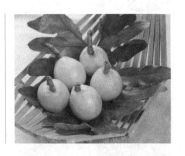

枇杷鲜果肉中含有的苦杏仁苷，仅次于杏仁的含量，是抗癌的有效物质。另外，还含有适量的有机酸，能够刺激消化腺的分泌，增进食欲，帮助消化，还能止渴、解暑等。

枇杷的果实与叶片均有药用价值，叶片的药用功能尤为广泛。

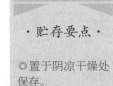

·贮存要点·

◎置于阴凉干燥处保存。

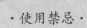

·用法用量·

◎生食为主，也可加工成果酒、罐头、果酱等。每次1~2个。

·使用禁忌·

◎多食助湿生痰，脾虚滑泄者忌之。枇杷仁有毒，不可食用。枇杷含糖量高，糖尿病患者忌食。

 特别提示 ◎枇杷叶可晾干制成茶叶，有泄热下气、和胃降逆止咳的功效，为止呕之良品，可辅助治疗各种呕吐呃逆。

枇杷西米粥		
功效	用于肺热咳嗽、咯血、衄血、胃热呕逆。	
原材料	枇杷6个，西米50克，白糖100克。	
做法	将枇杷洗净，外皮剥去，果肉取出，备用。西米洗净，将二者同入锅中，加入适量清水煮成粥，起锅前，根据个人口味调入适量的白糖即可。	
用法	早晚食用。	

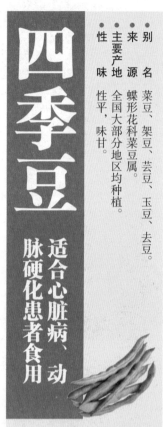

四季豆

别名 菜豆、架豆、芸豆、玉豆、去豆。

来源 蝶形花科菜豆属。

主要产地 全国大部分地区均种植。

性味 性平，味甘。

适合心脏病、动脉硬化患者食用

功效主治 具有温中下气、利肠胃、止呃逆等功用，是一种滋补食品。

·主要成分·

每100克干四季豆含蛋白质23.1克，脂肪1.3克，碳水化合物56.9克，钙76毫克及丰富的B族维生素；鲜豆还含有丰富的维生素C。从所含营养成分看，蛋白质含量高于鸡肉，钙含量是鸡肉的7倍多，铁为4倍，B族维生素也高于鸡肉。

·选购秘诀·

选购四季豆时，应挑选豆荚饱满、肥硕多汁、折断无老筋、色泽嫩绿、表皮光洁无虫痕，具有弹力者。

性状特征

四季豆果实为荚果，称豆荚，由荚柄、荚皮和种子组成。荚的形状有圆筒形或长扁圆形，直或弯曲，呈镰刀形或弓形。荚皮光滑无绒毛，边缘圆或凸，顶端有明显的长喙。荚长7～20厘米，荚宽0.8～1.7厘米。未成熟的荚为绿色、浓绿色或黄色，有的品种荚皮上具有深紫红色花纹。成熟荚皮色分为黄白、浅褐、褐、花纹等，荚皮较厚、不透明。每荚有种子3～10粒，荚内种子间有隔膜。

药用价值

四季豆可作为粮豆配合开发新营养主食品种的原料。四季豆颗粒饱满肥大，可煮可炖。四季豆的药用价值也很高，我国古医籍记载，四季豆味甘平、性温，具有温中下气、利肠胃、止呃逆、益肾补元气等功用，是一种滋补食疗佳品。

四季豆还是一种难得的高钾、高镁、低钠食品，每100克含钾1520毫克、镁193.5毫克，钠仅为0.8～0.9毫克，这个特点在营养治疗上大有用武之地。四季豆尤其适合心脏病、动脉硬化、高血脂、低血钾症和忌盐患者食用。

四季豆还含有皂苷、尿毒酶和多种球蛋白等独特成分，具有提高人体自身的免疫能力、增强抗病能力、激活淋巴T细胞、促进脱氧核糖核酸的合成等功能，对肿瘤细胞的发展有抑制作用，因而受到医学界的重视。其所含的尿素酶应用于肝昏迷患者效果很好。

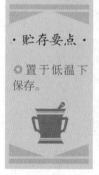

·贮存要点·

◎置于低温下保存。

◎无论单独清炒，还是和肉类同炖，抑或是焯熟凉拌，都很符合人们的口味。每餐40～60克。

·用法用量·

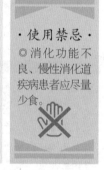

·使用禁忌·

◎消化功能不良、慢性消化道疾病患者应尽量少食。

特别提示 ◎四季豆是营养丰富的食品，不过其子粒中含有一种毒蛋白，必须在高温下才能被破坏，所以食用四季豆必须煮熟、煮透，消除不利因子，趋利避害，更好地发挥其营养效益。

四季豆健康汤

功效	补血强身，四季豆能强肝并易吸收。
原材料	红枣15粒，黑木耳2朵，四季豆6条，水4碗。
做法	红枣去核，木耳浸软、切粗条，四季豆切段。将材料洗净放入煲内用慢火煲30分钟后，加盐即可。
用法	佐餐食用。

黄大豆

『植物蛋白之王』

别名 黄豆、大豆。

来源 为豆科植物大豆的种子。

主要产地 全国各地均有栽培。

性味 性平，味甘。

功效主治

宽中下气、益气健脾、利大肠、润燥消水、通便解毒。

·主要成分·

黄豆的蛋白质含量达35%～40%。黄豆的脂肪含量为16%～24%，其中油酸占32%～36%，亚油酸占51%～57%，亚麻酸占2%，磷脂约1.6%。

·选购秘诀·

以个大、粒圆、光滑、发亮者为佳。

·性状特征·

大豆为一年生草本，高50～80厘米。茎直立或上部蔓性，密生黄色长硬毛。3出复叶；叶柄长，密生黄色长硬毛；托叶小，披针形。小叶3片，卵形，两面均被黄色长硬毛。总状花序短阔，腋生，有2～10朵花，花白色或紫色。荚果长方披针形，长5～7厘米，宽约1厘米，先端有微凸尖，褐色，密被黄色长硬毛。种子卵圆形或近于球形，种皮黄色、绿色或黑色。

药用价值 ⚥

黄豆中的大豆蛋白质和豆固醇，能明显地改善和降低血脂、胆固醇，降低患心血管疾病的概率。黄豆脂肪富含不饱和脂肪酸和大豆磷脂，有保持血管弹性、健脑和防止脂肪形成的作用。黄豆中富含皂角苷、蛋白酶抑制剂、异黄酮、钼、硒等抗癌成分，对前列腺癌、皮肤癌、肠癌、食管癌等几乎所有的癌症都有抑制作用。

黄豆中的植物雌激素与人体中产生的雌激素在结构上十分相似，可以成为辅助治疗妇女更年期综合征的最佳食物。

黄豆中的优质蛋白质在短期内能增加骨密度，从而使骨骼更健壮。黄豆中的多肽可促进人体消化道内钙与无机盐的吸收，进而促进儿童骨骼和牙齿的成长，并能预防和改善中老年人骨质疏松。

黄豆中的多肽还可通过抑制血管紧张素转换酶的活性，使高血压得到有效的控制。

吃黄豆对改善皮肤干燥、粗糙、头发干枯大有好处，可以提高肌肤的新陈代谢，促使机体排毒。

黄豆中的皂角苷类物质可降低脂肪吸收功能，促进脂肪代谢。

·贮存要点·

◎置通风干燥处，防霉、防蛀。

·用法用量·

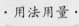

◎黄豆可作为主食磨成豆面，也可以发豆芽炒食，或泡开以后煮食。黄豆更主要的用途是各种豆制品。每天40克。

·使用禁忌·

◎黄豆在消化过程中会因产生气体而造成胀腹，所以消化功能不良以及有慢性消化道疾病的患者应少食。

黄豆含有大量嘌呤碱，能加重肝、肾的代谢负担。因此，肝肾病患者及因嘌呤碱代谢失常的痛风患者和血尿酸浓度增高的患者应禁食黄豆及其制品。

特别提示 ◎食用黄豆制品时应注意与含蛋氨酸丰富的食品搭配使用，如米、面等粮谷类和鸡蛋、鸭蛋、鸽蛋、鹌鹑蛋等蛋类食品，可以提高黄豆蛋白质的利用率。

猪骨黄豆粥

功效	补肾、补钙、长骨。
原材料	猪排骨150克，黄豆50克，大米100克，盐、葱、姜、味精适量。
做法	将猪排骨洗净，斩断成块状，待用。将黄豆洗净，用冷水泡发，入砂锅先煮沸，文火中煨1小时，将排骨放入同煮数沸后，再加入米100克煨煮成粥。
用法	随意食用。

刀豆

温中下气、
益肾补元

别　名 刀豆子、大刀豆、刀鞘豆、刀巴豆、马刀豆、刀培豆。

来　源 为豆科植物刀豆的种子。

主要产地 主产于江苏、湖北、安徽。此外，四川、广西等地亦产。

性　味 性温，味甘。

功效主治 温中下气、益肾补元。治虚寒呃逆、呕吐、肾虚腰痛、腹胀、痰喘。

·主要成分·
刀豆的主要成分是蛋白质和粗纤维，还含有氨基酸、维生素及钙、铁等。

·选购秘诀·
以个大、饱满、色鲜艳、干燥者为佳。

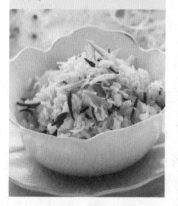

性状特征

刀豆壳系刀豆荚除去种子后的干燥果皮。呈长剑状，略作螺旋形扭曲或破碎，长20～35厘米，宽3～5厘米，先端尖，微弯，基部具扭曲粗壮的果柄。外果皮黄色至灰棕色，中果皮革质，内果皮白色。质地疏松，有种子脱落的凹痕。气无，味淡。以条长而宽、外黄内白、完整不碎、无虫蛀者为佳。

干燥种子呈扁卵形或扁肾形，长2～3.5厘米，宽1～2厘米，厚0.5～1.2厘米。表面淡红色或红紫色，少数类白色或乌黑色，略有光泽，微皱缩不平。边缘有灰黑色种脐，长1.5～2.5厘米，其上有类白色膜片状的珠柄残余，靠近种脐的一端，有珠孔呈小凹点状，另一端有一深色的合点，合点与种脐间有隆起的种脊。质坚硬、难破开。种皮革质，内表面棕绿色，有光泽。内有2片肥厚的子叶，黄白色，胚根细小，位于珠孔的一端，歪向一侧。味淡，嚼之具有豆类特有之气味。

药用价值

刀豆所含的成分具有维持人体正常新陈代谢的功能，可以增强人体内多种酶的活性，并能增强大脑皮质的功能，使人神志清楚、精力充沛。

刀豆具有补气益肾、健脾散寒、温中下气之功效，对治疗呕吐、痰喘、腹痛、肾虚腰痛有一定的作用。

刀豆所含的刀豆赤霉素和刀豆雪球凝集素，能刺激淋巴细胞转变成淋巴母细胞，具有抗肿瘤作用。刀豆与牛羊肉同煮，有补肾壮阳之功效。

·贮存要点·
◎置于冰箱冷藏。

◎荤素炒食、炖煮均可。

·用法用量·

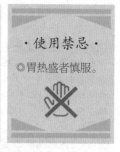

·使用禁忌·
◎胃热盛者慎服。

特别提示 ◎刀豆的营养成分在鲜豆类蔬菜中并不太高，但维生素、矿物质含量较高，含钠量少，是高血压病、冠心病患者以及忌盐者的理想营养保健佳蔬。多吃刀豆对肝性昏迷的患者有利。

蔬菜饭

功　效	温中下气。利肠胃，止呕吐，益肾补元气。
原材料	胡萝卜50克，熟鲥仔鱼100克，刀豆20克，海藻干1/2匙，白米1小杯。
做　法	胡萝卜洗净、削皮、切丝，海藻清水冲过，一起倒进淘净的白米中，加入1.5杯水，移入锅内煮熟后，续焖5分钟。刀豆洗净、切丝，和鲥仔鱼一起倒入热水中烫，熟后捞起沥干、和饭拌匀即可食用。
用　法	当正餐食用。

豌豆

和中下气、通利小便

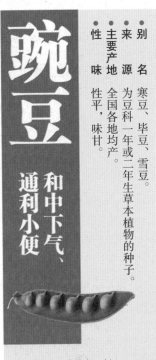

别　名　寒豆、毕豆、雪豆。

来　源　为豆科一年或二年生草本植物的种子。

主要产地　全国各地均产。

性　味　性平，味甘。

功效主治

和中下气、利小便。解疮毒。治霍乱转筋、脚气、痈肿。

·主要成分·

豌豆营养丰富，子粒含蛋白质 20%～24%，碳水化合物 50% 以上，还含有脂肪、多种维生素。每 100 克子粒中含有胡萝卜素 0.04 毫克，维生素 B_1 1.02 毫克，维生素 B_2 0.12 毫克。

·性状特征·

一年生缠绕草本，高 90～180 厘米，全株无毛。小叶长圆形至卵圆形，长 3～5 厘米，宽 1～2 厘米，全缘；托叶状，卵形，基部耳状包围叶柄。花单生或 1～3 朵排列成总状而腋生；花冠白色或紫红色；花柱扁，内侧有须毛。荚果长椭圆形，长 5～10 厘米，内有坚纸质衬皮；种子圆形，2～10 颗，青绿色，干后变为黄色。

·选购秘诀·

选择颗粒饱满、表面无腐烂变质者为佳。

药用价值

传统医学认为，豌豆性平、味甘，能益脾和胃、生津止渴、止泻通乳、利小便。

豌豆内富含的维生素 C、胡萝卜素及钾有助于预防心脏病及多种癌症。

豌豆富含的纤维素可预防结肠和直肠癌，并降低胆固醇。

新鲜豌豆中还含有分解亚硝胺的酶，有防癌、抗癌的作用。

新鲜豌豆苗富含胡萝卜素、维生素 C，能使皮肤柔腻润泽，并能抑制黑色素的形成，有美容功效。

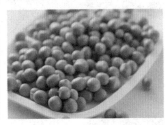

·贮存要点·

◎置通风干燥处，防霉、防潮、防蛀。

###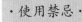

◎豌豆子粒有很好的煮软性，可以煲汤煮饭。在发芽的豌豆种子中还含有丰富的维生素 E。嫩豆和鲜豆可制罐头。豆荚和青豆含 25%～30% 的糖分、多种维生素和矿物质，是优质美味的蔬菜。每餐 50 克。

·用法用量·

·使用禁忌·

◎消化不良者不宜大量食用。豌豆粒多食会产生腹胀、易产气，慢性胰腺炎患者忌食。糖尿病患者慎食。

特别提示

◎由于豌豆富含赖氨酸，大米又缺赖氨酸，豆谷共煮食，可起到蛋白质互补的作用。豌豆适合与富含氨基酸的食物一起烹调，可以明显提高豌豆的营养价值。

糖醋酥豌豆

功　效	健脾开胃、祛瘀解毒，对脂肪肝、高脂血症、胃下垂、更年期综合征均有疗效。
原材料	豌豆粒 500 克，红辣椒、葱花、蒜蓉各 5 克，醋、麻油、植物油、盐、白糖各适量。
做　法	将豌豆粒用水泡发 2 小时后洗净，放在筛子内，右手执刀，在每个豌豆粒上切一刀，左手拿筷子，把豆粒拨入碗内。把葱花、蒜蓉放入碗中，浇麻油、开水拌匀。红辣椒剁成末。锅上火，油烧至六成热，下豌豆炸酥，捞出控油，装入大盘。把葱花、蒜蓉、辣椒末、盐、白糖、醋兑成汁，淋在豌豆上拌匀。
用　法	随餐食用，用量自愿。

榛子

氨基酸含量极高的坚果

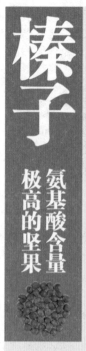

别名 榧子、平榛、山反栗。

来源 为桦木科植物榛的种仁。

主要产地 产于四川、湖北、湖南、江西、浙江等地。

性味 性平，味甘。

功效主治 调中、开胃、明目。

·主要成分·

榛子营养丰富，果仁中除蛋白质、脂肪、糖类外，还含有胡萝卜素、维生素B₁、维生素B₂、维生素E、钙、磷、铁等矿物质。榛子含有人体所需的8种氨基酸，且含量远远高于核桃。

·选购秘诀·

以个体大而饱满、身干、色泽洁净、光亮者为佳。

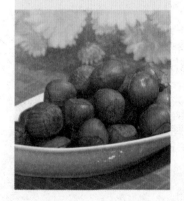

性状特征

落叶灌木或小乔木，高1～7米。叶互生，阔卵形至宽倒卵形，长5～13厘米，宽4～7厘米，先端近截形而有锐尖头，基部圆形或心形，边缘有不规则重锯齿，上面无毛，下面脉上有短柔毛。叶柄长1～2厘米，密生细毛。托叶小，早落。花单性，雌雄同株，先叶开放。雄花成菜荑花序，圆柱形，长5～10厘米，每苞有副苞2个，苞有细毛，先端尖，鲜紫褐色，雄蕊8，药黄色。雌花2～6个簇生枝端，开花时包在鳞芽内，仅有花柱外露，花柱2个，红色。小坚果近球形，茎0.7～1.5厘米，淡褐色，总苞叶状或钟状，由1～2个苞片形成，边缘浅裂，裂片几全缘，有毛。

药用价值

榛子有补脾胃、益气力、明目的功效，并对消渴、盗汗、夜尿频多等肺肾不足之症颇有益处。

榛子本身富含油脂，其所含的脂溶性维生素易为人体所吸收，对体弱、病后虚羸、易饥饿的人都有很好的补养作用。

它的维生素E含量丰富，能有效地延缓衰老、防治血管硬化、润泽肌肤。

榛子里包含抗癌化学成分紫杉酚，它是红豆杉醇中的活跃成分，这种药可以治疗卵巢癌和乳腺癌以及其他一些癌症，可延长患者的生命。

长时间操作电脑的人多吃榛子，可以保护眼睛，小孩子吃榛子则有驱虫的作用。

·贮存要点·

◎置于干燥处保存。防霉、防虫。

◎直接食用或加工成榛粉，也可作为糕点的配料。每次20颗。

·用法用量·

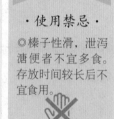

·使用禁忌·

◎榛子性滑，泄泻溏便者不宜多食。存放时间较长后不宜食用。

特别提示 ◎榛子既可直接食用，又可加工成榛粉，是一种营养价值很高的补养品。

榛子杞子粥

功效	养肝益肾、明目丰肌。适用于体虚、视昏等症。
原材料	榛子仁30克，枸杞子15克，粳米50克。
做法	先将榛子仁捣碎，然后与枸杞子一同加水煎汁，去渣后与粳米同用文火熬成粥即成。
用法	每日1剂，早晚空腹服食。

香蕉

让人快乐的智慧之果

别　名　蕉子、蕉果。

来　源　为芭蕉科植物甘蕉的果实。

主要产地　产于广西、广东、云南、福建、海南岛、台湾、四川等地。

性　味　性寒，味甘。

功效主治　清热、润肠、解毒。治热病烦渴、便秘、血痔。

·主要成分·

果实含淀粉、蛋白质、脂肪、糖分、维生素A、维生素B、维生素C等，并含少量5-羟色胺、去甲肾上腺素、二羟基苯乙胺，叶含少量鞣质及纤维素。

·性状特征·

①香蕉类：果形略小、弯曲、色泽鲜黄、果肉黄白色、味甜、无涩、香味浓郁、细致嫩滑、纤维少、果皮容易剥离。

②大蕉类：果实较大，果形较直，棱角显著，果皮厚而韧，果肉杏黄色、柔软、味甜中带微酸、香气较少。

③粉蕉类：果形较短、长椭圆形，成熟果皮黄白色，薄而微韧，似有一层薄粉，果肉乳白色，柔软甜滑，果皮不易分离。

·选购秘诀·

以果肉黄白色、闻之清香、味甜软糯、无涩味者为佳。

药用价值

修复、抑制作用

香蕉含有血管紧张素转化酶抑制物质，可抑制血压升高，另对某些药物诱发的胃溃疡有胃壁修复作用。

富含快乐激素

香蕉中富含一种快乐激素，使大脑获得快感，更容易接受外界美好的事物。

减肥食品

几乎含所有的维生素和矿物质，是一种含食物纤维丰富的低热量水果。

防中风、降血压

香蕉可以预防中风和高血压，起到降血压、保护血管的作用。

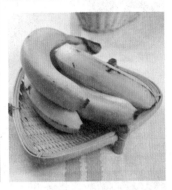

·贮存要点·

◎香蕉不宜放在冰箱中存放，在12～13℃即能保鲜，温度太低，反而不好。

用法用量

◎香蕉是我国南方的主要水果之一，除鲜食外，还可加工成罐头、蕉汁、蕉酒。每天1～2根。

·使用禁忌·

◎胃酸过多者不宜吃，胃痛、消化不良、腹泻者亦应少吃。因其含钾丰富，患有慢性肾炎、高血压病、水肿者尤应慎食。肾功能不佳者也要少吃。香蕉与芋头不宜同食。

特别提示　◎香蕉很容易因挤压、受冻而发黑，在室温下很容易滋生细菌，最好新鲜食用，不宜久存。

香蕉薯泥

功效	香蕉和马铃薯富含叶酸。怀孕前期多摄取富含叶酸的食物，对于胎儿血管神经的发育有帮助。
原材料	香蕉1根，马铃薯1个，草莓10个，蜂蜜适量。
做法	香蕉去皮，用汤匙捣碎。马铃薯洗净、去皮，放入电饭锅中蒸至熟软，取出压成泥状，放凉备用。将香蕉泥与马铃薯泥混合，摆上草莓，淋上蜂蜜即可。
用法	随意食用。

芦荟
兼有美容效果的润肠药品

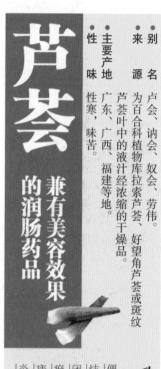

别名
卢会、讷会、奴会、劳伟。

来源
为百合科植物库拉索芦荟、好望角芦荟或斑纹芦荟叶中的液汁经浓缩的干燥品。

主要产地
广东、广西、福建等地。

性味
性寒，味苦。

功效主治
清热、通便、杀虫。治热闭、小儿惊痫、妇女经闭、结便秘、疳热虫积、癣疮、痔瘘、萎缩性鼻炎、瘰疬。

· 主要成分 ·
主要成分有芦荟大黄素苷、异芦荟大黄素苷、芦荟苷等。

· 性状特征 ·
芦荟是百合科植物。叶簇生，呈座状或生于茎顶，叶呈披针形或叶短宽，边缘有尖齿状刺。花序为伞形、总状、穗状、圆锥形等，色呈红、黄或具赤色斑点，花瓣6片，雌蕊6枚。花被基部多连合成筒状。

· 选购秘诀 ·
以气味浓、溶于水中无杂质及泥沙者为佳。

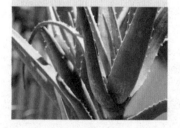

药用价值

泻下作用
本品适用于习惯性便秘和热积便秘。因本品通便后，并不会像大黄一样引起便秘，因此可用于慢性便秘。

治疗创伤
芦荟水浸物可缩短创伤治愈天数，对人工创伤的鼠背，也有轻度促进愈合的作用。近年来，以芦荟叶浆汁制成的药剂，多用于皮肤或其他组织创伤以及烧伤。

抗癌作用
芦荟提取物1：500醇浸出物，在体内可抑制肉瘤-180和艾氏腹水癌生长；从浸出物中分离出一种几乎纯粹的物质，有更高抗癌作用。

健胃作用
治小儿疳积，可配尖槟、白芍、独脚金、甘草、厚朴、山楂、布渣叶。

泻肝作用
治肝经实火，症见右上腹疼痛、头晕、头痛、耳聋、耳鸣、神志不宁、易怒、大便秘结，甚则发热等，取其能清热凉肝，如当归龙荟丸。以本品为主药，治胆道结石合并感染，有较好的效果。此外，以本品配龙胆草，治惊悸抽搐。

芦荟的美容作用
芦荟汁液系天然萃取物，含有多种对人体有益的保湿剂和营养效果。科学研究认为，芦荟中含有聚糖的水合产物葡萄糖、甘糖露、少量的糖醛酸和钙等成分；还有少量水合蛋白酶、生物激素、蛋白质、氨基酸、维生素、矿物质及其他人体所需的微量元素。

· 贮存要点 ·

◎置于阴凉通风处保存。

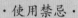
◎内用法：把生的新鲜叶片制成薄片、糖醋渍品、液汁或油炒后食用；生嚼芦荟叶肉，每次生叶食量以15克为宜；服用新鲜叶汁的方法，成人每次1匙，每天2～3次；用干燥的叶片泡制茶或酒。
外用法：直接用新鲜叶片涂抹，或使用芦荟制成的外用药酒。外用方法都比较安全，应注意选择成熟度高的芦荟叶片，这样疗效会更好。

· 用法用量 ·

· 使用禁忌 ·

◎月经来潮、妊娠、腹痛、痔疮、便血和脾胃虚弱者忌用。使用芦荟治病，首先鉴别是否是药用芦荟品种，切忌把龙舌兰、雷神或仅有观赏价值的芦荟品种用来防病、治病。应该选择药用芦荟品种，切忌过量服。

特别提示　◎首次食用芦荟时应当先做皮试，如果没有异常现象，方能使用。因为有些人的体质对芦荟有过敏现象，如出现红肿、刺痛、起疙瘩、腹痛等，严重的腹部还会有灼热感。

营养保湿作用

芦荟中所含的氨基酸和复合多糖物质具有天然保湿因素（NMF）。这种天然保湿因素，能够补充皮肤中损失掉的部分水分，恢复胶原蛋白的功能，防止面部皱纹，保持皮肤光滑、柔润、富有弹性。

防晒作用

芦荟凝胶不但是阳光的屏蔽，而且它能阻止紫外线对免疫系统产生的危害，并能恢复被损伤的免疫功能，使晒伤的皮肤获得痊愈，阻止皮肤癌的形成。

对烧伤、割伤等创伤的愈合作用

芦荟凝胶涂于创伤表面，形成薄层，能阻止外界微生物的侵入。芦荟凝胶能增进创伤的拉伸强度，治疗创伤，促进愈合。芦荟凝胶能减轻和消除疼痛。当药物先放入芦荟凝胶中，凝胶能很好地渗入皮肤，将药物带入皮肤，增强药物的治疗效果，是传递各种药物的最好载体。

免疫调节剂

生物体内免疫系统正常是健康的标志。芦荟凝胶内含有的多种活性成分，它们溶解在凝胶的极性水中，相互协同，对人体具有强大的免疫调节功能。

保健应用

芦荟炒鸡丁	**功　效**	美容养颜、保护皮肤，并有很好的排毒功效。
	原材料	鸡脯肉 250 克，芦荟 200 克，油、盐、料酒、味精、生粉各适量，鸡蛋 1 只。
	做　法	将鸡脯肉洗净，切成 1 厘米见方的丁，用蛋清、料酒、生粉上浆待用。芦荟去皮洗净，切成 1 厘米见方的丁，用沸水焯约 10 分钟。锅内放少许油烧热，倒入鸡丁滑散，投入芦荟丁，加入盐、味精翻炒均匀，勾芡装盘即可。
	用　法	佐餐食用。

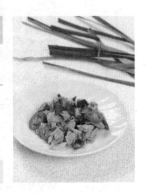

清肝芦荟汤	**功　效**	此汤可以清热降火，去除体内油脂、调理肠胃，嫩白肌肤。
	原材料	芦荟 3 片，大头菜 1/2 个，绿竹笋 1/2 棵，红甜椒 1/2 个，小黄瓜 1/2 条，玉米笋 2 条，鲜香菇 1 朵，盐 1 小匙。
	做　法	芦荟洗净，削去边缘的细刺，将突起那一面的外皮剥除、切段。大头菜、绿竹笋均洗净、去皮、切块。红甜椒去蒂及子，小黄瓜洗净、切块。玉米笋洗净、切段。鲜香菇洗净，切片备用。大头菜、绿竹笋、玉米笋、鲜香菇均放入锅中，加入 5 杯水煮开，转小火煮至熟，再加入红甜椒略煮，最后加入小黄瓜、芦荟及盐煮滚即可。
	用　法	佐餐食用。

芦荟什锦沙拉	**功　效**	排毒养颜，保持肌肤的水润光泽。
	原材料	芦荟 150 克，菠萝、甜瓜、樱桃等水果 200 克，沙拉酱 150 克。
	做　法	把去刺芦荟茎片及各种水果都切成小块儿，加入沙拉酱拌匀即可。
	用　法	佐餐食用。

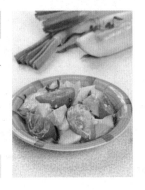

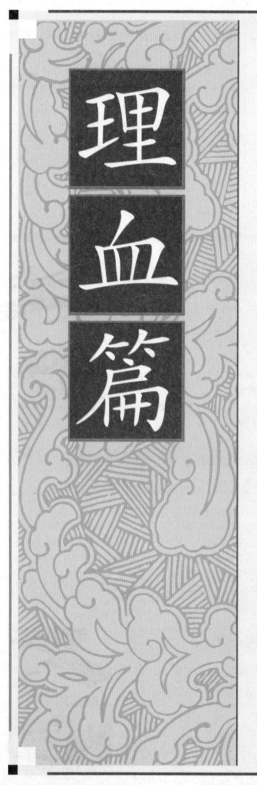

理
血
篇

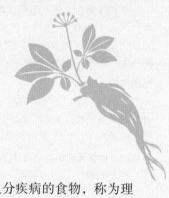

凡能治疗血分疾病的食物，称为理血食物。所谓血分疾病，皆以出血、瘀血、血虚为主要表现，所以治疗血分疾病的方法，不外止血、活血、补血三类。

止血食物用于出血证，最常用于吐血、鼻衄（鼻出血）、便血、血尿、崩漏（子宫出血）、创伤出血等情况。

活血食物主要用于治疗血瘀。就是由于病理原因而引起的血脉瘀滞，以及由此而产生的一系列证候。

瘀痛：由于瘀血凝滞，"不通则痛"。常见的有小腹瘀痛（如痛经、盆腔炎的瘀血疼痛）、真心痛（心脉血滞而致的心绞痛、心肌梗死等）、跌打损伤和内脏出血后瘀血内停而致的疼痛、内脏器官炎症充血性疼痛，以及其他原因引起的内脏器官或肢体较顽固的疼痛。瘀痛的特点是局限性深部痛，性质为闪痛和刺痛，持续时间较长，宜用活血食物祛瘀止痛。

痈疡：包括脓肿、溃疡、炎症性和化脓性病变，如脱疽（血栓闭塞性脉管炎）、肠痈（急性阑尾炎等）。中医认为这些病变的发生往往与气血凝滞有关，也要用活血祛瘀法治疗。

癥瘕：即腹中肿物。从现代医学观

点看，包括肝脾大、腹腔和盆腔包块、肿瘤。中医认为这些是由积瘀而成，要用活血食物攻逐积瘀。

总的来看，血瘀的病理学实质可归为两种情况，一是血液循环障碍，包括出血、瘀血、血栓的形成、局部缺血、水肿；二是局部组织增生或变性。临床上，活血食物较少单独使用，一般都随证与其他食物搭配食用。

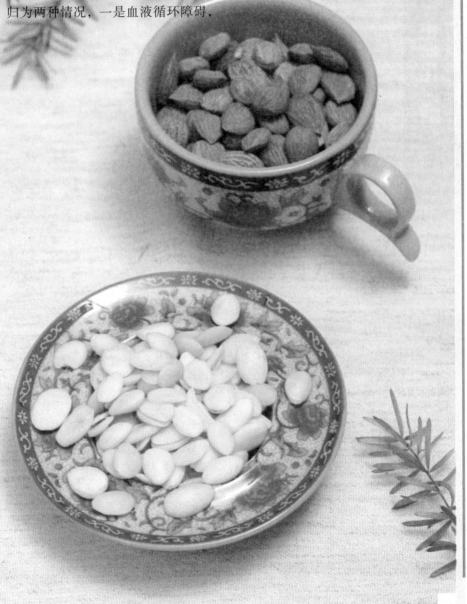

藕节

止血化瘀的清凉药材

别名 光藕节、藕节疤。

来源 为睡莲科植物莲的根茎的节部。

主要产地 主产浙江、江苏、安徽。

性味 性平，味甘、涩。

功效主治 止血、散瘀。治咯血、吐血、衄血、尿血、便血、血痢、血崩。

·主要成分·
藕节含鞣质、天门冬素。

·性状特征·
干燥的藕节，呈短圆柱形，长2～4厘米，直径约2厘米。表面黄棕色至灰棕色，中央节部稍膨大，上有多数残留的须根及根痕，有时可见暗红棕色的鳞叶残基。节两端残留的节间部表面有纵纹，横切面中央可见较小的圆孔，其周围约有8个大孔。体轻，节部质坚硬，难折断。味微甘、涩。

·选购秘诀·
以节部黑褐色、两头白色、干燥、无须根及泥土者为佳。

药用价值

具有缩短出血和凝血时间等药理作用。藕节味涩，能收敛、止血、散瘀，适用于各种出血症状，对吐血、咯血的疗效尤其显著。因藕节的药力较缓和，故常用来辅佐其他药材，入复方使用。较常用于肺胃燥热出血、鼻衄。但力较单薄，要配其他止血药和清热凉血药，如治肺热咯血，配茜草炭、生地、阿胶、川贝、杏仁等，方如肺热咯血方。或以鲜藕节洗净磨汁，调蜜少许，再加些大蓟汁饮服，效果亦好。

至于慢性失血性疾病，可在滋养强壮药中，加入藕节、仙鹤草等，以加强止血作用。

此外，因压力过大而出现的焦急、烦躁，使末梢血管扩张造成脸色泛红，或有胃不适或溃疡、胃出血倾向的人，服用藕节，也有不错的清热作用。

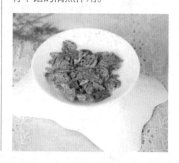

·贮存要点·
◎置干燥处，防潮、防蛀。

·用法用量·
◎煎汤，10～15克。

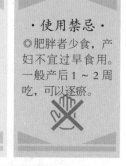

·使用禁忌·
◎肥胖者少食，产妇不宜过早食用。一般产后1～2周吃，可以逐瘀。

特别提示 ◎藕节性凉，有血热证的人宜用，而经过大火翻炒至表面呈炭黑色的藕节炭，则能增强收敛止血的效果。

藕节止咳汤

功效	清热凉血、补中缓急、止咳、益气，是一道富含营养，又能止咳凉血的汤饮。
原材料	藕节30克，杏仁15克，甘草6克，大米1/2杯，冰糖适量。
做法	所有材料用清水洗净备用。将藕节、甘草放入电锅中，内锅加水4～6杯，外锅加1/2杯，煮至开关跳起后，即可滤渣取汁、放凉备用。将大米、杏仁、1/2的藕节甘草汁倒入果汁机中打成浆。把剩下的藕节甘草汁煮沸后，慢慢倒入打好的米浆中搅匀，再加入冰糖调匀。将藕节汁放入烧锅中，约焖煮1小时后即可饮用。
用法	任意服用。

黑木耳

『素中之荤』

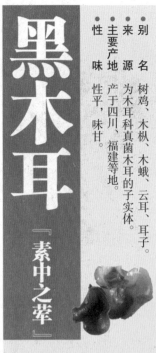

别　名 树鸡、木枞、木蛾、云耳、耳子。

来　源 为木耳科真菌木耳的子实体。

主要产地 产于四川、福建等地。

性　味 性平，味甘。

功效主治

凉血、止血，可治肠风、血痢、血淋、崩漏、痔疮等症。

· 性状特征 ·

干燥的木耳呈不规则的块片，多卷缩，表面平滑，黑褐色或紫褐色，底面色较淡。质脆易折断，以水浸泡则膨胀，色泽转淡，呈棕褐色，柔润而微透明，表面有滑润的黏液，气微香。

· 选购秘诀 ·

以干燥、朵大、肉厚、无树皮和泥沙等杂质者为佳。

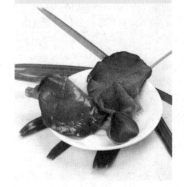

主要成分

黑木耳是一种味道鲜美、营养丰富的食用菌，含有丰富的蛋白质、铁、钙、维生素、粗纤维，其中蛋白质含量和肉类相当，铁比肉类高10倍，钙是肉类的20倍，维生素B_2是蔬菜的10倍以上，黑木耳还含有多种有益氨基酸和微量元素，被称之为"素中之荤"。100克黑木耳的营养成分为：蛋白质10.6克，脂肪0.2克，碳水化合物65.5克，粗纤维7.0克，钙357毫克，磷201毫克，铁185毫克，胡萝卜素0.03毫克，维生素B_1 0.15毫克，维生素B_2 0.55毫克，维生素B_3 2.7毫克。

药用价值

黑木耳具有益智健脑、滋养强壮、补血止血、滋阴润燥、养胃通便、清肺益气、镇静止痛等功效。

黑木耳中含有丰富的纤维素和一种特殊的植物胶质，能促进胃肠蠕动，促使肠道食物脂肪的排泄，减少食物脂肪的吸收，从而起到减肥作用。

黑木耳中的胶质有润肺和清涤胃肠的作用，可将残留在消化道中的杂质、废物吸附排出体外。黑木耳含有一种类核酸物质，可降低血中的胆固醇和三酰甘油水平，对冠心病、动脉硬化患者颇有益处。黑木耳中的多糖有抗癌作用，可以作为肿瘤患者的食疗食品。

黑木耳对胆结石、肾结石等内源性异物也有显著的化解功能，它含有抗肿瘤活性物质，能增强机体免疫力。

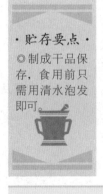

· 贮存要点 ·
◎制成干品保存，食用前只需用清水泡发即可。

◎木耳可煮汤、炒食、凉拌。每餐15克。

· 用法用量 ·

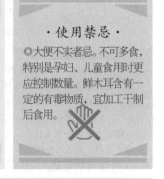

· 使用禁忌 ·
◎大便不实者忌。不可多食，特别是孕妇、儿童食用时更应控制数量。鲜木耳含有一定的有毒物质，宜加工干制后食用。

特别提示 ◎木耳烹调前最好用温水泡发，泡发后仍缩在一起的部分不宜吃。

红枣黑木耳汤		
功　效	清热、补血，适用于贫血症患者。	
原材料	黑木耳20克，红枣20枚，冰糖适量。	
做　法	将黑木耳用温水泡发、洗净，放入小碗中，加水、红枣和冰糖，再将碗放置蒸锅中蒸1小时左右。	
用　法	吃木耳、红枣，喝汤。每日2次。	

空心菜

糖尿病患者的保健佳蔬

别名 瓮菜、空筒菜、藤藤菜、无心菜、水蕹菜。

来源 为旋花科植物蕹菜的茎、叶。

主要产地 我国长江流域，南至广东均有。

性味 性寒，味甘。

功效主治 治鼻衄、便血、淋浊、便秘、痔疮、痈肿、外伤、蛇虫咬伤。

·主要成分·

主要含有蛋白质、脂肪、糖类、矿物质、维生素和丰富的植物纤维。其所含有的蛋白质是西红柿的8倍，钙的含量是西红柿的12倍，胡萝卜素的含量也较多，各种维生素的含量也比大白菜多。

·性状特征·

蕹菜为一年生蔓状草本植物，全株无毛。茎中空，葡匐。叶互生，具长柄，叶片矩圆状卵形或椭圆状矩圆形，长6～15厘米，先端短尖或钝，基部截形、心形或戟形，边缘全缘或波状。聚伞花序腋生，直立，长3～6厘米，有花一至数朵。

·选购秘诀·

蔬菜市场上的空心菜有青梗和白梗两种。6～9月是空心菜的最佳消费期。青梗上市较早，但吃时较老。白梗上市虽迟，但吃时较嫩。

药用价值

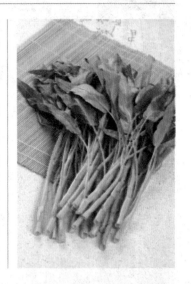

空心菜含有的果胶能使体内的有毒物质加速排泄，木质素能提高巨噬细胞吞食细菌的活力。紫色空心菜中的胰岛素对糖尿病患者有降低血糖的作用。

空心菜的叶绿素有"绿色精灵"之称，可洁齿防龋除口臭、健美皮肤，堪称美容佳品。它所富含的粗纤维素，具有促进肠蠕动、降低胆固醇、预防血管硬化的作用。空心菜性凉，菜汁对金黄色葡萄球菌、链球菌等有抑制作用，可预防感染。因此，夏季常吃，可消暑解热、凉血止血、排毒养颜、防治痢疾。

·贮存要点·

◎冰箱冷藏。

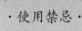

·用法用量·

◎空心菜可做汤、凉拌、煮面。其烹调时不与任何菜肴争味，同肉类配炒烹饪，仍保持肉类特色，滋味鲜美。

·使用禁忌·

◎体质虚寒者勿多食。

特别提示 ◎空心菜是人们喜爱的蔬菜之一，在洗菜时一定要小心择洗，以免有虫蚁等不净、有害物质残存于菜梗中。

清炒空心菜

功效	空心菜能利尿、清热、凉血，主治便秘、痔疮、水肿、糖尿病等。老年体胖者多食，有利于身体健康。
原材料	空心菜700克，葱、蒜末各15克，盐5克，味精2克，芝麻油5克，花生油25克。
做法	将空心菜择洗干净，沥干水分。炒锅置旺火上，加花生油烧至七成热时，炒葱、蒜，下空心菜炒至刚断生，加盐、味精翻炒，淋芝麻油，装盘即成。
用法	佐餐食用。

荠菜

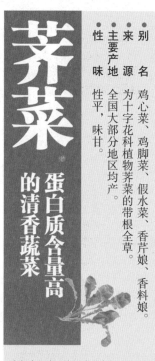

蛋白质含量高的清香蔬菜

别　名 鸡心菜、鸡脚菜、假水菜、香芹娘、香料娘。

来　源 为十字花科植物荠菜的带根全草。

主要产地 全国大部分地区均产。

性　味 性平，味甘。

功效主治 和脾、利水、止血、明目。治痢疾、乳糜尿、水肿、淋病、吐血、便血、血崩、月经过多、目赤疼痛。

·主要成分·

荠菜是高纤维的蔬菜，每100克含有蛋白质5.2克，脂肪0.4克，糖6克，钙420毫克，磷73毫克，铁6.3毫克，胡萝卜素3.2毫克，维生素$B_1$0.14毫克，维生素$B_2$0.19毫克，维生素$B_3$0.7毫克，维生素C55毫克，还含有黄酮甙、胆碱、乙酰胆碱等。在非豆科蔬菜中，荠菜的蛋白质含量最高。

·选购秘诀·

以干燥、茎近绿色、无杂草者为佳。

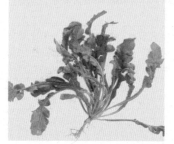

性状特征

荠菜为十字花科荠菜属中一二年生草本植物。荠菜根白色，茎直立，单一或基部分枝。基生叶丛生，挨地，莲座状，叶羽状分裂，不整齐，顶片特大，叶片有毛，叶柄有翼。茎生叶狭披针形或披针形，基部箭形，抱茎，边缘有缺刻或锯齿。开花时茎高20～50厘米，总状花序顶生和腋生。花小、白色、两性。萼片4个，长圆形，十字花冠。短角果扁平，呈倒三角形，含多数种子。

药用价值

荠菜于各种出血疾病，有明显止血作用。对血友病患者，可增加抵抗力。

荠菜的有效成分能使鼠、猫、兔、犬血压下降，对在位犬心及离体豚鼠心脏的冠状血管有扩张作用。它还能抑制由哇巴因引起的离体猫心的纤颤。

荠菜全草的有效成分能使气管与小肠平滑肌收缩。

荠菜含有较多的维生素A，对白内障和夜盲症等眼疾有一定的治疗作用。

荠菜可使胃肠道清洁，还可降低人体血液中的胆固醇含量，同时降低血糖。

荠菜中的胡萝卜素含量较高，所含有的维生素C也能阻断亚硝胺在肠道内形成，可减少癌症和心血管疾病的患病概率。

荠菜是一种清新鲜美的蔬菜，多食荠菜可以使头发乌黑、靓丽。荠菜具清热解毒、凉血止血的作用，对防止头发早白十分有效。

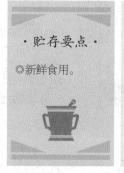

·贮存要点·
◎新鲜食用。

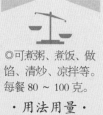

·用法用量·
◎可煮粥、煮饭、做馅、清炒、凉拌等。每餐80～100克。

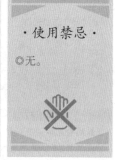

·使用禁忌·
◎无。

 特别提示 ◎荠菜特别适合做馅心，可与肉糜搭配，作为馄饨、饺子、春卷的馅心。

荠菜粥

功　效	补虚健脾、明目止血。适用于慢性肾炎、水肿及肺胃出血、便血、尿血、目赤目暗等症。
原材料	鲜荠菜90克，粳米100克。
做　法	将鲜荠菜采来，挑选、洗净，切成2厘米长的节；将粳米淘洗干净，放入锅内，加水适量，把切好的荠菜放入锅内，置武火上煮沸，用文火熬煮至熟。
用　法	每日2次，温热服食。

丝瓜络

祛风活络、活血消肿

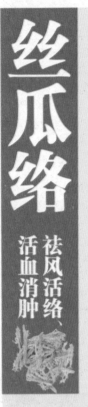

别名
丝瓜网、丝瓜壳、瓜络、絮瓜瓤、天罗线、丝瓜筋等。

来源
为葫芦科植物丝瓜老熟果实的网状纤维或粤丝瓜的枯老果实。

主要产地
主产于广东，全国各地均产，以浙江、江苏所产者质量为好。

性味
性平，味甘。

功效主治
通经活络，清热化痰。治胸胁疼痛、腹痛、胸痛、睾丸肿痛、妇女经闭、乳汁不通、肺热痰咳、腰痛、痛肿、痔漏。

· 主要成分 ·
丝瓜络含木聚糖及纤维素，还含甘露聚糖、半乳聚糖及木质素等。

· 选购秘诀 ·
以洁白、无皮者为佳。

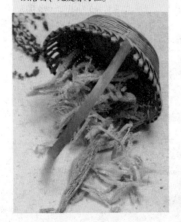

性状特征

丝瓜络呈长圆筒形或长棱形，略弯曲，两端较细。长25～60厘米，中间直径6～8厘米。表面白色或黄白色，全体系由多层丝状纤维交织而成的网状物。体轻，质坚韧，不能折断。横切面可见子房3室，形成3个大空洞，内有少数残留的黑色种子。味淡，筋细、质韧。

药用价值

本品的药理作用主要为祛痰、祛风活络、活血消肿、利尿解毒和清热。临床应用于肺热咳嗽（气管炎、肺炎），小儿和老人均可用。如为小儿急性支气管炎、肺炎，有高热、胸闷、痰难咳出，可于麻杏石甘汤或苇茎汤基础上酌加丝瓜络6～9克，能加强清热祛痰作用。对于老年慢性气管炎，也有一定的止咳祛痰作用。

用于跌打损伤、肿痛，尤其是腰背和胸胁瘀痛，常配行气的镇痛药，如枳壳、橘络、柴胡等，方如通络止痛汤。

用于风湿关节痛、肌肉痛，尤其是急性发作、局部肿痛、小便不利属于热痹者较适合，配防己、桑枝等，或加入清热泻火剂中亦可。

此外夏天外感暑湿，四肢困倦，小便短赤，可用丝瓜络、冬瓜皮、生苡仁各30克，水煎服。

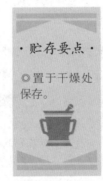

· 贮存要点 ·
◎置于干燥处保存。

◎内服：煎汤，45～9克；或烧存性研末。外用：煅存性研末调敷。

· 用法用量 ·

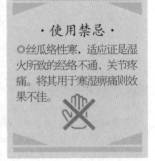

· 使用禁忌 ·
◎丝瓜络性寒，适应证是湿火所致的经络不通、关节疼痛。将其用于寒湿痹痛则效果不佳。

特别提示 ◎丝瓜嫩时质地软嫩，配上任何肉食都十分清甜，老了的丝瓜会长出坚韧的网状纤维，即为丝瓜络，也可代替海绵来洗擦物件。

对虾通草丝瓜汤

功效	具有调节乳房气血、通乳、开胃化痰等功效。
原材料	对虾2只，通草6克，丝瓜络10克，食油、葱段、姜丝、盐各少许。
做法	将通草、丝瓜络冲洗干净，将虾去肠泥，一同入锅加水煎汤，同时下入葱、姜、盐，用中火煮至将熟时，放入食油，烧开即成。
用法	佐餐食用。

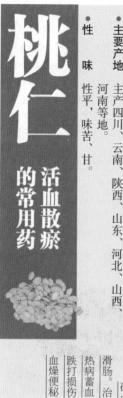

桃仁

活血散瘀的常用药

性味 性平，味苦、甘。

主要产地 主产四川、云南、陕西、山东、河北、山西、河南等地。

来源 为蔷薇科植物桃或山桃的种子。

别名 桃核仁。

功效主治 破血行瘀、润燥滑肠。治闭经、癥瘕、热病蓄血、风痹、疟疾、跌打损伤、瘀血肿痛、血燥便秘。

·主要成分·

桃仁含苦杏仁苷约3.6%，挥发油0.4%，脂肪油45%。油中主含油酸甘油酯和少量亚油酸甘油酯，另含苦杏仁酶等。

·性状特征·

干燥种子呈扁平长卵形，长1～1.6厘米，宽0.8～1毫米，外表红棕色或黄棕色，有纵皱。先端尖，中间膨大，基部钝圆而扁斜，自底部散出多数脉纹，脐点位于上部边缘上，深褐色，棱线状微突起。种皮薄，质脆；种仁乳白色，富含油脂，二子叶之结合面有空隙。气微弱，味微苦。

·选购秘诀·

以颗粒均匀、饱满、整齐、不破碎者为佳。

药用价值 ♂♀

破血行瘀、润燥滑肠，可镇痛、消炎、解毒、通便。又对小白鼠实验性结核病有疗效。

治血瘀经痛、闭经，表现有下腹胀痛、经行不畅、夹有瘀块、血色紫黑、经血量少，甚或几月不来，舌质紫，或舌边有瘀点，脉涩或沉缓，宜化瘀与调经相结合，方如桃红四物汤；如气血虚弱较甚，用桃仁、红花配八珍汤；如气郁疼痛较明显，可在桃红四物汤基础上再加柴胡、牛膝、枳壳等。

治跌打损伤而致的瘀血滞留作痛，一般配红花、当归、桑枝、赤芍等。

治肠燥便秘，尤其适用跌打外伤后瘀热内积引起的便秘，或病后、伤后卧床多，活动少，影响到肠管蠕动减慢所致的便秘。

用于治疗肠痈（急性阑尾炎）和肺痈（肺脓疡），桃仁作为辅助用药。

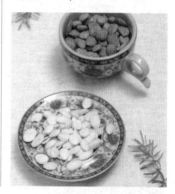

·贮存要点·

◎置于阴凉干燥处保存，防蛀，防泛油。

·用法用量·

◎内服：煎汤，5～10克；或入丸、散。外用：捣敷。

·使用禁忌·

◎孕妇忌服。

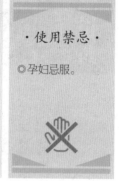

特别提示 ◎桃仁药性较纯，故在活血祛瘀剂中广泛应用，配破瘀药则破瘀，配行血药则行血，一般不作为主药。桃仁与杏仁均能治便秘，两者可同用，也可互相代用。孕妇习惯上不用桃仁；如治便秘，可用火麻仁加川朴代。

桃仁粥

功效	活血通经、祛瘀止痛。适用于妇女瘀血停滞而引起的闭经和痛经以及产后瘀血腹痛、跌打损伤、瘀血停积诸症。桃仁有小毒，用量不宜过大，孕妇及便溏患者不宜服用。
原材料	桃仁10～15克，粳米75克。
做法	先把桃仁捣烂如泥，加水研汁、去渣，同粳米煮为稀粥。
用法	每日2次，空腹服食。

月季花

治疗妇科闭经或月经量少的常用药

别名 四季花、月月红、月贵花、月季红、月光花等。

来源 为蔷薇科植物月季花半开放的花。

主要产地 全国大部分地区都生产。

性味 性温，味甘。

功效主治 活血调经、消肿解毒。治月经不调、经来腹痛、跌打损伤、血瘀肿痛、痈疽肿毒。

·主要成分·

含挥发油，主要为萜烯类化合物，并含槲皮苷、鞣质。

·性状特征·

干燥的花朵呈圆球形，杂有散碎的花瓣。花大小 1.5～2 厘米，呈紫色或粉红色。花瓣多数呈长圆形，有纹理，中央为黄色花蕊，花萼绿色，先端裂为 5 片，下端有膨大成长圆形的花托。质脆，易破碎。

·选购秘诀·

微有清香气，味淡、微苦，以紫红色、半开放的花蕾、不散瓣、气味清香者为佳。

药用价值

月季花含挥发油、槲皮苷、鞣质、维生素 C 等。味甘、性温。月季花花香馥郁，可制香科，也可入药，具有活血调经、消肿解毒之功效。主治月经不调、痛经、跌打损伤、痈肿疮疖等病症。

用新鲜月季花 30 克水煎服，可治月经不调。

用烘干的月季花 20 克，加 30 克冰糖炖服，可治肺虚咳嗽、咯血。

将花研成末，每次 5 克用米酒送服，可治跌打损伤疼痛，也可用鲜花捣烂敷伤处。

妇女出现闭经或月经稀薄、色淡而量少、小腹痛，兼有精神不畅和大便燥结等，或在月经期出现上述症状，用胜春汤治疗效果好。胜春汤的药物组成有：月季花 10 克，当归 10 克，丹参 10 克，白芍 10 克，加红糖适量，用清水煎服。其汤味香甜，无难咽之苦，每次月经前 3～5 天服 3 剂，每次加鸡蛋 1 个同煮，其效可靠，不愧是调经、理气、活血的妙剂。

月季花与代代花合用，更是治疗气血不和引起月经病的良方。用月季花、代代花各 15 克，煎水服。月季花重活血，代代花偏于行气。二药为伍，一气一血，气血双调，其调经活血、行气止痛之功效甚好。主治妇女肝气不舒、气血失调、经脉瘀阻不畅，以致月经不调、胸腹疼痛、食欲不振甚或恶心、呕吐等症。

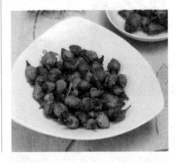

·贮存要点·

◎ 置于干燥处保存。

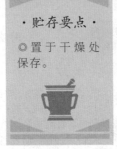

·用法用量·

◎ 内服：煎汤，3～6 克；或研末。外用：捣敷。

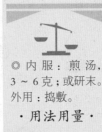

·使用禁忌·

◎本品多服久服能引起大便溏泻，故脾胃虚弱者慎用；孕妇亦慎用。

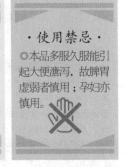

特别提示

◎月季花还可用于园林布置花坛、花境、庭院花材，可制作月季盆景。喷农药者不能入药。

月季花汤

功效	行气活血。适用于气滞血瘀、闭经、痛经诸症。
原材料	月季花 3～5 朵，黄酒 10 克，冰糖适量。
做法	将月季花洗净，加水 150 克，文火煎至 100 克，去渣，加冰糖及黄酒适量。
用法	每日 1 次，温服。

腊梅花

凉血、清热、解毒之良药

别名 黄梅花、腊花。

来源 为腊梅科植物腊梅的花蕾。

主要产地 产自江苏、浙江、四川、贵州等地。

性味 性平，味辛、苦。

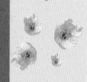

功效主治

解暑生津、顺气止咳。用于暑热心烦、口渴、百日咳、肝胃气痛、水火烫伤。

·主要成分·

花含挥发油，内含1,8-桉叶素、龙脑、芳樟醇、苯甲醇、乙酸苄酯、金合欢醇、松油醇、吲哚等。又含洋腊梅碱、异洋腊梅碱、腊梅苷、α-胡萝卜素。种子含洋腊梅碱，脂肪油含不皂化物5.6%，脂肪酸组成是饱和脂肪酸（棕榈酸、硬脂酸、月桂酸、肉豆蔻酸等）22%，单烯脂肪油46%，亚油酸25%，亚麻酸7%。叶含洋腊梅碱。

·选购秘诀·

以花心黄色、完整饱满而未开放者为佳。

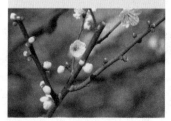

性状特征

干燥花蕾呈圆形、矩形或倒卵形，长1～1.5厘米，宽0.4～0.8厘米，花被叠合作花芽状，棕黄色，下半部由多数膜质鳞片所包，鳞片黄褐色，略呈三角形，有微毛。气香，味微甜，后苦，稍有油腻感。

腊梅有两种：

①素心腊梅，花心黄色，重瓣，花瓣圆而大，朵大。

②狗心腊梅，花心红色，单瓣，花瓣狭而尖，朵小，质较次。

药用价值

具有凉血、清热、解毒、理气、活血、生肌的功效。多用于麻疹初期，余热未清，有轻度发热、咳嗽、口干、便燥、烦躁、夜睡不宁。

治风火喉痛，如扁桃体炎、咽炎等，有咽部充血，可用腊梅花配玄参、板蓝根等凉血解毒。喉炎以及声带水肿者，可用腊梅花配人参叶、金樱子根等水煎服，效果亦好。

治风热眼痛（急性结膜炎），可用腊梅花和杭菊煎水，调少许蜜糖饮服。

外用腊梅油可治麻疹后皮疹未愈而成溃疡，以及小儿头面部奶癣、皮肤轻度烫伤等，有活血生肌、促进愈合的作用。

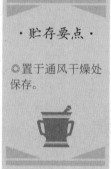

·贮存要点·

◎置于通风干燥处保存。

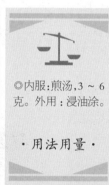

·用法用量·

◎内服：煎汤，3～6克。外用：浸油涂。

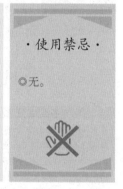

·使用禁忌·

◎无。

 特别提示 ◎广东民间喜用腊梅花煎水给新生儿喝，有清热解毒的作用。

腊梅花煎

功效	清热解毒，用于咽喉肿痛。
原材料	腊梅花15克，金银花、石膏各15～20克，元参9克，芫荽9～12克。
做法	将所有药材放入锅中，加入适量的清水，没过所有药材为止，用大火煮沸，再用小火续煮30分钟左右即可。
用法	早晚饭前各服1次。或单用腊梅花9克，开水泡之，代茶饮。

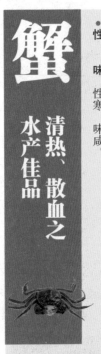

蟹

清热、散血之水产佳品

别　名 无肠公子、螃蟹、毛蟹、稻蟹。

来　源 为方蟹科动物中华绒螯蟹的全体。

主要产地 全国各地均产。

性　味 性寒，味咸。

功效主治 清热散血，治筋骨损伤、疥癣、漆疮、烫伤。

·主要成分·

可食部100克含水分80克，蛋白质14克，脂肪2.6克，碳水化合物0.7克，灰分2.7克；钙141毫克，磷191毫克，铁0.8毫克，维生素A230国际单位，维生素B_1 0.01毫克，维生素B_2 0.51毫克，维生素B_3 2.1毫克，又含微量（0.05%）胆甾醇。肌肉含10余种游离氨基酸，其中谷氨酸、甘氨酸、脯氨酸、组氨酸、精氨酸量较多。

·选购秘诀·

以活跃强壮、壳青光泽、体重脚硬、脐白突出、螯毛丛生者为上品。

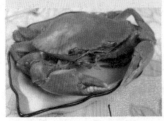

性状特征

蟹的身体分为头胸部与腹部。头胸部的背面覆盖头胸甲，形状因品种不同而有异。额部中央具第1、2对触角，外侧是有柄的复眼。头胸甲两侧有5对胸足。腹部退化，扁平，曲折在头胸部的腹面。雄性腹部窄长，多呈三角形，只有前两对附肢变形为交接器；雌性腹部宽阔，第2～5节各具1对双枝型附肢，密布刚毛，用以抱卵。多数蟹为海生，以热带浅海种类最多。

药用价值

螃蟹可用于产后腹痛、眩晕健忘、腰酸腿软、风湿性关节炎、黄疸、漆疮、疥癣、冻疮。据医家研究发现，用甲壳质可制成"体内可溶手术线"，优于传统羊肠线，易被人体溶菌酶酵素分解吸收。甲壳素还有抗癌作用。

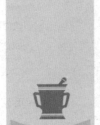

·贮存要点·

◎置于冰箱内保存。

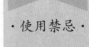

◎螃蟹可清蒸、酒浸、酱渍、盐腌，各具风味，亦可去壳及内杂后切块、糊面粉、红烧。通常以烹蒸食用居多，吃时应蘸醋、姜、酱、酒之调料，既可增进食欲，又可促进胃液消化吸收，还可制其寒气。每餐150克为宜。

·用法用量·

·使用禁忌·

◎外邪未清、脾胃虚寒及宿患风疾者慎服。

特别提示 ◎洗螃蟹的窍门：先将螃蟹体外的脏物洗净，再将其放入淡盐水内浸泡，让它吐掉胃内的污物，反复换水，使其自净。

油炸藕蟹

功　效	健脾止泻，对慢性肠炎、腹泻、消化不良、肌肤甲错、脚气病有疗效。
原材料	嫩藕250克，螃蟹200克，胡萝卜1根，植物油、面粉、精盐、葱段各适量。
做　法	把藕、胡萝卜切丝，螃蟹取肉，洗净。将面粉调糊，把藕丝、胡萝卜丝、蟹肉、葱段、精盐在糊中拌匀，做成团后下油锅炸，炸成金黄色。
用　法	随餐食用。

茄子

心血管疾病患者的佳蔬

别名 落苏、昆仑瓜、草鳖甲、酪酥、吊菜子。

来源 为茄科植物茄的果实。

主要产地 全国各地均有栽培。

性味 性凉，味甘。

功效主治 清热活血、止痛消肿。治肠风下血、热毒疮痈、皮肤溃疡。

·主要成分·

茄子的营养成分比较全面，含有蛋白质、脂肪、钙、磷、铁、胡萝卜素、维生素 B_1、维生素 B_2、维生素 B_3、维生素 P、维生素 E，并含有多种生物碱等营养成分。茄子在蔬菜中营养素含量中等，但茄子富含有维生素 P，维生素 P 含量最多的部位是紫色表皮和果肉的结合处，故茄子以紫色品种为上品。

·性状特征·

一年生草本植物，热带为多年生灌木，古称酪酥、昆仑瓜，以幼嫩果实供食用，茄子可分为三个变种。

圆茄：植株高大、果实大，圆球、扁球或椭圆球形，中国北方栽培较多。

长茄：植株长势中等，果实细长棒状，中国南方普遍栽培。

矮茄：植株较矮，果实小，卵或长卵形。

·选购秘诀·

手握有黏滞感、外观亮泽者为佳。

药用价值

茄子所含的维生素 P 能使血管壁保持弹性和生理功能，防止硬化和破裂，所以经常吃些茄子，有助于防治高血压、冠心病、动脉硬化和出血性紫癜。

茄子属于寒冷性质的食物，夏天食用有助于清热解暑，对容易长痱子、生疮疔的人尤为适宜。

茄子具有散血、止痛、利尿、宽肠之功效。所以，大便干结、痔疮出血以及患湿热的人，应多吃些茄子。

茄子含有维生素 B_1，具有增强大脑和神经系统功能的作用，常吃茄子，可增强记忆、减缓脑部疲劳。

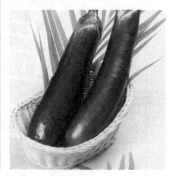

·贮存要点·

◎新鲜食用，或放于冰箱保鲜。

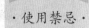

◎茄子的食用方法很多，常见的吃法有烧、炒、蒸、焖、油炸、凉拌、干制等。紫皮茄子对高血压、咯血、皮肤紫斑病患者益处很大，未成熟时食之尤佳。每餐 85 克，约半个。

·用法用量·

·使用禁忌·

◎体质虚冷之人不宜多食。

特别提示 ◎中老年人以及患心血管病或高胆固醇者，经常吃茄子对健康长寿十分有利。

麻油拌茄泥

功效	清热活血、止痛消肿。对高血压病、冠心病、单纯性肥胖症、便秘、痔疮等有疗效。
原材料	茄子 350 克，麻油、芝麻酱、精盐、香菜、韭菜、蒜泥各适量。
做法	把茄子去掉蒂托，去皮，切成 0.3 厘米厚的片，放在碗里，上笼蒸 25 分钟，出笼后稍放凉。把蒸过的茄子去掉水，添加麻油、韭菜、蒜泥、精盐、芝麻酱、香菜，拌匀即可。
用法	随餐食用，用量自愿。

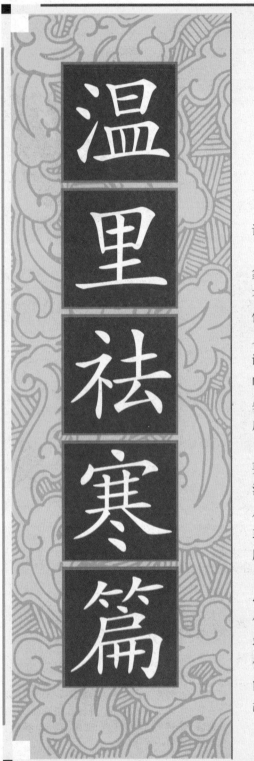

温里祛寒篇

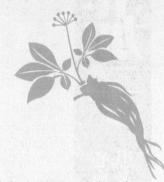

温里祛寒食物主要用于治疗里寒证，所谓里寒，大概包括两方面的情况。

一是阴寒自里生，表现出显著的寒象。程度稍轻的有手足冷、畏寒、面色苍白、口不渴、喜热饮、小便清长、大便稀溏、苔薄白、脉迟等阳虚表现，多见于患慢性病而全身功能衰弱、能量代谢降低的患者；程度严重的则为亡阳证，临床表现为四肢冰冷、畏寒、自汗、口鼻气冷、大便清稀、脉沉微，多见于休克、虚脱等循环衰竭的患者。

二是寒邪入侵腑脏，又称脏寒，主要是脾胃虚寒。表现有呕吐、呃逆、泄泻、胸腹冷痛等胃肠功能障碍的症状。从现代医学观点看，一般多属于受寒后或饮食生冷后引起的急性胃炎、急性胃肠炎。

温里祛寒食物有的是由于具有强心、反射性兴奋血管运动中枢的作用，促进全身或局部的血液循环，故能回阳救逆、温经散寒；有的温里祛寒食物有健胃作用，故能加强胃肠道消化吸收功能，改善能量代谢，并有抗菌等作用，故能温中暖胃而止呕、止泻。

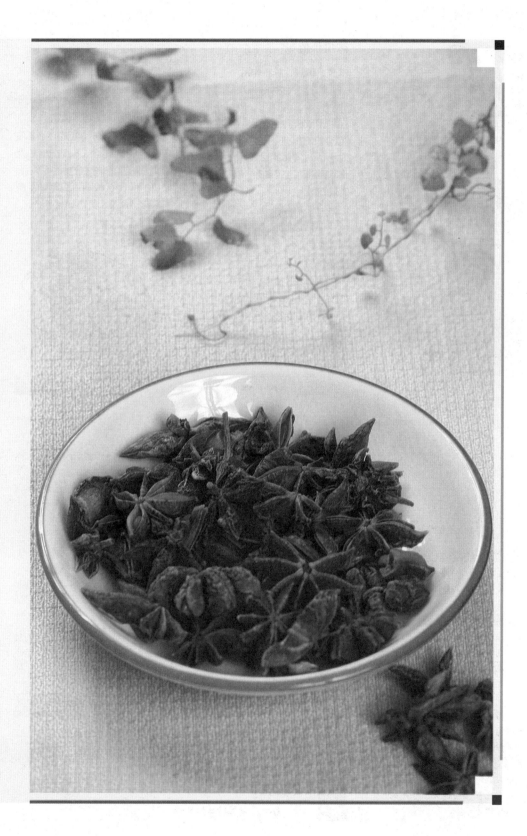

肉桂

消食止痛的温里药

别　名　牡桂、紫桂、大桂、辣桂、桂皮、玉桂。

来　源　为樟科植物肉桂的干皮及枝皮。

主要产地　四川、广东、广西、湖北、贵州、福建等地。

性　味　性热，味辛、甘。

功效主治　补元阳、暖脾胃、除积冷、通血脉。治命门火衰、肢冷脉微、亡阳虚脱、腹痛泄泻、寒疝奔豚、腰膝冷痛、经闭癥瘕、阴疽流注及虚阳浮越、上热下寒。

·主要成分·
皮含挥发油，主要成分为桂皮醛，并含少量乙酸桂皮酯、乙酸苯丙酯等。

·性状特征·
官桂呈半槽状或圆筒形，外表面灰棕色，有细皱纹及小裂纹，皮孔椭圆，偶有凸起横纹及灰色花斑。刮去栓皮，表面较平滑，红棕色，通称桂心。内表面暗红棕色，颗粒状。质硬而脆，断面紫红色或棕红色。气芳香，味甜、辛。

·选购秘诀·
以未破碎、体重、外皮细、肉厚、断面色紫、油性大、香气浓厚、味甜辣的为佳。

药用价值

镇静、镇痛、解热作用
肉桂中含有的桂皮醛对小鼠有明显的镇静作用。应用小鼠压尾刺激或腹腔注射醋酸观察扭体运动的方法证明它有镇痛作用。对小鼠正常体温以及用伤寒、副伤寒混合疫苗引起的人工发热均有降温作用。可延迟士的宁引起的强直性惊厥及死亡的时间，可减少烟碱引起的强直性惊厥及死亡的发生率。

降压作用
附子、肉桂复方对肾上腺皮质性高血压的大鼠有降压作用。

预防血吸虫病的作用
与雄黄、槟榔及阿魏同用有一定预防血吸虫病的作用。

其他作用
桂皮油有强大的杀菌作用，对革兰氏染色阳性菌的效果比阴性者好，因有刺激性，很少用作抗菌药物，但外敷可治疗胃痛和胃肠胀气、绞痛等。内服可作健胃和祛风剂。也有明显的杀真菌作用，曾应用含1.5%桂皮油及0.5%麝香草酚的混合物治疗头癣。桂皮醛及肉桂酸钠可引起蛙足蹼膜血管扩张及家兔白细胞增加。

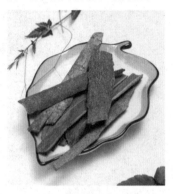

·贮存要点·

◎置阴凉干燥处，密闭保存。

·用法用量·
◎内服：煎汤，1.5~4.5克；或入丸、散。外用：研末调敷或浸酒涂擦。

·使用禁忌·
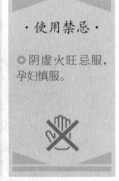
◎阴虚火旺忌服，孕妇慎服。

特别提示　◎肉桂的有效成分易挥发，不宜久煎，一般宜研末冲服。用于温中散寒，健胃时研末冲服较好。桂枝与肉桂比较，桂枝长于温经通络，而肉桂长于温肾祛寒。

肉桂粥

功　效	温中补阳。适用于宫冷不孕、虚寒痛经等症。
原材料	肉桂粉1~2克，粳米100克，砂糖适量。
做　法	粳米洗净，加砂糖煮粥。将熟时放肉桂粉，用文火再煮，粥稠停火。
用　法	每晚睡前空腹温服。

花椒

兼有药用价值的调味料

别名 大椒、秦椒、蜀椒、汗椒、汉椒。

来源 为芸香科植物花椒的果皮。

主要产地 主产于河北、山西、陕西、甘肃、河南等地。

性味 性温，味辛。

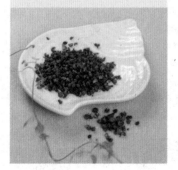

·功效主治·

除各种肉类的腥气，促进唾液分泌，增加食欲，使血管扩张，从而起到降低血压的作用；有芳香健胃、温中散寒、除湿止痛、杀虫解毒、止痒解腥的功效。去除寄生虫；服花椒水能血压的作用。

·主要成分·

花椒果实含挥发油，挥发油中含牻牛儿醇、柠檬烯、枯醇，果实尚含甾醇、不饱和有机酸等，果皮含佛手柑内酯及苯甲酸。

·选购秘诀·

以鲜红、光艳、皮细、均匀、无杂质者为佳。

性状特征

①干燥果皮腹面开裂或背面亦稍开裂，呈两瓣状，而基部相连，直径4～5毫米；表面红紫色至红棕色，粗糙，顶端有柱头残迹，基部常有小果柄及1～2个未发育的心皮，呈颗粒状。

②同属植物香椒子的干燥果皮，亦作花椒使用。习称青花椒，其果实多为2～3个小果，直径3～4毫米，具短小的喙尖。外果皮表面草绿色至黄绿色，少有暗绿色，有细皱纹，油腺呈深色点状，不甚隆起。内果皮灰白色，常与外果皮分离，两层果皮都向内反卷。残留的种子黑色、光亮、卵圆形。气香，味麻辣。

药用价值

镇静作用

能抑制胃肠运动（食糜的通过速度减慢），对大肠运动则影响不大。小量口服，对大鼠有轻度利尿作用，但大量服用可以抑制排泄。

降压作用

给兔静脉注射可发生迅速而显著的降压作用。

驱蛔作用

牻牛儿醇对豚鼠蛔虫有驱虫作用。体外实验可杀猪蛔虫。

抗菌作用

体外试验对革兰阴性肠内致病菌和金黄色葡萄球菌等革兰阳性嗜气菌有明显的抑制作用。

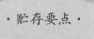

·贮存要点·

◎置阴凉干燥处，密闭保存。

·用法用量·

◎内服：煎汤，1.5～4.5克；或入丸、散。外用：研末调敷或煎水浸洗。

·使用禁忌·

◎阴虚火旺者忌服。

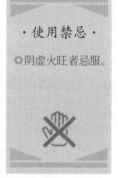

特别提示 ◎同属植物青椒的果皮亦作花椒入药。

干姜花椒粥		
功效	暖胃散寒、温中止痛。	
原材料	干姜5片，高良姜4克，花椒3克，粳米100克，红糖15克。	
做法	将干姜、高良姜、花椒洗净，姜切成片，以白净的纱布袋盛之，与淘洗净的粳米同加清水煮沸，30分钟后取出药袋，煮至成粥。	
用法	每日早晚各1次。	

胡椒

主治胃寒所致的吐泻

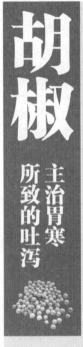

别名

味履支、浮椒、玉椒。

来源

为胡椒科植物胡椒的果实。

主要产地

国内产于广东、广西及云南等地。国外产于马来西亚、印度尼西亚、印度南部、泰国、越南等地。

性味

性热，味辛。

功效主治

温中、下气、消痰、解毒。治寒痰食积、脘腹冷痛、反胃、呕吐清水、泄泻、冷痢并解食物毒。

·主要成分·

胡椒含挥发油，油中主要为蒎牛儿醇、柠檬烯、枯醇，还有苯甲酸、佛手柑内酯等成分。胡椒以其独特的强烈香气和辛辣味，刺激味蕾，增进食欲，促进胃肠大量吸收各种营养素，成为应用甚广的调味品。

·选购秘诀·

白胡椒以个大、粒圆、坚实、色白、气味强烈者为佳。黑胡椒以粒大、饱满、色黑、皮皱、气味强烈者为佳。

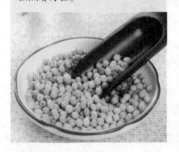

性状特征

①黑胡椒又名黑川。为近圆球形果实，直径3～6毫米。表面暗棕色至灰黑色，具网状皱纹。顶端有微细突起的柱头遗迹，基部有自果轴脱下的疤痕。外果皮及中果皮质松，易剥落，内果皮薄壳状而稍坚硬。纵切面大部分为淡黄棕色或黄白色、坚硬而稍带粉性的外胚乳，靠近顶端有细小的胚及内胚乳，外胚乳通常中央颜色较浅，并具有空隙。气芳香，有刺激性，味辛、辣。

②白胡椒又名白川，为近圆球形果核，直径3～6毫米。表面灰白色，平滑，顶端略扁或微凹，基部多少隆起，有时显黑棕色斑。四周有纵走的脉纹10～14条。内果皮及种子的性状均与黑胡椒同。

药用价值

胡椒具有温中下气、燥湿消痰、解毒和胃的作用，可用于治疗脘腹冷痛、反胃呕吐、宿食停积、寒湿泄泻以及食物中毒、疮肿、毒蛇咬伤、犬咬伤等病症。

胡椒所含胡椒辣碱、胡椒辣脂碱、挥发油等物质，内服可作祛风、健胃之剂。

胡椒辣碱还有抗惊厥作用，可用于治疗癫痫。

·贮存要点·

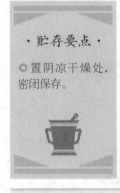

◎置阴凉干燥处，密闭保存。

·用法用量·

◎内服：煎汤，1.5～3克；或入丸、散。外用：研末调敷或置膏药内贴之。

·使用禁忌·

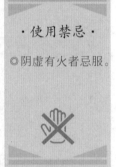

◎阴虚有火者忌服。

特别提示

◎本品为辛辣性的健胃剂，作用强烈，可单用，或与温补、祛风、散寒药同用，为了缓和对胃的刺激作用，可配绿豆一起食用。

胡椒猪肚汤

功效	清热平肝、养血息风。主治肝阳上亢、头痛如劈。
原材料	羚羊角6克，龟板24克，生地黄18克，白芍3克，丹皮4.5克，柴胡3克，薄荷3克，菊花6克，夏枯草4.5克，蝉衣3克，红枣10枚，生石决24克（打碎）。
做法	将所有材料放入砂锅中，加2升清水。以小火煎煮1～2小时，去渣取汁即可。
用法	佐餐食用。

干姜

温中祛寒之常备良药

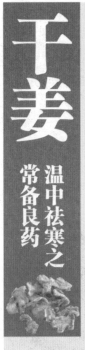

别名 白姜、均姜、干生姜。

来源 为姜科植物姜的干燥根茎。

主要产地 主产于四川、广东、广西、湖北、贵州、福建等地。

性味 性热，味辛。

功效主治 温中逐寒、回阳通脉。治心腹冷痛、肢冷脉微、寒饮喘咳、风寒湿痹、吐泻、阳虚、吐衄、下血。

·主要成分·

含蛋白质、糖类、粗纤维、胡萝卜素、维生素、钙、磷、铁等成分，还有挥发油、姜辣素、天门冬素、谷氨酸、丝氨酸、甘氨酸等。

·性状特征·

干燥根茎为扁平、不规则的块状，有指状分枝。长4～6厘米，厚0.4～2厘米。表面灰白色或灰黄色，粗糙，具纵皱纹及明显的环节。在分枝处，常有鳞叶残存。质坚实，断面灰白色或淡黄色，质松者则显筋脉，有细小的油点及一明显的环纹。气芳香，味辛辣。

·选购秘诀·

以质坚实，外皮灰黄色、内灰白色、断面粉性足、少筋脉者为佳。

药用价值

干姜含有挥发油、姜辣素，具有抗血小板聚集、升压、降血脂、抗炎、保护胃黏膜、抗溃疡和利胆保肝等多方面的药理作用。现在还发现，干姜还具有抗病原体、抗衰老、镇咳、止呕、解毒、防晕、抗肿瘤和增强免疫等作用。淡干姜是由原药泡淡后切片、晒干而成，气味没有那么峻热，散寒力稍弱些，但长于止呕、行气。

温中散寒：主治中焦虚、脘腹冷痛、呕吐泄泻及外寒内侵、脘痛呕吐等症。常配伍益气温中药。

温肺化饮：主治寒饮伏肺、痰多咳嗽、形寒背冷等症。每伍温化寒痰药。

兼能回阳：适用于多种原因引起的四肢厥冷、脉微欲绝的亡阳证。多作附子的辅药用。

干姜与附子相比较，前者主要作用于肠胃，其效力较强劲而持久。附子大热回阳，强心作用较显著，作用于全身，其力较迅速而不久留。

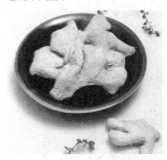

·贮存要点·

◎置阴凉干燥处，防蛀。

·用法用量·

◎内服：煎汤，1.5～4.5克为宜。

·使用禁忌·

◎阴虚内热、血热妄行者忌服。本品对胃有刺激作用，故入补剂时常需配甘草、大枣，以缓和其刺激性。

特别提示 ◎干姜与生姜相比较，干姜善于温中散寒，生姜长于发汗而散外寒。

内金干姜羊肉汤

功效	温中散寒、健脾止泻。用于慢性肠炎、慢性胃炎属脾胃虚寒者。症见脘腹冷痛、肠鸣泄泻、泻下清稀样大便、一日数次、体倦乏力、食欲减退。
原材料	羊肉250克，干姜15克，鸡内金12克，红枣5粒。
做法	羊肉洗净切块，放入热锅内炒干血水。干姜、鸡内金、红枣（去核）洗净，与羊肉一起放入砂煲内，加清水适量，武火煮沸后，改用文火煲2小时，调味供用。
用法	佐餐食用。

丁香

治疗胃寒呃逆的重要药物

别名
丁子香、支解香、雄丁香、公丁香。

来源
为桃金娘科植物丁香的花蕾。

主要产地
主产于坦桑尼亚、马来西亚、印度尼西亚等地。我国广东有少量出产。

性味
性温，味辛。

功效主治

温中暖肾，降逆。治呃逆、呕吐、疝癣、反胃、泻痢、癣疾，为治疗胃寒呃逆的重要药物。并可配伍治疗消化不良、急性胃肠炎而有腹痛、冷厥、反胃、吐泻等。心腹冷痛、疝气。

·主要成分·

花蕾含挥发油即丁香油。油中主要含有丁香油酚、乙酰丁香油酚、β－石竹烯，以及甲基正戊基酮、水杨酸甲酯、苯甲醛、苄醇、间甲氧基苯甲酯、乙酸苄酯、胡椒酚、α－衣兰烯等。也有野生品种中不含丁香油酚（平常丁香油中含64%～85%），而含丁香酮和番樱桃素。花中还含三萜化合物，如齐墩果酸、黄酮和对氧苯酮类鼠李素、山柰酚、番樱桃素、番樱桃素亭、异番樱桃素亭及其去甲基化合物异番樱桃酚。

·选购秘诀·

以个大、粗壮、鲜紫棕色、香气强烈、油多者为佳。

性状特征

干燥的花蕾略呈短棒状，红棕色至暗棕色。下部为圆柱状略扁的萼管，基部渐狭小，表面粗糙，刻之有油渗出，萼管上端有4片三角形肥厚的萼。上部近圆球形，径约6毫米，具花瓣4片，互相抱合。将花蕾剖开，可见多数雄蕊，花丝向中心弯曲，中央有一粗壮直立的花柱。质坚实而重，入水即沉。断面有油性，用指甲划之可见油质渗出。气强烈、芳香、味辛。

药用价值

健胃驱风

丁香含丁香油酚、乙酰丁香油酚、β－石竹烯等。丁香油酚能使胃黏膜充血，促使胃液分泌，刺激胃肠蠕动，增进食欲。

抗菌作用

乙酰丁香油酚能有效地控制葡萄球菌、痢疾杆菌和其他细菌的生长，起到消毒的作用。

抗病毒作用

对流感病毒有明显的抑制作用。

抗真菌作用

对多种皮肤癣菌有较强的抑制作用。

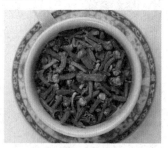

·贮存要点·
◎置阴凉干燥处。

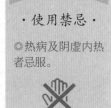
◎内服，煎汤，0.9～3克；或入丸、散。外用：研末调敷。
·用法用量·

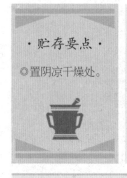
·使用禁忌·
◎热病及阴虚内热者忌服。

特别提示
◎外用丁香煎液涂擦患部，可治头癣、体癣、股癣、手癣等，有一定的疗效，并可减轻痒感，减少落屑现象。

丁香雪梨汤

功效	温中祛寒、暖胃止呕。适用于妊娠呕吐属脾胃虚寒者。症见妊娠期间，恶心呕吐，口淡流涎，食少脘胀，舌淡红，苔薄白。
原材料	丁香4粒，大雪梨1个，冰糖适量。
做法	丁香洗净沥干水、研末，雪梨洗净，挖出核和心，塞入丁香封好，放入炖盅内，加少许的水和冰糖适量，置锅内，用文火炖1小时，即可食用。
用法	随意服用。

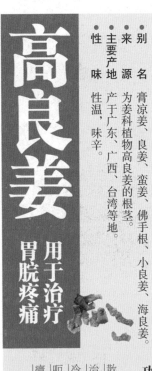

高良姜

用于治疗胃脘疼痛

别名 膏凉姜、良姜、蛮姜、佛手根、小良姜、海良姜。

来源 为姜科植物高良姜的根茎。

主要产地 产于广东、广西、台湾等地。

性味 性温，味辛。

功效主治 温中，祛风、散寒、行气、止痛。治脾胃中寒、脘腹冷痛、呃逆反胃、食滞、呕吐泄泻、瘴疟、冷澼。

·主要成分·

根茎含挥发油0.5%～1.5%，其中主要成分是1,8-桉叶素和桂皮酸甲酯，尚有丁香油酚、蒎烯、荜澄茄烯等。根茎尚含黄酮类高良姜素、山柰素、山柰酚、槲皮素、异鼠李素等和一种辛辣成分，称高良姜酚。

·性状特征·

干燥根茎，圆柱形，弯曲，多分歧，长4～6厘米，直径1～1.5厘米，表面暗红棕色，有纵皱纹与灰棕色波状环节，每节长0.5～1厘米，下侧面有圆形的细根残痕。质坚硬，不易折断，断面红黄色或棕红色，较粗糙。气芳香，味辛、辣。

·选购秘诀·

以粗壮、坚实、红棕色、味香辣者为佳。

药用价值

高良姜煎液（100%）对炭疽杆菌、α溶血性链球菌或β溶血性链球菌、白喉及类白喉杆菌、肺炎球菌、葡萄球菌（金黄色、柠檬色、白色）、枯草杆菌等皆有不同程度的抗菌作用。在试管内对人型结核杆菌略有抑制作用，但效力不及黄连等。

临床上用于治疗胃脘寒痛。胃和十二指肠溃疡病、慢性胃炎等有胃部疼痛、口泛清涎、喜温者都可用高良姜，常配香附加强镇痛作用。

用于治疗胃寒呃逆，配党参、茯苓等，水煎服。

英国某医学研究小组发现，高良姜不但可杀死癌症患者体内的癌细胞，而且还能使身体健康的人抵御致癌物质的侵害。事实上在亚洲一些地区，人们已经把高良姜当作治疗胃癌的替代性药物。国外某医学研究小组将高良姜用于杀死乳癌及肺癌细胞，测试结果表明，与通常的方式相比，高良姜能成倍减少这种癌细胞入侵范围。试验结果表明，高良姜能治疗癌症的说法有一定道理。但还需要对此进行更多的测试。

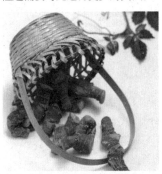

·贮存要点·
◎置于干燥处保存。

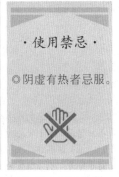

·用法用量·
◎内服：煎汤，1.5～4.5克；或入丸、散。

·使用禁忌·
◎阴虚有热者忌服。

特别提示 ◎平素体虚者服高良姜时，不宜单用，因防其刺激性太大，宜与党参、白术同用以缓和其刺激性。

高良姜粥

功效	温中散寒。治胃寒作痛或寒霍乱、吐泻交作、腹中疼痛等。
原材料	高良姜15克，粳米50克。
做法	将高良姜洗净，放入煮锅中，加入适量的清水，开火煎30分钟左右，然后去渣取汁，备用。将粳米淘洗干净，放入锅中，倒入备好的药汁，一起熬煮成粥即可。
用法	空腹服食。

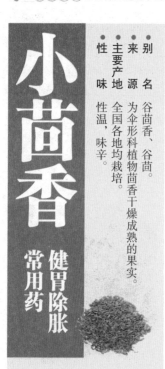

小茴香

健胃除胀
常用药

别　名　谷茴香、谷茴。

来　源　为伞形科植物茴香干燥成熟的果实。

主要产地　全国各地均栽培。

性　味　性温，味辛。

功效主治　散寒止痛、理气和胃。用于寒疝腹痛、睾丸偏坠、痛经、少腹冷痛、脘腹胀痛、食少吐泻。

·主要成分·

含挥发油，油中主要成分为茴香醚、α－茴香酮、甲基胡椒酚及茴香醛等。尚含脂肪油、蛋白质、淀粉、糖类及黏液质等。

·性状特征·

双悬果细椭圆形，有的稍弯曲，长4～8毫米，直径1.5～2.5毫米。表面黄绿色或淡黄色。两端略尖，顶端残留有黄棕色突起的柱基，基部有的有细小的果梗。悬果瓣呈长椭圆形，背面有5条纵棱，接合面平坦而较宽，横切面略呈五边形，背面的四边约等长。有特异香气、味微甜、辛。

·选购秘诀·

以粒大饱满、色黄绿、香气浓的为佳。

药用价值

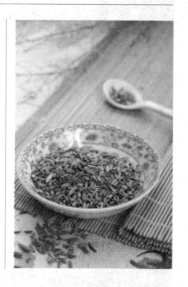

小茴香含茴香醚、小茴香酮等，能促进胃肠蠕动正常化和增加消化液分泌，能降低胃张力，排出胃肠气体，并有祛痰作用。还能增强链霉素抗结核杆菌作用。

用于治疗消化不良，可视为芳香性健胃剂，常配生姜、厚朴等药同用。

用于治疗寒疝（包括肠绞痛、睾丸和附睾肿痛，或阴囊冰冷而有抽紧痛，并牵涉至小腹），取其有散寒止痛作用，常配木香、川楝子等。如属睾丸鞘膜积液引起之疼痛，则再加配枳壳、白芍、苡仁等，方如睾丸鞘膜积液方。

·贮存要点·
◎放瓮内或箱内盖紧，置阴凉干燥处。

·使用禁忌·
◎无。

·用法用量·
◎可以内服，也可以作为佐料做菜吃。

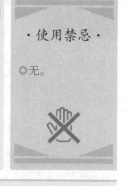

特别提示　◎主要作用为健胃，对胃有温和的刺激作用，能减少肠胃气胀，还有一定的镇痛作用，对胃肠痉挛或肌肉挫伤、扭伤痛都有一定的缓解作用。

小茴香大蒜蒸生鱼

功　效	补肝脾、祛腹水。适合肝硬化腹水患者食用。
原材料	小茴香15克，大蒜30克，生鱼1尾（300克），绍酒10克，姜5克，葱5克，蒜10克，盐5克，酱油5克，白糖10克。
做　法	把小茴香洗净，生鱼宰杀后，去鳃及内脏。大蒜去皮切片，姜切片，葱切段。把生鱼放入蒸盆内，注入清水300毫升，加入小茴香、大蒜、绍酒、姜、葱、盐、白糖。把蒸盆放入蒸笼内，用武火、大气蒸30分钟即成。
用　法	每日2次，每次吃鱼50克。

八角茴香

民间常用的 行气健胃药

别名 大茴香、舶茴香、八角大茴、八角。

来源 为木兰科植物八角茴香的果实。

主要产地 主产于广西、广东、云南等地。

性味 性温，味辛、甘。

功效主治

温阳、散寒，理气。治中寒呕逆、寒疝腹痛、肾虚腰痛、干（湿）脚气。

·主要成分·

八角中含有挥发油，其主要成分为茴香醚，含量有80%～90%，还有少量的胡椒酚、茴香酮、茴香酸、茴香醛、蒎烯、水芹烯、柠檬酸、茴蒿油素、黄樟醚等有机化合物。

·选购秘诀·

以个大、色红、油多、香浓者为佳。

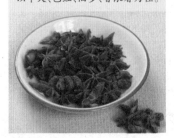

性状特征

干燥果实，常由8个（少数有6～13个）集成聚合果，放射状排列，中轴下有一钩状弯曲的果柄。青荚果小艇形，长5～20毫米，高5～10毫米，宽约5毫米，顶端钝尖而平直，上缘开裂。果皮外表面红棕色，多数有皱纹，内表面淡棕色，有光泽，内含种子1粒。种子扁卵形，长7毫米，宽4毫米，厚2毫米。种皮棕色或灰棕色，光亮，一端有小种脐，旁有明显珠孔，另一端有合点。种脐与合点之间有淡色的狭细种脊。种皮质脆，内含白色种仁，富油质。

八角商品规格等级详细介绍如下。

大红八角（为秋季收获果实）：呈八角形、红棕色、新鲜、肥壮肉厚，气芳香，味辛、甜，无枝梗、无杂质、无霉变。

角花八角（多为初夏收的果实）：足干，八角呈放射状，为红棕色或黑棕色，新鲜较瘦身，有肉，气芳香，味辛、甜，稍带枝梗，无杂质、无霉变。

干枝八角（多为初夏落地的果实）：八角呈放射排列，瘦身肉少，呈黑棕色，成朵，稍带枝梗，无杂质、无霉变。

药用价值

八角茴香有温阳散寒、理气止痛、温中健脾的功能。可用于治疗胃脘寒痛、恶心呕吐、腹中冷痛、寒疝腹痛、腹胀如鼓，以及肾阳虚衰、腰痛、阳痿、便秘等病症。

茴香油有刺激胃肠血管、增强血液循环的作用。可以帮助排出积存的气体，所以是民间常用的健胃、行气、散寒、止痛药。

·贮存要点·
◎置阴凉干燥处。

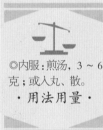

·用法用量·
◎内服：煎汤，3～6克；或入丸、散。

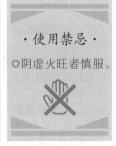

·使用禁忌·
◎阴虚火旺者慎服。

特别提示 ◎茴香有特殊的香气，是常用的调味料，在制作冷菜及炖、焖菜肴中常用，也是加工五香粉的主要原材料。

八角茴香水

功效	调味、祛风等。用于健胃止呕、呕吐腹痛等症。
原材料	八角茴香油20毫升，食用酒精570毫升。
做法	取八角茴香油，加食用酒精，搅拌溶解后，缓缓加入1000毫升的水，随加随搅拌，加滑石粉适量，搅拌，滤过后即得八角茴香水。
用法	口服，每次0.1～1.0毫升，每日0.3～3.0毫升。

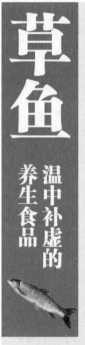

草鱼

温中补虚的养生食品

别名 鲩鱼、混子、油鲩、草鲩。

来源 为鲤科动物草鱼的全体。

主要产地 我国南北平原各地区，各水域都有分布养殖。

性味 性温，味甘。

功效主治 平肝祛风温中和胃

主治 虚劳、肝风头痛、食后饱胀、呕吐泄泻等。

·主要成分·

草鱼秋季最肥，营养价值与青鱼相似。含蛋白质、脂肪、维生素 B_1、维生素 B_2、维生素 B_3，以及钙、磷、铁等成分。

·性状特征·

草鱼亦称"鲩"，鱼纲，鲤科，它与青鱼是比较相近的鱼种，体色则近于鲫鱼的体色，有灰白、草黄和金黄等色。草鱼又称鲩鱼，与青鱼、鳙鱼、鲢鱼并称中国四大淡水鱼。草鱼以草为食，故北方饲养草鱼也较多。草鱼背部的颜色为黑褐色，鳞片边缘为深褐色，胸、腹鳍为灰黄色，侧线平直，肉白嫩，骨刺少，适合切花刀做菊花鱼等造型菜。

·选购秘诀·

草鱼有青色和白色之分，白色的草鱼更好。

药用价值

草鱼具有暖胃和中、平肝、祛风的作用，可用于胃寒冷痛、食少、体虚气弱、头痛等症。同时草鱼还有以下3个方面的作用和药用价值。

草鱼含有丰富的不饱和脂肪酸，对血液循环有利，是心血管病患者的良好食物。

草鱼含有丰富的硒元素，经常食用有抗衰老、养颜的功效，而且对肿瘤也有一定的防治作用。

对于身体瘦弱、食欲缺乏的人来说，草鱼肉嫩而不腻，可以开胃、滋补。

草鱼味甘、性温，有平肝、祛风、治痹、截疟的功效和暖胃、和中、平肝等功效，是温中补虚的养生食品。

草鱼胆性味苦、寒，有毒，动物实验表明，草鱼胆有明显的降压和祛痰及轻度镇咳的作用，但胆汁有毒，应忌服。

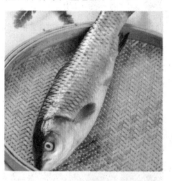

·贮存要点·

◎置冰箱冷藏。

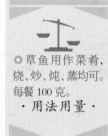

◎草鱼用作菜肴，烧、炒、炖、蒸均可。每餐100克。

·用法用量·

·使用禁忌·

◎鱼胆有毒不能吃。

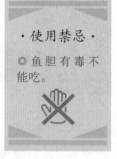

特别提示 ◎草鱼与豆腐同食，具有补中调胃、利水消肿的功效，对心肌及儿童骨骼生长有特殊作用。

扁豆猴头菇炖草鱼

功效	健脾养胃、化湿止泻。对胃炎、肠炎有疗效。
原材料	草鱼中段400克，猴头菇30克，扁豆花10克，胡椒粉3克，鲜汤、料酒、精盐、白糖、湿淀粉、植物油、葱花、姜片、食用碱各适量。
做法	把扁豆花撕碎，草鱼中段两面斜切一字刀。把猴头菇用热水泡发，挤干，去根蒂，再泡发，加碱，菌体完全酥软，捞出，用清水洗掉碱，切成薄片。锅上火，油烧到七成热，下葱花、姜片煸香，下草鱼段煎黄，捞出。锅中留底油，下鲜汤、料酒、精盐、白糖，把草鱼、猴头菇片放入，用小火煨40分钟，撒上扁豆花、胡椒粉，拌匀，拿湿淀粉勾芡。
用法	随餐食用，用量自愿。

鳙鱼

鲜香味美的滋补水产品

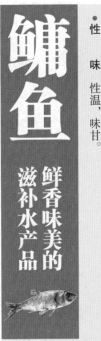

别名：包头鱼、胖头鱼、黑鲢。

来源：为鲤科动物鳙鱼的全体。

主要产地：分布于长江流域下游地区，东北、华北甚少见。

性味：性温，味甘。

功效主治：暖胃补虚，

主治脾胃虚寒、饮食减少、体倦乏力。

·主要成分·

每100克含水分73.2～83.3克，蛋白质14.8～18.5克，脂肪0.9～7.8克，灰分1.0～1.3克，无氮浸出物0.1～1.3克，热量约228.7千焦，钙36毫克，磷187毫克，铁0.6～1.1毫克，维生素 B_1 0.02毫克，维生素 B_2 0.15毫克，维生素 B_3 2.7毫克。鳙鱼肌肉脂肪中脂肪酸的组成计有15种，其中8种为饱和酸，3种单烯酸，1种二烯酸，2种三烯酸，1种四烯酸，碳链长度在13～20之间。鱼体的饱和脂肪酸的百分含量比不饱和脂肪酸低，而饱和脂肪酸的含量随鱼体的增长而增加，不饱和酸则随鱼体增长而减少。

·选购秘诀·

选购以新鲜者为佳。

性状特征

鳙鱼体侧扁，呈纺锤形，腹部在腹鳍基部之前段较圆，在腹鳍基部之后至肛门有很窄的腹棱。

体长一般50余厘米。头大，约为体长的1/3。吻钝，阔而圆，口很宽，上唇中部很厚。眼小，位置特别低，在头侧正中轴的下方。下咽齿一行，呈杓形。鳃耙数很多，呈页状，排列紧密，但不联合。有发达而成螺旋形的鳃上器。鳞细小，侧线鳞96～110毫米。背鳍很短，无硬刺，起点在腹鳍基之后。胸鳍长，可达腹鳍基，尾鳍叉状。背部及两侧上半部微黑，腹部灰白，两侧有许多不规则的黑色斑点。胸、腹鳍灰白。

药用价值

鳙肉性味甘、温，有暖胃益筋骨之功效。用鱼头入药可治风湿头痛、妇女头晕。其胆性味苦、寒，有毒。鳙鱼富含有磷脂和可改善记忆力的脑垂体后叶素，特别是其头部的脑髓含量很高，能暖胃、祛目眩、益智商。

鳙鱼肉有疏肝解郁、健脾利肺、补虚弱、祛风寒、益筋骨的作用。咳嗽、水肿、肝炎、眩晕、肾炎、小便不利和身体虚弱者都可以用它来进行食疗。

鳙鱼对心血管系统有保护作用。经常吃鳙鱼还能起到润泽皮肤的作用。

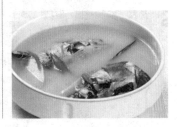

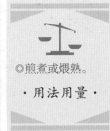

·贮存要点·
◎最好新鲜食用。

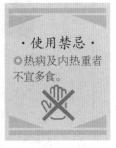

◎煎煮或煨熟。

·用法用量·

·使用禁忌·
◎热病及内热重者不宜多食。

特别提示 ◎吞服鱼胆也会发生中毒现象，其症状与草鱼胆、鲤鱼胆相同。目前无特殊疗法，应引起注意，不宜滥服鱼胆，以免中毒。

鳙鱼头汤		
	功效	适用于脾胃虚寒，可以防止呼吸道发炎，对儿童哮喘最为有益。
	原材料	鳙鱼头1个（约500克），火腿肉3～5片，生姜或干姜10克，食盐、味精各适量。
	做法	鳙鱼用植物油稍煎，加火腿肉、生姜或干姜，再加水1500毫升，烧开后用文火煮1小时左右，使汤呈乳白色，用食盐、味精调味。
	用法	喝汤吃肉，可经常服食。

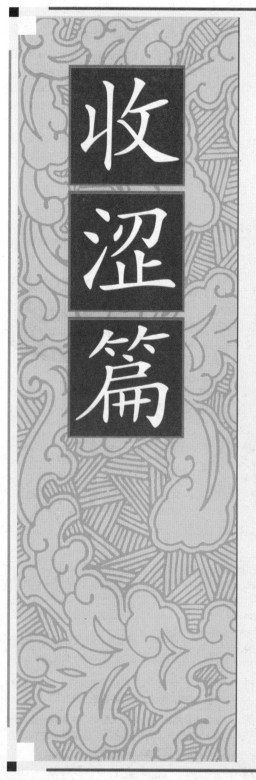

収涩篇

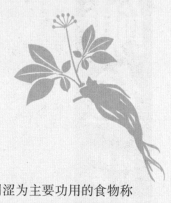

　　凡以收敛固涩为主要功用的食物称为收涩食物。这类食物多有酸涩之味，分别具有敛汗、止泻、固精、缩尿、止咳等作用。用于治疗久病体虚、元气不固所致的自汗、盗汗、泻痢、脱肛等各种滑脱不禁的证候。《本草纲目》记载，"脱则散而不收，故用酸涩之药以敛其耗散"。

　　收敛固涩属于治标应急的方法，临床常与补益食物同用，治标固本兼顾，根据具体的证候，搭配其他食物。

　　收涩食物主要用于治疗滑脱证候。所谓滑脱，就是指大小便、汗液、精液的滑利脱失，以及内脏器官脱垂（如子宫脱垂）等，多由久病体虚、元气不固而引起。从现代医学的观点来看，与体弱而致自主神经失调（故有自汗、盗汗、肠管蠕动和分泌亢进而有泄泻）、肌张力降低、括约肌功能减退（故有脱肛、遗尿）等因素有关。

　　收涩食物多含鞣质，有较强的收敛作用或抗菌作用，有的还有止血、镇咳和强壮作用，故能治疗滑脱证候。许多固涩食物不同程度地兼有上述数项作用，在食用时应注意选择。

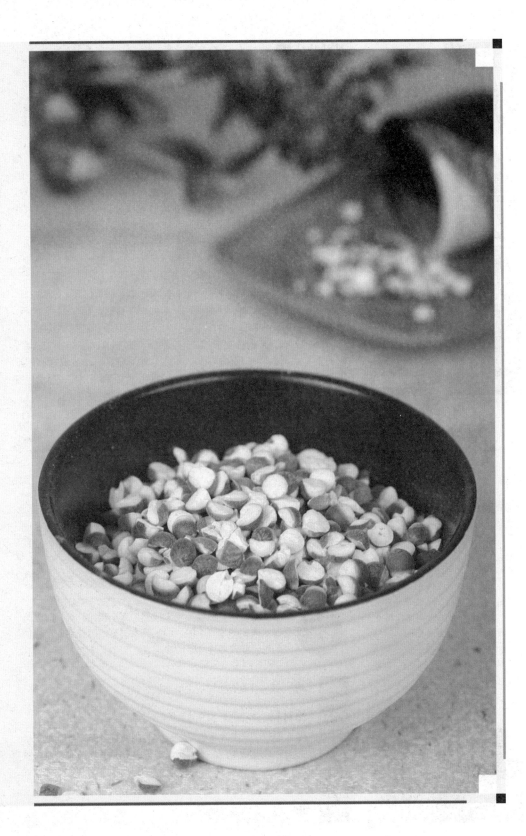

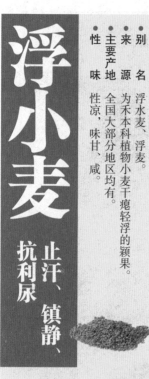

浮小麦

止汗、镇静、抗利尿

别名 浮水麦、浮麦。

来源 为禾本科植物小麦干瘪轻浮的颖果。

主要产地 全国大部分地区均有。

性味 性凉，味甘、咸。

功效主治

止汗、镇静、抗利尿，可治骨蒸劳热、自汗、盗汗等症。

·主要成分·

普通小麦含淀粉53%～70%，蛋白质11%，糖类（蔗糖、葡萄糖、棉子糖、麦芽糖、蜜二糖）2%～7%，糊精2%～10%，脂肪1.6%，粗纤维2%；尚含少量谷甾醇、卵磷脂、尿囊素、精氨酸、淀粉酶、蛋白分解酶及微量B族维生素和维生素E。

·选购秘诀·

以粒匀、轻浮，表面有光泽者为佳。

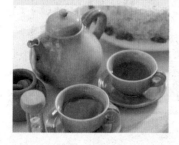

性状特征

干燥颖果呈长圆形，长2～6毫米，直径1.5～2毫米。表面浅黄棕色或黄色，略皱，腹面中央有较深的纵沟，背面基部有不明显的胚1枚，顶端有黄色柔毛。质坚硬，少数极瘪者，质地较软。断面白色或淡黄棕色。少数带有颖及稃。气无，味淡。以粒匀、轻浮，表面有光泽者为佳。味淡。

经显微鉴定，颖果横切面：果皮与种皮愈合。果皮表皮细胞1列，壁较厚，平周壁尤甚；果皮中层细胞数列，壁较厚；横细胞1列，与果皮表皮及中层细胞垂直交错排列，有纹孔；有时在横细胞层下可见与其相垂直交错排列的管细胞。种皮棕黄色，细胞颓废皱缩，其内为珠心残余，细胞类方形，隐约可见层状纹理。内胚乳最外层为糊粉层，其余为富含淀粉粒的薄壁细胞。

药用价值

用于止汗。治疗各种虚汗、盗汗，单用虽有效，但多配麻黄根、牡蛎、黄芪等加强敛汗作用，也可配稽豆衣，方如浮小麦稽豆衣煎剂，此方治肺结核盗汗的效果较好。

用于抗利尿，治疗小儿遗尿，配桑螵蛸、益智仁等，疗效较好，方如加味甘麦大枣汤。

麦皮有缓和神经的功效，能除烦、解热、润脏腑、安神经。现代医学证实，小麦麸含有丰富的维生素 B_1 和蛋白质，有治疗脚气病、末梢神经炎的功效。

·贮存要点·

◎置于通风干燥处保存。

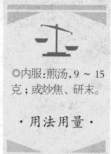

·用法用量·

◎内服:煎汤，9～15克；或炒焦、研末。

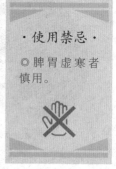

·使用禁忌·

◎脾胃虚寒者慎用。

特别提示 ◎本品为禾本科植物小麦未成熟的瘦小麦粒，选择时以能浮在水面上的为好，但一般不需太讲究，以普通的小麦代之即可，最好选择陈久的小麦。

浮小麦茶

功效	养心安神。主治心慌、自汗、盗汗。
原材料	浮小麦30克，麦冬、茯苓各9克。
做法	选择优质的浮小麦、麦冬和茯苓备用，将上述药材研磨成粉末状。在锅中加入大约1500毫升水，用武火将水煮沸，待水沸后，将所有备用的药材加入，并用文火煮20分钟。
用法	代茶饮用。

乌梅

生津止渴的居家良药

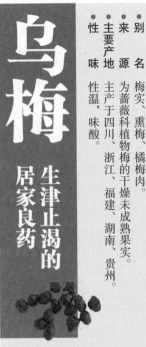

别　名　梅实、熏梅、橘梅肉。

来　源　为蔷薇科植物梅的干燥未成熟果实。

主要产地　主产于四川、浙江、福建、湖南、贵州。

性　味　性温，味酸。

功效主治 ⚕

收敛生津、安蛔驱虫。

治久咳、虚热烦渴、久疟、久泻、痢疾、便血、尿血、血崩、蛔厥腹痛、呕吐、钩虫病、牛皮癣、胬肉。

·主要成分·

含柠檬酸、谷甾醇和齐墩果酸样物质。

·性状特征·

干燥果实呈扁圆形或不规则球形，表面棕黑色至乌黑色，皱缩、凹凸不平。有的外皮已破碎，核露于外。果实一端有明显的凹陷（即果柄脱落处），果肉质柔软。核坚硬，棕黄色，内含淡黄色种仁1粒。气特异，味极酸。

·选购秘诀·

以个大、肉厚、核小、外皮乌黑色、不破裂露核、柔润、味极酸者为佳。

药用价值 ⚥

敛肺止咳作用

主治肺虚久咳。

涩肠止泻作用

主治久泻久痢、滑泻不禁。本品对久痢（尤其是血痢）较为适合，因为久痢会伤阴。出现口渴、咽干，甚至夹杂咳嗽等症状。本品在止泻的同时，又能生津止嗽。

安蛔止痛作用

用于蛔虫腹痛、胆道蛔虫等症，本品为常用药。

消化系统作用

用于治消化不良、胸脘痞满，取其有健胃作用。常配山楂、神曲、川朴、砂仁。

止血作用

用于止血，不仅能治便血，且子宫出血，表现血虚而有口干渴者，亦宜用乌梅炭，配当归、阿胶、白芍等。

抗菌作用

能抑制痢疾杆菌等肠道致病菌和溶血性链球菌。还可抗真菌，体外试验证明，对絮状表皮癣菌有较强的抑制作用。

抗过敏作用

对减低动物蛋白质过敏而致的休克，有一定作用。

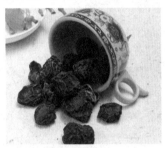

·贮存要点·

◎置于阴凉干燥处，防霉、防虫。

◎ 内服：煎汤，2.4～4.5克；或入丸、散。外用：煅研干，撒或调敷。

·用法用量·

·使用禁忌·

◎本品收敛，故外热、热滞、表邪未解者不宜用。本品味酸，胃酸过多者慎用。

特别提示　◎外用乌梅膏可治胼胝、鸡眼。先局部用热水泡软，剪去鸡眼老皮，然后涂药，纱布包扎，24小时换药1次。

乌梅粥

功　效	生津止渴、敛肺止咳、涩肠止泻。适用于久泻、久咳，伴口干、不思饮食者。
原材料	乌梅20克，粳米100克，冰糖适量。
做　法	将乌梅煎取浓汁、去渣，入粳米煮粥。粥熟后加冰糖适量，稍煮溶化即可。
用　法	每日2次，温热食用。

五味子

补益肝肾的滋养药材

别名 玄及、会及、五梅子。

来源 为木兰科植物五味子的果实。

主要产地 主产于辽宁、吉林、黑龙江、河北等地。

性味 性温，味酸。

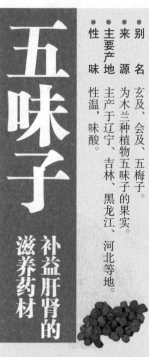

功效主治

敛肺、滋肾、生津、收汗、涩精。治肺虚喘咳、口干作渴、自汗盗汗、劳伤羸瘦、梦遗滑精、久泻久痢。用于治疗虚寒喘咳，久泻久痢而属肾虚者，治汗出过多而致血气耗散、体倦神疲者；治神经衰弱，适用于过度虚之之记忆力和注意力减退者。试用于治疗耳源性眩晕，治变态性、瘙痒性皮肤病，治慢性肝炎。

·主要成分·

五味子的果实中含有蛋白质10.6%，糖分19.6%，柠檬酸11.2%，酒石酸2%，油脂33%，挥发油20%，苹果酸10%，还含有多种维生素。种仁中含有五味子素甲、五味子素乙、五味子素丙、五味子酸甲、五味子酸乙、五味子脂甲等成分，主要成分为五味子素。

·选购秘诀·

以紫红色、粒大、肉厚、有油性及光泽者为佳。

性状特征

干燥果实略呈球形或扁球形，直径5～8毫米。外皮鲜红色、紫红色或暗红色。显油润，有不整齐的皱缩。果内柔软，常数个粘连一起；内含种子1～2枚，肾形，棕黄色，有光泽，坚硬，种仁白色。果肉气微弱而特殊，味酸。种子破碎后有香气，味辛而苦。

药用价值

五味子为中医临床常用润肺、滋肾、止汗、止泻、涩精药，主治咳喘、自汗、盗汗、遗精、久泻、神经衰弱等症。近几年来对五味子药理研究报道较多，其主要具有镇咳祛痰、调整血压、调节胃液分泌及促进胆汁分泌、兴奋中枢神经系统、兴奋脊髓、提高大脑皮层的调节作用。近几年临床上主要用于治疗肝炎和神经衰弱等。对其药理研究概况简述如下。

催眠作用

五味子仁乙醇提取液对戊巴比妥钠睡眠时间和阈下剂量有催眠作用。

兴奋中枢神经系统作用

小鼠服五味子乙醇提取液，可使自主活动明显减少，可明显增强中枢安定药氯丙嗪及利血平对自主活动的抑制作用，并对抗中枢兴奋药苯丙胺有自主活动的兴奋作用。

抗惊厥作用

五味子乙醇提取液有抗电休克和中枢兴奋药引起惊厥的作用。

对肝炎的作用

有报道五味子制剂能促进肝糖原异生，又能促进肝糖原分解，并使脑、肝、肌肉中果糖的葡萄糖的磷酸化过程加强。五味子制剂还可使动物血糖和血乳糖增加。对四氧化碳等化学毒物所致肝损害有保护作用。此外，五味子及其制剂对急性、慢性肝损害都有一定的保护作用。

对药酶的诱导作用

实验表明，无论是五味子乙素、挥发油或其他主要有效成分，均对小鼠肝细胞微粒体细胞色素P450具有明显的诱导效应。

对消化道溃疡的作用

五味子提取物有较好地抑制胃溃疡的作用，并且还有利胆作用和抑制胃分泌作用。

对心血管系统的作用

动物试验表明，五味子具有血管舒张作用，五味子醇提物亦能使人手指血管扩张。水、稀醇的醇浸出液静注，对狗、猫、兔等有降压作用。五味子对蛙心有强心作用。

对呼吸系统的影响

实验表明，五味子煎剂对正常兔和狗都有呼吸兴奋作用，可以使呼吸加深、加快，并能对抗吗啡的呼吸抑制作用，酊剂亦有同样效果。呼吸兴奋的同时，血压亦显著下降。

对免疫系统的作用

通过对家兔肾上腺和脾脏组织化学改变的实验，表明五味子还有增强体液免疫的作用。

延缓衰老作用

实验证明五味子水提液有延缓衰老作用，五味子乙素有抗氧化作用。

其他作用

五味子能加强睾丸功能，改善组织细胞代谢功能，促进生殖细胞的增生，及促进卵巢的排卵作用。另外五味子乙醇提取物体外试验对炭疽杆菌、金黄色葡萄球菌及伤寒杆菌等均有抑制作用。

五味子还可提高正常人和眼病患者的视力以及扩大视野，对听力也有良好影响。

◎ 内服：煎汤，
1.5 ~ 6 克；或入丸、
散。外用：研末掺
或煎水洗。

· 用法用量 ·

· 使用禁忌 ·

◎外有表邪、内有实热，
或咳嗽初起、痧疹初发
者忌服。较显著的高血
压病和动脉硬化的患者
慎用。

特别
提示

◎本品入煎剂时宜捣碎用，
入丸剂宜蜜制，以免酸涩
过甚。由过酸而引起的不良
反应有上腹不适、烧心感，
必要时可去医院就诊。滋补
宜熟用，治虚火宜生用。

🍵 保健应用

五味子炖肉

功 效	补肺益肾、止咳平喘，适宜于肺虚、肾虚型患者。
原材料	五味子50克，鸭肉或猪瘦肉适量。
做 法	五味子与肉一起蒸食或炖食，并酌情加入调料。
用 法	食肉喝汤。

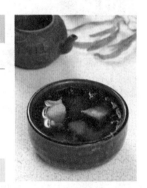

五味补气粥

功 效	益气、回阳、止汗。适用于劳倦、内伤、五脏虚衰、心气不充而致体虚自汗、心慌、气短、乏力、舌淡、脉虚无力等。
原材料	黄芪、浮小麦各30克，人参10克，五味子6克，大米90克，白糖适量。
做 法	将以上各药先煎，去渣，取清汁，放入大米，用文火煮成稀粥，待熟时，调入白糖即可。
用 法	温服，每日1~2次。外感病症未去者勿服。

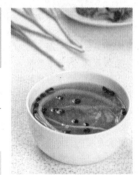

五味子降酶茶

功 效	益阴生津、降低转氨酶。用于传染性肝炎所引的转氨酶升高。
原材料	五味子5克，清水适量。
做 法	五味子研成细末倒入杯中备用，水烧沸，冲入杯中，加盖焖10分钟左右即可。
用 法	代茶频饮，湿热症状不明显者不宜服用。

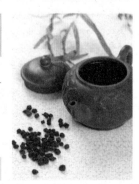

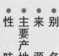

肉豆蔻

温中下气的消食常用药

别名
迦拘勒、豆蔻、肉果。

来源
为肉豆蔻科植物肉豆蔻的种子。

主要产地
主产于马来西亚及印度尼西亚。

性味
性温，味辛。

功效主治
温中下气、消食固肠。治心腹胀痛、虚泻冷痢、呕吐、宿食不消。

·主要成分·
含挥发油2%～9%，包括d-莰烯及α-蒎烯等。其脂肪中，肉豆蔻酸含量达70%～80%，并含有有毒物质肉豆蔻醚。

·性状特征·
干燥种仁卵圆形或椭圆形，长2～3.5厘米，宽1.5～2.5厘米。外表灰棕色至棕色，粗糙，有网状沟纹，一侧有明显的纵沟（种脊部位）。质坚硬。纵切面可见表层的暗棕色的外胚乳向内伸入类白色的内胚乳，交错而成大理石样纹理。在宽端有凹孔，其中可见干燥皱缩的胚。气芳香而强烈，味辣而微苦。

·选购秘诀·
肉豆蔻商品以个大、体重、坚实、表面光滑、油足、破开后香气强烈者为佳。反之，个小、体轻、瘦瘪、表面多皱、香气淡者为次。

药用价值

固涩、温中，其作用为收敛、止泻、健胃、排气。

用于虚冷、冷痢，如慢性结肠炎、小肠营养不良、肠结核等。偏于肾阳虚弱者，可配补骨脂、五味子等，方如四神丸。偏于脾阳虚弱者，配党参、白术、茯苓、大枣；脾胃皆虚者用养脏汤，此方治脱肛亦好。

用于健胃，对有脾胃虚寒、食欲不振、鼓肠、腹胀、肠鸣腹痛者较适宜，又能止呕，治小儿伤食吐乳和消化不良。配香附、神曲、麦芽、砂仁、陈皮等。

·贮存要点·
◎置通风干燥处，防蛀。

·用法用量·
◎内服：煎汤，3～9克；或入丸、散，每次0.5～1克。煨肉豆蔻的制法为取净肉豆蔻，用面粉加适量水拌匀，逐个包裹或用清水将肉豆蔻表面湿润后，即可滚面粉3～4层，倒入已炒热的滑石粉或沙中，拌炒至面皮呈焦黄色时取出，过筛、剥去面皮、放凉。每100千克肉豆蔻，用滑石粉50千克。

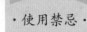

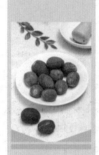

·使用禁忌·
◎体内火盛、中暑热泄、肠风下血、胃火齿痛及湿热积滞、滞下初起者，皆不宜服用。

特别提示
◎肉豆蔻内服须煨熟后去油用。湿热泻痢者忌用。

豆蔻粥

功效	温中散寒、健脾胃、止泻。用于湿阻中焦、脘腹疼痛、纳食不香、肠鸣泄泻、恶心欲呕、肢体重困等。
原材料	肉豆蔻5克，生姜3片，大米50克。
做法	将肉豆蔻、生姜先煮，取清汤、去渣，加大米煮粥，快熟时加入白糖即可。
用法	温服，每日1～2次，脾胃积热、胃热呕吐者不宜服用。

芡实

常用的收敛性强壮药

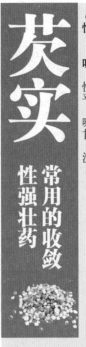

别名 鸡头、雁头、刀芡实、鸡头果、苏黄。

来源 为睡莲科植物芡的成熟种仁。

主要产地 主产于江苏、湖南、湖北、山东。此外，福建、河北、河南、江西、浙江、四川等地亦产。

性味 性平，味甘、涩。

功效主治 固肾涩精、补脾止泄。治遗精、淋浊、带下、小便不禁、大便泄泻。

· 主要成分 ·

种子含多量淀粉。每100克中含蛋白质4.4克，脂肪0.2克，碳水化合物32克，粗纤维0.4克，灰分0.5克，钙9毫克，磷110毫克，铁0.4毫克，维生素B_1 0.40毫克，维生素B_2 0.08毫克，维生素B_3 2.5毫克，维生素C 6毫克，胡萝卜素微量。

· 性状特征 ·

干燥种仁呈圆球形，直径约6毫米。一端呈白色，约占全体1/3，有圆形凹陷，另一端为棕红色，约占全体2/3。表面平滑，有花纹。质硬而脆，破开后断面不平、色洁白、粉性，无臭、味淡。

· 选购秘诀 ·

以颗粒饱满均匀、粉性足、无碎末及皮壳者为佳。

药用价值

用于补肾。治遗精、夜尿、小便频数，常配金樱子、莲须、莲实、沙苑子等，方如金锁固精丸。对于慢性肾炎，可用芡实30克，红枣18克，煮猪肾常服。治小儿遗尿则配桑螵蛸。

用于健脾。治小儿脾虚泄泻尤为适宜，一般配党参、茯苓、白术、神曲等。如属于肝旺脾弱，有肝热表现或自汗，可用芡实配苡米、莲子、独脚金等煮汤作茶饮。

用于祛湿。尤其治妇女白带由湿热所致而略带黄色者，常配淮山药、牛膝、黄柏、车前子等，方如易黄汤。

由于芡实含碳水化合物极为丰富，约为75.4%，而含脂肪只为0.2%，因而极容易被人体吸收。特别是夏天炎热季节脾胃功能衰退，进入秋凉后功能尚差，及时给予本品，既能健脾益胃，又能补充营养。

用芡实与瘦肉同炖，对解除神经痛、头痛、关节痛、腰酸痛等虚弱症状大有裨益。常吃芡实还可以治疗老年人的尿频之症。经服芡实调整脾胃之后，面对吃较多的补品或难以消化的补药，就有能较好调理肠胃的能力了。

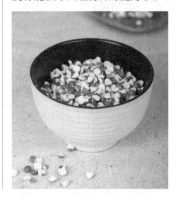

· 贮存要点 ·

◎置于通风干燥处保存。

· 用法用量 ·

◎内服：煎汤，9～15克；或入丸、散。

· 使用禁忌 ·

◎凡外感疟痢、痔、气郁痞胀、溺赤便秘、食不运化及产后孕妇皆忌之。

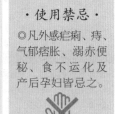

特别提示 ◎芡实药力虽然可靠，但效力较缓，往往需服食1个月以上才见效果。芡实与淮山比较，两者都能健脾，但淮山的补益力较强，芡实的固涩力较好。

芡实茯苓粥

功效	补脾益气。适用于小便不禁、尿液浑浊、阳痿、早泄。
原材料	芡实15克，茯苓10克，大米适量。
做法	将芡实、茯苓捣碎，加水适量，煎至软烂时再加入淘净的大米，继续煮烂成粥。
用法	每日分顿食用，连吃数日。

莲子

固肾补脾，还能止血

别名 藕实、水芝丹、莲实、泽芝、莲蓬子。

来源 为睡莲科植物莲的果实或种子。

主要产地 主产于湖南、湖北、福建、江苏、浙江、江西。

性味 性平，味甘、涩。

功效主治 养心、益肾、补脾、涩肠。治夜寐多梦、遗精、虚泻、浊、久痢、淋、妇人崩漏带下。石莲子并能止呕、开胃，常用治噤口痢。

·主要成分·

含有多量的淀粉、棉子糖，含蛋白质16.6%，脂肪2.0%，碳水化合物62%，钙0.089%，磷0.285%，铁0.0064%。子芙含荷叶碱、N-去甲基荷叶碱、氧化黄心树宁碱和N-去甲亚美婴粟碱。氧化黄心树宁碱有抑制鼻咽癌能力。

·选购秘诀·

莲子商品以干货颗粒大而饱满、肉色白、富粉性、煮之易烂者为佳，另外莲子以新货及干货为佳，新货商品嚼之微显糯性而不十分硬脆，而且煮之易烂。

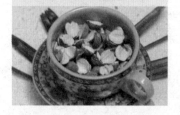

性状特征

本品略呈椭圆形或类球形，长1.2～1.8厘米，直径0.8～1.4厘米。表面浅黄棕色至红棕色，有细纵纹和较宽的脉纹。一端中心呈乳头状突起，深棕色，多有裂口，其周边略下陷。质硬，种皮薄，不易剥离。子叶2，黄白色，肥厚，中有空隙，具绿色莲子心。无臭，味甘、微涩。莲子心味苦。

药用价值

莲子中的钙、磷和钾含量非常丰富，除可以构成骨骼和牙齿的成分外，还有促进凝血，使某些酶活化，维持神经传导性，镇静神经，维持肌肉的伸缩性和心跳的节律等作用。

丰富的磷还是细胞核蛋白的主要组成部分，帮助机体进行蛋白质、脂肪、糖类代谢，并维持酸碱平衡，对精子的形成也有重要作用。

莲子有养心安神的功效。中老年人特别是脑力劳动者经常食用可以健脑，增强记忆力，提高工作效率，并能预防老年痴呆的发生。

莲子心味道极苦，却有显著的强心作用，能扩张外周血管，降低血压。

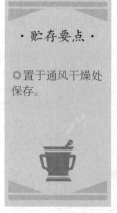

·贮存要点·

◎置于通风干燥处保存。

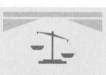

·用法用量·

◎内服：煎汤，10～15克；或入丸、散。去莲心、打碎用。

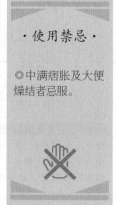

·使用禁忌·

◎中满痞胀及大便燥结者忌服。

特别提示 ◎芡实与莲子相比较，芡实偏于补肾，其健脾胃效能偏于从固涩方面发挥作用，莲子偏于清心，其健脾效能偏重于从补益方面发挥作用。

莲子龙眼汤

功效	促进新陈代谢，改善粗糙、病态的皮肤，主治皮肤粗糙、面色无华者。
原材料	莲子30克，芡实30克，薏苡仁50克，龙眼肉8克，水500毫升，蜂蜜少许。
做法	将上述4种原料加水以大火煮开，再用小火煮1小时，最后加入蜂蜜即成。
用法	连汤渣一道服食。

诃子

治疗久泻、久咳的常用药

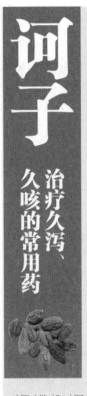

别　名　诃黎勒、诃黎、随风子。

来　源　为使君子科植物诃子的果实。

主要产地　主产于云南，广东、广西等地亦产。

性　味　性温，味苦、酸涩。

功效主治　敛肺、涩肠，下气。治久咳失音、久泻、久痢、脱肛、便血、崩漏、带下、遗精、尿频。

·性状特征·

干燥果实呈卵形或近圆球形，表面黄绿色或灰棕色，微带光泽，有5条纵棱及多数纵皱纹，并有细密的横向纹理，基部有一圆形的果柄残痕。质坚实，断面灰黄色，显沙性，陈久则呈灰棕色。核壳厚，砸碎后，里有白色细小的种仁。气微，味酸、微涩。

·选购秘诀·

以黄棕色、有光泽、坚实者为佳。

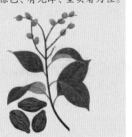

主要成分

果实含鞣质23.60%～37.36%，其成分为诃子酸、诃黎勒酸、1，3，6－三没食子酰葡萄糖及1，2，3，4，6－五没食子酰葡萄糖、鞣云实精、原诃子酸、葡萄糖没食子鞣苷、并没食子酸及没食子酸等。又含莽草酸、去氢莽草酸、奎宁酸、阿拉伯糖、果糖、葡萄糖、蔗糖、鼠李糖和氨基酸。还含番泻苷A、诃子素、鞣酸酶、多酚氧化酶、过氧化物酶、抗坏血酸氧化酶等。树皮含β－谷甾醇、鞣质、并没食子酸、没食子酸和焦性儿茶酚。

药用价值

一般药理作用

果实含鞣质较多，有鞣质的一般作用，如收敛、止泻等。

抗菌作用

体外试验证明，对4～5种痢疾杆菌都有效，尤以诃子壳为佳。诃子在体外有良好的抗伤寒杆菌的作用。

解痉作用

从干果中用80%乙醇提得的诃子素，对平滑肌有罂粟碱样的解痉作用。

收敛作用

除鞣质外还含有致泻成分，故与大黄相似，先致泻而后收敛。

其他作用

临床上用于久泻、久痢，治慢性痢疾和慢性肠炎，取其收敛和抗菌的作用。用于久咳，治肺结核之干咳、痰血，用生诃子配海浮石、瓜蒌皮等。

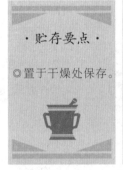

·贮存要点·

◎置于干燥处保存。

◎内服：煎汤，3～9克；或入丸、散。外用：煎水熏洗。

·用法用量·

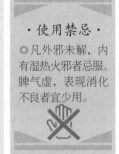

·使用禁忌·

◎凡外邪未解，内有湿热火邪者忌服。脾气虚，表现消化不良者宜少用。

特别提示　◎诃子生用止咳下气，开音效果较好，煨用涩肠止泻较好，对胃刺激性亦减轻。用于止泻时煨诃子的效果较好，但极少单用，多配其他固涩药。

诃子罗汉茶

功　效	清咽利喉，适用于慢性咽炎之久咳失音等。
原材料	诃子10克（捶碎去子），罗汉果半颗，菊花10克，大海子（胖大海）10克。
做　法	将所有药材先过水洗一遍。药材放入杯中后加入适量烧开的沸水，加盖闷10～15分钟，至药材入味后即可。
用　法	代茶饮用。

五倍子

收敛止血的常用药物

别名 文蛤、百虫仓。

来源 为倍蚜科昆虫角倍蚜或倍蛋蚜在其寄主盐肤木、青麸杨或红麸杨等树上形成的虫瘿。

主要产地 四川、贵州、云南、陕西、湖北、广西等地。

性味 性平，味酸。

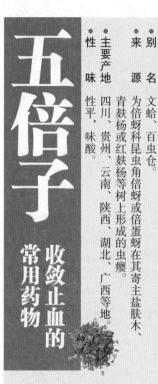

功效主治 敛肺、涩肠、止血、解毒。治肺虚久咳、自汗、盗汗、遗精、久泻、久痢、脱肛、便血、衄血、崩漏、外伤出血、肿毒、疮疖、睫毛倒卷。

·主要成分·

盐肤木虫瘿含大量五倍子鞣酸及树脂、脂肪、淀粉。

·选购秘诀·

以个大、皮厚、质坚、完整者为佳。

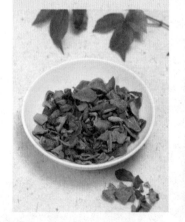

性状特征

①角倍又名菱倍、花倍，呈不规则的囊状或菱角状，有若干瘤状突起或角状分枝，表面黄棕色至灰棕色，有灰白色软滑的绒毛，质坚脆，中空，破碎后可见黑褐色倍蚜的尸体及白色外皮和粉状排泄物。以皮厚、色灰棕、完整不碎者为佳。

②肚倍又名独角倍，呈纺锤形囊状或长圆形，无突起或分枝，外表毛茸较少，折断面角质样，较角倍光亮。

药用价值

收敛作用

能使皮肤、黏膜和溃疡的组织蛋白凝固。

止血作用

本品可促进血液凝固。

抗菌作用

对金黄色葡萄球菌、痢疾杆菌、伤寒杆菌、炭疽杆菌、铜绿假单胞菌有显著的抗菌作用。

抗病毒作用

对甲型和亚洲甲型流感病毒有抑制作用。

抗真菌作用

对真菌有较强的抑制作用。临床用于保护胃肠黏膜，内服治胃和十二指肠溃疡病，有收敛和镇痛的作用。用于止血，尤其多用于妇科子宫功能性出血或月经过多、来势急猛者。

·贮存要点·
◎置于干燥处保存。

·用法用量·
◎内服：研末，1.5～6克；或入丸、散。外用：煎汤熏洗、研末撒或调敷。

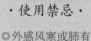

·使用禁忌·
◎外感风寒或肺有实热之咳嗽及积滞未清之泻痢者忌服。

 特别提示 ◎治瘢痕疙瘩，可配黑醋、蜈蚣、蜂蜜等制成软膏外敷，有一定的效果。五倍子煎汤，外用局部熏洗，对皮炎、疥癣有一定的作用。

五倍子炖雄乌鸡

功效	敛肺、涩肠、固精、止血、解毒。适用于肺虚久咳、久痢、久泻、脱肛、自汗、盗汗、早泄、遗精、便血、衄血等症。
原材料	雄乌鸡1只，五倍子30克，姜5克，料酒10克，盐5克，味精3克，葱10克，胡椒粉3克。
做法	将五倍子、雄乌鸡、姜、葱、料酒同放炖锅内，加入清水2800毫升，置武火上烧沸，再用文火炖煮45分钟，加入盐、味精、胡椒粉即成。
用法	佐餐食用，每日2次。

番石榴

收敛止泻、消炎止血

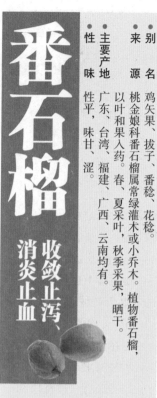

别名 鸡矢果、拔子、番稔、花稔。

来源 桃金娘科番石榴属常绿灌木或小乔木。春、夏采叶，秋季采果，晒干。植物番石榴，以叶和果入药。

主要产地 广东、台湾、福建、广西、云南均有。

性味 性平，味甘、涩。

功效主治 收敛止泻、消炎止血。叶、果可治急慢性肠炎、痢疾、小儿消化不良。鲜叶外用，治跌打损伤、外伤出血、臁疮久不愈合。

·主要成分·

番石榴中含有多种人体所需的营养成分和有益物质，如含有果糖、葡萄糖、蔗糖、谷氨酸等。此外，还因富含维生素C而备受人们青睐。

·性状特征·

番石榴常年开花结果，树高可达5米，主干不甚直立，树皮绿褐色、光滑。叶对生，革质长椭圆形或长卵形，背面有茸毛。花两性，白色。浆果卵形、梨形或球形，成熟时淡黄或粉红色，味略酸而有特殊香味。

·选购秘诀·

选择颜色均匀、颗粒完整、体形硕大的果实。

药用价值

补充多种营养素

番石榴营养丰富，可增加食欲，促进儿童生长发育，它含有蛋白质、脂肪、糖类及多种维生素、钙、磷、铁等营养成分，是一种营养价值较高的水果。

可治疗糖尿病

番石榴叶能软化血管、降血脂和血糖、降低胆固醇，在国外常用来治疗糖尿病。

迅速解除疲劳

番石榴具有耐缺氧、迅速解除疲劳的功效，有助于延缓生物体的过氧化进程。

富含维生素C

可以及时地补充人体对维生素C的需要，能有效地避免由于维生素C缺乏而引起的疾病。番石榴还广泛应用于食品加工业，就是为了增加食品维生素C的含量，使食品的营养得以强化和提高。

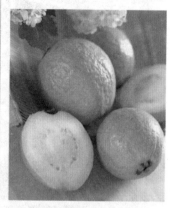

·贮存要点·

◎可放在阴凉通风处保存1周，建议现买现食。

·用法用量·

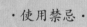

◎鲜食：叶、果15～30克；外用适量，鲜叶捣烂敷患处。

·使用禁忌·

◎番石榴如做水果吃，肝热人士应慎防便秘，因它具收敛止泻作用，去核吃较恰当；也可配合其他纤维丰富的水果同吃。

特别提示 ◎番石榴的果实富含维生素C，除少量鲜食外，多加工成果粉、果汁。

低热量果菜汁

功效	果菜汁不但可以解渴，还可以做成低热量的减肥饮料，并能净化血液，使其呈碱性，常饮用此果汁能消除肥胖，保持苗条身材。
原材料	番茄1个，柠檬半个，番石榴1个，豆芽菜60克。
做法	将所有的材料洗净，番茄、番石榴切成适当大小，柠檬去皮，一起放入果汁机中打汁，加入少许盐调味，搅拌均匀即可。
用法	可作为健康饮料，每天饮用1杯。

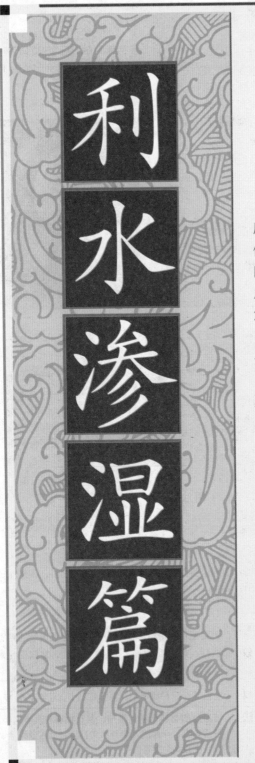

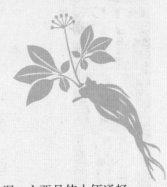

利水渗湿篇

所谓利水渗湿，主要是使小便通畅，尿量增加，从而使湿和热（毒素）从小便中解除。食物的药理作用主要是利尿。因此，利水渗湿食物大体上也可称为利尿食物（但不完全等于利尿食物）。本篇中所指的湿，包括两方面的含义。

一指有形的水分在体内的潴留，又分为水肿和痰饮。水肿属里证，肿在腰以下，尤其下肢肿胀明显者，适宜用利水渗湿药以利尿消肿。"痰"指稠浊的液体，"饮"指清稀的液体。"痰饮"是由于病理原因而积留在呼吸道、消化道和体腔内的液体（包括分泌物、渗出液和饮食进去的液体）。例如，因支气管扩张、某些类型的慢性支气管炎，有大量的痰液积存在呼吸道；因胃炎、胃扩张等引起的水分或分泌物在胃内积留；再如体腔内的异常积液（胸水、腹水）等，都属于痰饮，可适当配合、使用利水渗湿食物来治疗。

二指"湿"与"热"相结合而成的各种"湿热证"：淋浊（如泌尿系统感染或结石）、湿温（如肠伤寒、乙型脑炎等）、发黄（黄疸）、疮疹等，也适宜用利水渗湿食物治疗。

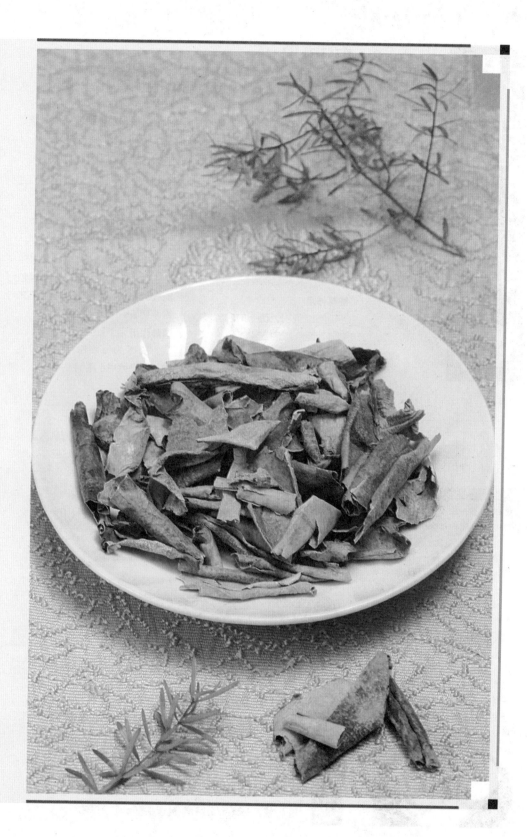

茯苓

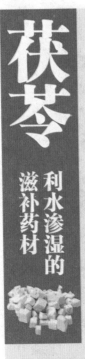

利水渗湿的滋补药材

别名　茯灵、伏菟、松薯、松苓。

来源　为多孔菌科植物茯苓的干燥菌核。

主要产地　主产于安徽、湖北、河南、云南。

性味　性平，味甘、淡。

功效主治　渗湿利水、益脾和胃、宁心安神。治小便不利、水肿胀满、痰饮咳逆、呕哕、泄泻、遗精、淋浊、惊悸、健忘。

· 主要成分 ·

菌核含 β-茯苓聚糖约占干重 93% 和三萜类化合物乙酰茯苓酸、茯苓酸、3β-羟基羊毛甾三烯酸。此外，尚含树胶、甲壳质、蛋白质、脂肪、甾醇、卵磷脂、葡萄糖、腺嘌呤、组氨酸、胆碱、β-茯苓聚糖分解酶、脂肪酶、蛋白酶等。

· 选购秘诀 ·

以体重坚实、外皮呈褐色而略带光泽、皱纹深、断面白色细腻、黏牙力强者为佳。白茯苓均已切成薄片或方块，色白细腻而有粉滑感。质松脆，易折断破碎，有时边缘呈黄棕色。

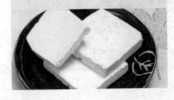

性状特征

茯苓个呈球形，扁圆形或不规则的块状，大小不一，重量由数十克至数百克。表面黑褐色或棕褐色，外皮薄而粗糙，有明显隆起的皱纹，常附有泥土。体重，质坚硬，不易破开。断面不平坦，呈颗粒状或粉状，外层淡棕色或淡红色，内层全部为白色，少数为淡棕色，细腻，并可见裂隙或棕色松根与白色绒状块片嵌镶在中间。无气味，嚼之黏牙。

药用价值

临床上，茯苓主要用于健脾和治疗水肿、痰饮。

利尿作用

实验证明，本品有利尿的作用，但不及木通、猪苓。

抗菌作用

实验证明，茯苓的乙醇提取物体外能杀死钩端螺旋体。

对消化系统的影响

茯苓对家兔离体肠管有直接松弛作用，对大鼠幽门结扎所形成的溃疡有预防效果，并能降低胃酸。

滋养作用

中医学认为，茯苓有补性，能健脾补中，可能与其所含的营养物质的作用有关。

镇静作用

茯苓的镇静作用虽不及茯神，但仍可用于镇惊安神。

· 贮存要点 ·

◎置于通风干燥处，防潮。

· 用法用量 ·

◎内服：煎汤，9～15克；或入丸、散。

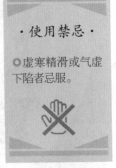

· 使用禁忌 ·

◎虚寒精滑或气虚下陷者忌服。

特别提示　◎茯神，其性味与茯苓同，但长于镇惊安神。动物实验已证实茯神有中度的镇静作用，但不及酸枣仁。临床上两者常配伍使用，方如养心汤。

茯苓赤豆薏米粥

功效	具有利水渗湿、健脾补中、止泻等功效。
原材料	白茯苓粉20克，赤小豆50克，薏米100克。
做法	先将赤小豆浸泡半天，与薏米共煮粥，赤豆煮烂后，加茯苓粉再煮成粥。
用法	加白糖少许，随意服食。

玉米须

利水通淋、降血压的良药

别名 玉麦须、玉蜀黍蕊、棒子毛。

来源 为禾本科植物玉蜀黍的花柱。

主要产地 全国各地均产。

性味 性平,味甘。

功效主治

利尿、泄热、平肝、利胆。治肾炎水肿、脚气、黄疸肝炎、高血压病、胆囊炎、胆结石、糖尿病、吐血衄血、鼻渊、乳痈。

·主要成分·

含脂肪油 2.5%,挥发油 0.12%,树胶样物质 3.8%,树脂 2.7%,苦味糖苷 1.15%,皂苷 3.18%,生物碱 0.05%。还含隐黄素、维生素 C、泛酸、肌醇、谷甾醇、豆甾醇、苹果酸、柠檬酸、酒石酸、草酸、维生素 K 等成分。

·性状特征·

多数呈扭曲螺旋状,棕色,花丝呈卷状而略扁,质轻,气微香,味微涩。

·选购秘诀·

以色棕、质轻、气微香、味微涩的为佳。

药用价值

利尿作用

玉米须对人或家兔均有利尿作用,可增加氯化物排出量,但作用较弱。其水浸膏甲醇不溶部分对透析者利尿作用最强,无论口服、皮下或静脉注射均有显著效果。利尿作用主要是肾外性的,对肾脏的作用很弱。

对心血管的作用

麻醉犬静脉注射煎剂有显著降压作用,在低浓度时对末梢血管有扩张作用。

降低血糖作用

玉米须的发酵制剂对家兔有非常显著的降低血糖作用。

利胆、止血作用

玉米须制剂能促进胆汁排泄,降低其黏度,减少其胆色素含量,因而可作为利胆药用于无并发症的慢性胆囊炎、胆汁排出障碍的胆管炎患者。它还能加速血液凝固过程,增加血中凝血酶原含量,提高血小板数,故可作为止血药兼利尿药应用于膀胱及尿路结石。

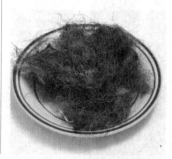

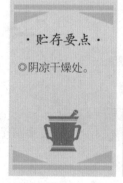

·贮存要点·
◎阴凉干燥处。

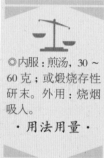

◎内服:煎汤,30～60 克;或煅烧存性研末。外用:烧烟吸入。

·用法用量·

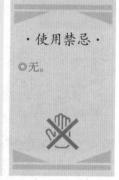

·使用禁忌·
◎无。

特别提示 ◎日常食用玉米时,可将玉米须事先择除,置于报纸上,在户外进行风干,去除水分之后入药用,可起到很好的利水消肿的作用。

玉米须枸杞鲍鱼汤

功效	补气血、泄湿热、补肾气。适合肝硬化兼肾结石患者食用。
原材料	玉米须 30 克,枸杞子 12 克,鲍鱼 50 克,姜、葱、盐各 5 克。
做法	把玉米须、枸杞子洗净,去杂质。鲍鱼洗净,切薄片。姜切片,葱切段。把玉米须用白纱布袋装好、扎口,同鲍鱼放入炖杯内,加入姜、葱、盐,注入鸡汤 250 毫升。将炖杯置武火上烧沸,再用文火炖煮 25 分钟即成。
用法	每日 1 次,每次吃 1 杯。吃鲍鱼、枸杞子,喝汤。

薏苡仁

利水渗湿、药食两宜

别名 薏米、米仁、薏仁、催生子、益米。

来源 为禾本科植物薏苡的种仁。

主要产地 我国大部分地区均产，主产于福建、河北、辽宁。

性味 性凉，味甘、淡。

功效主治 健脾、补肺、利水、渗湿。治泄泻、湿痹、筋脉拘挛、屈伸不利、水肿、脚气、肺痿、肺痈、肠痈、淋浊、白带。

·主要成分·
薏苡仁含糖颇丰富，同粳米相当。蛋白质、脂肪为粳米的 2～3 倍，并含有人体所必需的氨基酸。其中有亮氨酸、赖氨酸、精氨酸、酪氨酸，还含薏苡仁油、薏苡素、三萜化合物及少量 B 族维生素。

·性状特征·
干燥的种仁，呈圆球形或椭圆球形，基部较宽而略平，顶端钝圆，长 5～7 毫米，宽 3～5 毫米，表面白色或黄白色，光滑或有不明显纵纹，有时残留黄褐色外皮，侧面有 1 条深而宽的纵沟，沟底粗糙，褐色，基部凹入，其中有一棕色小点。质坚硬，破开后，内部白色，有粉性。气微，味甘、淡。

·选购秘诀·
以粒大、饱满、色白、完整者为佳。

药用价值

滋补、调理作用
薏苡仁具有利水渗湿、健脾止泻、除痹、排脓等功效，常作为久病体虚及病后恢复期的老人、儿童的药用食物。

美容护肤
薏苡仁可治疗泄泻、湿痹、水肿、肠痈、肺痈、淋浊、白带、扁平疣等。薏米与粳米同时煮粥食用，经常食用有益于解除风湿、手足麻木等症，并有利于美容护肤。

其他作用
现代药理研究发现，薏苡仁中所含有的薏苡酯可阻止癌细胞生长，用其煮粥可作为防治癌症的辅助食疗方法。薏苡素可以镇痛解热，对横纹肌的收缩有抑制作用，常用来治慢性肠炎、阑尾炎、风湿性关节痛、尿路感染等。薏苡仁和白果煮粥食用，能清除燥热，使身体舒畅。

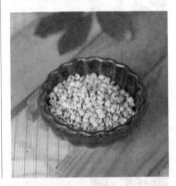

·贮存要点·

◎置通风干燥处，防蛀。

·用法用量·

◎本品可煮粥、做饭、制作点心，亦可酿酒。

·使用禁忌·

◎脾虚便难及妊娠妇女慎服。本品力缓，宜多服久服，除治腹泻用炒薏米外，其他均用生薏米入药。

特别提示 ◎薏苡仁在煮之前，最好先洗净浸泡数小时，煮时先用旺火烧开，再改用文火熬，熟烂后可加白糖食用。也可加红枣、糯米一起煮。

薏苡仁炖鸡

功效	补益元气、美容护肤。
原材料	鸡 1 只，薏苡仁 20 克，绍酒、精盐、葱花、姜丝、胡椒各适量，橙子 1 个。
做法	鸡去毛及内脏、洗净，将鸡肉连骨切成约 3 厘米的方块，放入深锅内，加水约 10 杯，加入薏苡仁。先用猛火煮滚，继用文火煮 2 小时，以鸡肉煮烂能离骨为度，起锅前，加入备好的酒、盐、葱、姜、椒、橙子汁等调味即成。
用法	佐餐食用。

赤小豆

解毒 利尿、消炎、

别名 赤豆、红豆、红小豆、朱赤豆、朱小豆。

来源 为豆科植物赤小豆或赤豆的种子。

主要产地 全国大部分地区均产，主产于广东、广西、江西等地。

性味 性平，味甘、酸。

功效主治 利水除湿、和血排脓、消肿解毒。治水肿、脚气、黄疸、泻痢、便血、痈肿。

·主要成分·
每100克含蛋白质20.7克，脂肪0.5克，碳水化合物58克，粗纤维4.9克，灰分3.3克，钙67毫克，磷305毫克，铁5.2毫克，维生素$B_1$0.31毫克，维生素$B_2$0.11毫克，维生素$B_3$2.7毫克。

·选购秘诀·
以身干、颗粒饱满、色暗红者为佳。

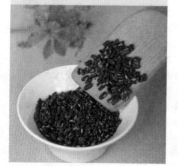

性状特征
赤小豆：干燥种子略呈圆柱形而稍扁，长5～7毫米，直径约3毫米，种皮赤褐色或紫褐色，平滑，微有光泽，种脐线形，白色，约为全长的2/3，中间凹陷成一纵沟，偏向一端，背面有一条不明显的棱脊。质坚硬，不易破碎，除去种皮，可见两瓣乳白色于仁。气微，嚼之有豆腥味。

药用价值

利尿、解毒、消炎、泻下
治疗肾炎水肿或脚气水肿，配鲤鱼，如赤小豆鲤鱼汤。本汤不但能治脚气，而且在慢性肾炎的稳定阶段经常服用，可巩固疗效。

治虚肿
治一般的虚肿，如营养性水肿、脚气水肿，配花生、红枣等煎汤，长期服用亦可治初起痈肿。

治轻症湿热黄疸
治轻症湿热黄疸，如身发黄、发热、无汗，轻症的黄疸型传染性肝炎。

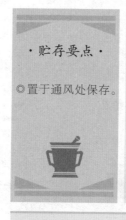

·贮存要点· ◎置于通风处保存。

·用法用量· ◎内服：煎汤，9～30克；或入散剂。外用：生研调敷。

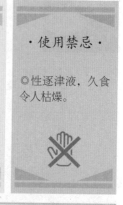

·使用禁忌· ◎性逐津液，久食令人枯燥。

 特别提示 ◎赤小豆无毒，是豆类中含蛋白质、脂肪较少，含碳水化合物特别多的一种，很适合于老年人食用。

山药赤小豆粥

功效	清热利湿、健脾和胃、利水消肿。用于肝炎患者兼有大便泄泻、小便短少、倦怠腹胀、舌干口渴等症者食用。
原材料	赤小豆30克，山药30克，大米50克，白糖10克。
做法	把赤小豆去杂质、洗净，山药用清水润透，切3厘米见方的薄片。大米淘洗干净。把赤小豆、大米、山药、白糖同放锅内，加水800毫升。把锅置武火上烧沸，再用文火炖煮50分钟即成。
用法	每日1次，每次吃粥100克。

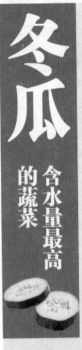

冬瓜

含水量最高的蔬菜

别　名　白瓜、水芝、地芝。

来　源　为葫芦科植物冬瓜的果实。

主要产地　全国各地均产。

性　味　性凉，味甘、淡。

功效主治 占

利水、消痰、清热、解毒。治水肿、胀满、脚气、淋病、咳喘、暑热烦闷、消渴、泻痢、痈肿、痔漏，并解鱼毒、酒毒。

·主要成分·

每 100 克含蛋白质 0.4 克，碳水化合物 2.4 克，灰分 1.1 克，钙 19 毫克，磷 12 毫克，铁 0.3 毫克，胡萝卜素 0.04 毫克，维生素 C 16 毫克，维生素 B_1 0.01 毫克，钾 135 毫克，钠 9.5 毫克。此外，还有维生素 B_2、维生素 B_3、丙醇二酸等。

·选购秘诀·

选购以黑皮冬瓜为佳。这种冬瓜果形如炮弹（长棒形），选瓜条匀称、无热斑（日光的伤斑）的买。长棒形的肉厚、瓤少，故可食率较高。特别要紧的是，要用手指压冬瓜果肉，选择肉质紧密的。

性状特征

瓠果肉质。椭圆形或长方状椭圆形，有时近圆形，长 30 ~ 60 厘米，直径 20 ~ 35 厘米。果皮淡绿色，表面具一层白色蜡质的粉末，果肉白色肥厚。果梗圆柱形，具纵槽，种子多数，白色或黄白色。卵形或长卵形，边缘通常具一棱边，有的栽培品种边缘平滑。

药用价值

消水肿、降血压

冬瓜含维生素 C 较多，且钾盐含量高、钠盐含量低，适宜高血压病、肾病、水肿病等患者食之，可达到消肿而不伤正气的作用。

减肥人士的优选瓜果

冬瓜中所含的丙醇二酸，能有效地抑制糖类转化为脂肪。冬瓜本身不含脂肪，热量不高。

美容食品

常吃冬瓜，皮肤不长粉刺，不生疔疮。

夏日解暑菜肴

冬瓜性寒味甘，清热生津、解暑除烦，在夏日服食尤为适宜。

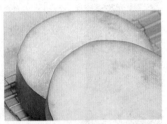

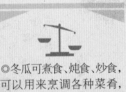

· 贮存要点 ·

◎低温下保存。

◎冬瓜可煮食、炖食、炒食，可以用来烹调各种菜肴，还可用来美容，每次 60 克。

· 用法用量 ·

· 使用禁忌 ·

◎热者食之佳，冷者食之瘦人。

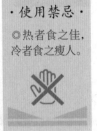

特别提示　◎常用冬瓜瓤洗脸，可消除皮肤雀斑。

菠菜冬瓜汤

功　效	益气消肿。
原材料	菠菜 200 克，冬瓜 300 克，熟羊肉 30 克，葱 8 克，姜 5 克，酱油 20 克，味精、香油、盐、湿淀粉、鲜汤各适量。
做　法	将菠菜洗净，切成 4 厘米长的段。冬瓜去皮，切成方块。羊肉切成薄片，葱切段，姜切片。将锅烧热，加入香油，待油热后放羊肉片煸炒，接着加入葱段、姜片、菠菜、冬瓜块，翻炒几下，加入鲜汤，滚沸 10 分钟，加入酱油、盐、味精，最后倒入湿淀粉搅匀，沸后即可起锅食用。
用　法	佐餐食用。

黄花菜

美味的『健脑菜』

别　名 条参、绿葱根、金针菜、野皮菜、真金花、鸡脚参、萱草。

来　源 为百合科植物摺叶萱草的根。

主要产地 全国大部分地区均种植。

性　味 性平，味甘。

功效主治 养血平肝、利尿消肿。治头晕、耳鸣、心悸、腰痛、吐血、衄血、便血、水肿、淋病、咽痛、乳痈。

·主要成分·

黄花菜味鲜质嫩、营养丰富，含有丰富的花粉、糖、蛋白质、钙、脂肪、胡萝卜素、氨基酸、维生素C等人体所必需的养分，其所含的胡萝卜素甚至超过西红柿的几倍。

·性状特征·

摺叶萱草为多年生草本植物，高30～65厘米。根簇生，肉质，根端膨大成纺锤形。叶基生，狭长带状，下端重叠，向上渐平展，长40～60厘米，宽2～4厘米，全缘，中脉于叶下面凸出。蒴果，革质，椭圆形。种子黑色、光亮。

·选购秘诀·

以色泽浅黄或金黄、质地新鲜无杂物、条身均匀、粗壮者为佳。

药用价值

降低胆固醇

具有显著降低动物血清胆固醇的作用。人们知道，胆固醇的增高是导致中老年疾病和机体衰退的重要因素之一，能够抗衰老而味道鲜美、营养丰富的蔬菜并不多，而黄花菜恰恰具备了这些特点。

润肤、美容作用

常吃黄花菜还能滋润皮肤，增强皮肤的韧性和弹力，可使皮肤细嫩饱满、润滑柔软，皱纹减少、色斑消退、增添美丽。

消炎解毒功效

黄花菜还有抗菌免疫功能，具有中轻度的消炎解毒功效，并在防止感染方面有一定的作用。

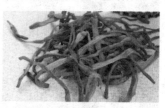

·贮存要点·

◎经常被制成干品保存。

·用法用量·

◎可炒食，也可煎汤食用。外用：捣敷。每餐80克。

·使用禁忌·

◎食用干品时，最好在食用前用清水或温水进行多次浸泡后再食用，这样可以去掉残留的有害物。疮疡损伤、胃肠不和的人少吃；平素痰多，尤其是哮喘病者，不宜食用。新鲜的黄花菜中含有秋水仙碱，带有一定的毒性，不宜立即食用。

特别提示 ◎由于鲜黄花菜的有毒成分在高温60℃时可减弱或消失，因此食用时，应先将鲜黄花菜用开水焯过，再用清水浸泡2个小时以上，捞出用水洗净后再进行炒食，这样秋水仙碱就能被破坏掉，食用鲜黄花菜就安全了。

黄花菜粥

功　效	清热、消肿、利尿、养血、平肝。适用于流行性腮腺炎等。
原材料	鲜黄花菜50克（干品20克），粳米50克，食盐适量。
做　法	将黄花菜用开水焯过，清水浸泡后加水适量煎煮，随后将泡过的粳米加入，煮成稠粥。
用　法	吃菜喝粥，每日1次。

芦笋

风靡全球的降血糖蔬菜

别名 芦尖。

来源 为禾本科植物芦莴的嫩苗。

主要产地 福建、河南、陕西、安徽、四川等地。

性味 性寒，味甘。

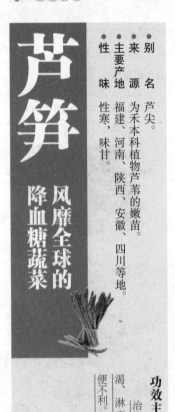

功效主治 治热病口渴、淋病、小便不利。

·主要成分·

芦笋的营养价值最高，每1千克鲜芦笋中含蛋白质25克，脂肪2克，碳水化合物50克，粗纤维7克，钙220毫克，磷620毫克，钠20毫克，镁200毫克，钾2.78克，铁10毫克，铜0.4毫克，维生素A 900国际单位，维生素C 330毫克，维生素B_1 1.8毫克，维生素B_2 0.2毫克，维生素B_3 15毫克，泛酸6.2毫克，维生素B_6 1.5毫克，叶酸1.09毫克，生物素17微克，可放出热量109.2千焦。

·选购秘诀·

选购芦笋，以形状正直、笋尖花苞紧密、没有水伤腐臭味、表皮鲜亮不萎缩、细嫩粗大、基部未老化，以手折之即断者为佳。

性状特征

①根

芦笋为须根系，由肉质贮藏根和须状吸收根组成。肉质贮藏根由地下根状茎节发生，多数分布在距地表30厘米的土层内，寿命长，只要不损伤生长点，每年可以不断向前延伸，一般可达2米左右，起固定植株和贮藏茎叶养分的作用。肉质贮藏根上发生须状吸收根。须状吸收根寿命短，在高温、干旱、土壤返盐或酸碱不适及水分过多、空气不足等不良条件下，随时都会发生萎缩。芦笋根群发达，在土壤中横向伸展可达3米左右，纵深2米左右。但大部分根群分布在30厘米以内的耕作层里。

②茎

芦笋的茎分为地下根状茎、鳞芽和地上茎三部分。地下根状茎是短缩的变态茎，多水平生长。当分枝密集后，新生分枝向上生长，使根盘上升。肉质贮藏根着生在根状茎上。根状茎有许多节，节上的芽被鳞片包着，故称鳞芽。

根状茎的先端鳞芽多聚生，形成鳞芽群，鳞芽萌发形成鳞茎产品器官或地上植株。地上茎是肉质茎，其嫩茎就是产品。芦笋的粗细，因植株的年龄、品种、性别、气候、土壤和栽培管理条件等而异。一般幼龄或老龄株的茎较成年的细，雄株较雌株细。高温、肥水不足，则植株衰弱。

③叶

芦笋的叶分真叶和拟叶两种。真叶是一种退化了的叶片，着生在地上茎的节上，呈三角形薄膜状的鳞片。拟叶是一种变态枝，簇生，针状。

④花、果实、种子

芦笋雌雄异株，虫媒花，花小，钟形，萼片及花瓣各6枚。雄花淡黄色，花药黄色，有6个雄蕊，并有柱头退化的子房。雌花绿白色，花内有绿色蜜球状腺。果实为浆果，球形，幼果绿色，成熟果实为赤色，果内有3个心室，每室内有1～2个种子。种子黑色，子粒重20克左右。

药用价值

芦笋是一种品味兼优的名贵蔬菜，有鲜美芳香的风味，纤维柔软可口，能增进食欲，帮助消化，具有丰富的营养和较高的药用价值。芦笋嫩茎质地细腻，纤维柔软可口，口味独特芳香，是一种高档营养保健蔬菜，被列为世界"十大名菜之一"和"第一抗癌果蔬"，具有"蔬菜之王"的美称。

芦笋能佐餐、增加食欲、助消化、补充维生素和矿物质外，含有较多的天门冬酰胺、天门冬氨酸及其他多种甾体皂苷物质，对心血管病、水肿、膀胱炎等疾病均有疗效。

芦笋中含有的蛋白质、碳水化合物、多种维生素和微量元素的质量高于普通蔬菜。经常食用对各种疾病（如心脏病、高血压病、心动过速、疲劳、水肿、膀胱炎排尿困难等）有一定的帮助。

芦笋性寒、味甘，有清热利小便的功效，夏季食用有清凉降火的作用，能消暑止渴。

芦笋中含有丰富的叶酸，多吃芦笋可起到补充叶酸的功效，是孕妇补充叶酸的重要来源之一。

芦笋具有使细胞生长正常化，防止癌细胞扩散的功能。它对膀胱癌、肺癌、皮肤癌和肾结石等都有一定的疗效。

· 贮存要点 ·

◎芦笋用报纸包好，置于冰箱内，可保存2～3天。芦笋不宜生吃，但也不宜存放太久，最好低温、避光保存。

◎芦笋采收后主要加工成罐头或速冻，也可进行系列深加工，如芦笋汁、芦笋粉、芦笋果脯、芦笋茶、芦笋糖浆等。

· 用法用量 ·

· 使用禁忌 ·

◎痛风和糖尿病患者不宜多食。

特别提示

◎芦笋不宜高温烹煮，因为芦笋中的叶酸很容易被破坏，最佳的食用方法是用微波炉小功率热熟。

保健应用

芦笋蔬菜粥

功 效	连续食用 3 周，可增强免疫力，抵抗肠病毒的侵袭。
原材料	黄芪、麦冬各 10 克，红枣、枸杞子各 15 克，白米 50 克，燕麦 30 克，胡萝卜丁 60 克，花椰菜 60 克，芦笋 30 克，鸡胸骨 1 副。
做 法	将所有原材料洗净备用，黄芪、麦冬用棉布袋包起。米和燕麦泡水 1 小时后沥干水分，花椰菜切朵，芦笋切丁，鸡胸骨切块氽汤备用。鸡骨、药材包、红枣、大米、燕麦和适量水一起放入锅中，大火煮滚后转小火，熬煮 1 小时后，挑除药材包，加入红萝卜丁、芦笋丁、花椰菜、枸杞子，煮熟后加盐调味即可。
用 法	当正餐食用。

奇异芦笋汁

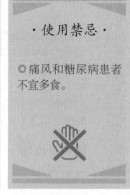

功 效	青芦笋所含有的天门冬氨酸以及叶酸，可强化身体免疫能力，提高孩子抵抗病毒侵袭的能力。
原材料	奇异果 1 个，青芦笋 50 克，果糖 1 匙，开水 200 毫升。
做 法	奇异果洗净后擦干水分，对切两半，用铁汤匙挖出果肉，放入果汁机内备用。青芦笋洗净、沥干后，切小丁放入果汁机内，加入其他材料一起搅拌均匀，透过细密网滤出纯净的蔬果汁即可。
用 法	每日 1 杯。

蔬菜蛋黄布丁

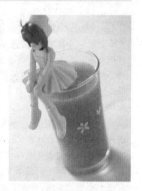

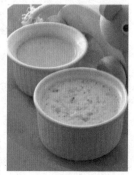

功 效	适用于幼儿。具有辛凉解表的作用。症见发热、烦躁、咳喘等。
原材料	花椰菜 50 克，芦笋 50 克，白粥半碗，蛋黄 2 个。
做 法	将花椰菜和芦笋用水煮熟，捞出沥干水分，然后用研钵捣成泥状备用；将白粥、蛋黄、蔬菜泥拌匀，放入容器中，用中大火蒸约 10 分钟至熟即可。
用 法	当正餐食用。

黄瓜

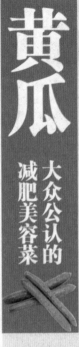

大众公认的 减肥美容菜

别　名　胡瓜、王瓜、刺瓜。

来　源　为葫芦科植物黄瓜的果实。

主要产地　全国各地均产。

性　味　性凉，味甘。

功效主治

清热止渴、清火解毒。主治热病烦渴、咽喉肿痛、小便不利、水肿、湿热泻痢、火眼等。

· 主要成分 ·

黄瓜含的水分极高，它清脆可口、鲜嫩宜人、营养丰富，富含蛋白质、钙、磷、铁、钾、胡萝卜素、维生素 B_2、维生素 C、维生素 E 及维生素 B_3 等营养素。

· 选购秘诀 ·

新鲜的小黄瓜有疣状突起，用手去搓会有刺痛感就是新鲜货。若头的部分是软软的，那么里头常常会有小空洞出现，最好不要买。

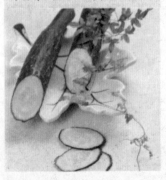

性状特征

黄瓜一年生攀缘状草本，全体披粗毛。茎细长，被刺毛，具卷须，单叶互生；叶片三角状广卵形，长宽各 12 ～ 18 厘米，掌状 3 ～ 5 裂，裂片三角形；叶柄粗，具粗毛。花单性，雌雄同株，有短柄；雄花 1 ～ 7 朵，腋生；雌花 1 朵单生，或数朵并生；具长毛，花冠黄色，裂片椭圆状披针形，先端尖锐；雄蕊分离，着生于花萼筒部，胚珠多数。瓠果圆柱形，幼嫩时青绿色，老则变黄色；表面疏生短刺瘤，并有显著的突起。种子椭圆形，扁平，白色。

药用价值

营养又减肥

黄瓜含有可抑制糖类转化成脂肪的物质。有肥胖倾向的人，最好吃些黄瓜，这样可抑制糖类的转化和脂肪的积累，达到减肥的目的。

抗癌作用

黄瓜顶部的苦味中富含葫芦素 C 的成分，具有抗癌作用。

清理肠胃的作用

黄瓜所含的钾盐十分丰富，具有加速血液新陈代谢、排泄体内多余盐分的作用，故肾炎、膀胱炎患者可多吃。

润肤去皱

用鲜黄瓜汁涂皮肤，有惊人的润肤去皱美容效果。现已制成系列化妆品，如黄瓜营养霜、黄瓜护发素等。

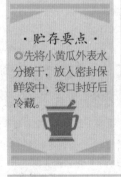

· 贮存要点 ·
◎先将小黄瓜外表水分擦干，放入密封保鲜袋中，袋口封好后冷藏。

◎黄瓜可以炒食、鲜食等。每餐 200 克为宜。
· 用法用量 ·

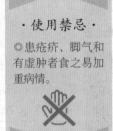
· 使用禁忌 ·
◎患疮疥、脚气和有虚肿者食之易加重病情。

特别提示　◎鲜黄瓜中含有娇嫩的纤维素，既能加速肠道腐烂物质的排泄，又有降低血液中胆固醇的功能。因此有高胆固醇和动脉硬化的患者，常吃黄瓜大有益处。

大蒜拌黄瓜		
功　效	清热、解毒、利尿、降压。为高血压患病者的常食菜肴。	
原材料	大蒜 20 克，黄瓜 200 克，盐 3 克，葱 10 克，醋 10 毫升，白糖 3 克，芝麻油 5 毫升。	
做　法	将黄瓜洗净、去皮，切成丝。葱洗净，切成长段。蒜去皮、切片。将黄瓜丝放入大碗中，加盐、葱、醋、大蒜、芝麻油拌匀即成。	
用　法	每日 1 次，佐餐食用。	

鲤鱼

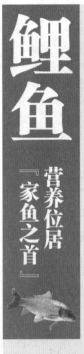

营养位居『家鱼之首』

别名

赤鲤鱼。

来源

为鲤科动物鲤鱼的肉或全体。

主要产地

黑龙江、黄河、长江、珠江、闽江诸流域及云南、新疆等地湖泊、江河中均有。

性味

性平，味甘。

功效主治

利水、消肿、下气、通乳。治水肿胀满、脚气、黄疸、咳嗽气逆、乳汁不通。

·主要成分·

鲤鱼含蛋白质17%以上，夏日含量最为丰富，故民间有"春鲑夏鲤"之说。鲤鱼还含脂肪、多种氨基酸、磷酸肌酸、多种维生素，以及钙、磷、铁等成分。

·性状特征·

鲤鱼呈柳叶形，背略隆起，嘴上有须，鳞片大且紧，鳍齐全且典型，肉多刺少。按生长水域的不同，鲤鱼可分为河鲤鱼、江鲤鱼、池鲤鱼。河鲤鱼体色金黄，有金属光泽，胸、尾鳍带红色，肉脆嫩、味鲜美，质量最好。江鲤鱼鳞肉皆为白色，体肥，尾秃，肉质发面，肉略有酸味。池鲤鱼青黑鳞，刺硬，泥土味较浓，但肉质较为细嫩。

·选购秘诀·

尽量选购活的。

药用价值

鲤鱼滋补健胃、利水消肿、通乳、清热解毒、止嗽下气，对各种水肿、浮肿、腹胀、少尿、黄疸、乳汁不通皆有益。

鲤鱼对孕妇胎动不安、妊娠性浮肿有很好的食疗效果。鲤鱼的蛋白质不但含量高，而且质量也佳，人体消化吸收率可达96%，并能供给人体必需的氨基酸、矿物质、维生素A、维生素D。

鲤鱼的脂肪多为不饱和脂肪酸，能很好地降低胆固醇，可以防治动脉硬化、冠心病，因此，多吃鱼可以健康长寿。

中医学认为，鲤鱼各部位均可入药。鲤鱼皮可治疗鱼梗，鲤鱼血可治疗口眼歪斜，鲤鱼汤可治疗小儿身疮。用鲤鱼治疗怀孕妇女的浮肿、胎动不安有特别疗效。

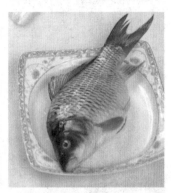

·贮存要点·

◎冰箱冷藏，但时间不宜存放太长。

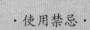

◎煮食、红烧、清蒸均可。每次约100克。

·使用禁忌·

◎鲤鱼不宜与绿豆、芋头、牛羊油、猪肝、鸡肉、荆芥、甘草、南瓜、赤小豆和狗肉同食，忌与中药中的朱砂同服。

·用法用量·

特别提示 ◎鲤鱼鱼腹两侧各有1条同细线一样的白筋，去掉它们可以除去腥味。

当归鲤鱼汤

功效	调养气血、丰满乳房，用于少女乳房发育不全，或促进乳房健美。
原材料	当归15克，白芷15克，北芪15克，枸杞10克，大枣5枚，鲤鱼1条（约600克）。
做法	将当归、白芷、北芪、枸杞洗净，大枣去核，鲤鱼杀后去肠杂，共入锅内加清水适量，煮至鲤鱼熟，入盐、味精调味即可。
用法	饮汤吃鲤鱼肉。

大白菜

清爽适口的养生蔬菜

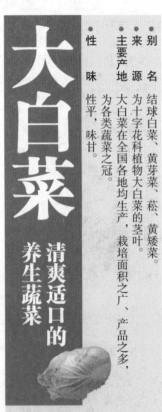

别名 结球白菜、黄芽菜、菘、黄矮菜。

来源 为十字花科植物大白菜的茎叶。

主要产地 大白菜在全国各地均生产，栽培面积之广、产品之多，为各类蔬菜之冠。

性味 性平，味甘。

功效主治 清热除烦、通利肠胃、消食养胃。主治肺热、咳嗽、咽干、口渴、头痛、大便瘀结、丹毒、痔疮出血等病症。

·主要成分·

每100克含水分95.5克，蛋白质1.1克，脂肪0.2克，碳水化合物2.1克，粗纤维0.4克，灰分0.6克，胡萝卜素0.01毫克，维生素$B_1$20毫克，维生素$B_2$0.04毫克，维生素$B_3$0.3毫克，维生素C 20毫克，钙61毫克，磷37毫克，铁0.5毫克，钾199毫克，钠70毫克，镁8毫克，氯60毫克。并含有硅、锰、锌、铝、硼、铜、镍、钴、硒等多种微量元素。

·选购秘诀·

选购白菜时，菜身干洁、菜心结实、老帮少、形状圆整、菜头包紧的为上品。

性状特征

大白菜，在西方又称"北京品种白菜"，即结球白菜，在粤语里叫绍菜。大白菜有宽大的绿色菜叶和白色菜帮。多重菜叶紧紧包裹在一起形成圆柱体，多数会形成一个密实的头部。被包在里面的菜叶由于见不到阳光，绿色较淡以至呈淡黄色。

大白菜品种繁多，基本有散叶型、花心型、结球型和半结球型几类，主要品种有：以天津为代表的大运河沿岸有三四百年种植历史的青麻叶（天津绿），绿色菜叶较多、纤维少、叶肉柔嫩。黄色菜叶为主的品种又称黄芽白菜、黄芽菜、黄芽白，有南北两种。在台湾种植的台湾白菜也是大白菜的一种，比北京大白菜细一些。

药用价值

白菜之所以在我国蔬菜生产和消费中占有不可替代的地位，是由于它具有适应性强、产量高、吃口好、易贮耐运等一系列的优点。在我国北方的冬季，白菜是餐桌上必不可少的佳肴，故有"冬日白菜美如笋"之说，白菜具有较高的营养价值，有"百菜不如白菜"的说法。

中医学认为，白菜有清热除烦、解渴利尿、通利肠胃、解酒毒、下气消食之功效。

现代药理发现，大白菜可防治糖尿病，还具有抗癌功效。

白菜中含有丰富的维生素C、维生素E，多食能起到很好的护肤和养颜作用。

白菜中的纤维素不但能起到润肠、促进排毒的作用，而且能促进人体对动物蛋白的吸收。

大白菜可平心静气、抑制怒气。

白菜可消食健胃、补充营养。大白菜味美清爽、开胃健脾，含有蛋白质、脂肪、多种维生素及钙、磷、铁等矿物质，常食有助于增强机体免疫功能，对减肥健美也具有意义。人们发现1杯熟的大白菜茶几乎能提供与1杯牛奶同样多的钙，可保证人体必需的营养成分。

白菜含有活性成分吲哚-3-甲醇，实验证明，这种物质能帮助体内分解与乳腺癌发生相关的雌激素，如果妇女每天吃500克左右的白菜，可使乳腺癌发生率减少。其所含微量元素钼可抑制体内对亚硝胺的吸收、合成和积累。

白菜中的有效成分能降低人体胆固醇水平，增加血管弹性，常食可预防动脉粥样硬化和某些心血管疾病。

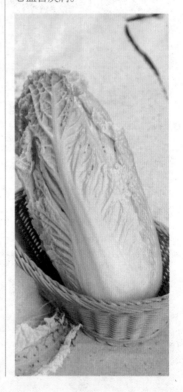

·贮存要点·

◎大白菜耐储存，可在 -5℃的室外安全过冬。当气温更低时，则需要窖藏。

◎大白菜可炒、熘、烧、煮、煎、烩、扒、凉拌，做馅等。每餐100克。

·用法用量·

·使用禁忌·

◎大白菜性偏寒凉，胃寒腹痛、大便清泻及寒痢者不可多食。不要用铜制器皿盛放或烹调白菜。

特别提示

◎为了保护白菜中的营养物质，不宜长时间焖煮。炒白菜时可适当放些醋，能保护维生素C，同时增添白菜的味道。

保健应用

醋溜白菜

功　效	帮助消化、调理五脏、提高免疫力。
原材料	白菜心 500 克，海米 15 克，酱油 25 克，醋 20 克，味精 2 克，香油 6 毫升，植物油 30 毫升，湿淀粉 9 克，葱、姜末少许。
做　法	将白菜心（不要叶）切成片，海米用温水泡开。植物油烧热，用葱、姜末烹锅，加白菜炒，再加海米（连原汤）、酱油快速翻炒，加醋、勾芡，再加味精，翻炒几下，淋上香油即成。
用　法	佐餐食用。

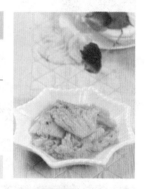

开水白菜

功　效	本菜汤清如水，菜绿而味鲜，具有益胃通便、增强食欲的功效。适用于热病愈后体虚、消化力弱、大便不畅等病症。
原材料	白菜心 500 克，胡椒粉适量。
做　法	洗净，入沸水焯至断生，再捞出放在汤碗内，加作料，上笼用旺火蒸 2 分钟，滗去汤。用沸清汤过一次，沥水，放入高汤，再加调料，倒入盛有菜心的汤碗内，上笼蒸熟即成。
用　法	佐餐食用。

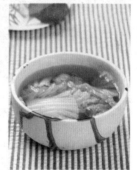

金边白菜

功　效	此菜具有养胃助食的功效，适用于脾胃虚弱、食欲缺乏等病症。
原材料	大白菜 500 克，干红辣椒丝 7.5 克，湿淀粉适量。
做　法	大白菜洗净，切成 3 厘米长、1.5 厘米宽的长条。辣椒切开、去子，切成 3 厘米长的段。菜油烧至七成热，将辣椒炸焦，放入姜末、白菜，旺火急速煸炒，加醋、酱油、精盐、白糖，煸至出现金黄色，用湿淀粉勾芡，浇上麻油，翻炒后即可装盘。
用　法	佐餐食用。

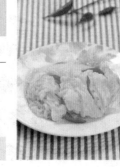

鲫鱼

健脾利湿的美味水产品

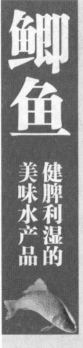

别　名 鲋。

来　源 为鲤科动物鲫鱼的肉或全体。

主要产地 全国各地均产。

性　味 性平，味甘。

功效主治 健脾利湿，治脾胃虚弱、纳少无力、痢疾、便血、水肿、淋病、痈肿、溃疡。

·主要成分·

每100克含水分85克，蛋白质13克，脂肪1.1克，碳水化合物0.1克，灰分0.8克，钙54毫克，磷203毫克，铁2.5毫克，维生素B₁0.06毫克，维生素B₂0.07毫克，维生素B₃2.4毫克。

·性状特征·

鲫鱼四季均产，但以2～4月和8～12月产的最肥。鲫鱼体侧扁而高，体较小，背部发暗，腹部色浅，体色因产地而异，多为黑色带金属光泽，嘴上无须，鳞较小，鳍的形状同鲤鱼。鲫鱼肉质嫩味美，营养价值较高，但刺细小且多。

·选购秘诀·

选购鲜活的。

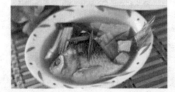

药用价值

鲫鱼所含的蛋白质质优、齐全、易于消化吸收，是肝肾疾病、心脑血管疾病患者的良好蛋白质来源，常食可增强抗病能力，肝炎、肾炎、高血压病、心脏病、慢性支气管炎等疾病患者可经常食用。

鲫鱼有健脾利湿、和中开胃、活血通络、温中下气之功效，对脾胃虚弱、水肿、溃疡、气管炎、哮喘、糖尿病有很好的滋补食疗作用。产后妇女炖食鲫鱼汤，可补虚通乳。

鲫鱼中锌的含量最高，缺锌会引起食欲减退、性功能障碍等，由于锌的重要作用，有人把它称为"生命的火花"。儿童和孕妇可多吃一些含锌的食物。坐月子喝鲫鱼汤是中国古老的传统，吃鲫鱼可以让妇女乳汁充盈。

鲫鱼肉嫩味鲜，可做粥、汤、菜、小吃等。尤其适于做汤，鲫鱼汤不但味香汤鲜，而且具有较强的滋补作用，非常适合中老年人和病后虚弱者食用，也特别适合产妇食用。

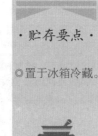

·贮存要点·

◎置于冰箱冷藏。

·用法用量·

◎红烧、干烧、清蒸、氽汤均可。

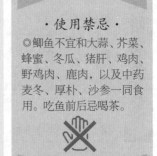

·使用禁忌·

◎鲫鱼不宜和大蒜、芥菜、蜂蜜、冬瓜、猪肝、鸡肉、野鸡肉、鹿肉，以及中药麦冬、厚朴、沙参一同食用。吃鱼前后忌喝茶。

特别提示
◎清蒸或煮汤营养效果最佳；若经煎炸则上述的功效会大打折扣。冬令时节食之最佳。平素用鲫鱼与豆腐搭配炖汤营养最佳。鱼子中胆固醇含量较高，故中老年人和高血脂、高胆固醇者应忌食。

黄芪鲫鱼

功　效	有补气健胃、美容润颜之功效。主治脾虚所致的食欲不振、消化不良、便溏泄泻，以及气虚所致的气短乏力等症。女人常食可美容润肤。
原材料	黄芪15克，鲫鱼1条（约重300克），猪瘦肉200克，生姜15克，葱10克，料酒30毫升，白糖、精盐各5克，味精、胡椒粉各2克，醋3毫升，鲜汤2000毫升。
做　法	将鲫鱼去鳃、鳞，剖去内脏，切成两段。猪瘦肉切成方块、黄芪切段。锅中加水烧开，下入黄芪、瘦肉、生姜煮熟。待熟后，再下入鲫鱼，加入其余配料稍煮后调入味即可。
用　法	佐餐食用。

鳢鱼

淡水鱼中的长寿鱼

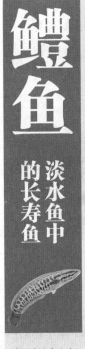

别名 鲖、黑鳢鱼、黑鱼、乌鱼。

来源 为鳢科动物乌鳢的肉或全体。

主要产地 我国大部分地区的河流、湖沼中均有。

性味 性寒，味甘。

功效主治 ⚕

补脾利水。治水肿、湿痹、脚气、痔疮、疥癣。

能补脾益胃、养血补虚、养心补肾、益阴壮阳、清热祛风、通气消胀、利水消肿、身痛、腰膝腿软、月经不调、崩漏带下。适用于肺结核。

· 主要成分 ·

每100克含水分78克，蛋白质19.8克，脂肪1.4克，灰分1.2克，钙57毫克，磷163毫克，铁0.5毫克，维生素 B_1 0.03毫克，维生素 B_2 0.25毫克，维生素 B_3 2.8毫克。

· 选购秘诀 ·

选购时以个大、新鲜的为好。

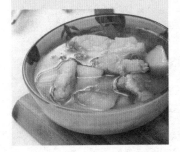

性状特征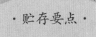

鳢鱼是一种凶猛的食肉鱼类，群鱼见之都要退避三舍，故冠之以"将军鱼"之名。据民间传说，此鱼的寿命可以达到一百年，是淡水鱼中的长寿鱼。乌鳢体细长，前部圆筒状，后部侧扁。体长约30余厘米。头尖而扁平，头上覆盖鳞片。口大，端位，口裂倾斜，下倾向前突出，向后达列眼的后缘。上下颌骨、锄骨、口盖骨均具尖锐的细齿。眼位于头侧前上方。背鳍、臀鳍均长。全体灰黑色，背部与头面较暗，腹部较淡。体侧具有许多不规则的黑色斑条，头侧有两条纵行黑色条纹。背鳍、臀鳍和尾鳍均具黑白相间的花纹。胸鳍和腹鳍呈浅黄色，胸鳍基部有一黑点。

药用价值

患者进行手术后，常食鳢鱼有生肌补血、加速伤口愈合的作用。体弱的患者、产妇和儿童，常食鳢鱼有益于健康、增强体质。

鳢鱼是治疗浮肿、体虚的良药。鳢鱼补脾益胃、利水消肿，对治疗脚气、妊娠水肿有一定的疗效。产妇清蒸食用，还可催乳补血。

· 贮存要点 ·

◎最好新鲜食用，或是宰杀后置于低温下保存。

◎鳢鱼肉厚白嫩，刺少鲜美，熘、炒、烧、蒸均可。每餐80～100克。

· 用法用量 ·

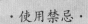

· 使用禁忌 ·

◎忌食其鱼子，因其有毒，误食有生命危险。鳢鱼忌与茄子同食，否则有损肠胃。

特别提示
◎鳢鱼与生姜、红茶煮食用，对治疗肺结核有辅助作用，肾炎患者可用鳢鱼与红糖炖服，腰酸背痛者可用鳢鱼与葛菜、豆腐煮食。

冬瓜鳢鱼汤

功效	健脾祛湿、通阳利水。肾病属脾虚湿困、水湿停聚者，症见水肿、不便不利、身重神疲、食欲欠佳等。肾病肾阳衰弱、水气内盛者不宜用本汤。
原材料	冬瓜500克，鳢鱼1条（约250克），葱5根。
做法	将冬瓜留皮，洗净切块。葱花去须，洗净切段，鳢鱼去鳞、鳃、肠，洗净。把全部用料放入锅内，加清水适量，武火煮沸后，文火煮1小时，加盐调味即可。
用法	饮汤食肉，佐餐食用。

鲮鱼

利水消肿的美味水产品

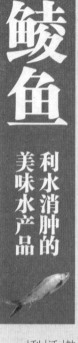

别名 雪鲮鱼、土鲮鱼。

来源 为鲤科动物鲮鱼的肉。

主要产地 分布于珠江流域及海南岛。

性味 性平，味甘。

功效主治

利肌肉、通小便。治膀胱结热、黄疸、水鼓。还可健筋骨，活血行气、逐水利湿。

·主要成分·

鲮鱼的主要营养成分是蛋白质、碳水化合物、脂肪、多种维生素和矿物质。

·选购秘诀·

选购时以新鲜为好，市售鲮鱼多是速冻品，选购时以色泽、气味新鲜者为好。

·药用价值·

益气血、健筋骨、通小便。适宜体质虚弱、气血不足、营养不良之人食用。适宜膀胱热结、小便不利、肝硬化腹水、营养不良性水肿之人食用。《食物本草》：鲮鱼，主滑利肌肉、通小便、治膀胱热结、黄疸、水鼓。《本草纲目拾遗》：健筋骨、活血行气、逐水利湿。《本草求原》：补中开胃，益气血。

性状特征

鲮鱼体长、侧扁，腹部圆，背部在背鳍前方稍隆起。体长约30厘米。头短，吻圆钝，吻长略大于眼径。眼侧位，眼间距宽。口下位，较小，呈弧形，上下颌角化。须2对，吻须较明显，颌须短小。唇的边缘有多数小乳状突起，上唇边缘呈细波形，唇后沟中断。下咽齿3行。鳞中等大，背鳍无硬刺，其起点至尾基的距离大于至吻端的距离。尾鳍分叉深。体上部青灰色，腹部银白，体侧在胸鳍基的后上方，有8～9个鳞片的基部具黑色斑块。幼鱼尾鳞基部有一黑色斑点。

因其肉细嫩、味鲜美、产量大、单产高、价格适中以及质量上乘，是市场的畅销货。

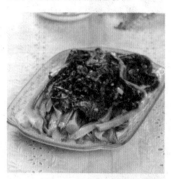

·贮存要点·

◎最好新鲜食用，或是宰杀后置于低温下保存。

·用法用量·

◎每餐30克。

·使用禁忌·

◎阴虚喘嗽忌之，痛风、心脏病、肾脏病、急慢性肝炎的患者不宜食用。

特别提示 ◎鲮鱼加工成罐头食品，其钠的含量大大增加。鲮鱼罐头开封后，最好一次性吃完，以免变质。

豆豉鲮鱼油麦菜

功效	构成本菜的鲮鱼具有补益气血的作用。豆豉富含8种人体所必需的氨基酸及豆激酶、异黄酮、多酚等融血栓、抗衰老、美容养颜功能因子，药食兼用。油麦菜的营养价值略高于生菜，而远远优于莴笋。
原材料	油麦菜400克，罐装鲮鱼50克，大葱1根，生姜1小块，大蒜3瓣，淀粉适量，食用油30克，香油1小匙，高汤3小匙，料酒2小匙，豆豉1大匙，精盐2小匙，白糖1/2小匙，味精1/2小匙。
做法	把油麦菜切成10厘米长的段，用开水焯熟，装盘。葱、蒜、姜切末。锅中下油，炒香葱、蒜、姜、豆豉，加入高汤及其他调味料，烧开后放入鲮鱼，快熟时，用水淀粉勾芡，盛出放在油麦菜上，淋入香油即可。
用法	佐餐服用。

鹌鹑

有「动物人参」之美誉

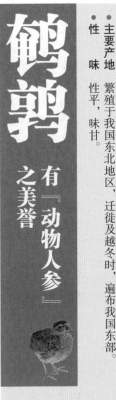

别　名　鹌鸟、宛鹑、赤喉鹑、红面鹌鹑。

来　源　为雉科动物鹌鹑的肉或全体。

主要产地　繁殖于我国东北地区，迁徙及越冬时，遍布我国东部。

性　味　性平，味甘。

功效主治　治泻痢、疳积、湿痹。

·性状特征·

鹌鹑属鸟纲，雉科动物。野生鹌鹑尾短、翅长而尖，上体有黑色和棕色斑相间杂，具有浅黄色羽干纹，下体灰白色，颊和喉部赤褐色。雌鸟与雄鸟颜色相似，但背部和两翅黑褐色较少，棕黄色较多，前胸具褐色斑点，胸侧褐色较多，雄的好斗。成体体重为66～118克，体长148～182毫米，尾长30～46毫米。

·选购秘诀·

以肉质新鲜、触之有弹性、无腐烂、变质现象的为佳。

主要成分

鹌鹑肉主要成分为蛋白质、脂肪、无机盐类，且含有多种氨基酸，胆固醇含量较低。每100克鹌鹑肉中蛋白质含量高达24.3克，比猪、牛、羊、鸡、鸭肉的蛋白质含量都高（鸡肉蛋白质含量为19.7%）。而其脂肪、胆固醇含量又比猪、牛、羊、鸡、鸭肉等低。鹌鹑肉中多种维生素的含量比鸡肉高2～3倍。鹌鹑蛋的营养价值高，与鸡蛋相比蛋白质含量高30%，维生素B_1高20%，维生素B_2高83%，铁高46.1%，卵磷脂高5.6倍，并含有维生素P等成分。

药用价值

强筋骨、耐寒暑的作用

中医学认为，鹌鹑性甘、平、无毒，具有益中补气、强筋骨、耐寒暑、消结热、利水消肿作用。明代著名医学家李时珍在《本草纲目》中曾指出，鹌鹑的肉、蛋有补五脏、益中续气、实筋骨、耐寒暑、消热结之功效。

其他作用

经临床试验，鹌鹑的肉蛋对贫血、营养不良、神经衰弱、气管炎、心脏病、高血压病、肺结核、小儿疳积、月经不调病症都有理想的疗效。鹌鹑肉和鹌鹑蛋中所含丰富的卵磷脂和脑磷脂，具有健脑的作用。

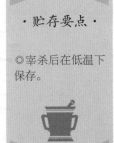

·贮存要点·

◎宰杀后在低温下保存。

◎其肉可清蒸、煮汤，其蛋可煮食。每餐半只（80～100克）。

·用法用量·

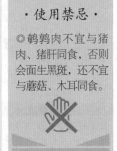

·使用禁忌·

◎鹌鹑肉不宜与猪肉、猪肝同食，否则会面生黑斑，还不宜与蘑菇、木耳同食。

特别提示　◎鹌鹑是典型的高蛋白、低脂肪、低胆固醇的食物，特别适合中老年人及高血压病、肥胖症患者食用。

桂髓鹌鹑汤

功　效	用于贫血、营养不良、疲乏无力、形瘦气短、面色萎黄、头晕眼花等症，常用本汤有润泽肌肤、防止皮肤早衰、皱纹早现的作用。
原材料	鹌鹑1只，猪脊髓30克，桂圆肉30克，桂皮3克，冰糖6克，姜、葱适量。
做　法	将以上备用材料全部放入炖盅内，加入清汤适量，炖盅加盖，置锅内用文火隔水炖2～3小时，调味即可。
用　法	佐餐食用。

瞿麦

清热利水、破血通经

别名

巨句麦、大兰、山瞿麦、南天竺草、剪绒花。

来源

为石竹科植物瞿麦或石竹的带花全草。

主要产地

主产于河北、河南、辽宁、湖北、江苏。

性味

性寒，味苦。

功效主治

清热利水、破血通经。治小便不通、淋病、经闭、痈肿、目赤障翳、浸淫疮毒。

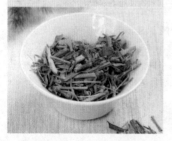

·主要成分·

瞿麦鲜草含水分77.3%，粗蛋白质2.62%，无氮浸出物13.18%，粗纤维4.95%，粗灰分11.09%，磷酸0.13%。还含维生素A类物质，此外尚含少量生物碱。石竹花含丁香油酚、苯乙醇、苯甲酸苄酯、水杨酸苄酯、水杨酸甲酯等。

·选购秘诀·

以青绿色、干燥、无杂草、无根及花未开放者为佳。

性状特征

①瞿麦

为植物瞿麦的干燥全草，长30余厘米，茎直立，淡绿至黄绿色，光滑无毛，节部稍膨大。花全长3～4厘米，有淡黄色膜质的宿萼，萼筒长约为全花的3/4；萼下小苞片淡黄色，约为萼筒的1/4。花冠先端深裂成细线条，淡红或淡紫色。气微，味微甜。

②石竹瞿麦

为植物石竹的干燥全草。与瞿麦相似，花全长约3厘米，萼筒长约为全花的1/2，萼下小苞片约为萼筒的1/2，花冠先端浅裂呈锯齿状，棕紫色或棕黄色。

药用价值

利尿作用

瞿麦有一定的利尿作用，瞿麦穗煎剂2克/千克灌胃，可使盐水潴留的家兔在6小时内尿量增加到156.6%，氯化物增加到268.2%。

对肠管的作用

研究发现，瞿麦煎剂对肠管有显著的兴奋作用。瞿麦穗较茎穗作用稍强。苯海拉明、罂粟碱能拮抗此作用。

对心血管的影响

对离体蛙心、兔心有强的抑制作用，瞿麦穗煎剂对麻醉犬有降压作用。

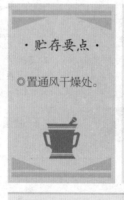

· 贮存要点 ·

◎置通风干燥处。

· 用法用量 ·

◎内服:煎汤，4.5～9克；或入丸、散。外用：研末调敷。

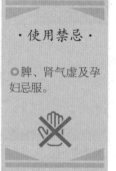

· 使用禁忌 ·

◎脾、肾气虚及孕妇忌服。

特别提示　◎本品也可治疗便秘，因其能使肠蠕动增加而促进排便，常配瓜蒌仁。

瞿麦蔬果汁

功　效	利尿通淋、活血通经。
原材料	苹果50克，小豆苗15克，莲子10克，瞿麦5克，清水350毫升，果糖适量。
做　法	莲子、瞿麦洗净置入锅中浸泡30分钟后，以小火加热煮沸，约15分钟后关火，滤取药汁晾凉。苹果洗净、切小丁，小豆苗洗净、切碎。全部材料、果糖、药汁放入果汁机混合搅拌，倒入杯中即可饮用。
用　法	随意服用。

冬瓜皮

治疗轻症浮肿的常用良药

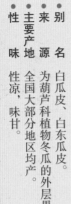

别名 白瓜皮、白东瓜皮。

来源 为葫芦科植物冬瓜的外层果皮。

主要产地 全国大部分地区均产。

性味 性凉，味甘。

功效主治

利尿消肿。

用于水肿胀满、小便不利、暑热口渴、小便短赤。

·主要成分·

含蜡类及树脂类物质，瓤含葫芦巴碱、腺嘌呤等。

·性状特征·

干燥果皮，常向内卷曲成筒状或双筒状，大小不一。表面光滑，淡黄色、黄绿色至暗绿色，革质，被有白色粉霜，内表面较粗糙，微有筋脉。质脆，易折断。气无，味淡。

·选购秘诀·

以皮薄、条长，色灰绿、有粉霜、干燥、洁净者为佳。

药用价值

非肾性水肿恢复期患者内服冬瓜皮煎剂60克，并饮水1000毫升，在服药后2小时内排出尿量较对照组显著增加，2～4小时之间，则较对照组减少。临床上用于清热利尿，但效力较弱，治一般体弱或脚气引起的轻症浮肿、小便不利。常配赤小豆、生苡仁、红糖水煎服。

治孕妇水肿：取冬瓜皮适量，用水洗净后，煎水代茶。

治小儿暑热：取冬瓜皮50克，柚子核5克，共煎水代茶。

治急性肾炎水肿、小便不利：取冬瓜皮、西瓜皮、玉米须各25克，红小豆50克，水煎分3次服用，连服10～15剂。

治腹胀、厌食：取冬瓜皮100克，鲫鱼1条共煮，炖烂服食，隔日1次，连用3～5次。

治肺痈：取冬瓜皮、生薏仁各30克，洗净后加水适量煎服，1日2次，可祛痰排脓。

治痔疮：取冬瓜皮50克煎水，外洗肛痔处，能消肿止痛。

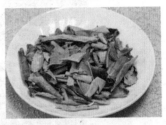

·贮存要点·
◎置干燥处保存。

·用法用量·
◎内服：煎汤，9～30克；或入散剂。外用：煎水洗或研末调敷。

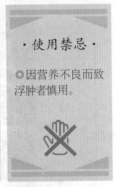
·使用禁忌·
◎因营养不良而致浮肿者慎用。

 特别提示 ◎本品常配合茯苓皮、泽泻、猪苓等药同用。

冬瓜皮蒸鲤鱼

功效	益气行水。
原材料	鲤鱼1尾（约600克），鲜冬瓜皮50克（或干冬瓜皮20克），大蒜50克，料酒30克，水发口蘑4个，姜片10克，胡椒粉0.5克，葱2根，细盐2克。
做法	将鲤鱼去鳞后除去内脏、洗净，两面横划几刀，抹上盐、胡椒粉、料酒。水发口蘑洗净，切成薄片。大蒜去皮、洗净。将蒜瓣一半放入鱼腹内，一半放在鱼身周围。冬瓜皮放在鱼下面，口蘑放在鱼上面。加鲜汤约100克，并加入姜片、葱段，用旺火蒸熟，出笼后即可食用。
用法	佐餐食用。

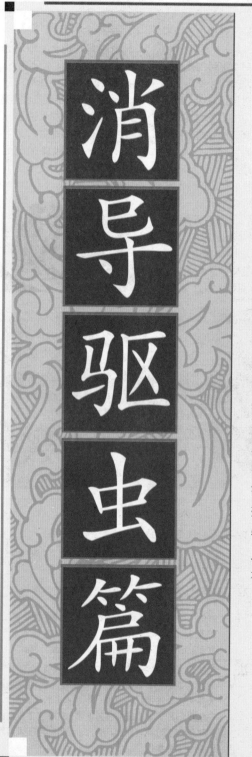

消导驱虫篇

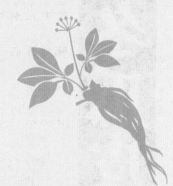

消导食物主要用于开胃消食、导行积滞，凡由于消化功能减退而引起的消化不良、食欲缺乏、饮食积滞者，均可食用。消导食物大多数具有促进胃液分泌、胃肠蠕动和消化食物的作用，故能开胃消滞而治消化不良。

驱虫食物主要用于驱除肠道寄生虫。部分驱虫食物兼能健胃，作用较全面，食用时兼顾患者体质和原有的其他疾病，适当搭配，体质虚弱者也可食用。由于肠寄生虫病患者常有消化不良、腹胀痛，故食用驱虫食物时，常随证搭配消导食物或配理气活血食物，使肠中积滞消除，减轻气胀和腹痛。为加强驱虫效果，有些驱虫食物还需要搭配泻下食物，使虫体和虫卵易于排出。久患寄生虫病而致气血虚弱者，又需要酌加补气、补血食物。

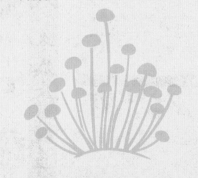

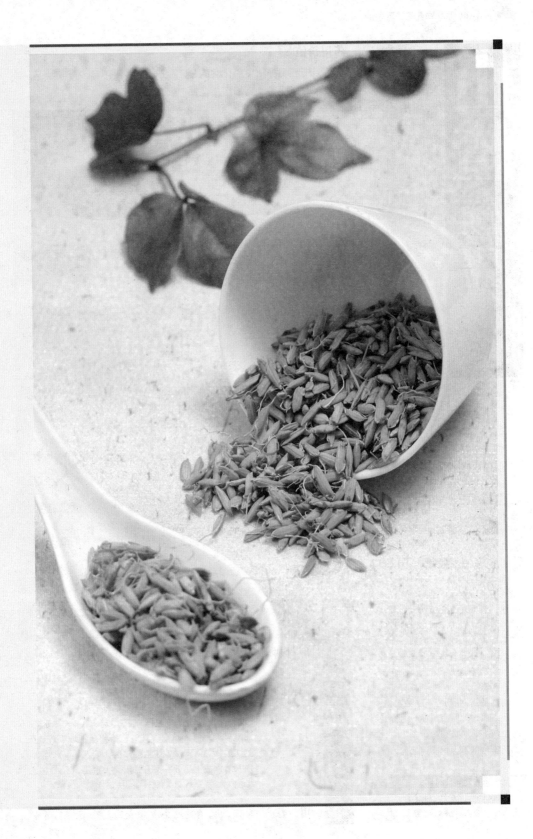

山楂

消食健胃好帮手

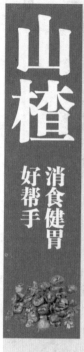

别名 映山红果、酸查。

来源 为蔷薇科植物山楂或野山楂的果实。

主要产地 北山楂主产于山东、河北、河南、辽宁等地，南山楂主产于江苏、浙江、云南、四川等地。

性味 性微温，味酸、甘。

功效主治 🜨 消食化积、行气散瘀。主治肉食积滞、胃脘胀满、泻痢腹痛、瘀血经闭、产后瘀阻、心腹刺痛、疝气疼痛、高脂血症。

·主要成分·

含表儿茶精、槲皮素、金丝桃苷、绿原酸、山楂酸、柠檬酸、苦杏仁苷等。

·性状特征·

①北山楂：为植物山楂的果实，呈球形或梨形，表面深红色，有光泽，满布灰白色细斑点；顶端有宿存花萼，基部有果柄残痕。商品常为3～5毫米厚的横切片，多卷缩不平，果肉深黄色至浅棕色，切面可见5～6粒淡黄色种子，气微清香，味酸、微甜。
②南山楂：为植物野山楂的果实，呈类圆球形，直径0.8～1.4厘米，间有压扁成饼状，表面灰红色，有细纹及小斑点，气微，味酸、微涩。

·选购秘诀·

北山楂以个大、皮红、肉厚者为佳；南山楂以个匀、色红、质坚者为佳。

药用价值 ⚥

山楂能增加胃中消化酶的分泌，入胃后能增强酶的作用，促进肉类消化，又有收敛作用，对痢疾杆菌有较强的抑制作用。并有降血压、强心、扩张血管以及降低胆固醇的作用，适用于动脉硬化性高血压，又能收缩子宫，治产后腹痛。

所含脂肪酶可促进脂肪分解。所含多种有机酸能提高蛋白酶的活性，使肉食易被消化。

对消除油腻、肉积尤为适用，也可用于胃酸缺乏症，对于小儿伤乳之消化不良、食欲缺乏，效果也好。

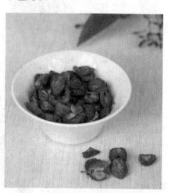

·贮存要点·

◎置通风干燥处，防蛀。

·用法用量·

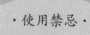

◎煎服10～15克，大剂量30克。生山楂用于消食散瘀，焦山楂用于止泻止痢。

·使用禁忌·

◎脾胃虚弱者慎服。胃酸过多，有吞酸、吐酸者需慎用山楂，胃溃疡患者也应慎用。

特别提示 ◎食用山楂不可太多，而且食用后还要注意及时漱口，以防对牙齿有害，儿童正处于牙齿更替时期，长时间贪食山楂、山楂片或山楂糕，对牙齿生长不利。

山楂番茄牛肉汤

功效	滋阴润燥、化食消积。用于治疗慢性肝炎，并兼具脾虚积滞、高血压病患者。
原材料	山楂15克，番茄100克，牛肉50克，姜、葱、盐、绍酒、酱油各5克，素油30克，生粉20克，鸡蛋1只。
做法	把山楂洗净、去核、切片；番茄洗净、切薄片；牛肉洗净，切4厘米长、3厘米宽的薄片；姜切片，葱切段。把牛肉片、生粉、酱油、盐、绍酒同放碗内，加水少许，打入鸡蛋、拌匀，待用。把炒锅置武火上烧热，加入素油，烧六成熟时，下入姜、葱爆香，加入清水或上汤600毫升，用武火煮沸，下入山楂、牛肉片、番茄，煮10分钟即成。
用法	每日1次，每次吃牛肉50克，随意吃番茄、喝汤。

麦芽

疏肝醒脾、退乳常用药

别　名　大麦蘗、麦蘗、大麦毛、大麦芽。

来　源　为发芽的大麦颖果。

主要产地　各地均产。

性　味　性微温，味甘。

功效主治 ♀

消食、和中、下气。治食积不消、脘腹胀满、食欲不振、呕吐泄泻、乳胀不消。

·主要成分·

麦芽含淀粉酶、转化糖酶、脂肪、磷脂、糊精、麦芽糖、葡萄糖、B族维生素等。

·性状特征·

果实呈梭形，长8～12毫米，直径2.5～3.5毫米。上端有长约3毫米的黄棕色幼芽，下端有须根数条，纤细而弯曲，长0.2～2.0厘米，少数无须根。表面黄色或淡黄棕色，背面为外稃包围，具有5脉，腹面为内稃包围，有腹沟1条。剥除内外稃后，即为果皮。果皮淡黄色，膜质，种皮薄，且与果皮难分离，背面基部有长椭圆形的胚，淡黄白色，长3～5毫米，腹面中央有褐色纵沟1条。胚乳很大，乳白色，粉质。味微甜。

·选购秘诀·

以色黄、粒大、饱满、芽完整者为佳。

药用价值 ♀

疏肝醒胃、消食除满、和中下气。麦芽对胃蛋白酶的分泌似有轻度的促进作用，对增加胃酸的分泌亦有轻度的作用。

临床上应用于健胃，治一般的消化不良，对米、面食和果积（食水果过多而致的消化不良）有化积开胃的作用。可视为助消化的滋养药，常配神曲、白术、陈皮。

用于退乳，利用麦芽的温通作用，减轻母体断乳后有乳汁滞留的现象，从而消除胀痛，但此时麦芽用量宜大。

此外，服补药而防其胀满时，可酌加麦芽助消化。

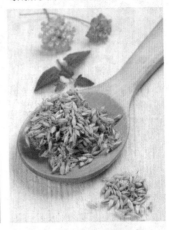

·贮存要点·

◎置通风干燥处保存。

·用法用量·

◎内服：煎汤，9～15克；或入丸、散。

·使用禁忌·

◎久食消肾，不可多食。炒麦芽服用过多时会影响乳汁分泌，哺乳期的妇女慎用。

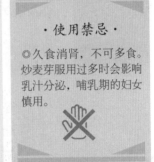

特别提示　◎生麦芽的醒胃作用较好，食欲不振者可用之，小孩尤为适合。炒麦芽性较温和，食物吸收不良、大便稀烂者用之较好，退乳也用炒麦芽。从对淀粉的消化力而论，生品大于炒焦。

麦芽党参茯苓牛肚汤

功效	健脾开胃、消食化滞。脾虚胃弱、食欲不振或食少难消，症见脘腹痞胀、不思饮、大便溏薄、倦怠乏力。亦可用于消化不良、胃及十二指肠溃疡、慢性胰腺炎、胆囊炎、肺结核等属于脾虚而运化无力见有上症者。
原材料	牛肚500克，生麦芽100克，党参、淮山药、茯苓各50克，陈皮、八角、茴香各6克，生姜、红枣适量。
做法	生麦芽、党参、淮山药、茯苓、陈皮、八角茴香、红枣（去核）、生姜洗净。牛肚浸透、洗净、切件，放入锅内，加清水适量，以文火煲半小时，再放入其他材料煲2小时，调味供用。
用法	佐餐食用。

谷芽

健胃、助消化常用药

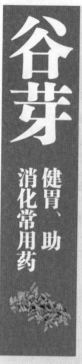

别名
蘖米、谷蘖、稻蘖、稻芽。

来源
为禾本科植物稻的成熟果实经加工而发芽者。全国产稻区均生产，而以南方早稻谷加工的谷芽为好。华北地区习惯以禾本科植物粟的颖果发芽后作谷芽用。

主要产地

性味
性温，味甘。

功效主治
健脾开胃、和中消食。
治宿食不化、胀满、泄泻、不思饮食。

·主要成分·
含淀粉、蛋白质、脂肪、淀粉酶及维生素等。

·性状特征·
粟芽：又名谷芽、粟谷芽，为植物粟谷的成熟果实发芽干燥品。多在北方产销。
稻芽：又名谷芽、稻谷芽，为植物稻谷的成熟果实发芽干燥品。多在南方产销。
干燥的谷芽，呈长椭圆形而扁，两端略尖，长7～9毫米，宽3～4毫米，外稃包围果实，表面黄色、坚硬、具短细毛，有脉5条。剥去外稃，内含白米1粒，质坚、断面白色、有粉性。气无，味微甘。

·选购秘诀·
以粒饱满、均匀、色黄、无杂质者为佳。

药用价值

本品有促进消化、增进食欲的作用。其酶含量较麦芽低，消化淀粉之力不及麦芽。煎煮及炒谷芽会降低其消食效力。

临床上用于治疗食滞胀满、食欲不振，一般多与麦芽同用，也可单用，小儿外感风滞有呕吐、发热者，配解表药和清热化湿药。

谷芽助消化，偏于消食下气，对热滞者更适宜。麦芽助消化，带健脾作用，对寒滞而食物吸收不全者更适宜。

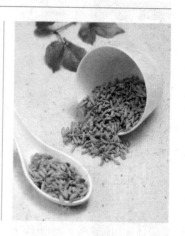

·贮存要点·
◎置通风干燥处。

·用法用量·
◎煎服，10～15克，大剂量30克。生用长于和中，炒用偏于消食。
处方中写谷芽、长须谷芽指生谷芽，为原药去杂质不经炒制生用入药者。炒谷芽又名香谷芽、炙谷芽。为净谷芽用文火炒至黄色入药者。焦谷芽为净谷芽用武火炒至焦黄色入药者。

·使用禁忌·
◎无。

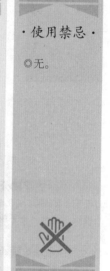

特别提示
◎谷芽入煎剂后，其效力大大减损，故以研成细粉直接冲服较好，谷芽炒焦后其有效成分的效力会降低很多，而微炒则并不影响。

谷芽消积汁

功效	补脾健胃、善消谷滞、保湿祛疤。
原材料	葡萄柚2颗，柠檬1颗，清水100毫升，谷芽10克，天门冬8克，蜂蜜1大匙。
做法	谷芽、天门冬放入锅中，加入清水、洗净，再加水以小火煮沸，约1分钟后关火，滤取药汁降温备用。葡萄柚和柠檬切半，利用榨汁机榨出果汁，倒入杯中。加入蜂蜜、药汁搅拌均匀，即可饮用。
用法	随意服用。

荞麦

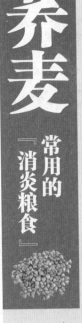

常用的『消炎粮食』

别　名 乌麦、花荞、甜荞、荞子。

来　源 为蓼科植物荞麦的种子。

主要产地 中国各地普遍栽培，尤以北方为多。

性　味 性凉，味甘。

功效主治 开胃宽肠、下气消积。治肠胃积滞、慢性泄泻、噤口痢疾、赤游丹毒、痈疽发背、瘰疬、汤火灼伤。

·主要成分·

含蛋白质、脂肪油、淀粉、淀粉酶、麦芽糖、腺嘌呤及胆碱等。

·性状特征·

一年生草本，生育期短，抗逆性强，极耐寒瘠，当年可多次播种多次收获。茎直立，下部不分蘖，多分枝，光滑，淡绿色或红褐色，有时有稀疏的乳头状突起。叶心脏形如三角状，顶端渐尖，基部心形或戟形，全缘。托叶鞘短筒状，顶端斜而截平，早落。春夏间开小花，花白色，花梗细长。果实为干果，卵形、黄褐色，光滑。有多个栽培品种，尤以苦荞为最具营养保健价值。茎紫红色，叶子三角形，开白色小花，子实黑色，磨成面粉供食用。

·选购秘诀·

本品以粒饱满、均匀、有芽、色黄者为佳。

药用价值 ⚥

荞麦蛋白质中含有丰富的赖氨酸成分，铁、锰、锌等微量元素比一般谷物丰富，而且含有丰富的膳食纤维，是一般精制大米的10倍。

荞麦含有丰富的维生素E，同时还含有维生素B₃和芦丁（芸香苷），芦丁有降低人体血脂和胆固醇、软化血管、保护视力和预防脑血管出血的作用。维生素B₃成分能促进机体的新陈代谢，增强解毒能力，还具有扩张小血管和降低血液胆固醇的作用。

荞麦含有丰富的镁，能促进人体纤维蛋白溶解，使血管扩张，抑制凝血块的形成，具有抗栓塞的作用，也有利于降低血清胆固醇。

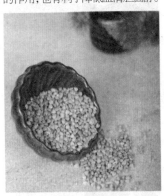

·贮存要点·

◎置于通风干燥处保存。

·用法用量·

◎内服：煎汤，9～15克；入丸、散。外用：研末掺或调敷。

·使用禁忌·

◎荞麦一次不可食用太多，否则易造成消化不良、脾胃虚寒、消化功能不佳，经常腹泻的人不宜食用。

特别提示 ◎荞麦面看起来色泽不佳，但用它做成扒糕或面条，佐以麻酱或羊肉汤，别具一番风味。平时在食用细粮的同时，适当配入荞麦对身体很有好处。

牛骨髓炒面

功　效	补肾填髓、健脾化湿、活血健脑，对神经衰弱、遗忘综合征、更年期综合征、老年性痴呆症均有疗效。
原材料	荞麦面粉500克，核桃仁20克，瓜子仁10克，牛骨髓油150克，芝麻40克，白糖、糖桂花适量。
做　法	荞麦粉略炒，筛回原锅。牛骨髓油放在另一锅中，烧至八成热，倒进炒面，拌匀。芝麻、核桃仁用小火炒熟，把核桃仁碾成细末，与芝麻、瓜子仁同放入熟炒面中拌匀，糖桂花加凉开水调汁。把油炒面盛在碗中，用沸水冲成稠糊状，放入白糖和桂花汁，调匀。
用　法	佐餐食用，用量随意。

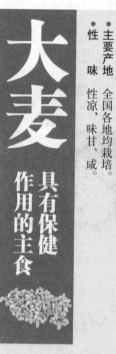

大麦

具有保健作用的主食

别　名 倮麦，牟麦、饭麦、赤膊麦。

来　源 为禾本科植物大麦的果实。

主要产地 全国各地均栽培。

性　味 性凉，味甘、咸。

功效主治 和胃、宽肠、利水，治食滞泄泻、小便淋痛，水肿、烫火伤。

·主要成分·
淀粉酶、转化糖酶、卵磷脂、糊精、麦芽糖及葡萄糖和B族维生素等。

·选购秘诀·
麦粒均匀、无霉烂者即可。

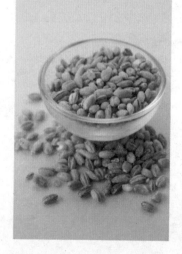

性状特征

大麦为一年生草本植物，高60～100厘米。秆直立，光滑无毛。叶鞘无毛，有时基生叶的叶鞘疏生柔毛，叶鞘先端两侧具弯曲沟状的叶耳；叶舌小，长1～2毫米，膜质；叶片扁平，长披针形，长8～18厘米，宽6～18毫米，上面粗糙，下面较平滑。穗状花序，长4～10厘米，分为若干节，每节着生3枚完全发育的小穗，小穗长约2厘米，通常无柄，每小穗有花1朵，内外颖均为线形或线状披针形，微被短柔毛，先端延长成短芒，长仅8～14毫米；外稃长圆状披针形，光滑，具5条纵脉，中脉延长成长芒，极粗糙，长8～13厘米，外稃与内稃等长；雄蕊3枚；子房1枚，花柱分为2枚。颖果与内外稃愈合，罕有分离者，颖果背有沟。

药用价值

大麦有健脾益气、和胃润中、疏肝理气的功效。大麦磨成的面能平胃止渴、消食除胀。长时间使用，可使人头发不白。

大麦苗捣汁，每天服用，能治各种黄疸、利小便。冬季手脚长冻疮，可将大麦苗煮成汁浸洗。

大麦能解发热疾病，消除药毒。

大麦在一定水分和温度下萌发的芽，称为大麦芽，晒干后炒熟备用。大麦芽的优点是既能消食化滞，又能回乳疏肝。大麦芽是制造啤酒的主要原料，经过加工而成的麦芽糖，富有营养，为老、少及体虚者的滋补品，但产妇在哺乳期间忌食。

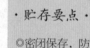

·贮存要点·

◎密闭保存，防霉、防蛀。

◎大麦去麸皮碾碎，可煮粥或做饭，亦可磨成粉做面食。其还是生产啤酒的主要原料。

·用法用量·

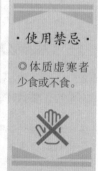

·使用禁忌·

◎体质虚寒者少食或不食。

特别提示 ◎食积不化、脘腹胀闷、食欲不振者可适当多食。

大麦米粥

功　效	宽中下气、利小便。适宜于因中焦气阻、失其运化而引起的腹胀、小便不利等症。
原材料	大麦米50克，红糖或蜜适量。
做　法	先将大麦米碾碎，以水煮粥如常法，熟后放入红糖。
用　法	随意服用。

胡萝卜

有『小人参』之美誉

别名 黄萝卜、胡芦菔、红芦菔、丁香萝卜、金笋、红萝卜。

来源 为伞形科植物胡萝卜的根。

主要产地 全国各地均产。

性味 性平，味甘。

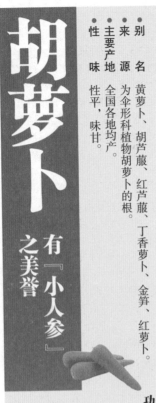

功效主治 健脾、化滞。治消化不良、久痢、咳嗽。

性状特征

胡萝卜为一年生或二年生草本植物，多少被刺毛。根粗壮，肉质，红色或黄色。茎直立，多分枝。叶具长柄，为 2~3 回羽状复叶，裂片狭披针形或近线形，叶柄基部扩大。花小，白色或淡黄色，为复伞形花序，生于长枝的顶端；总苞片叶状，细深裂；小伞形花序多数，球形，其外缘的花有较大而相等的花瓣。果矩圆形，长约 3 毫米，沿脊棱上有刺。

药用价值

胡萝卜中所含的胡萝卜素，在人体内可迅速转化成维生素 A，其有补肝明目作用，可治疗夜盲症。并且维生素 A 是骨骼正常生长发育的必需物质，有助于细胞增殖与生长，是机体生长的要素，对促进婴幼儿的生长发育具有重要意义。

胡萝卜还有健脾化滞、抗炎、抗过敏之功效，可治消化不良、久痢、咳嗽。胡萝卜中的木质素也能提高机体免疫机制，间接消灭癌细胞。

胡萝卜还有降压、强心的作用，是高血压、冠心病患者的食疗佳品。

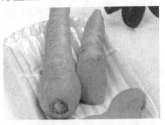

· 主要成分 ·

根含 α-胡萝卜素、β-胡萝卜素、γ-胡萝卜素和 ε-胡萝卜素、番茄烃、六氢番茄烃等多种类胡萝卜素；维生素 B_1、维生素 B_2 和花色素。还含糖、脂肪油、挥发油、伞形花内酯等。根中挥发油的含量随生长而减少，胡萝卜素含量则随生长而增多。挥发油中含 α-蒎烯、莰烯、月桂烯、α-水芹烯、甜没药烯等，尚含咖啡酸、绿原酸、没食子酸、对羟基苯甲酸。叶胡萝卜素可作为制取胡萝卜素的原料。叶中含木樨草素 -7- 葡萄糖苷 0.01%。地上部分尚含胡萝卜碱和吡咯烷。

· 选购秘诀 ·

以不过度粗肥且色浓形佳、表皮光滑者为佳。

· 贮存要点 ·

◎冰箱冷藏。

· 用法用量 ·

◎内服：煎汤、生食、炒菜或捣汁。外用：捣汁涂。

· 使用禁忌 ·

◎吃胡萝卜时不要喝酒，因为当类胡萝卜素的浓度很高时，碰上酒精就会和自由基结合，使类胡萝卜素由抗氧化剂转变成促氧化剂。

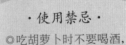

特别提示 ◎处在生长期的青少年，吃些胡萝卜有很大的益处。

大米胡萝卜粥		
功效		宽中下气、消积导滞。适用于小儿积滞、消化不良等。
原材料		胡萝卜约 250 克，大米 50 克。
做法		将胡萝卜洗净、切片，大米淘洗干净，两者放入锅中一起共煮为粥。
用法		每日 2 次，空腹服食。

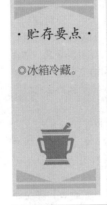

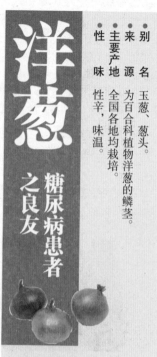

洋葱

糖尿病患者之良友

别名 玉葱、葱头。

来源 为百合科植物洋葱的鳞茎。

主要产地 全国各地均栽培。

性味 性辛，味温。

功效主治

杀虫除湿、温中消食、化肉消谷、提神健体、降血压、消血脂，主治腹中冷痛、宿食不消、高血压病、高脂血症、糖尿病等。

·主要成分·

洋葱营养成分丰富，新鲜洋葱每100克中约含水分88克，蛋白质1.1克，碳水化合物8.1克，粗纤维0.9克，脂肪0.2克，灰分0.5克，胡萝卜素0.02毫克，维生素$B_1$0.03毫克，维生素$B_2$0.02毫克，维生素C8毫克，维生素E0.14毫克，钾147毫克，钠4.4毫克，钙40毫克及硒、锌、铜、铁、镁等。

·选购秘诀·

以球体完整、没有裂开或损伤者为佳。

性状特征

洋葱多年生草本，具强烈的香气。鳞茎大，球形或扁球形，外包赤红色皮膜。叶圆柱形，中空，长25～50厘米，径1～1.5厘米，中部以下最粗。绿色，有白粉。花葶高可达1米，圆柱形，中空，中部以下膨大，径可达3厘米。伞形花序，球形，外包有2～3片反卷的苞片。花柄长不过2.5厘米；花被6，呈两轮排列，粉红色或近于白色，花被片倒卵状披针形，先端尖。雄蕊6，伸出，花丝基部宽阔。雌蕊1，子房上位，三棱状，3室，花柱丝状，柱头小；蒴果，室背裂开，含有多数种子。种子扁形，黑色。

药用价值

保护作用

洋葱中含有的前列腺素A是一种较强的血管扩张剂，可以降低人体外周血管和心脏冠状动脉的阻力，对抗体内儿茶酚胺等升压物质，并能促进引起血压升高的钠盐等物质的排泄。所以，具有降低血压和预防血栓形成的作用。二烯丙基二硫化物及硫氨基酸等物质，具有抗血管硬化及降低血脂的奇异功能。经研究发现，高脂血症患者食用一段时间的洋葱后，其体内的胆固醇、三酰甘油和脂蛋白均有明显降低。常食洋葱可以长期稳定血压、减低血管脆性。对人体动脉血管有很好的保护作用。

利尿作用

洋葱不仅可对心血管疾患多发的中老年人有保健作用，还可用于预防和治疗糖尿病及肾性水肿。这是因为洋葱含有与降血糖药物甲磺丁脲相类似的有机物，并能在体内生成具有强力利尿作用的槲皮甘素。

抗癌作用

近代医学研究显示，洋葱含有微量元素硒。硒是一种抗氧化剂，它能促进人体产生大量谷胱甘肽。谷胱甘肽主要生理功能是清除自由基。当这种物质浓度升高时，癌症的发病率就会下降。所以洋葱又是抗癌的药用食物。

杀菌、消炎作用

动物实验证明，洋葱对胃肠道能提高张力、增加分泌，可试用于肠无力症及非痢疾性肠炎。

本剂有杀菌作用，从其中分离所得的结晶物质在1：100000时，能杀金黄色葡萄球菌、白喉杆菌等，妇科中可用于治疗滴虫性阴道炎。

其他作用

民间将洋葱作为利尿剂及祛痰剂。外用有温和的刺激作用。对四氧嘧啶及肾上腺素性高血糖具有抗糖尿病的作用。洋葱提取物对离体子宫有收缩作用。将生的或煮熟的洋葱，或洋葱的各种提取物喂大鼠与豚鼠，可降低红细胞数，降低程度与所喂剂量成正比。因含维生素C，维生素B_1，维生素B_2，维生素A，可用于维生素缺乏症，特别是维生素C缺乏时。

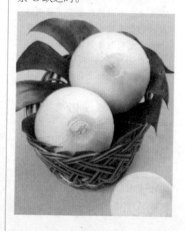

·贮存要点·

◎将网兜或废旧的尼龙袜洗净晾干,把洋葱装入其中,用绳扎紧口,吊于阴暗、通风处,可防潮、防腐。

◎内服:生食或烹食,30～60克。外用:捣敷或捣汁涂。

·用法用量·

·使用禁忌·

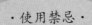

◎发热、眼病或热病后不宜食用。

特别提示

◎冰冻过的洋葱不要生吃,可将冻洋葱放入水中浸泡半天,即可恢复原状。神经衰弱者将洋葱放在枕边也可起到一定的治疗失眠的作用。

保健应用

素炒洋葱丝

功　效	降血压、降血脂、化瘀血、助消化,对高血压病、高脂血症、冠心病、慢性胃炎有疗效。
原材料	洋葱300克,香醋、精盐、味精、植物油、酱油皆适量。
做　法	把洋葱洗净,切成细丝。锅放在火上,放入植物油用大火烧至八成热,倒入洋葱丝翻炒,添加酱油、醋、精盐、味精等调料,拌炒均匀即可。
用　法	随餐食用,用量自愿。

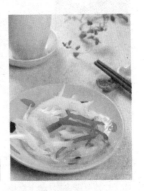

洋葱炒牛肉丝

功　效	益气增力、化痰降脂、降血压。
原材料	洋葱150克,牛肉100克,植物油、味精、酱油、料酒、葱末、姜丝、精盐皆适量。
做　法	把洋葱与牛肉洗净,切成细丝,牛肉丝用湿淀粉抓芡。备用炒锅加植物油,大火烧至七成热,添加葱末、姜丝,煸炒出香,添加牛肉丝、料酒,熘炒至九成熟。放入洋葱丝炒片刻,添加精盐、味精、酱油,炒匀即可。
用　法	随餐食用,用量自愿。

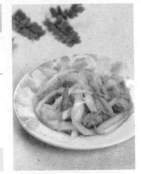

麻辣葱片

功　效	活血解毒、化痰降脂,对高脂血症、高血压病、糖尿病有疗效。
原材料	洋葱500克,植物油、花椒末、麻油、味精、辣椒油皆适量。
做　法	把洋葱剥除外皮,洗净后切成片状,放在沸水锅里焯一下,捞出后控干、放凉。另取1个碗,放入精盐、味精、辣椒油、花椒末皆适量,加入焯后的洋葱片,浇入麻油拌匀即可。
用　法	随餐食用,用量自愿。

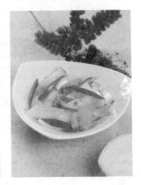

大蒜

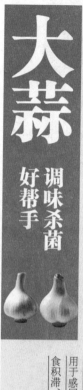

调味杀菌好帮手

别名 胡蒜、葫、独蒜、独头蒜。

来源 为百合科植物大蒜的鳞茎。

主要产地 全国各地均产。

性味 性温，味辛。

功效主治 ♂

行滞气、暖脾胃、消肿胀、解毒杀虫。治饮食积滞、脘腹冷痛、水肿胀满、泄泻、痢疾、疟疾、百日咳、痈疽肿毒、白秃癣疮、蛇虫咬伤、用于感冒、细菌性痢疾、阿米巴痢疾、肠炎、饮食积滞、痈肿疮疡等病症。

·主要成分·

大蒜除含有蛋白质、脂肪、糖类、多种维生素、胡萝卜素、钙、磷、铁外，还含有大蒜辣素、硫醚化合物、芳香醇等成分。

·选购秘诀·

选择丰满的、坚硬的球茎，蒜瓣要紧密相连的。药用的以独头紫皮大蒜为佳。

性状特征

鳞茎呈扁球形或短圆锥形，外有灰白色或淡棕色膜质鳞被；剥去鳞叶，内有 6～10 个蒜瓣，轮生于花茎的周围；茎基部盘状，生有多数须根。每一蒜瓣外包薄膜，剥去薄膜，即见白色、肥厚多汁的鳞片。有浓烈的蒜臭，味辛、辣。

药用价值 ⚥

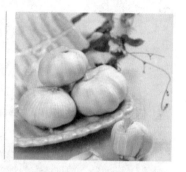

大蒜挥发油所含大蒜素等具有明显的抗炎灭菌作用，尤其对上呼吸道和消化道感染、霉菌性角膜炎、隐孢子菌感染有显著的功效。

蒜辣素具有杀灭大肠杆菌、痢疾杆菌、霍乱病菌及防癌、防治心血管疾病等多种作用，被称为"土里长出的阿莫西林（青霉素）"。

·贮存要点·

◎通风干燥处保存。

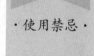

·用法用量·

◎内服：煎汤，4.5～9克；生食、煨食或捣泥为丸，家庭多用来调味。外用：捣敷、做栓剂或切片灸。

·使用禁忌·

◎阴虚火旺以及目疾、口齿、喉、舌诸患和热病后均忌食。

特别提示 ◎大蒜生用的抗菌力强于熟用，紫皮蒜之抗菌力优于白皮蒜。浸剂口服有胃部烧灼感、恶心、肠鸣反应，但一般不需停药，药物反应随症状好转会有所减轻。

大蒜拌茄泥

功效	调中止痢。
原材料	鲜茄子750克，大蒜6瓣，豆油20克，面酱、细盐、熟芝麻、葱花、花椒面、味精各适量。
做法	把茄子去柄，上笼蒸烂。大蒜去皮、捣烂，待用。芝麻捣碎，放小盘内。勺内放油、烧热，放入葱花、面酱，炸出香味时，放入茄子翻炒。将味精倒入锅内，略翻炒后起锅，加入蒜泥拌匀，装入盘中，吃时可撒上芝麻末。
用法	佐餐食用。

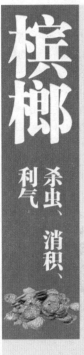

槟榔

杀虫、利气、消积、

别　名
宾门、白槟榔、马金南、青仔、槟榔玉、椰玉。

来　源
为棕榈科植物槟榔的种子。

主要产地
主产于广东、云南、台湾、广西、福建。

性　味
性温，味苦、辛。

功效主治
杀虫、破积、下气、行水。治虫积、食滞、脘腹胀痛、泻痢后重、疟疾、水肿、脚气、痰癖。

· 主要成分 ·
生物碱、缩合鞣质、脂肪及槟榔红色素。槟榔内胚乳含儿茶精、花白素及其聚合物。

· 性状特征 ·
干燥种子呈圆锥形或扁圆球形，高 1.5～3 厘米，基部直径 2～3 厘米，表面淡黄棕色或黄棕色，粗糙，有颜色较浅的网形凹纹，并偶有银色斑片状的内果皮附着。基部中央有圆形凹陷的珠孔，其旁有淡色的疤痕状的种脐。质坚实，纵剖面可见外缘的棕色种皮向内折入，与乳白色的胚乳交错，形成大理石样花纹。基部珠孔内侧有小型的胚，常呈棕色，干枯皱缩不显。味涩而微苦。

· 选购秘诀 ·
以果大体重、坚实、不破裂者为佳。

药用价值

驱虫作用
槟榔碱是有效的驱虫成分。对绦虫有较强的瘫痪作用。槟榔碱对蛔虫也可使之中毒而对钩虫则无影响。槟榔与雄黄、肉桂、阿魏混合的煎剂给小鼠灌服，对血吸虫的感染有一定的预防效果。

抗真菌、病毒作用
水浸液在试管内对堇色毛癣菌等皮肤真菌有不同程度的抑制作用。煎剂和水浸剂对流感病毒有一定的抑制作用。

对胆碱受体的作用
槟榔碱滴眼时可使瞳孔缩小，另外可增加肠蠕动、收缩支气管、减慢心率，并可引起血管扩张、血压下降、冠状动脉收缩。

由于增加肠蠕动，促使被麻痹的绦虫排出。

其他作用
小鼠皮下注射槟榔碱可抑制其一般活动，对氯丙嗪引起活动减少及记忆力损害则可改善。

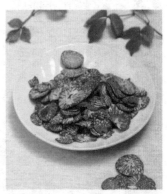

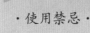

· 贮存要点 ·
◎置通风干燥处，防蛀。

· 用法用量 ·
◎内服：煎汤，4.5～9 克（如单味驱虫，可用至 60～90 克）；或入丸、散。外用：煎水洗或研末调敷。

· 使用禁忌 ·

◎气虚下陷者慎服。槟榔之不良反应可有腹泻、恶心、呕吐、胃肠痉挛。

特别提示　◎用于驱虫时，将槟榔片先浸渍数小时，然后再煮成煎剂，效果较好。驱绦虫时，以煎剂冷服，不良反应较少。

槟榔糯米粥		
功　效	理气、润肠、通便。适用于胸膈满闷、大便秘结。	
原材料	槟榔 15 克，郁李仁 20 克，火麻仁 15 克，糯米 100 克。	
做　法	先用水研火麻仁，滤取汁液，加入糯米煮粥至将熟。取槟榔捣碎，用热水烫郁李仁，去皮研磨成膏与槟榔研匀，加入米粥煮片刻即可。	
用　法	早晚空腹食用。	

南瓜子

治绦虫、蛔虫的常用药

别名　南瓜仁、白瓜子、金瓜米。

来源　为葫芦科植物南瓜的种子。

主要产地　全国大部分地区均产。

性味　性平，味甘。

功效主治　治绦虫、蛔虫、产后手足浮肿、百日咳、痔疮。

·主要成分·

含南瓜子氨酸，脂肪油，蛋白质，维生素A，维生素B_1，维生素B_2，维生素C，又含胡萝卜素。脂肪油中的主要成分为亚麻仁油酸、硬脂酸等的甘油酯。

·性状特征·

干燥成熟的种子呈扁椭圆形，一端略尖，外表黄白色，边缘稍有棱，长1.2～2厘米，宽0.7～1.2厘米，表面带有毛茸，边缘较多。种皮较厚，种脐位于尖的一端；除去种皮，可见绿色菲薄的胚乳，内有2枚黄色肥厚的子叶。子叶内含脂肪油，胚根小，气香，味微甘。

·选购秘诀·

以干燥、粒饱满、外壳黄白色者为佳。

药用价值

驱虫作用

南瓜子乙醇提取物有驱虫作用，对绦虫、蛔虫等有明显驱虫作用。

抗血吸虫作用

南瓜子有遏制血吸虫在动物体内向肝脏移行的作用。不同产地的南瓜子均能抑制血吸虫在小鼠体内的生长，但作用强弱有所不同。南瓜子浆粉与生南瓜子仁同样有抑制和杀灭血吸虫幼虫的作用。

提高精子质量

经常吃南瓜叶和南瓜子，再加上适当的体育锻炼和保持健康的体重，不抽烟和不过度饮酒等，将会有助于男性提高精子质量。从南瓜叶中提取的新鲜深绿色汁液用同量的鲜奶稀释，每天一杯可以起到很强的滋补作用，有助于男性增加性欲，提高精子质量，恢复生殖能力。

预防前列腺疾病

每天吃上50克左右的南瓜子，可有效地防治前列腺疾病，这是由于前列腺的分泌激素功能要依靠脂肪酸，而南瓜子就富含脂肪酸，可使前列腺保持良好功能。南瓜子所含的活性成分可消除前列腺炎初期的肿胀，同时还有预防前列腺癌的作用。

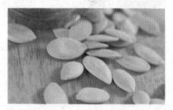

·贮存要点·

◎置通风干燥处，防蛀。

·用法用量·

◎内服：煎汤，30～60克；研末或制成乳剂。外用：煎水熏洗。

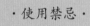

·使用禁忌·

◎胃热患者宜少食，否则会感到脘腹胀闷。一次不要吃得太多，因为曾有过多食用南瓜子而导致头昏的报道。

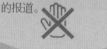

特别提示　◎南瓜子主要用于杀绦虫，在防治血吸虫的实际应用方面，它的杀虫效果并不太理想，而且用药时间长、费用大，单用时没有什么价值。

南瓜子苹果汁

功效	有很好的杀灭人体内寄生虫的作用，对血吸虫也有一定的抵制作用。
原材料	红苹果100克，豌豆苗30克，南瓜子1小匙，啤酒酵母粉1小匙，养乐多100毫升，开水150毫升。
做法	将苹果皮消除干净，去核、子后切小块。豌豆苗洗净后沥干，将所有材料一起放入果汁机内搅拌均匀，用细滤网滤出纯净的蔬果汁即可。
用法	随意饮用。

鸡内金

消食、止遗尿

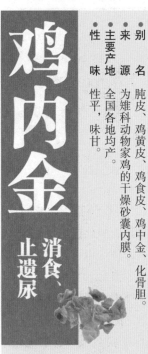

别名 肫皮、鸡黄皮、鸡食皮、鸡中金、化骨胆。

来源 为雉科动物家鸡的干燥砂囊内膜。

主要产地 全国各地均产。

性味 性平，味甘。

功效主治 消积泄、健脾胃。治食积胀满、呕吐反胃、泻痢、消渴、积积、消痹、遗溺、喉痹乳蛾、牙疳口疮。

·主要成分·

含胃激素、角蛋白等。它的半胱氨酸的含量低于一般上皮角蛋白。出生3～4星期的小鸡砂囊内膜，含蓝绿色素和黄色素，分别为胆汁三烯素和胆绿素的黄色衍生物。砂囊含维生素（总量100克）：维生素 B_1 100微克，维生素 B_2 200微克，维生素 B_3 7.0毫克，维生素 C 5毫克。

·性状特征·

为不规则的长椭圆形的片状物，有明显的波浪式皱纹，长约5厘米，宽约3厘米，表面金黄色、黄褐色或黄绿色，老鸡的鸡内金则微黑。质薄脆，易折断，断面呈胶质状，有光泽。气微腥，味淡、微苦。

·选购秘诀·

以干燥、完整、个大、色黄者为佳。

药用价值

　　口服鸡内金后胃液分泌量、酸度及消化力均见增高，其见效速度较慢，但维持也较久。

　　主要作用为消食积、止泻痢、遗溺，还有强壮、滋养、收敛的作用。

　　临床上用于治疗消化不良，尤其适宜于因消化酶不足而引起的胃纳不佳、积滞胀闷、反胃、呕吐、大便稀烂等。鸡内金对消除各种消化不良的症状都有帮助，可减轻腹胀、肠内异常发酵、口臭、大便不成形等症状。

　　治小儿遗尿，或成人便频、夜尿，还可治体虚遗精，尤其对肺结核患者之遗精有较好的效果。

　　用于治疗慢性肝炎，以焙鸡内金15克为1日量，分3次用蜜糖水冲服。

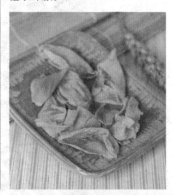

·贮存要点·
◎置通风干燥处。

·用法用量·
◎内服：煎汤，3～9克；或入丸、散。外用：焙干研末调敷或生贴，可治皮肤病损。

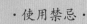

·使用禁忌·
◎凡慢性病和胃气不足者用鸡内金时宜炙用（焙用）。其粉剂的效果优于煎剂。

特别提示 ◎鸡内金研末用比煎服效果好。

鸡内金羊肉汤

功效	适宜脾胃虚寒致慢性肠炎患者食用，对治疗脘腹冷痛、肠鸣泄泻、大便水样等效果明显。但是肠胃湿热泄泻、外感发热者不宜。
原材料	羊肉250克，鸡内金、红枣、干姜各15克，葱10克，精盐8克，味精6克，绍酒10克。
做法	羊肉洗净切块，鸡内金、红枣、干姜洗净，浸透，葱切段。羊肉放入锅中炒至水干，再倒出洗净。取瓦煲1个，将羊肉、鸡内金、红枣、干姜、葱段放入瓦煲内，加入清水、绍酒用中火煲约2小时，调入精盐、味精即成。
用法	食肉喝汤。

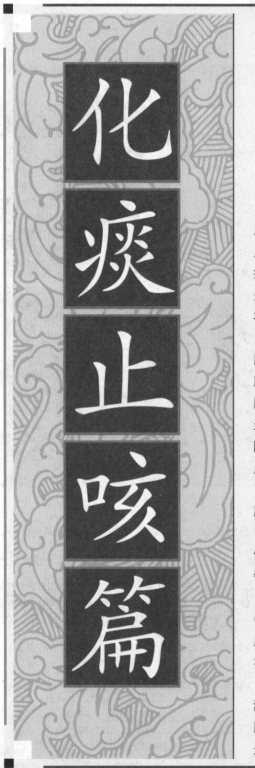

化痰止咳篇

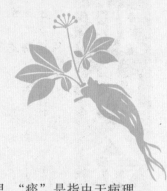

在中医学里，"痰"是指由于病理原因而积留在呼吸道、消化道以及肌肉皮肤之间的黏稠性液体。由于"肺为贮痰之器"，故临床上化痰以治肺为主，但是，痰证并不限于咳嗽、痰多等肺经症状，实际上，其证候表现是多种多样的。

痰涎积留于肺，就会咳嗽、喘满，胸闷或胁痛，见于急慢性气管炎、肺气肿、支气管扩张，以及肺炎、百日咳、肺结核等。治疗宜宣肺化痰，去除呼吸道内异常的分泌物，减少炎症刺激，消除咳嗽反应，还可以食用有祛痰止咳作用的食物。

痰涎积留于肠胃，就会恶心、纳呆、脘闷，亦可兼有咳嗽。可见于胃肠型感冒、胃肠神经官能症、急性消化不良、慢性胃炎等。治疗宜健脾化痰，选用有镇吐、健脾作用的食物。

痰浊滞于经络，会有瘰疬、瘿瘤，中医学认为是由痰与热结合成"痰火"所致，见于慢性淋巴结炎等，用清热、补碘等作用的食物治疗。

痰浊蒙蔽心窍，会有中风昏迷、痰涎壅阻、牙关紧闭、两手握拳，可见于脑血管意外、癫痫等，治疗宜散风除痰，选用有镇静、镇痉、祛痰作用的食物。

按照痰的性质，临床辨证上又分风痰、寒痰、湿痰、热痰、燥痰几种类型。

风痰：外感风邪而生痰，症见咳嗽喉痒，或有恶寒发热，脉浮滑或浮数，治疗宜宣肺化痰，在疏散风邪的食物中加用化痰食物。

热痰、燥痰：由于风湿、风热、秋燥而引起，或由内热过甚而引起，症见咳吐稠痰、口燥咽干，或有发热汗出、脉滑数。用清化热痰治疗，选用寒性化痰食物。这类食物多属寒性，适用于热痰、燥痰以及痰火所致的瘰疬、瘿瘤，由痰热所致的惊痫。由于清化热痰食物分别具有祛痰、镇咳、抗菌、消炎、镇静、镇惊等作用，故能治疗上述痰证。

寒痰、湿痰：由脾肾阳虚而生痰，症见咳嗽、痰多清稀、畏寒肢冷、气短喘促、脉多弦滑。用温化寒痰和燥湿化痰法治疗，在健脾益肾的基础上选用温性化痰食物。温性化痰食物多属于温性，主要用于治疗寒痰、湿痰，作用一般比较强烈，要注意制作方法和用量。热痰、燥痰者不宜食用。

止咳平喘食物主要用于咳喘证候，它们分别具有镇咳、祛痰、抗菌、利尿、通便等作用，通过不同的途径而收到止咳平喘的效果。

一般来说，止咳只是治标，应当注意标本兼顾，搭配适当的食物，就能消除引起咳嗽的病因。

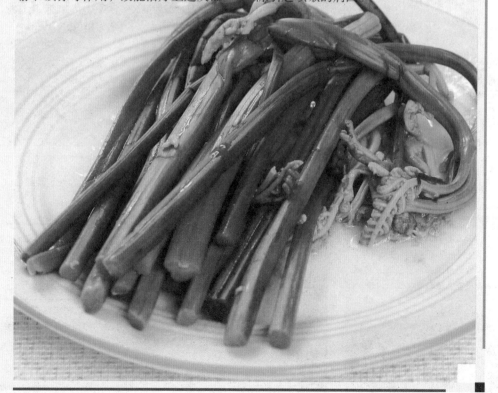

海蜇

清热、解毒、化痰的保健海产品

别名 石镜、水母、樗蒲鱼、水母鲜。

来源 为海蜇科动物海蜇的口腕部。

主要产地 热带、亚热带及温带沿海。

性味 性平，味咸。

功效主治 清热化痰、消积润肠。治痰嗽、哮喘、痞积胀满、大便燥结、脚肿、痰咳。

·主要成分·

海蜇每100克含水分65克，蛋白质12.3克，脂肪0.1克，碳水化合物4克，灰分18.7克，钙182毫克，磷微量，铁9.5毫克，维生素B$_1$0.01毫克，维生素B$_2$0.04毫克，维生素B$_3$0.2毫克。每千克干海蜇含碘1320微克，新捞获的海蜇，含水极多，固体物很少。

·选购秘诀·

海蜇干品或鲜品以肉质厚、水分含量多，用手触之有软绵感的为佳；加工后的海蜇头和海蜇皮，均以鹅黄透亮、脆而有韧性者为佳。

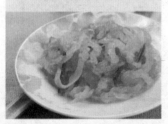

性状特征

为海生的腔肠动物，蛰体呈伞盖状，通体呈半透明，白色、青色或微黄色，海蜇伞径可超过45厘米，最大可达1米之巨，伞下8个加厚的（具肩部）腕基部愈合使口消失（代之以吸盘的次生口），下方口腕处有许多棒状和丝状触须，上有密集刺丝囊，能分泌毒液。

药用价值

海蜇中有类似于乙酰胆碱的物质，能扩张血管，降低血压，所含有的甘露多糖胶质对防治动脉粥样硬化也有一定的功效。

海蜇可预防肿瘤的发生，抑制癌细胞的生长，能行瘀化积，对胃溃疡、风湿性关节炎有益。

从事理发、纺织、粮食加工等与尘埃接触较多的工作人员常吃海蜇可去尘积、清肠胃，保障身体健康。

·贮存要点·

◎可放在钵内，封闭钵口，使其不至于风干收缩，也可保存于浓度为20%～25%的盐水中。

·用法用量·

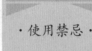

◎海蜇煮、清炒、水余、油余均可，切丝凉拌效果最佳。每餐40克。

·使用禁忌·

◎脾胃虚寒者勿食。保存海蜇时，切忌日晒雨淋或接触鱼腥等污物。

特别提示 ◎海蜇水分含量多，胶质重，用于烧菜时，一定要最后放入，否则海蜇容易溶化。

凉拌海蜇

功 效	化痰软坚、平肝解毒，具有扩张血管、消炎散气、润肠消积等作用。
原材料	海蜇600克，红椒丝10克。
做 法	将海蜇洗净，切成4厘米长的段。将切好的海蜇用开水灼熟捞起，红椒丝在沸水中烫一下捞起。将余熟的海蜇加入红椒丝和所有调味料拌匀后，装碟即可。
用 法	佐餐食用。

海带

利水泄热的健康食品

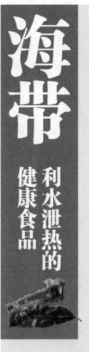

别名 海马蔺、海草。

来源 为大叶藻科植物大叶藻的全草。

主要产地 分布于辽宁、山东等沿海地区。

性味 性寒，味咸。

功效主治 软坚化痰、利水泄热；治瘰瘤结核、疝瘕、水肿、脚气。

·主要成分·

干大叶藻含水分28.5%，灰分17%，粗纤维21.2%，氮0.71%，蛋白质4.81%，脂肪1.2%，戊聚糖8.82%。又含大叶藻素，内有半乳糖醛酸、半乳糖、阿拉伯糖、木糖、0-甲基木糖和洋芜荽糖。尚含鞣质、维生素B_2等。

·性状特征·

干燥全草，呈细长带状，全缘，常皱缩或卷曲，多碎断，直径2～8毫米，薄如纸，表面棕绿色至棕色，上有类白色盐霜。质脆如纸，折断面有细毛样纤维。气微弱，味咸。

·选购秘诀·

海带以整齐、肥厚、无杂质为良。

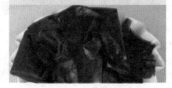

药用价值

降血压

海带中含有褐藻氨酸，可以降血压、降血脂，对动脉出血亦有止血作用。

预防心脑血管病和降低胆固醇

海带富含碘、钙、磷、硒等元素，还含有丰富的胡萝卜素、维生素B_1，在这些元素的综合作用下，使脂肪很少在心、脑、血管、肋膜上积存，并使血中胆固醇含量明显低于不吃海带的人群。

抑制动脉粥样硬化

海带能防止血栓和因血液黏稠度增高而引起的血压升高，同时又能降低脂蛋白、胆固醇、抑制动脉粥样硬化。

防止便秘

海带中含有丰富的纤维素，能够及时清除肠道内废物和毒素，因此，可以有效地防止直肠癌和便秘的发生。

预防癌症

常吃海带既能有效地预防白血病、癌症，又能预防动脉硬化、降血脂、降血压、防止甲状腺功能障碍等。在日常饮食中常吃适量海带，对老年人十分有益。

·贮存要点·

◎置冰箱冷藏。

◎海带具有较高的营养价值和较为理想的保健作用，市售的海带经加工，有海带饮料、海带饴、海带丝等。每餐30克左右为宜。

·用法用量·

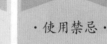

·使用禁忌·

◎海带中的砷含量较高。因此，食用前应先用清水漂洗，然后再浸泡12～24小时，并勤换水。

特别提示

◎海带的正确做法是干蒸，即把成捆的干海带打开，放在蒸笼中蒸半个小时，再用清水泡上一夜，这样食用时就会变得滑嫩软烂。

海带绿豆粥

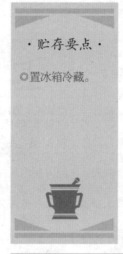

功效	清热解毒、退火气。
原材料	白米1杯，绿豆1/3杯，海带丝1/3杯，水10杯，盐、明太鱼粉、胡椒粉各适量，芹菜末少许。
做法	白米洗净、沥干，绿豆洗净，泡水2小时。锅中加水10杯煮开，放入白米、绿豆、海带丝略搅拌，待再煮滚时改中小火熬煮40分钟，加入盐、明太鱼粉拌匀，撒上胡椒粉、芹菜末即可食用。
用法	随意服用。

紫菜

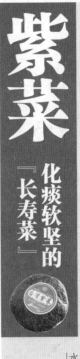

化痰软坚的「长寿菜」

别名 紫菜、紫英、子菜。

来源 红藻门原红藻纲红毛菜目红毛菜科紫菜属的统称。

主要产地 分布于江苏连云港以北的黄海和渤海海岸。

性味 性寒，味甘、咸。

功效主治 化痰软坚，清热利尿。治瘿瘤、脚气、水肿、淋病。

·性状特征·

紫菜由盘状固着器、柄和叶片三部分组成。叶片是由1～3层细胞构成的单一或具分叉的膜状体。含有叶绿素和胡萝卜素、叶黄素、藻红蛋白、藻蓝蛋白等色素，因其含量比例的差异，致使不同种类的紫菜呈现不同颜色，但以紫色居多。

·选购秘诀·

以深紫色、薄而有光泽的为新鲜紫菜。

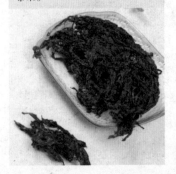

主要成分

紫菜含有丰富的维生素和矿物质，特别是维生素 B_{12}、维生素 B_1、维生素 A、维生素 C、维生素 E 等。还含有胆碱、胡萝卜素等多种营养成分。干紫菜含水分10%，蛋白质24.5%，脂肪0.9%，碳水化合物31%，粗纤维3.4%，灰分30.3%，钙330毫克，磷440毫克，铁32毫克，胡萝卜素1.23毫克，维生素 B_1 0.44毫克，维生素 B_2 2.07毫克，维生素 B_3 5.1毫克，维生素 C 1毫克。每千克干紫菜含碘18毫克。

药用价值

治疗胃溃疡

紫菜里含丰富的维生素 U，维生素 U 是胃溃疡的克星。

减少妇女更年期病症和男性阳痿

紫菜中碘直接作用于甲状腺激素，能起到调节生理基础代谢和促进身心健康的作用。

预防人体衰老

紫菜含有大量可以降低胆固醇的牛磺酸，有利于保护肝脏。

保持肠道健康

紫菜可以保持肠道健康，将致癌物质排出体外，特别有利于预防大肠癌。

·贮存要点·

◎紫菜是海产食品，容易返潮变质，应将它装入食品袋（最好是黑色的）内，放置于低温、干燥的地方或冰箱中保存。

·用法用量·

◎紫菜入菜，既可做主料又可做配料、包卷料或调料，烹制方法则是拌、炝、蒸、煮、烧、炸、余汤皆可。每餐15克。

·使用禁忌·

◎褐色、发红、霉坏的紫菜不宜食用。另外，紫菜含有一定量的血尿酸，人体吸收后能在关节中形成尿酸盐结晶，加重关节炎症状，因此关节炎患者忌食用。

特别提示 ◎由于紫菜中蛋白质含量高，容易消化吸收，很适合老年人食用。

紫菜鲜蚝羹

功效	清热化痰、软坚散结。用于痰火瘰疬、瘿瘤等。
原材料	紫菜15克，蚝200克，绿豆粉丝50克。
做法	先将清水适量滚开，入绿豆粉丝，至绿豆粉丝熟时加入蚝和紫菜，加适量上等鱼露和味精即可食用。
用法	每天1碗。

荸荠

甘甜的『地下雪梨』

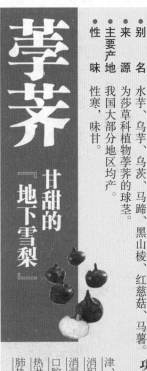

别　名 水芋、乌芋、乌茨、马蹄、黑山棱、红慈菇、马薯。

来　源 为莎草科植物荸荠的球茎。

主要产地 我国大部分地区均产。

性　味 性寒，味甘。

功效主治 清热生津、化痰明目、消积。用于温病消渴、咽喉肿痛、口腔炎、黄疸、热淋、高血压、肺热咳嗽等。

·主要成分·

含一种不耐热的抗菌成分——荸荠英。其含水分68.52%，淀粉18.75%，蛋白质2.25%，脂肪0.19%，灰分1.58%。

·性状特征·

球茎呈圆球形，略扁，大者直径可达3厘米，厚约2.5厘米，大小不等，下端中央凹，上部顶端有数个聚生嫩芽，由枯黄的鳞片包裹。球茎外皮紫褐色或黑褐色，上有明显的环节，节上常有黄褐色膜质的鳞叶残存，有时附有小侧芽。质脆，内部白色，富含淀粉和水分，压碎后流出白色乳汁。气微，味甜。荸荠皮色紫黑，肉质洁白，味甜多汁，清脆可口，自古有"地下雪梨"之美誉。北方人誉之为"江南人参"。荸荠既可作为蔬菜，又可作为水果，是大众喜爱的时令之品。

·选购秘诀·

以个大、肥嫩者为佳。

药用价值

含磷丰富的蔬菜

荸荠中的含磷量是根茎类蔬菜中最高的，能促进人体生长发育和维持生理功能，对牙齿骨骼的发育有很大好处，同时可促进体内的糖、脂肪、蛋白质三大物质的代谢，调节酸碱平衡。荸荠适于儿童食用。

抑菌抗癌高手

英国在对荸荠的研究中发现了一种抗菌成分——荸荠英。这种物质对金黄色葡萄球菌、大肠杆菌、产气杆菌及铜绿假单胞菌均有一定的抑制作用，对降低血压也有一定效果。这种物质还对肺部、食管和乳腺的癌肿有防治作用。

防急性传染病

荸荠还有预防急性传染病的功能，春季为麻疹、流行性脑膜炎的多发季节，荸荠是很好的防病食品。

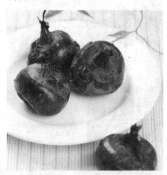

·贮存要点·

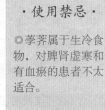

◎置于低温下保存。

·用法用量·

◎本品可煮汤、做菜，可做成各种美味佳肴，每餐10个左右。

·使用禁忌·

◎荸荠属于生冷食物，对脾肾虚寒和有血瘀的患者不太适合。

特别提示 ◎荸荠不宜生吃，因为荸荠生长在泥中，外皮和内部都有可能附着较多的细菌和寄生虫，所以一定要洗净煮透后方可食用，而且煮熟的荸荠更甜。

荸荠豆腐汤

功　效	适用脾胃虚弱、癌症术后的恢复用药食。
原材料	荸荠60克，香菇30克，嫩豆腐400克，葱花9克，油、盐、胡椒粉、味精各适量。
做　法	将香菇洗净，温水发开，去蒂切丝（保留菇水）。将豆腐切成小块状，葱切碎。将荸荠洗净削皮，并切成小片。取香菇、荸荠、豆腐一起置入锅中煮汤，汤沸后加入油、盐、胡椒粉、味精，再放入葱花，煮片刻即可。
用　法	佐餐服用。

丝瓜

全身都可入药的保健佳蔬

别名 天丝瓜、布瓜、天吊瓜、絮瓜、砌瓜。

来源 为葫芦科植物丝瓜或粤丝瓜的鲜嫩果实，或霜后干枯的老熟果实（天骷髅）。

主要产地 全国各地均产。

性味 性凉，味甘。

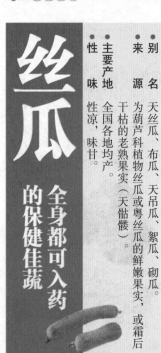

功效主治

清热化痰、凉血解毒。治热病身热烦渴、痰喘咳嗽、崩带、肠风痔漏、疔疮、乳汁不通、痈肿。

· 主要成分 ·

丝瓜的果实含皂苷、丝瓜苦味、质多黏液与瓜氨酸素。子苗含葫芦素。丝瓜的汁液含皂苷、黏液、木聚糖、脂肪、蛋白质、维生素。粤丝瓜全植物有杀昆虫作用。果实对鱼的毒性很大，未发现有鱼藤酮，但含有氢氰酸。

· 选购秘诀 ·

丝瓜选嫩的为好，幼嫩的丝瓜具弹性，棱边也较软，以外形稍细者为上品，如果丝瓜的棱边发硬，且摇动时瓜身没有弹性，切开后瓜核明显、肉质粗糙，则不宜食用。

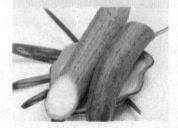

性状特征

丝瓜为一年生攀援草本，幼时全株密被柔毛，老时近于无毛。茎长可达 7～10 米，圆形，常有角棱，幼茎绿色，被稀疏柔毛。叶互生；叶柄多角形，具柔毛，长 4～9 厘米；叶片为圆心形，长 8～25 厘米、宽 15～25 厘米，掌状 3～7 裂，裂片常呈三角形，先端渐尖或锐尖，边缘具细齿，上面深绿色，下面淡绿色，幼时具有刺毛，老时粗糙无毛，主脉 3～7 条。花单性，雌雄同株。瓠果常下垂，长圆柱形，长 18～60 厘米。幼时绿带粉白色，有深绿色纵纹，老熟时成黄绿色或绿褐色。果肉内生坚韧的网状纤维。种子长方卵形而扁，黑色，边缘有翅。

药用价值

丝瓜络常用于治疗气血阻滞的胸胁疼痛、乳痛肿等症。丝瓜藤常用于通筋活络、祛痰镇咳。丝瓜藤茎的汁液具有美容去皱的特殊功能。丝瓜粒则可用于治疗月经不调、腰痛不止、食积黄疸等病症。丝瓜皮主治疮、疖。丝瓜花清热解毒。丝瓜叶内服可清暑解热，外用可消炎杀菌，治痱毒痈疮。丝瓜根也有消炎杀菌、去腐生肌之效。

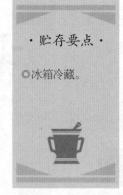

· 贮存要点 ·

◎冰箱冷藏。

· 用法用量 ·

◎丝瓜可凉拌炒食、烧食、做汤食或取汁用以食疗。

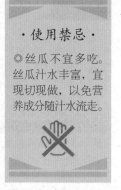

· 使用禁忌 ·

◎丝瓜不宜多吃。丝瓜汁水丰富，宜现切现做，以免营养成分随汁水流走。

特别提示 ◎丝瓜食用时应去皮，如丝瓜洗净、切片，经开水焯烫后，拌以香油、酱油、醋等可做成凉拌丝瓜。

肉片丝瓜汤

功效	祛暑清心、通络下乳，对暑热证、产后乳少有疗效。
原材料	猪瘦肉 150 克，丝瓜 300 克，鸡蛋 1 个，水发黑木耳 30 克，葱花、精盐、味精、淀粉、麻油各适量。
做法	将猪肉洗净、沥水，切成薄片，装盘，加入精盐、鸡蛋液、淀粉，拌匀。刮净丝瓜皮，切成滚刀块，黑木耳洗净。炒锅放在中火上，放入少许麻油。等油温达到五成热，加入丝瓜煸炒几下，加适量清水，加入猪肉片，烧开后撇掉浮沫，加入味精、葱花、黑木耳、精盐，烧沸后装碗即可。
用法	随餐食用。

蕨菜

有药用滋补功效的『山菜之王』

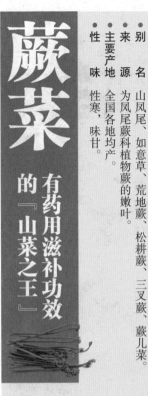

别　名 山凤尾、如意草、荒地蕨、松耕蕨、三叉蕨、蕨儿菜。

来　源 为凤尾蕨科植物蕨的嫩叶。

主要产地 全国各地均产。

性　味 性寒，味甘。

功效主治 清热、滑肠、降气、化痰。治食噎、气噎、肠风热毒。

· 主要成分 ·

含印满酮类化合物：蕨素，蕨苷，棕榈酰蕨素A，棕榈酰蕨素B，棕榈酰蕨素C，异巴豆酰蕨素B，苯甲酰蕨素B，乙酰蕨素C。还含致癌物：蕨内酰胺。又含坡那甾酮A，坡那甾酮苷A，蕨甾酮。

· 性状特征 ·

蕨菜一般株高达1米，根状长而横走，有黑褐色绒毛。早春新生叶拳卷，呈三叉状。柄叶鲜嫩，上披白色绒毛，此时为采集期。叶柄长30～100厘米，叶片呈三角形，长60～150厘米，宽30～60厘米，2～3次羽状分裂，下部羽片对生，褐色孢子囊群连续着生于叶片边缘，有双重囊群盖。

· 选购秘诀 ·

选购时以嫩叶卷曲的为佳。

药用价值

蕨菜是一种多年生草本植物，又是野菜的一种。蕨菜鲜嫩细软，余味悠长，且营养价值高，又有多种药用功能，享有"山珍之王"的美誉。也是一种最具保健美容功效的绿色健康蔬菜。蕨菜所烹制的菜肴色泽红润、质地鲜嫩、清香味浓。

蕨菜中的蕨素对细菌有一定的抑制作用，能清热解毒、杀菌消炎。蕨菜的某些有效成分能扩张血管，降低血压。蕨菜还可以止泻利尿，所含的膳食纤维能促进胃肠蠕动，具有下气通便的作用，能清肠排毒。民间常用蕨菜治疗泄泻痢疾及小便淋漓不通。常食能补脾益气、强健机体，增强抗病能力，蕨菜还具有减肥去脂、健身美容、延缓衰老、消暑清热、增强食欲的功能。蕨菜中含有的野樱苷、紫云英苷、生物碱等化学成分，可治疗风湿性关节炎、痢疾、咯血等症，外敷还可治疗蛇虫咬伤等疾患。

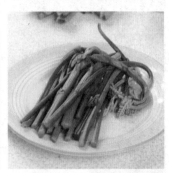

· 贮存要点 ·
◎新鲜食用或制成干品保存。

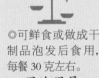

· 用法用量 ·
◎可鲜食或做成干制品泡发后食用，每餐30克左右。

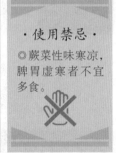

· 使用禁忌 ·
◎蕨菜性味寒凉，脾胃虚寒者不宜多食。

特别提示 ◎鲜品或干品在食用前应先在沸水中浸烫一下后过凉，以清除其表面的黏质和土腥味。炒食适合配以鸡蛋、肉类。

蕨菜炒鸡肉

功　效	益气安神、健脾开胃、生津润喉、滋补身体。
原材料	蕨菜300克，鸡胸脯肉200克，花生油40克，酱油适量，姜末、蒜末少许。
做　法	将腌渍的蕨菜，先用清水泡20分钟，脱水去盐后，切成2厘米长的段，备用。将鸡胸脯肉切成极薄片，盛入碗内，用酱油调一下。将铁锅放火上，加入花生油30克烧至七成热，把鸡脯肉在热油中快炒一下，暂放一旁待用。再把锅放火上，加入10克花生油烧热，把蕨菜炒一下，加入炒好的鸡脯肉，放上姜末、蒜末调匀，盛入盘内食用。
用　法	佐餐食用。

梨

润肺止咳的最佳果品

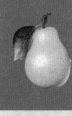

别名 快果、果宗、玉乳、蜜父。

来源 主要为蔷薇科植物白梨、沙梨、秋子梨等栽培种的果实。

主要产地 分布于我国东北及河北、山东、山西、陕西、甘肃等地。

性味 性凉，味甘、微酸。

功效主治 生津润燥、清热化痰。治热病津伤烦渴、消渴、热咳、痰热惊狂、噎膈、便秘。

·主要成分·

沙梨果实含苹果酸、柠檬酸、果糖、葡萄糖、蔗糖等。白梨果实含蔗糖、果糖等。

·性状特征·

①白梨落叶乔木。梨果球状卵形，直径2.5～3厘米，先端留有残萼，果梗长3～4厘米，果皮黄白色，稍有斑点。

②沙梨乔木。梨果近球形，皮赤褐色或青白色。果肉稍硬，顶部无残萼。

③秋子梨乔木。梨果近球形，径长1.5～6.5厘米，暗绿色稍带褐色或黄色，常有红色斑点。花萼宿存，果柄直生，不下垂，长1.5～2厘米。

·选购秘诀·

以表皮光滑、无孔洞虫蛀、无碰撞的果实为佳。

药用价值

梨水分充足，富含多种维生素、矿物质和微量元素，能够帮助器官排毒、净化，还能软化血管、促进血液循环和钙质的输送，维持机体的健康。

中医学认为，梨有生津止渴、止咳化痰、清热降火、养血生肌、润肺去燥等功效，尤其对肺热咳嗽、小儿风热、咽干喉痛、大便燥结病症较为适宜。

梨含有丰富的碳水化合物和维生素，有保肝和帮助消化的作用，对肝炎、肝硬化患者来说，是很好的医疗食品。

梨还具有降低血压、清热镇痛的作用，高血压病患者如有头晕目眩、心悸耳鸣，经常吃梨可减轻此症状。

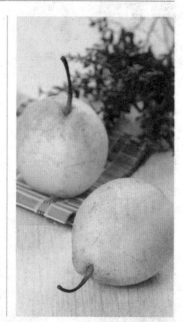

·贮存要点·

◎防腐、防褐变为主要目标。

·使用禁忌·

◎脾虚便溏及寒嗽者忌服。

·用法用量·

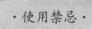

◎以鲜食为主，亦可煮、烤、蒸、烧、泡等。每天1个。

特别提示 ◎尤其适合肝炎、肝硬化、肾功能不佳者食用。为了防止农药危害身体，最好洗净、削皮后再食用。

茯苓贝梨

功效	润肺止咳、清化热痰、增白养颜。
原材料	茯苓15克，川贝母10克，梨1000克，蜂蜜500克，冰糖适量。
做法	将茯苓洗净，切成小方块。川贝母去杂、洗净。梨洗净、去蒂，切成丁。将茯苓、川贝母放入铝锅中加适量水，用中火煮熟，再加入梨、蜂蜜、冰糖继续煮至梨熟，出锅即成。
用法	汤鲜甜，可吃梨、喝汤。

杏

止渴生津、清热去毒

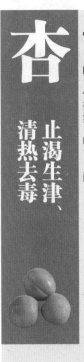

别名　甜梅。

来源　为蔷薇科植物杏或山杏的果实。

主要产地　主产于河北、山东、山西、河南、陕西、甘肃、青海、新疆、辽宁、吉林、黑龙江、内蒙古、江苏、安徽等地。

性味　性微温，味甘、酸。

功效主治　止渴生津、清热去毒。

·主要成分·

杏的营养成分极为丰富，内含较多的糖、蛋白质，还含有钙、磷，其含量均超过梨。另含柠檬酸、苹果酸、儿茶酚、黄酮类、糖类、杏仁油及各种氨基酸。杏内含有的维生素A，在果品中仅次于芒果。

·性状特征·

落叶乔木。小枝褐色或红褐色。叶卵圆形或卵状椭圆形，缘具钝锯齿，叶柄基部具1～6个腺体。花单生，先叶开放，花瓣白色或稍带红晕。花期3～5月。核果近卵形，具缝合线和柔毛，淡黄色至黄红色，果熟期6～7月。

·选购秘诀·

选择颜色均匀、颗粒完整、不太坚硬的果实。

药用价值

中医学认为，杏有止咳、平喘、润肠、通便之功效。特别是老人，经常吃杏能使老人健壮、心力不倦，并能滋阴生津、宽中下气、软化血管、预防老年痴呆等，实属滋补良药。

杏能防癌、抗癌，经常食用具有保健作用。现代医学研究认为，杏的营养价值很高，钙、磷、铁、蛋白质、维生素的含量在水果中都是较高的，并含有较多的抗癌物质，经常适量吃杏、杏干或杏仁，对防癌保健十分有益。杏所含的维生素A和β－胡萝卜素有养肝明目、缓解眼睛疲劳的作用。

·贮存要点·

◎在阴凉通风条件下可存放1周，也可以放入冰箱中储存。

◎生吃或制成罐头，每次约50克。

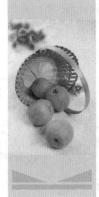

·用法用量·

·使用禁忌·

◎杏子甘甜、性温，易致热生疮，平素有内热者慎食。未成熟的杏不可生吃。产妇、幼儿，特别是糖尿病患者，不宜吃杏或杏制品。杏虽好吃，但不可食之过多，因为苦杏仁苷的代谢产物会导致组织细胞窒息，严重者会抑制中枢，导致呼吸麻痹，甚至死亡。

特别提示　◎除生食外，还加工成杏脯、杏干。杏仁可制成粉食用，另外，榨油和药用皆可。

冰糖杏肉

功效	祛痰止咳、平喘、润肠。治外感咳嗽、喘满、喉痹、肠燥便秘。
原材料	杏200克，冰糖30克，吉士粉5克。
做法	将熟透的杏洗干净，晾干水分后放到搅碎机里搅成糊。吉士粉加少许清水稀释备用。锅里放水约100毫升，放冰糖开中火炒至糖发黏冒大泡后倒入杏糊继续炒制。待杏酱发黏倒入吉士粉水略炒即可。
用法	随意食用。

杏仁

止咳平喘的常用药

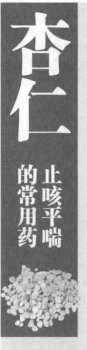

别　名　杏核仁、杏子、木落子、苦杏仁、杏梅仁。

来　源　为蔷薇科植物杏的种子干品。

主要产地　主产于河北、山东、山西、河南、陕西、新疆等地。

性　味　性温，味苦。

功效主治 祛痰止咳，平喘、润肠。治外感咳嗽、喘满、喉痹、肠燥便秘。

·主要成分·

含苦杏仁苷约3%，脂肪油（杏仁油）约50%，蛋白质和各种游离氨基酸。

·选购秘诀·

以颗粒均匀、饱满肥厚、味苦、不发油者为佳。

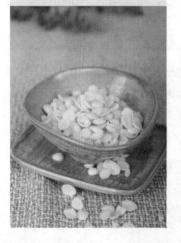

性状特征

干燥种子，呈心脏形略扁，长1～1.5厘米，宽1厘米左右，顶端渐尖，基部钝圆，左右不对称。种皮红棕色或暗棕色，自基部向上端散出褐色条纹，表面有细微纵皱；尖端有不明显的珠孔，其下方侧面脊棱上，有一浅色棱线状的种脐，合点位于底端凹入部，自合点至种脐，有一颜色较深的纵线，是为种脊，种皮薄，内有乳白色肥润的子叶2片，富于油质，接合面中间，常有空隙，胚根位于其尖端，味苦，有特殊的杏仁味。

药用价值

杏仁含有丰富的脂肪油，有降低胆固醇的作用。美国研究人员的一项最新研究成果显示，胆固醇水平正常或稍高的人，可以用杏仁取代其膳食中的低营养密度食品，达到降低血液胆固醇并保持心脏健康的目的。因此，杏仁对防治心血管系统疾病有良好的作用。

中医学理论认为，杏仁具有生津止渴、润肺定喘的功效，常用于肺燥喘咳等患者的保健与治疗。

研究者认为，杏仁中所富含的多种营养素，比如维生素E、单不饱和脂肪酸和膳食纤维共同作用能够有效降低心脏病的发病危险。样本中85位中老年志愿者（平均年龄56岁）的总胆固醇水平降低了7.6%，低密度脂蛋白胆固醇水平下降了9%。也未造成体重的增加。

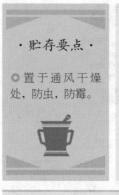

·贮存要点·

◎置于通风干燥处，防虫，防霉。

·使用禁忌·

◎阴虚咳嗽及大便溏泄者忌服。

◎内服:煎汤,4.5～9克,或入丸、散。外用:捣敷。

· 用法用量 ·

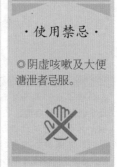

特别提示 ◎多服易致中毒，轻则头晕、呕吐，重则昏迷、惊厥、呼吸障碍、瞳孔散大。

姜汁杏仁猪肺汤		
功　效		温肺、止咳、化痰。适宜于老年慢性支气管炎虚寒喘咳、痰多色白、便秘等症。
原材料		猪肺250克，甜杏仁12克，生姜汁2匙。
做　法		猪肺洗净、切块，甜杏仁洗净，将猪肺与杏仁放在铝锅内加水共煮，将熟时加入生姜汁及食盐少许。
用　法		食猪肺，喝汤。

腐竹

营养最丰富的豆制品

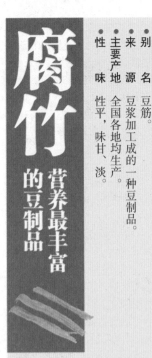

别　名 豆筋。

来　源 豆浆加工成的一种豆制品。

主要产地 全国各地均生产。

性　味 性平，味甘、淡。

功效主治

清肺养胃、止咳、消痰。

·主要成分·

含有丰富的蛋白质、膳食纤维及碳水化合物、谷氨酸等。

·性状特征·

色淡黄、呈薄片、有韧性、味淡，有时有新鲜的大豆气味。市售的干制品，泡发后，变宽，表面光滑。

·选购秘诀·

购买时要注意保质期，以正规厂家生产的为好。

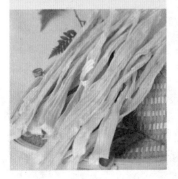

药用价值

腐竹加工始于唐朝，距今已有一千多年的历史。腐竹又称豆筋，它看起来只有薄薄的一层皮，其实是用豆浆加工而成的，在豆制品中营养价值最高。营养学资料表明，腐竹含有丰富的蛋白质而含水量少，这与它在制作过程中经过烘干，浓缩了豆浆中的营养有关。

腐竹由黄豆制成，含有黄豆的营养价值，如黄豆蛋白、膳食纤维及碳水化合物等，对人体非常有益。腐竹有很好的健脑作用，能预防老年痴呆症。这是因为腐竹中谷氨酸含量较高，是其他豆类或动物性食物的2～5倍。而谷氨酸在大脑活动中起着重要的作用。腐竹中所含有的磷脂还能降低血液中胆固醇的含量，达到防治高脂血症、动脉硬化的作用。其中的大豆苷还有抗炎、抗溃疡的作用。

·贮存要点·

◎腐竹适于久放，但应放在干燥通风之处。过伏天的腐竹，经阳光晒、凉风吹数次即可。

·用法用量·

◎腐竹色泽黄白，油光透亮，含有丰富的蛋白质及多种营养成分，用清水浸泡（夏凉冬温）3～5小时即可发开。可烧、炒、凉拌、汤食等，食之清香爽口，荤、素食别有风味。

·使用禁忌·

◎变质发霉的腐竹不要食用。患有肾炎、肾功能不全者最好少吃腐竹，否则会引起血液中非蛋白氮增高，加重病情。糖尿病酸中毒及痛风患者，或正在服用四环素、优降灵等药的人也应慎食。

特别提示 ◎腐竹须用凉水泡发，这样可以使腐竹看起来整洁美观，如用热水泡，发好的腐竹易碎。

腐竹白果粥

功　效	养胃、清肺热、固肾气，适用于脾虚带下等。
原材料	白果12克，腐竹50克，粳米100克。
做　法	将白果去壳皮，腐竹用凉水泡发，粳米用清水淘洗干净，然后把以上备好的材料一同放入锅中，加入适量的清水，开大火煮沸，再转用小火煲煮成稠粥即可。
用　法	每日1次，空腹服食。

桔梗

止咳祛痰的常用良药

别名 苦梗、苦桔梗、大药。

来源 为桔梗科植物桔梗的根。

主要产地 主产于安徽、河南、湖北、辽宁、吉林、河北、内蒙古等地。

性味 性平，味苦、辛。

功效主治 开宣肺气、祛痰排脓。治外感咳嗽、咽喉肿痛、肺痈吐脓、胸满胁痛、痢疾腹痛。

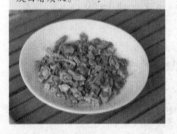

· 主要成分 ·

根含皂苷，已知其成分有远志酸、桔梗皂苷元及葡萄糖。又含菠菜甾醇、氨基酸、α-菠菜甾醇-β-D-葡萄糖苷、白桦脂醇，并含菊糖、桔梗聚糖。又从桔梗得到3个三萜烯类物质：桔梗酸A，桔梗酸B，桔梗酸C。花含飞燕草素-3-咖啡酰芦丁糖-5-葡萄糖苷。

· 选购秘诀 ·

以条粗均匀、坚实、洁白、味苦者佳。条不均匀，折断中空，色灰白者质次。

性状特征

干燥根呈长纺锤形或长圆柱形。下部渐细，有时分枝稍弯曲，顶端具根茎（芦头），上面有许多半月形茎痕（芦碗）。全长6～30厘米，直径0.5～2厘米。表面白色或淡棕色，皱缩，上部有横纹，通体有纵沟，下部尤多，并有类白色或淡棕色的皮孔样根痕，横向略延长。质坚脆，易折断，断面类白色至类棕色，略带颗粒状，有放射状裂隙，皮部较窄，形成层显著，淡棕色，木部类白色，中央无髓。气无，味微甘、苦。

药用价值

祛痰镇咳作用

麻醉犬口服煎剂1克/千克后，呼吸道黏液分泌量显著增加，作用强度可与氯化铵相比。按照溶血作用强弱的比较，认为野生桔梗比栽培的作用强，未剥皮的比剥皮的作用强得多，紫花的比白花的作用稍大，生长2年的作用最强，1年的次之，3年的作用最小。与远志相比，桔梗的溶血作用较弱。动物试验证明，本品还有镇咳作用。

其他作用

家兔内服桔梗的水或酒精提取物均可使血糖下降，对四氧嘧啶引起的家兔糖尿病，降低血糖的作用显著，肝糖原的降低在用药后可恢复。桔梗皂苷能降低鼠肝内胆甾醇含量及增加类甾醇的分泌，因而对胆甾醇代谢有影响。体外试验水浸剂对絮状表皮癣菌有抑制作用。

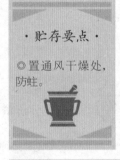

· 贮存要点 ·

◎置通风干燥处，防蛀。

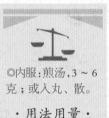

◎内服：煎汤，3～6克；或入丸、散。

· 用法用量 ·

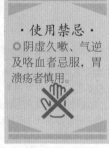

· 使用禁忌 ·

◎阴虚久嗽、气逆及咯血者忌服，胃溃疡者慎用。

 特别提示 ◎作为肺经药的桔梗，也常用于调整大肠的功能状态。如加入治痢剂中以缓解里急后重，加入凉膈散中可缓和其泻下作用。

桔梗冬瓜汤

功效	疏风清热、宣肺止咳，适用于风邪犯肺型急性支气管炎患者。
原材料	冬瓜150克，杏仁10克，桔梗9克，甘草6克，食盐、大蒜、葱、酱油、味精各适量。
做法	将冬瓜洗净、切块，放入热油锅中，加食盐煸炒后，加适量清水，下杏仁、桔梗、甘草一并煎煮，至熟后，以味精、大蒜等调料调味即成。
用法	食此汤，每日1剂，佐餐服食。

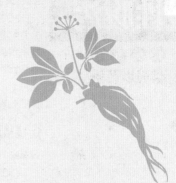

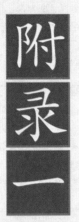

附录一

保健方

经典对症

　　在药食同源理论的指导下，前文介绍了几百种具有各种保健价值的食物，让读者从中能够得到一些指导和参考。那么，这些食物是如何应用到一些特定的病症中，这些病症又通过怎样的途径得到确实的改善，每一种病症都适用哪些食物和药材呢？

　　针对这些问题，本书特别挑选了40余种常见疾病，内容涉及消化系统、呼吸系统、心血管系统、泌尿生殖系统、内分泌代谢系统、肝脏系统、心理疾病、妇科疾病、皮肤疾病，以及贫血、失眠等常见的生理失常现象。只要你掌握了书中介绍的药膳做法，就可以在缓解疾病症状的同时，不断地调整身体状态，让机体获得生理平衡，从根本上祛除病痛的折磨。这不失为简单而又有效的保健养生方式。

慢性腹泻

······经典方例······

·车前山药粥·

功效： 健脾清热、固肠止泻。适用于慢性肠炎久治不愈及腹泻反复发作。

原材料： 山药30克，车前子12克。

做法： 山药研成细粉，车前子去杂质，装入纱布袋内，扎紧袋口，与山药粉一同放入锅中，用小火煮成粥即可。

·茴桂羊肉汤·

功效： 补中益气、散寒止泻。适用于脾胃虚寒、腹泻便溏等症。

原材料： 小茴香10克，生姜10克，羊肉500克，桂皮5克，精盐、葱、料酒各适量。

做法： 羊肉切小块，生姜切片，和小茴香、桂皮、精盐、葱、料酒同入砂锅中，加水适量，炖约50分钟，至羊肉熟烂即可。

●症状表现

慢性腹泻指病程在2个月以上的腹泻或间歇期在2～4周内的复发性腹泻。病况通常时好时坏，排出的粪便多不成形，呈稀烂或水样，或带有脓血、黏液、脂肪等。就病因不同而伴有腹痛、发热、消瘦、腹部肿块或消化性溃疡等。患慢性疾病的人，多半精神状况很差，且可能会伴随肠胃炎。

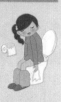

●适用药材

⊙**芡实**

味甘、性平。能够收敛止泻，可以缓和脾胃腹泻、久泻不愈的症状。

⊙**乌梅**

味酸涩、性平。具有涩肠止泻的功效，并可减缓泻痢不止的状况。

⊙**葛根**

味辛、甘、性凉。具有消炎、收敛的作用，适合脾胃虚弱、脾虚久泻的患者。

⊙**山药**

味甘、性平。可以舒缓脾胃虚弱、久泻不止的状况。

⊙**白术**

味甘、苦，性微温。能够减轻腹胀泄泻、上腹胀满的不适。

⊙**黄连**

味苦、性寒。有助于缓解肠炎、湿热下痢的症状，还有杀菌、抗菌的作用。

便秘

······经典方例······

·番薯粥·

功效： 治胃弱阴虚、慢性便秘等。

原材料： 番薯50克，小米50克。

做法： 番薯洗净去皮，切成小块，小米淘净。共入锅中，加清水适量，用武火烧沸后，转用文火煮至米烂成粥。每日2次，早晚餐食用。

·芝麻粥·

功效： 适宜肝肾不足、肢节疼痛、便秘等症。

原材料： 黑芝麻10克，粳米10克，蜂蜜少许。

做法： 烧热锅，放芝麻入锅，用中火炒熟至香味出时，取出；将淘净的粳米放入锅内，加清水适量，用武火烧沸后，转用文火煮，至米八成熟时，放入芝麻、蜂蜜，拌匀，继续煮至米烂成粥。每日2次，早晚餐食用。

●症状表现

便秘是指由于粪便在肠内停留过久，以致大便次数减少、大便干结、排出困难或不尽。一般2天以上无排便，可提示便秘存在。如果每天均排大便，但排便困难且排便后仍有残便感，或伴有腹胀，也应纳入便秘的范围。便秘时，常出现下腹膨胀、便意未尽，严重者出现食欲不振、头昏、无力等症状。

●适用药材

⊙**当归**

味辛、性温。有益于减轻血虚肠燥，还有润肠通便的作用。

⊙**芦荟**

味苦、性寒。可清理肠道，加快肠道蠕动，但孕妇宜谨慎使用。

⊙**火麻仁**

味甘、性平。有益产后妇女因经枯血少产生的肠燥便秘，还可改善经常性的便秘。

⊙**决明子**

味甘、苦、咸，性微寒。可以舒缓肠燥便秘、习惯性便秘的症状。

⊙**柏子仁**

味甘、性平。能够治疗肠燥便秘，有润滑大肠的功效。

⊙**麦门冬**

味甘、微苦，性微寒。对于津少便秘、大便干结有所助益。

⊙**生地黄**

味甘、苦，性寒。可清热凉血、生津养阴，改善肠燥便秘。

腹胀

·······**经典方例**·······

· 砂仁鲫鱼汤 ·

功效：行气利水、健脾燥湿。适于脾胃虚弱引起的食少腹胀、泄泻、腹痛等。

原材料：砂仁3克，鲫鱼1尾，葱、姜、精盐适量。

做法：将砂仁洗净，放入处理好的鱼腹中；鱼置于锅中，加水适量，大火烧开后用文火炖至鱼熟，加调料焖几分钟即可。

· 草果羊肉汤 ·

功效：益脾暖胃。适用于脘腹受寒、腹胀肠鸣、消化不良等症。

原材料：草果5～6克，羊肉500克，豌豆30克，青萝卜200克，调味料各适量。

做法：将草果、萝卜丁、羊肉丁、豌豆同入锅内加水适量，先用大火烧开，后改用文火炖至熟烂，调味即可。

● 症状表现

腹胀是患者自觉脘腹胀满不适的一种最为常见的症状，广义包括腹腔内积液、气腹、胃肠道内积气、功能性腹壁肌张力增加和后腹膜疾病，狭义就是指胃肠道积气。当胃肠道气体过多时，患者可感腹部不适，表现为嗳气、腹胀、肠鸣音亢进，有时还可有腹痛感。

● 适用药材

⊙**厚朴**
味苦、辛，性温。可消除脾胃积滞，有益于肠胃健康。

⊙**木香**
味苦、辛，性温。有行气止痛、消滞，改善腹部胀痛的作用。

⊙**陈皮**
味苦、辛，性温。可改善消化不良，且有理气的功效。

⊙**枳实**
味苦、辛，性微寒。有行气止痛、消痞散积的效果，可改善胸腹痞胀。

⊙**砂仁**
味辛、性温。有行气宽中之效，适用于胃腹胀痛、食积寒泻等症状。

⊙**山楂**
味酸、甘，性微温。可促进消化、调整脾胃、帮助肠胃代谢、改善腹胀。

感冒

·······**经典方例**·······

· 藿香薄荷茶 ·

功效：清风热、止头痛、散寒气、止呕吐、止腹泻。

原材料：藿香9克，柴胡4.5克，薄荷9克，紫罗兰2汤匙。

做法：全部材料分为4份，每次取1份加沸水250毫升冲泡，闷约5分钟，过滤后即可饮用。每天可喝1～2份。

· 紫苏柠檬茶 ·

功效：去风寒、止头痛、止咳去痰、舒缓肌肉酸痛。

原材料：紫苏9克，桔梗3克，葛根9克，金橘4个，柠檬半颗，蜂蜜适量。

做法：先将金橘轻轻拍破，再把全部材料分为4份，每次取1份加沸水250毫升冲泡，闷5分钟，过滤后即可饮用。每天喝1～2份。

● 症状表现

感冒，是一种呼吸道常见病，普通感冒虽多发于初冬，但春天、夏天也可发生，不同季节感冒的致病病毒并非完全一样。感冒病例分布是散发性的，不引起流行，常易合并细菌感染。普通感冒起病较急，早期症状有咽部干痒或灼热感、喷嚏、鼻塞、流涕、发热恶寒等。

● 适用药材

⊙**菊花**
味甘、苦，性微寒。能疏风散热，尤以黄菊花对风热感冒效果最好。

⊙**桑叶**
味甘、苦，性寒。长于凉散风热，又能清肺止咳，常用于风热感冒。

⊙**板蓝根**
味苦、性寒。能清热解毒，对风热型的感冒有效。

⊙**荆芥**
味辛、性微温。可祛风、解除表证，可用于感冒发热、头痛等症状。

⊙**细辛**
味辛、性温。改善风寒感冒、头痛、咽喉肿痛的症状。

⊙**防风**
味辛、甘，性微温。能祛风解表，可用于感冒风寒、头痛发热等不适症状。

气喘

……经典方例……

海参银耳汤

功效：补肺益肾、养血润燥。适于体弱虚热、食欲不振、腰酸乏力、喘息等。

原材料：水发海参25克，银耳20克，料酒、精盐、味精各适量。

做法：将海参与银耳泡发，余烫，同入锅中加入调味料用文火炖煨20分钟左右即成，常服对气喘患者有益。

苏子粥

功效：止咳平喘、养胃润肠。适于老年急慢性支气管炎、胸闷气喘、便秘等。

原材料：苏子15克，粳米100克，冰糖少许。

做法：苏子泥、冰糖、粳米共同入锅或饭煲中，加水适量，按煮粥程序先以武火烧沸，转文火煮熟成粥，随意服食。

●症状表现

气喘是在没有任何预兆下突然发作，很多人都是在深夜到天亮前发病。最初感觉喉咙很紧及胸闷、眼睛不舒服。不久，喉咙出现哮喘音、气喘、呼吸困难等症。呼吸困难严重时，张口抬肩、端坐呼吸也会出现咳痰等情形。症状缓和时，咳嗽减轻，痰的黏性变少。

●适用药材

⊙**白果**

味甘、苦涩，有小毒。可治疗慢性气管炎，对气喘患者有益。

⊙**紫苏叶**

味辛、性温。对风寒感冒、咳嗽气喘的患者有益。

⊙**桑叶**

味甘、苦，性寒。可以止痒、止咳，舒缓喉咙不适的症状。

⊙**杏仁**

味苦、性温，有小毒。对外感咳嗽有益，是治喘咳的良药。

⊙**桑白皮**

味甘、性寒。能够缓和咳嗽、痰黄稠的症状，适用于气喘病。

⊙**五味子**

味酸、甘，性温。对于止咳、治疗气喘有很好的益处。

⊙**山药**

味甘、性平。中医学认为"脾为生痰之源，肺为贮痰之器"。山药健脾化湿，对虚弱、久咳不愈的患者有益。

心脏病

……经典方例……

蜜饯山楂

功效：开胃、消食、活血化瘀。

原材料：生山楂500克，蜂蜜250克。

做法：将处理好的山楂放入铝锅内，加水煎煮至七成熟烂，水将干时加入蜂蜜，再用小火收汁即可。冷却，放入瓶中。每日3次，每次15克。

陈皮黄芪煲猪心

功效：补心益气、疏肝解郁。

原材料：陈皮3克，党参15克，黄芪15克，猪心1个，胡萝卜100克，调料适量。

做法：炒锅烧热，加入切好的猪心、胡萝卜、绍酒、盐、党参、陈皮、黄芪，加鸡汤300毫升，煮沸，再用文火煮至浓稠。佐餐食用即可。

●症状表现

心脏病的发病症状会因程度而异，通常表现为剧烈运动或受到强烈的刺激后，产生压迫性的心绞痛，痛楚可蔓延至手臂、肩膀、颈部等，甚至有心律失常、晕眩、出汗、恶心和四肢无力等现象。

●适用药材

⊙**丹参**

味苦、性微寒。强心止痛，能扩张冠状动脉，调整心律。

⊙**红花**

味苦、辛，性温。消肿止痛，降血压，扩张冠状动脉。

⊙**赤芍**

味苦、辛，性微寒。降血压、活血凉血，促进血液循环，还有缓解发热心烦的效果。

⊙**川芎**

味辛、性温。有利于治疗心绞痛、冠心病。

⊙**麦门冬**

味甘、微苦，性微寒。有强心、软化血管、减轻心绞痛、降血压之效。

⊙**人参**

味甘、微苦，性微温。有补充元气、增强免疫功能的作用。

高血压病

······ 经典方例 ······

·菊花粥·

功效： 清热解毒，降脂降压。

原材料： 菊花末 15 克，粳米 100 克。

做法： 菊花干燥后磨成细末，备用。粳米淘净，加清水适量，用武火烧沸后，用文火煮至半成熟，再加菊花细末，续煮成粥。每日 2 次，晚餐食用。

何首乌大枣粥

功效： 有补肝肾、益精血、乌发、降血压之功效。

原材料： 何首乌 60 克，粳米 100 克，大枣 3～5 枚，冰糖适量。

做法： 何首乌加水煎浓汁，去渣后加粳米、大枣、冰糖，同煮为粥，每日 2 次，早晚食之。

◉ 症状表现

高血压病的最初症状多为疲乏，时有头晕，记忆力减退，休息后症状可消失。血压明显升高时，可出现头晕加重、头痛甚至恶心、呕吐。尤其在劳累或情绪激动等引起血压迅速升高时，症状十分明显。高血压病的表现为收缩压达到或超过 18.7 千帕（140 毫米汞柱），和（或）舒张压达到或超过 12.0 千帕（90 毫米汞柱）。只有在正常情况下连续测得 3 次的血压都超过正常值，才能确诊患了高血压病。

◉ 适用药材

⊙ **枸杞**

味甘、性平。可降低血压，防止动脉硬化，减缓胆固醇上升的现象。

⊙ **菊花**

味甘、苦，性微寒。可安定神经，对动脉硬化、高血压病有助益。

⊙ **钩藤**

性凉、味甘。清热平肝、熄风定惊。实验证明钩藤煎剂均有降压作用。

⊙ **灵芝**

味甘、性平。是高血压病、高脂血症患者的滋补良药。

⊙ **何首乌**

味甘、苦，性微温。可以降低血压、扩张血管，还可降血脂。

⊙ **夏枯草**

性寒，味苦、辛。清肝，散结。可产生显著持久的降压作用。

低血压

······ 经典方例 ······

黄芪羊肉汤

功效： 有补气升阳、养血益脾之功效。常服食此汤，可助低血压者强身升压。

原材料： 黄芪 30 克，羊肉 15 克。

做法： 将黄芪煎汁、去渣取汁。羊肉切片，倒入药汁内加盐调味，肉烂熟后即可。

当归姜枣汤

功效： 补益气血、调和营卫。适用于低血压性眩晕。

原材料： 当归、大枣各 50 克，羊肉 250 克，生姜 15 克。

做法： 羊肉、生姜、大枣文火煮熟，加入调料；另煎当归，取药液兑入羊肉汤中。每日 2 次服食。

◉ 症状表现

无论是由于生理还是病理原因造成血压收缩压低于 12.0 千帕（90 毫米汞柱），就会形成低血压，病情轻微症状可有头晕、头痛、食欲不振、疲劳、脸色苍白、消化不良、晕车船等；严重症状包括直立性眩晕、四肢冷、心悸、呼吸困难、共济失调、发音含糊甚至昏厥，需长期卧床。这些症状主要因血压下降，导致血液循环缓慢所致。

◉ 适用药材

⊙ **人参**

味甘、微苦，性微温。对于血压有双向调节作用，所以可以改善低血压的症状。

⊙ **枳实**

味苦、辛，性微寒。可以轻度地收缩血管，促进血压升高。

⊙ **龙眼肉**

味甘、性温。具有补血气、安神养血的作用，还有滋补之效。

⊙ **灵芝**

味甘、性平。对血压有双向调节作用，因此可帮助调节血压。

⊙ **五味子**

味酸、甘，性温。可以促使血压上升，借以改善低血压的状况。

⊙ **麻黄**

味苦、辛，性温。对于促使血管收缩有帮助，能使血压上升。

阳痿

杜仲爆羊腰

功效：补肝、益肾。适用于肾虚体弱、慢性腰痛、阳痿之症。

原材料：杜仲15克，五味子6克，羊腰500克，葱姜、料酒、酱油、芡粉汁、素油各适量。

做法：将杜仲、五味子加水煮40分钟，去渣，浓缩。羊腰切成腰花，裹芡粉入锅爆炒后烹入药汁、调料即可。

韭菜炒羊肝

功效：温肾固精。适用于男子阳痿、遗精、盗汗，女子月经不调、经漏、带下、遗尿、夜盲、角膜软化症。

原材料：韭菜100克，羊肝120克。

做法：将韭菜切1.6厘米长。羊肝切片，与韭菜一起入锅，用旺火炒熟。当菜食用，每日1次。

●症状表现

　　阳痿是指男性在性生活时，阴茎不能勃起或勃起不坚或坚而不久，不能完成正常性生活，或阴茎根本无法插入阴道进行性交。阳痿又称"阳事不举"等，是最常见的男子性功能障碍性疾病。偶尔的性交失败，不能认为就是患了阳痿。只有在性交失败率超过25%时才能诊断为阳痿。

●适用药材

⊙**肉桂**

　　味辛、甘，性大热。能治疗肾阳不足发生的阳痿，有温补肾阳的作用。

⊙**海马**

　　味甘、咸，性温。可治疗肾虚阳痿，还能补肾壮阳、增强精力。

⊙**锁阳**

　　味甘、性温。对肾阳不足引发的阳痿有所助益，还可强精。

⊙**仙茅**

　　味辛、性热。具有壮肾、调解男子气虚阳痿的功效。

⊙**肉苁蓉**

　　味甘、咸，性温。能壮阳，对早泄、肾虚、阳痿的患者有益。

⊙**紫河车**

　　味甘、咸，性温。有滋补的功效，可益气养血。

⊙**巴戟天**

　　味辛、甘，性微温。可补肾助阳，对遗精、阳痿有效。

遗精

韭子粥

功效：温肾助阳、止遗泄。适用于肾阳虚弱所致的遗精。

原材料：韭菜子15克，大米50克，精盐适量。

做法：将韭菜子用文火炒熟，与大米、少许细盐同入砂锅内，加水500克，慢火煮至米开粥稠即可。每日服2次，温热食。

龙骨粥

功效：收敛固涩、镇惊潜阳。

原材料：煅龙骨30克，糯米100克，红糖适量。

做法：将龙骨捣碎，入砂锅内，加水200克，煎1小时，去渣取汁，入糯米，再加适量水、红糖，煮成稠粥。早晚空腹热食，5天为1个疗程。湿热之症不宜服用。

●症状表现

　　遗精是指不因性交而精液自行泄出的病症，有生理性与病理性之分。中医学将"精液自遗"现象称"遗精"或"失精"。有梦而遗者名为"梦遗"，无梦而遗，甚至清醒时精液自行滑出者为"滑精"。多由肾虚精关不固，或心肾不交，或湿热下注所致。西医学可见于包茎、包皮过长、尿道炎、前列腺疾患等。

●适用药材

⊙**芡实**

　　味甘、性平。对小便失禁有所帮助，有收敛、补肾固精的作用。

⊙**锁阳**

　　味甘、性温。能益精养血，可帮助肾阳不足造成的遗精症状。

⊙**狗脊**

　　味苦、甘，性温。能补肝肾，对遗精、肾虚尿频等症有所帮助。

⊙**益智仁**

　　味辛、性温。能补肾固精，可治疗肾虚所引起的遗精、早泄、尿频的现象。

⊙**紫河车**

　　味甘、咸，性温。能益气养血、滋补壮阳，治疗遗精。

⊙**金樱子**

　　性平，味酸、涩。固精涩肠、缩尿止泻。治滑精、遗尿、脾虚泻痢、自汗盗汗等症。

⊙**冬虫夏草**

　　味甘、性温。能补肾、强精，舒缓肾虚，治疗阳痿、遗精等症。

糖尿病

······经典方例······

·清蒸茶鲫鱼·

功效：补虚、止烦、消渴，适用于糖尿病出现的口渴、多饮不止症状，以及热病伤阴。

原材料：鲫鱼500克，绿茶适量。

做法：将鲫鱼去鳃、内脏，洗净，腹内装满绿茶，放盘中，上蒸锅清蒸，熟透即可。每日吃1次。

·苦瓜猪骨汤·

功效：健脾气、生津降火、治消渴。

原材料：猪脊骨250克，苦瓜500克。

做法：将猪脊骨加适量水熬成3碗，去骨及浮油，入苦瓜，再煎至2碗即成，分2次服完，每日服1次。

● 症状表现

糖尿病是由于遗传和环境因素相互作用，引起胰岛素绝对或相对分泌不足以及靶组织细胞对胰岛素敏感性降低，引起蛋白质、脂肪、水和电解质等一系列代谢紊乱综合征，其中以高血糖为主要标志。临床典型病例可出现多尿、多饮、多食、消瘦等表现，即"三多一少"症状。糖尿病主要危害在于它的并发症，如心、脑血管动脉硬化，视网膜及肾脏微血管病变，神经病变和下肢坏疽等。

● 适用药材

⊙**玉竹**

味甘、性平。可缓解口渴善饿，对吃多、喝多、尿多的糖尿病症状有益。

⊙**茯苓**

味甘、淡，性平。有镇静、降血糖的作用，对于糖尿病的治疗有所助益。

⊙**枸杞**

味甘、性平。具有降血、强壮的作用，有助于糖尿病的治疗。

⊙**知母**

味甘、苦，性平。能够降低血糖，可改善口渴、血糖过高等病症。

⊙**生地黄**

味甘、苦，性寒。可以降低血糖，以及治疗糖尿病的各种症状。

⊙**马齿苋**

味酸、性寒。对于调整人体血糖代谢有益，进而可达到降血糖的作用。

痛风

······经典方例······

·薯蓣薤白粥·

功效：益气通阳、化痰除痹。主治脾虚不运，痰浊内生而致的气虚痰阻痛风。

原材料：生山药100克，薤白10克，粳米50克，清半夏30克，黄芪30克，白糖适量。

做法：先将米淘好，加入切细山药和洗净半夏、薤白、黄芪共煮，再加适量糖即可服食，不拘时间和用量。

·桃仁粥·

功效：活血祛瘀、通络止痛。主治瘀血痰浊痹阻型痛风。

原材料：桃仁15克，粳米160克。

做法：先将桃仁捣烂如泥，加水煎汁，去渣，用粳米煮成稀粥即可服食。

● 症状表现

痛风是尿酸代谢异常所引起的全身疾病，主要表现为血尿酸增高所导致的反复发作的关节炎，约75%在拇指的关节，其他为膝关节。关节、肾脏或其他组织中尿酸盐沉积而引起这些器官的损害和痛风石的形成。可分为原发性痛风和继发性痛风两种，原发性痛风10%～60%有家庭遗传特点，继发性痛风常继发于血液病、肾脏病、恶性肿瘤等，多见突然发作的关节疼痛、关节红肿等。

● 适用药材

⊙**滑石**

味甘、淡，性寒。有利尿，促进尿酸排出的作用，能缓和痛风的不适症状。

⊙**泽泻**

味甘、淡，性寒。可利尿，帮助尿酸排出体外，舒缓血液中尿酸浓度过高的症状。

⊙**车前子**

味甘、性寒。利水清肝，帮助尿酸排泄，减轻痛风不适症状。

⊙**威灵仙**

味辛、咸，性温。有通络止痛的作用，对改善痛风有益。

⊙**蒲公英**

味甘、苦，性寒。能够清热消炎，以改善痛风的不适症状。

⊙**路路通**

味苦、性平。对关节痹痛有益，可以治疗痛风。

高脂血症

······ 经典方例 ······

菊花决明子粥

功效：清肝明目、降压通便。适用于高血压、高脂血症以及习惯性便秘等。

原材料：菊花10克，决明子10～15克，粳米50克，冰糖适量。

做法：先把决明子放入砂锅内炒至微有香气，取出，待冷后与菊花煎汁，去渣取汁，放入粳米煮粥，粥将熟时加入冰糖，再次煮沸即可食用。每日1次，5～7日为1个疗程。

海带绿豆汤

功效：清热养血。可治疗高脂血症、高血压。

原材料：海带150克，绿豆150克，红糖150克。

做法：将海带与绿豆共煮至豆烂，用红糖调服。每日2次，连续食用。

○症状表现

血脂是人体血浆内所含脂质的总称，其中包括胆固醇、三酰甘油、胆固醇酯、β－脂蛋白、磷脂、未酯化的脂酸等。目前，国内把成年人空腹血清总胆固醇超过572毫摩尔／升，三酰甘油超过1.70毫摩尔／升，诊断为高脂血症。高脂血症是中老年的常见疾病，会导致动脉硬化性的心脑血管疾病。

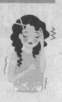

○适用药材

⊙**菊花**

味苦、性微寒。对降血脂与降血压有所帮助。可治疗高脂血症。

⊙**大黄**

味苦、性寒。可降血脂、降低胆固醇，还有活血化瘀的作用。

⊙**山楂**

味酸、甘，性微温。有降血脂、防止动脉硬化的功效。

⊙**三七**

味甘、微苦，性温。可降血糖与胆固醇，对治疗高脂血症

有益。

⊙**薏苡仁**

味甘、淡，性微寒。可消脂，对预防与治疗高脂血症有益。

⊙**桑寄生**

味苦、性平。可强肝肾、降血压和胆固醇，是治疗高脂血症的良好药材。

⊙**绵茵陈**

味苦、性微寒。有降血脂的功效，适用于治疗高脂血症。

抑郁症

······ 经典方例 ······

玫瑰花烤猪心

功效：玫瑰花香味沁人心脾，而起解郁舒心的作用。

原材料：鲜玫瑰花6朵，鲜猪心1个，鸡汤200克。

做法：猪心切块，鲜玫瑰花捣烂。将猪心块用铁签穿着在火上烤，一边蘸玫瑰花和鸡汤，一边烤炙，直至烤熟。

香蕉拼盘

功效：香蕉含有使人开心的物质，苹果、橙子都富含镁，能减轻忧郁症状。

原材料：香蕉1只，葡萄干10克，橙子瓣4片，苹果1个。

做法：香蕉切片，置盘中，再依次加入泡开的葡萄干，切成片的橙子及开水烫好的红苹果块即可。

○症状表现

抑郁症临床表现轻型患者外表如常，内心有痛苦体验。稍重的人可表现为情绪低落、愁眉苦脸、唉声叹气、自卑等，有些患者常常伴有神经官能症症状，如注意力不集中、记忆力减退、反应迟缓和失眠多梦等症状。重型抑郁症患者会出现悲观厌世、绝望、幻觉妄想、食欲不振、体重锐减、功能减退，并伴有严重的自杀企图，甚至行为。

○适用药材

⊙**莲子**

味甘涩、性平。可养心解郁、安神除烦，改善神经衰弱症状。

⊙**百合**

味甘、微苦，性微寒。除了可以抗忧郁外，还能宁心安神。

⊙**大枣**

味甘、性温。能安定神智，起镇静的作用，对改善忧郁症有所助益。

⊙**合欢皮**

性平、味甘。解郁和血、宁心、

消痈肿。对心神不安、忧郁失眠等症状有明显改善作用。

⊙**香附**

味辛、性平。通行气血，改善肝气郁结所致的抑郁现象。

⊙**远志**

味辛、苦，性温。有安神益智的效果，有助于改善神志恍惚的症状。

⊙**柴胡**

味辛、苦，性微寒。能疏肝理气，缓解愁闷不解的症状。

痛经

经典方例

·当归生姜羊肉汤·

功效： 益气养血。适用于气血虚弱型痛经。

原材料： 羊肉500克，当归60克，黄芪30克，生姜5片。

做法： 把羊肉切块，与当归、黄芪、生姜一起炖汤。加盐及调味品，吃肉饮汤。

·山楂红枣汤·

功效： 活血化瘀、温经止痛、行气导滞。适用于痛经。

原材料： 山楂50克，生姜15克，红枣15枚。

做法： 将山楂和生姜洗净，放入锅中，加清水适量，用大火煮沸后，转用文火煮30分钟左右即可。可根据个人口味加入适量的白糖。每日1剂，分2次服。

●症状表现

痛经系指经期前后或行经期间，出现下腹部痉挛性疼痛，并有全身不适，严重影响日常生活者。痛经分原发性和继发性两种。经过详细妇科临床检查未能发现盆腔器官有明显异常者，称原发性痛经，也称功能性痛经。继发性痛经则指生殖器官有明显病变者，如子宫内膜异位症、盆腔炎、肿瘤等。

●适用药材

⊙白芍

味酸、苦，性微寒。有补血、活血、止痛的效果，可改善痛经。

⊙当归

味甘、辛，性温。能兴奋或抑制子宫平滑肌的收缩与松弛，可活血调经。

⊙玫瑰

味甘、涩，性温。可通过调血来改善痛经所造成的各种不适症状。

⊙桃仁

味苦、性平。能活血化瘀，可以治疗痛经。

⊙益母草

味辛、苦，性微寒。可活血调经、行血化瘀，对痛经有很好的调理作用。

⊙延胡索

味辛、苦，性温。能止痛、活血化瘀，适用于痛经的治疗。

月经不调

经典方例

·乌鸡茯苓汤·

功效： 补气、益血、调经。主治月经不调，如月经超前、量多、色淡、质稀、小腹隐痛、神疲乏力、舌淡。

原材料： 乌鸡1只，茯苓9克，红枣10枚。

做法： 将鸡洗干净，把茯苓、红枣放入鸡腹内，用线缝合，放砂锅内煮熟烂，去药渣，食鸡肉饮汤。月经前服，每日1剂，分2次服完，连服3剂。

·红花糯米粥·

功效： 养血、活血、调经。适用于月经不调而有血虚、血瘀者。

原材料： 红花10克，当归10克，丹参15克，糯米100克。

做法： 先煎诸药，去渣取汁，后入米煮成粥。每日2次，空腹食。

●症状表现

广义的月经不调，泛指一切月经病；狭义的月经不调指月经的周期、经色、经量、经质出现异常改变，并伴有其他症状。经期的异常往往会伴有经量、经色、经质的异常，临证时当全面分析。月经不调可分为月经先期（经早）、月经后期（经迟）、月经先后无定期（经乱）。

●适用药材

⊙阿胶

味甘、性平。能滋阴补血、调经，对经量少、月经不调等有效。

⊙香附

味辛、性平。有行气止痛的效果。对治疗月经不调很有效。

⊙当归

味甘、性温。对改善血液循环、月经不调有所助益。

⊙红花

味辛、苦，性温。能散瘀止痛、活血通经，可改善月经不调的症状。

⊙益母草

味辛、苦，性微寒。可调经顺气，且能治疗月经不调的症状。

⊙鸡血藤

味甘、苦，性温。可行血通脉、养血补血，改善经行不畅的症状。

⊙月季花

性温、味甘。活血调经、消肿解毒。可以治疗月经不调、经来腹痛等病症。

失眠

……经典方例……

柏枣仁粥

功效：养心安神、润肠通便；对长期便秘、老年性便秘、失眠、心悸、健忘有疗效。

原材料：柏子仁15克，酸枣仁20克，粳米100克，蜂蜜适量。

做法：先煎酸枣仁、柏子仁25分钟，去渣取汁，与粳米煮成粥，加入蜂蜜即可。每日2次，2日为1个疗程。

龙眼冰糖茶

功效：补益心脾、安神益智。治思虑过度、精神不振、失眠多梦、心悸健忘。

原材料：龙眼肉25克，冰糖10克。

做法：把龙眼肉洗净，同冰糖放入茶杯中，倒入沸水，加盖闷一会儿，即可饮用。每日1剂，随冲随饮。

●症状表现

失眠是指不充分的睡眠或不完全的睡眠，并不意味着完全失眠状态。主要原因是由于精神活动长期过度紧张，致使大脑的兴奋和抑制功能失调，精神活动能力因而受到影响。其主要临床特点是失眠、多梦，常伴有头痛、头昏、胸闷、心悸、腹胀、注意力不集中，临床表现有入睡困难、多梦、易醒、醒后难以再入睡。

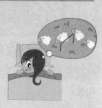

●适用药材

⊙远志

　　味辛、苦，性温。对不安、健忘、心神不宁等病症的治疗有所帮助。

⊙大枣

　　味甘、性温。可减缓失眠、血虚、脾胃虚弱的症状。

⊙龙眼肉

　　味甘、性温。能改善健忘、失眠、眩晕、气血不足等现象。

⊙百合

　　味甘、微苦，性微寒。有清心安神的效果，对神经衰弱的患者有所帮助。

⊙桑葚

　　味甘、酸，性凉。对眩晕和肝肾阴虚所致失眠有益。

⊙夜交藤

　　味甘、性平。对阴虚血少产生的多梦、失眠很有疗效。

贫血

……经典方例……

黄芪鸡汁粥

功效：益气血、填精髓，适于体虚、气血双亏、营养不良的贫血患者。

原材料：母鸡1只（1000～1500克），黄芪15克，大米100克。

做法：将母鸡剖洗干净，浓煎鸡汁，将黄芪煎汁，加入大米煮粥，早晚趁热服食。感冒发热、外邪未尽者忌服。

红枣黑木耳汤

功效：清热补血，适用于贫血患者。

原材料：黑木耳15克，红枣15个。

做法：将黑木耳、红枣用温水泡发，放入小碗中，加水和适量冰糖，再将碗放置蒸锅中，蒸1小时。每日服2次，吃木耳、红枣，喝汤。

●症状表现

贫血是指全身循环血液中红细胞总量减少至正常值以下。国内的正常标准比国外的标准略低。沿海和平原地区，成年男子的血红蛋白如低于120克/升、成年女子的血红蛋白低于110克/升，可以认为患有贫血症。12岁以下儿童比成年男子的血红蛋白正常值低15%左右，男孩和女孩无明显差别。海拔高的地区一般要高些。临床表现为面色苍白，伴有头昏、乏力、心悸、气急等症状。

●适用药材

⊙人参

　　味甘、微苦。能缓和贫血与低血压，并可维护造血系统。

⊙大枣

　　味甘、性温。可补气、安神、养血，还有补充铁质的功效。

⊙枸杞

　　味甘、性平。有帮助恢复造血功能与预防贫血的作用。

⊙阿胶

　　味甘、性平。能加速蛋白的生成，并有助于红细胞的增长，适用于贫血患者。

⊙当归

　　味甘、辛；性温。能活血、增进血液循环，对血虚、贫血的患者有帮助。

⊙黑木耳

　　味甘、性温。能活血化瘀，是很好的治疗贫血的良药。

眼疲劳

·····经典方例·····

·黑豆核桃牛奶·

功效： 这些食物含有较多的维生素B₁、钙、磷等，能增强眼内肌力，保护视力。

原材料： 黑豆粉1匙，核桃仁泥1匙，牛奶1包，蜂蜜1匙。

做法： 将黑豆500克，炒熟后待冷磨成粉。核桃仁500克，炒微焦去衣，待冷后捣如泥。取以上两种食品各1匙，冲入煮沸过的牛奶（1杯），和蜜服。

·枸杞桑葚粥·

功效： 视力疲劳者如能每日早晚两餐服用，持之以恒，既能消除眼疲劳症状，又能增强体质。

原材料： 枸杞子5克，桑葚子5克，山药5克，红枣5个，粳米100克。

做法： 将上述原料洗净，加水熬成粥食用。可做餐服，早晚各1次。

● 症状表现

眼疲劳是由于用眼过度，造成其调节对焦的功能异常，无法焦距，造成视力模糊、近视加重、干眼症，或诱发青光眼及眼底病变等；此外，也能伴发老花眼、斜视、散光、屈光不正等眼疾；长期熬夜以及更年期也会造成眼睛疲劳。

● 适用药材

⊙**石斛**
味甘，性微寒。有益于改善眼睛疲劳。

⊙**菊花**
味甘、苦，性微寒。能清肝明目，对视力疲劳、视力模糊者有益。

⊙**决明子**
味甘、苦，性微寒。可防止视力减弱，并能改善眼睛肿痛与多泪、红赤等现象。

⊙**菟丝子**
味辛、甘，性温。能减缓因肾精不足所产生的眼睛疲劳等问题。

⊙**夏枯草**
味辛、苦，性寒。有明目、清肝火的作用，能缓和眼睛红肿、热痛的症状。

⊙**桑叶**
味苦、甘，性寒。对眼睛肿胀、疼痛、充血者有效，并能清肝明目。

头痛

·····经典方例·····

·天麻鱼片·

功效： 适用于偏头痛、高血压引起的四肢麻木、失眠。

原材料： 青鱼300克，水发木耳100克，天麻15克，鸡蛋清40克，调味料适量。

做法： 天麻蒸半小时，切片。鱼切片，加调料挂糊，入锅滑炒后加入黑木耳、鱼片和天麻，烹制勾芡即可。

·菊花粥·

功效： 适用于高血压病以及外感风热所致的头痛目赤、眩晕眼花，肝经风热所致的目赤肿痛。

原材料： 粳米50克，菊花10克，冰糖30克。

做法： 先将粳米、冰糖加水，煮至米开汤未稠时，调入菊花末，改文火稍煮片刻，加盖焖5分钟待服。每日2次。

● 症状表现

头痛是常见的临床症状之一，造成头痛的原因很多，不过现代人多是因为压力大引起的紧张性头痛，而头痛也可能是某些严重疾病的先兆，如青光眼或中风，也可能是颈椎病或姿势不良引起的肌肉紧绷。此外，还有偏头痛、鼻窦炎头痛等。

● 适用药材

⊙**川芎**
味辛、性温。有行气活血、镇定安神的功效，为治疗头痛的常用药。

⊙**白芷**
味辛、性温。能止痛、散发风寒，常用于风寒感冒头痛。

⊙**葛根**
味辛、甘，性凉。发表止痛、解热生津，用于感冒头痛、全身酸痛。

⊙**防风**
味辛、甘，性微温。有止痛祛风之效，常用于头痛、感冒等症。

⊙**薄荷**
味辛、性凉。疏散风热、疏肝解郁，治疗发热头痛等症。

⊙**柴胡**
味辛、苦，性微寒。具有清热退火、疏肝解郁、解热发汗、抑制细菌的功效。治疗肝阳头痛。

咳嗽

...... 经典方例 ......

川贝枇杷茶

功效：能够化痰止咳，对于咳嗽难愈的患者有帮助。

原材料：枇杷叶15克，川贝母6克，麦芽糖2大匙。

做法：锅中放入枇杷叶、川贝母，再倒入600毫升水，以大火煮开，转小火继续熬至剩一半的水量。去渣留汁后，入麦芽糖煮剩一半的水量即可。

山药酥

功效：适用于咳嗽、气喘患者，并对于舒缓尿频、遗精等症状有效。

原材料：山药250克，白糖70克，沙拉油、醋、太白粉、香油各适量。

做法：山药入锅中炸香取出，锅留少许油，放入炸好的山药，加水和白糖，以小火煮5分钟后转大火，加醋调味、勾芡，用香油提味即可。

● 症状表现

依照中医学观点，咳嗽多半是因为气候剧烈变化，人体一直无法调适，使得身体的对外功能失调，病邪从口鼻而入或是皮毛而入，内犯于肺，使得肺气上逆，因而产生该症状。但有时也会因体内器官产生病变，如肺部，而引起咳嗽。

● 适用药材

⊙ **桑叶**

味苦、甘，性寒。具有疏散外感风热、润燥清肺之效。

⊙ **百合**

味甘、微苦，性微寒。可润肺止咳，适合久咳不愈、干咳少痰者。

⊙ **半夏**

味辛、性温，有毒。能够止咳镇静，适合痰多喘咳者。

⊙ **川贝母**

味甘、苦，性微寒。可以润心肺，缓和慢性咳嗽的症状。

⊙ **枇杷叶**

味苦、性平。可以止咳化痰、和胃止呕，适合咳嗽患者。

⊙ **杏仁**

味苦、性温。祛痰止咳、平喘、润肠。治外感咳嗽、喘满、喉痹、肠燥便秘。

⊙ **北沙参**

味甘、苦，性凉。养阴清肺、祛痰止咳、益脾健胃。主要用来治疗肺热、阴虚引起的肺热咳嗽、痨嗽咯血。

咽喉肿痛

...... 经典方例 ......

板蓝根贯众茶

功效：这3种药材均具有清热解毒的效果，可以祛风，并有利咽的作用。

原材料：甘草8克，贯众15克，板蓝根15克。

做法：所有药材洗净备用；壶中放入所有材料，冲入热水，待3分钟后即可饮用。

大枣蔗汁粥

功效：此粥品有清热润肺、生津、消肿、利咽的效果，有益于咽喉肿痛患者。

原材料：大枣10颗，甘蔗汁300毫升，糙米100克。

做法：大枣、糙米洗净备用，锅中放入大枣、糙米，加适量水，没过所有的材料为止，大火煮沸后，再转为文火煮成粥，起锅前调入甘蔗汁，续滚即成。

● 症状表现

咽喉肿痛发生时，通常会出现咽喉部不适，有干燥感，甚至有灼热、肿胀以及疼痛的感觉，严重时还会影响到耳咽部。而咽喉肿痛也常伴随其他病痛，若出现鼻塞、流鼻涕或打喷嚏等，就可能是患了感冒。

● 适用药材

⊙ **射干**

味辛、性寒，有小毒。射干是祛痰消炎药，可治疗上呼吸道炎症、咽喉肿痛。

⊙ **板蓝根**

味苦、性寒。有清热解毒、凉血消肿、利咽的效果，可改善咽喉肿痛。

⊙ **牛蒡子**

味辛、苦，性寒。有疏散风热、解毒利热的作用，可舒缓咽喉肿痛的症状。

⊙ **薄荷**

味辛、性凉。能够解毒、疏散风热，适用于上呼吸道感染与感冒。

⊙ **金果榄**

味苦、性寒。清热、解毒、利咽，适用于喉咙肿痛、肺热咳嗽、疮痈肿毒等。

⊙ **黄芩**

味苦、性寒。有清热燥湿的效果，对上呼吸道感染与咽喉肿痛有益。

冠心病

······ 经典方例 ······

荷楂泽泻茶

功效： 具有降血压、降血脂、缓和动脉硬化的作用，有益辅助治疗冠心病。

原材料： 荷叶4克，山楂8克，泽泻8克。

做法： 荷叶剪小片，与山楂、泽泻洗净备用。锅中放入荷叶、山楂、泽泻，加入适量水。大火煮开转小火，煮20分钟即可。

红花川芎鸡汤

功效： 有滋补气血、活血化瘀的作用，适合冠心病患者食用。

原材料： 鸡腿2只，红花、川芎、当归各6克，绍兴酒少许，葱花、姜、盐各适量。

做法： 锅中放入除了盐之外的所有材料，加适量水。以中火炖煮40分钟，加盐即成。

● 症状表现

冠心病是一种由冠状动脉器质性（动脉粥样硬化或动力性血管痉挛）狭窄或阻塞引起的心肌缺血缺氧（心绞痛）或心肌坏死（心肌梗死）的心脏病，亦称缺血性心脏病。

平时我们说的冠心病多数是动脉器质性狭窄或阻塞引起的，又称冠状动脉粥样硬化性心脏病。

● 适用药材

⊙ **丹参**

活血祛瘀、安神宁心、排脓，适用于月经不调、痛经、闭经、瘀血腹痛、骨节疼痛、惊悸不眠等。

⊙ **当归**

味苦、性微寒。对于改善心绞痛、心肌梗死等病症有益。

⊙ **三七**

味甘、微苦，性温。可以强化心脏，对于冠心病、心绞痛有益。

⊙ **山楂**

味酸、甘，性微温。能够降

低血脂，治疗冠心病。

⊙ **何首乌**

味苦、甘，性微温。可以降低血中胆固醇，也能降血脂。

⊙ **降香**

味辛、性温。有化瘀止痛的效用，对冠心病引发的心绞痛有帮助。

中风

······ 经典方例 ······

天麻石斑鱼

功效： 可缓和脑中风的症状。

原材料： 天麻10克，石斑鱼1条，葱、姜丝适量，盐、米酒各少许。

做法： 天麻洗净、泡软切片，石斑鱼洗净，去内脏后装盘，上置天麻，抹上盐、米酒，入锅蒸熟后再撒上葱、姜丝略蒸即可。

丹参鱼汤

功效： 温经通络，可改善中风患者半身不遂、面瘫等症状。

原材料： 半夏12克，茯苓30克，丹参12克，鱼肉400克，荸荠15粒，茼蒿4棵。

做法： 药材装入纱布袋中，锅中倒入10杯水，用小火煮20分钟取药汁，再加入荸荠、姜丝与鱼片，煮至鱼熟。加入茼蒿略煮至熟，调味食用。

● 症状表现

中风在医学上称为脑血管意外，是由于脑血管严重阻塞或损伤，使得接受该血管供应的脑组织缺氧并造成坏死所形成的。

中风主要症状有突然昏倒、意识不清、言语困难、呕吐、头痛等，甚至会出现手脚麻木、头晕目眩、面瘫等症状。

● 适用药材

⊙ **山楂**

味酸、甘，性微温。能够降低胆固醇、血压，是预防中风的良药。

⊙ **竹茹**

味甘、性微寒。能够舒缓脑中风昏迷的症状。

⊙ **丹参**

味苦、性微寒。可以增加血液的流量，改善脑部血液循环。

⊙ **天麻**

味甘、性平。对于舒缓知觉

麻痹、手足不遂有帮助。

⊙ **钩藤**

性凉、味甘。清热平肝、熄风定凉，治小儿惊痫、大人血压偏高、头痛、目眩、妇人子痫。

⊙ **决明子**

味甘、苦、咸，性微寒。有降压、降低血脂的作用。

⊙ **地龙**

味咸、性寒。清热、镇痉、利尿、解毒。主治热病惊狂、小儿惊风、风湿关节疼痛等。

尿路感染

经典方例

车前子通草茶

功效： 可治疗尿道发炎，对小便灼热、不利有效，并有清热利水、消炎的作用。

原材料： 车前子10克，通草2克。

做法： 药材洗净，锅中加入药材、适量水，大火煮开转小火，煮15分钟即可。

蒲公英香味饭

功效： 具有消炎抗菌、清热解毒、催乳功效。

原材料： 蒲公英100克，糯米2杯，香菇2朵，猪肉150克，米、烤松子、白果、酱油、米酒、盐各适量。

做法： 锅中放入除松子外的所有材料和适量水，蒸熟后拌匀，撒上松子即成。

●症状表现

尿路感染的症状以尿频、尿痛和脓尿等小便异常的表现为主要特征。此外，排尿时有烧灼感、尿急、下背部疼痛、血尿、腹痛不适、寒战、呕吐、腰痛等现象，都可能为泌尿道感染问题。通常因为生理构造之故，患者以女性居多。

●适用药材

⊙**金银花**

味甘、性寒。可以抗菌、清热。对感染性疾病有助益。

⊙**白茅根**

味甘、性寒。治热病烦渴、淋病、小便不利、水肿。有益于泌尿系感染的治疗。

⊙**鱼腥草**

味辛、性微寒。有抗病毒，改善膀胱炎、尿道炎的作用。

⊙**萹蓄**

味苦、性微寒。用于治疗膀胱热淋、小便短赤、淋漓涩痛、皮肤湿疹、阴痒带下等病证。

⊙**车前子**

味甘、性寒。能利水抗菌，可治疗尿赤、尿痛、急性尿道炎、膀胱炎。

⊙**蒲公英**

味甘、苦，性寒。能清热解毒、利湿通淋，可治疗小便热淋等症状。

⊙**瞿麦**

味苦、性寒。清热利水、破血通经。治小便不通、淋病、水肿、闭经、浸淫疮毒等病症。

乙肝

经典方例

养阴里脊肉

功效： 适合乙肝病毒携带者，慢性乙肝之肝肾阴虚型患者。

原材料： 里脊肉300克，鸡蛋2个，女贞子、旱莲草、桑葚子各5克。

做法： 里脊肉切条，入油锅中炸至金黄色，另放猪油、姜、蒜炒出香味，烹入药汁，放入里脊肉，淋上醋、麻油。

猪肝四物汤

功效： 适合乙肝炎症日久迁延、阴血亏损、气血不足或肝肾阴虚型患者。

原材料： 猪肝150克，熟地、白芍、枸杞子各10克，当归、炒枣仁各5克，水发木耳20克，调味料适量。

做法： 炒锅内下药汁、鸡汤、木耳。煮开后将木耳捞入碗内，肝片抖散下锅，加入调味料调味即可。

●症状表现

临床表现为乏力、食欲减退、恶心、呕吐、厌油、腹泻及腹胀，部分病例有发热、黄疸，约有半数患者起病隐匿，在检查中发现，乙肝病毒感染人体后，广泛存在于血液、唾液、阴道分泌物、乳汁、精液等处，主要通过血液、性接触、密切接触等传播。

●适用药材

⊙**柴胡**

味辛、苦，性微寒。具有改善肝功能和消炎的作用。

⊙**鳖甲**

味咸、性微寒。可利胆保肝，能对抗病毒，有助于缓和肝炎症状。

⊙**当归**

味甘、辛，性温。有保护肝脏抗炎的作用，对治疗肝炎有良好效果。

⊙**半枝莲**

味辛、苦，性凉。可清热解毒，对肝病的治疗效果显著。

⊙**五味子**

味酸、甘、苦、辛、咸，性温。能保护肝脏，还可促进肝细胞修复，抑制病变。

⊙**女贞子**

味甘、苦，性凉。可强肝补肾，能治疗变性与坏死的细胞。

⊙**鸡骨草**

味甘、性凉。清热解毒、疏肝散瘀。对黄疸型肝炎有显著的治疗作用。

肝硬化

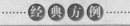

经典方例

· 枸杞决明子茶 ·

功效： 能补肝明目、改善肝气虚弱、预防肝炎、调理肝硬化，是道保肝的好茶品。

原材料： 枸杞4克，决明子4克。

做法： 药材洗净备用，锅中放入决明子，加适量水，以大火煮开后转小火，煮15分钟后加入枸杞，续煮5分钟即成。

· 枣桃粥 ·

功效： 能活血化瘀、疏肝理气，对肝硬化患者有益。

原材料： 大枣、胡桃各10克，陈皮4克，山楂15克，糙米50克。

做法： 锅中放入所有药材与适量水，煮至滚后，去渣取汁备用，最后药汁中再加入洗净的糙米，煮至粥稠即成。

● 症状表现

肝硬化是各种原因所致的肝脏慢性、进行性的弥漫性改变。它是各种肝损伤共同的终末阶段，是由多种原因引起的肝纤维化发展而来。其特点是肝细胞变性和坏死。由于肝硬化早期经过积极防治后可以逆转或不再进展，而晚期将严重影响患者的生活质量。

● 适用药材

⊙ **三七**

味甘、苦，性温。可活血化瘀，降低胆固醇，有助于治疗肝硬化。

⊙ **佛手**

味辛、苦，性温。可以疏肝理气，对于肝胃气滞等患者有益。

⊙ **丹参**

味苦，性微寒。能祛瘀活血，防止肝硬化，对于治疗脂肪肝有效果。

⊙ **当归**

味甘、辛，性温。可以改善肝功能，对于肝硬化的恢复有所帮助。

⊙ **柴胡**

味辛、苦，性微寒。可改善肝功能，并减缓对肝脏的损害。

⊙ **五味子**

味酸、甘、苦、辛、咸，性温。有保护肝细胞的功效。

压力

经典方例

· 银耳大枣汤 ·

功效： 具有补血、安神、宁心的作用，可舒缓心血不足所导致的神经衰弱症状。

原材料： 银耳20克，大枣10克，白糖30克。

做法： 银耳和大枣共同煎煮至熟烂后，加入白糖调味即成。

· 酸枣菇耳 ·

功效： 养肝、安神，有治疗神经衰弱、失眠的作用，还能缓解四肢酸痛的不适。

原材料： 酸枣仁8克，黑木耳10克，金针菇6克，香菇4朵，芹菜适量。

做法： 锅中放入酸枣仁、2杯水，以中火煮至剩1杯水的量后备用。锅中放油，爆香姜丝、葱丝，加入除了盐之外的所有材料、拌炒，再加入药汁，起锅前加盐。

● 症状表现

压力症状可分为心理与生理两方面：如心理上会产生疲劳、挫折、闷闷不乐、紧张不安、缺乏兴趣、喜怒无常等，生理上则可能引起血压增高、口干流汗、呼吸困难、心跳加快、四肢无力、失眠多梦、头晕、偏头痛等不适反应。

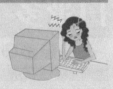

● 适用药材

⊙ **玫瑰**

味甘、微苦，性温。可疏肝解郁，对舒缓压力很有帮助。

⊙ **灵芝**

味甘、性平。可舒缓压力、预防健忘、增强体力。

⊙ **人参**

味甘、微苦，性微温。有滋养补益的效果，可养心安神。

⊙ **柴胡**

味辛、苦，性微寒。能疏肝解郁，有助于缓和肝气郁结所产生的焦虑。

⊙ **丹参**

微苦、性微寒。可安神宁心，且有安定、镇静之效。

⊙ **五味子**

味酸甘、苦、辛、咸，性温。可提高工作效率，缓和神经衰弱的现象。

不孕

益母草蛋

功效：对经期延后、痛经且经血呈现黑块，属于血瘀型不孕者，在月经期间服用有助益。

原材料：益母草40克，延胡索20克，鸡蛋2个。

做法：将材料洗净备用，锅中加入所有材料，同煮至滚后，鸡蛋去壳再煮片刻，去药渣后即可食用。

参枣鸡汤

功效：参须与大枣可补气益血、改善体质，进而提高受孕机会。

原材料：鸡腿1只，参须8克，大枣10颗，盐、米酒各适量。

做法：鸡腿洗净、切块、过水，参须、大枣洗净备用。锅中放入鸡腿、参须、大枣、适量水，以大火煮开转小火煮至鸡腿熟烂，再加入盐、米酒，调味即成。

●症状表现

一对夫妻有规律地过性生活、且无避孕措施的情况下，一年内约有85%的概率能怀孕，若如此仍无法受孕时就可能得了不孕症。不孕的原因可能与男女双方有关，而在女性方面的原因则包括感染、排卵异常、子宫异常、输卵管异常等。

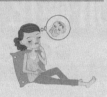

●适用药材

⊙**当归**

味甘、辛，性温。可活血调经，适合月经量少、闭经者，能活化子宫功能。

⊙**白芍**

味酸、苦，性微寒。属于补血药，可调理经期，对于不孕症有益。

⊙**山药**

味甘、性平。可益气养阴，能有效改善激素分泌、调理虚弱体质等。

⊙**紫河车**

性温，味甘、咸。补气养血、补肾益精。用于虚劳羸弱、骨蒸盗汗、咳嗽气喘、食少气短、阳痿遗精、不孕少乳等症。

⊙**肉苁蓉**

味甘、咸，性温。能温肾阳、暖子宫，适合性功能衰退与子宫卵巢发育不全的不孕。

白带多

鸡冠花茶

功效：有收涩止带的效果，也有消除阴道滴虫的作用。

原材料：鸡冠花30克。

做法：鸡冠花洗净备用；将鸡冠花切碎加入适量沸水，冲泡成茶即可。

莲子芡实粥

功效：能改善白带过多的情况，对已绝经患者也有调理作用。

原材料：莲子、芡实、新鲜山药各50克，冰糖适量。

做法：芡实、莲子洗净，山药洗净、削皮，切块备用，锅中放入芡实、莲子、适量水，大火煮开，转小火煮20分钟，再放入山药煮至熟烂，起锅前加入冰糖即成。

●症状表现

白带是妇女阴道里流出来的一种带黏性的白色液体，它是由前庭大腺、子宫颈腺体、子宫内膜的分泌物和阴道黏膜的渗出液。一般白带只在两次月经中间（相当于排卵期）雌激素的分泌达到高峰，这时的白带量多、透明，外阴部有湿润感。

●适用药材

⊙**猪苓**

味甘、淡，性平。可利尿解热，对白带的治疗有益处。

⊙**白果**

味甘、苦、涩，性平，有小毒。可止泻止带，对白带、尿频等症状有效。

⊙**黄柏**

味苦、性寒。有清热燥湿、泻火解毒的作用，还可治疗黄浊白带。

⊙**狗脊**

味苦、甘，性温。能强筋骨、补肝肾，对治疗因肾气不固而引起的白带异常有帮助。

⊙**鹿茸**

味甘、咸，性温。可益精、补肾壮阳，还可改善带下症状。

⊙**山茱萸**

味酸，性微温。可补肝益肾，对治疗肾虚型白带症状有用。

⊙**椿皮**

味苦、涩，性寒。清热燥湿，收涩止带，止泻，止血。用于赤白带下，湿热泻痢，久泻久痢等。

关节炎

……经典方例……

·五加皮猪肉·

功效： 滋阴祛湿，对于缓和风湿性关节炎有益。

原材料： 五加皮15克，猪瘦肉150克，盐少许。

做法： 五加皮洗净、浸泡，猪瘦肉洗净、切块备用；碗中放入五加皮、猪瘦肉，加适量水放入锅中，炖煮至熟，加盐调味即可。

·芎芷鱼头·

功效： 本药膳具有很好的活血、祛风、止痛之效。

原材料： 白芷、川芎各10克，鲢鱼头1个，姜片、米酒、盐各适量。

做法： 鲢鱼头对切、洗净，白芷、川芎略洗备用；锅中放入鲢鱼头、白芷、川芎、姜片，与适量水，放入锅中炖煮3小时，加米酒、盐，调味即成。

●症状表现

骨关节炎的常见症状有关节疼痛，晨起僵硬，类风湿关节炎则有关节红肿、疼痛、僵硬，有时还有发热或轻微发热、体重减轻、胃口不佳、全身不适等症状，通常在手肘、手指或臀部皮肤处起肿块，目涩口干，尤其在早晨醒来时最为严重。

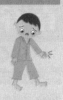

●适用药材

⊙**独活**

味辛、苦，性微温。可促进血液循环、消炎止痛，并有祛风湿的作用。

⊙**威灵仙**

味辛、咸，性温。能够镇痛、解热，可改善四肢关节痛与痛风的症状。

⊙**五加皮**

味辛、苦，性温。可以祛除风湿，还能强化筋骨、止痛。

⊙**桂枝**

味辛、甘，性温。能祛风散寒、温通经络，可用于经络不通的关节疼痛。

⊙**虎杖**

味苦、性微寒。能够通络止痛、活血通经，可治疗风湿性关节炎。

⊙**秦艽**

性平，味苦、辛。祛风除湿、活血舒筋、清热利尿。治风湿痹痛、筋骨拘挛、黄疸、便血、骨蒸潮热、小儿疳热、小便不利。

湿疹

……经典方例……

·除湿老鸭汤·

功效： 可以促进体内水分代谢、清热除湿，因此对于改善水肿与湿疹有益。

原材料： 薏苡仁、白术、芡实各20克，老鸭1只，盐适量。

做法： 老鸭洗净，过水备用；锅中加入所有药材与适量水，以大火煮开后转小火，煮30分钟后，加入老鸭煮熟，再加盐调味即成。

·薏仁粥·

功效： 将健脾利湿的薏苡仁煮成粥品，能清热、利湿、排脓，有助于治疗湿疹与粉刺。

原材料： 薏苡仁50克，白糖适量。

做法： 薏苡仁洗净备用，锅中加入薏苡仁与适量水，煮成粥后，调入白糖，搅拌均匀，即可食用。

●症状表现

湿疹通常分为急性或慢性，急性湿疹为突然发作，皮肤感到奇痒无比，且会发红、发热、干燥、易脱屑，最常感染的地方是前肘、手腕、双膝等皮肤褶皱处，以聚集的小水疱、丘疹疱为主，而慢性湿疹则属于持续性，会使皮肤干燥、增厚，且容易剥落皲裂。

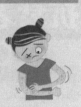

●适用药材

⊙**百部**

味甘、苦，性平。有杀菌和抑菌的效果，对缓和湿疹、荨麻疹有益。

⊙**苦参**

味苦、性寒。有抑菌的作用，可帮助减缓湿疹的不适症状。

⊙**黄柏**

味苦、性寒。可消炎抑菌，是治疗湿疹的良药之一。

⊙**薏苡仁**

味甘、淡，性凉、微寒。能清热排脓、健脾利湿，可治疗湿疹。

⊙**木槿皮**

味甘、苦，性凉。可利湿、解毒、止痒，可用于治疗湿疹。

⊙**地肤子**

味甘、苦，性寒。能祛风止痒、清热利湿，可缓和湿疹症状。

青春痘

·······经典方例·······

金银花丝瓜蛤蜊

功效： 有清热解毒、缓和青春痘发炎等作用。

原材料： 丝瓜1条，蛤蜊40克，金银花5克，嫩姜适量，盐、香油各少许。

做法： 热油锅爆香姜丝，放入丝瓜、金银花、蛤蜊肉，拌炒至熟后，加盐、香油调味即可。

绿豆百合汤

功效： 此汤品可消除青春痘引发的肿痛感，还能生津止渴、解毒清热。

原材料： 新鲜百合2颗，绿豆300克，冰糖200克。

做法： 绿豆洗净，浸泡5小时，新鲜百合洗净备用，锅中加适量水，煮沸后放入绿豆，煮至熟烂后，再加入百合与冰糖，稍煮片刻即可。

●症状表现

痤疮（青春痘）是一种发生于毛囊皮脂腺的慢性皮肤病，多发于头部、面部、颈部、前胸后背等皮脂腺丰富的部位。痤疮（青春痘）的主要临床表现为黑头粉刺、白头粉刺、炎性丘疹、脓疱、结节、囊肿，易形成色素沉着、毛孔粗大甚至疤痕样损害。

●适用药材

⊙桑叶

味苦、甘, 性寒。可清肝明目、疏散风热，对治疗青春痘有益。

⊙菊花

味甘、苦，性微寒。能清热解毒，还可改善肺热体质所引发的青春痘。

⊙连翘

味苦, 性微寒。能排脓、消炎、抗菌，可帮助改善化脓性青春痘。

⊙枇杷叶

味苦、性平。可清热、宣肺、帮助改善青春痘。

⊙薏苡仁

味甘、淡，性凉、微寒。有消炎止痛、清热排毒的效果，有益美容。

⊙蒲公英

味甘、苦，性寒。能抗感染、清热解毒及消炎，对治疗青春痘有效。

抗衰老

·······经典方例·······

坚果蜂蜜

功效： 每日2次，每次食用1汤匙，可以抗老防衰。

原材料： 胡桃仁、黑芝麻各50克，松子100克，蜂蜜100克，米酒250毫升。

做法： 胡桃仁、黑芝麻、松子全部捣碎放入砂锅中，加入米酒，以小火煮沸约10分钟后，加入蜂蜜，搅拌熬煮成膏，冷却后装瓶即可。

玉竹蒸鱼

功效： 能强化细胞新陈代谢、抗老化，可间接改善皮肤衰老，美白。

原材料： 玉竹15克，茯苓10克，白芷10克，鲈鱼1条，调味料适量。

做法： 药材煎煮取汁，再将药汁淋在处理并调好味的鲈鱼上，以大火蒸约10分钟后，撒上葱丝、姜丝，淋油即可。

●症状表现

衰老的症状表现有很多，如皮肤老化会出现明显皱纹，失去光滑与弹性，甚至出现老年斑，且脸色也较苍白。尤其更年期后的妇女会因皮肤油脂腺体萎缩，使皱纹加深，到65岁以上则皮肤变得更干薄、失去弹性。另外，还有头发老化等。

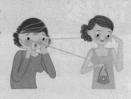

●适用药材

⊙熟地黄

味甘、性温。能补肝强肾、补精益髓，对抗衰老、增进生理功能有益。

⊙人参

味甘、微苦，性微温。可补益肺脾、安神益智、增强免疫功能、抗衰老。

⊙丹参

味苦、性微寒。能清心除烦、促进血液循环，对抗衰老的现象。

⊙大枣

味甘、性温。补脾益胃、养血安神，提高免疫力、抗衰老。

⊙党参

味甘、性平。补益脾肺、生津滋润、补气养血，提升免疫力。

⊙麦门冬

味甘、微苦，性微寒。养阴益胃、强心安神、防衰抗老。

痔疮

······ 经典方例 ······

·大枣猪血鱼片粥·

功效：有润肠通便、滋阴补血的效果，可舒缓痔疮不适症状。

原材料：大枣 10 颗，鲷鱼片 100 克，猪血 250 克，菠菜 300 克，糙米 100 克。

做法：锅中放入糙米、大枣与适量水，煮成粥后，加入菠菜段、鲷鱼片、猪血块续滚后，加调味盐。

·火麻仁槐花粥·

功效：滋阴五脏、缓和润肠、凉血止血，对痔疮、便秘有效。

原材料：火麻仁 100 克，槐花 15 克，糙米 500 克，砂糖适量。

做法：火麻仁、糙米洗净备用，榨汁机中放入火麻仁、槐花、糙米，加入 4 杯清水打成浆后，过滤备用，锅中放入打好的糙米浆，煮滚后，加入砂糖拌匀，去除泡沫。

●症状表现

大便时出现流血、滴血或者粪便中带有血液或脓血等症状，多数是由痔疮引起的；排便时有肿物脱出肛门，伴有肛门潮湿或有黏液，多数是由内痔脱出或直肠黏膜脱出；如果肛门有肿块，疼痛剧烈，肿块表面色暗，呈圆形，可能是患了血栓性外痔。

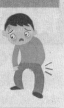

●适用药材

⊙柴胡

味辛、苦，性微寒。清热退火、疏肝解郁，对改善痔疮有效。

⊙黄芩

味苦、性寒。能泻火通便、清热解毒，对于大便秘结、便血有效。

⊙黄连

味苦、性寒。清除内热、泻火解毒，对缓解便血有帮助。

⊙薏苡仁

味甘、淡，性凉、微寒。能健脾止泻、清热解毒，可改善大便黏腻或秘结。

⊙大黄

味苦、性寒。泻火通便、凉血消肿，促进排便、解除痔疮。

⊙车前草

味甘、性微寒。消炎镇痛、凉血止血，治疗大便黏腻或秘结。

尿失禁

······ 经典方例 ······

·白果覆盆子汤·

功效：覆盆子及白果能缩尿、止失禁、缓和遗尿，猪肚可治疗尿频、遗尿。

原材料：猪肚 1 副，白果 40 克，覆盆子 8 克，盐适量。

做法：猪肚洗净、过水，放凉，切块备用。锅中放入猪肚与所有药材，加适量水，以大火煮开转小火煮约 45 分钟后，加盐调味即可。

·桑螵蛸山药鸡汤·

功效：助阳固精、保肾缩小便，能改善小便频繁尿失禁的症状。

原材料：桑螵蛸 8 克，山药 120 克，鸡腿 1 只，大枣适量，盐少许。

做法：锅中放入山药块、鸡块、大枣、桑螵蛸与适量水，以大火煮开后转小火，煮约 25 分钟后，加盐调味即成。

●症状表现

尿失禁是由于膀胱括约肌损伤或神经功能障碍而丧失排尿自控能力，使尿液不自主地流出。尿失禁的临床表现可分为充溢性尿失禁、无阻力性尿失禁、反射性尿失禁、急近性尿失禁及压迫性尿失禁五类。

●适用药材

⊙牡蛎

味咸、性微寒。有补阴滋阳、收敛之效，对于尿失禁患者治疗有效。

⊙山药

味甘、性平。有补气益肾的作用，主治尿频，对尿失禁患者有帮助。

⊙龙骨

味甘、涩，性平。有固涩收敛的作用，可减缓尿失禁患者的不适。

⊙覆盆子

味甘、酸，性平。补肝肾、缩小便、助阳、固精、明目。治阳痿、遗精、遗溺、虚劳。

⊙菟丝子

味辛、甘，性平。有补肾固精的效果，可调理肾虚尿频，改善尿失禁。

⊙桑螵蛸

味甘、咸，性平。能固涩精气、补肾温阳，改善尿频、尿床、夜尿症状。

慢性支气管炎

经典方例

甜杏鲜鱼汤

功效：滋阴补肺、健脾益气，对于缓和慢性支气管炎病症有益。

原材料：甜杏仁10克，鲫鱼1条，红糖、生姜适量。

做法：甜杏仁洗净、鲫鱼洗净、去除内脏备用；锅中放入备好的鲫鱼、甜杏仁、红糖、生姜与适量水，煮熟即可。

百合鲜梨汤

功效：能帮助清热除烦、止咳化痰，很适合慢性支气管炎患者食用。

原材料：百合20克，荸荠6个，梨子1颗，冰糖适量。

做法：梨子去核留皮、切块，百合洗净，荸荠洗净、捣烂备用。锅中放入梨子块、百合、荸荠末与适量水，以小火煮至熟烂后，再加入冰糖即可。

●症状表现

致病因素除了大气中的化学性废气、刺激性烟尘会刺激支气管黏膜外，也易发生在吸烟或吸二手烟的人身上，或因气候变化，支气管中的黏膜分泌增加。另外，如缺乏维生素C，也可能间接造成其症发生，而该症状多见于中老年人。

●适用药材

⊙**百合**

味甘、微苦，性微寒。可润肺止咳，对痰中带血、肺虚干咳的患者有益。

⊙**陈皮**

味辛、苦，性温。对于虚寒咳嗽引起的痰多有益，还可以调中理气。

⊙**半夏**

味辛、性温、有毒。对于慢性支气管炎患者有益，可以止咳化痰。

⊙**白果**

味甘、苦、涩，性平，有小毒。可减少痰量、平喘咳，减缓其不适症状。

⊙**川贝母**

味甘、苦，性微寒。对于慢性支气管炎引发的咳嗽有帮助，能止咳化痰。

⊙**桑白皮**

性寒、味甘。泻肺平喘、利尿消肿。多用于肺热咳喘、痰多之症及小便不利、水肿等症。

消化性溃疡

经典方例

大枣木瓜饮

功效：有健脾化瘀的作用，对于十二指肠溃疡的不适症状有缓和作用。

原材料：大枣15颗，木瓜250克，生姜30克，醋10毫升。

做法：大枣洗净、去核，木瓜洗净、去皮、去子、切块，生姜切片备用。锅中放入大枣、木瓜、姜片与醋，以小火炖煮熟即可。

橘枣茶

功效：调节胃分泌，有益于预防胃溃疡与十二指肠溃疡，帮助溃疡伤口愈合。

原材料：大枣适量、新鲜橘皮1/4个。

做法：锅中放入去核大枣、适量水，以小火煮15分钟，加入橘皮，略煮即成。

●症状表现

患者初期可能只感到消化不良，在饥饿、吃饭或夜晚时，上腹的位置会感到绞痛或灼痛，并产生恶心、呕吐、胃胀、食欲不振、打嗝等现象。发病时，上腹部会有间歇性疼痛、体重无故下降，严重时会伴随胃出血，使大便呈黑色或导致吐血。

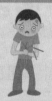

●适用药材

⊙**白芍**

味酸、苦，性微寒。有抗炎、抗菌的效果，减缓肠胃炎症状。

⊙**陈皮**

味辛、苦，性温。可以健胃整肠，并有行气止痛的功效。

⊙**桂枝**

味辛、甘，性温。具有抑菌、温经通脉的效果，对消化性溃疡有益。

⊙**槐花**

味苦、性微寒。有消炎、凉血的作用，对于胃溃疡、便血有

帮助。

⊙**三七**

味甘、微苦，性温。能化瘀止血，对减缓十二指肠溃疡的疼痛有效果。

⊙**白及**

性凉，味苦、甜。补肺、止血、消肿、生肌、敛疮。治肺伤咳血、衄血、金疮出血、痈疽肿毒、溃疡疼痛、汤火灼伤、手足皲裂。

失智

······ 经典方例 ······

龙眼肉大枣鸡汤

功效： 龙眼肉有安神、益智、补脑的作用。大枣也可养心补血，对失智症有效。

原材料： 龙眼肉30克，大枣10颗，鸡腿1只，盐、米酒各适量。

做法： 锅中放入鸡腿块、龙眼肉、大枣，加适量水，大火煮开后转小火煮25分钟，再加盐、米酒，调味即成。

首乌天麻猪脑汤

功效： 除了可养血补肾，更适用于痴呆失智、健忘等患者。

原材料： 何首乌、胡桃仁各15克，天麻4克，猪脑1副，盐少许。

做法： 何首乌、天麻装入纱布袋，猪脑去筋膜，洗净备用。锅中放入纱布袋、胡桃仁与适量水，以中火煮至滚后，放入猪脑煮熟，再捞出纱布袋，加盐调味即可。

● 症状表现

失智症也被称为老年痴呆症，主要是因为退化性或后天性疾病而造成心智能力障碍，且严重程度足以影响其工作和日常生活。该病可根据不同的病因而分成老年失智症、艾滋病造成的失智症、血管型失智症、头部创伤造成的失智症、帕金森病造成的失智症等。

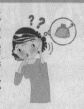

● 适用药材

⊙ **人参**

味甘、微苦，性微温。除了可大补元气，还能增强智慧，对失智有益。

⊙ **远志**

味苦、辛，性温。可宁心安神、开窍镇定，适合于心悸健忘、心神不定、精神恍惚者。

⊙ **枸杞**

味甘、性平。能健脑安神，对失智患者有所帮助。

⊙ **龙眼肉**

味甘、性温。可增强记忆力、养血安神，且有营养滋补的效果。

⊙ **何首乌**

味苦、甘,性微温。可抗衰老，同时也是健神安脑的药材。

⊙ **黑芝麻**

味甘、性平。能补血、益气力、填脑髓，对失智者很有效。

精神不振

······ 经典方例 ······

天门冬萝卜汤

功效： 除了可消除疲劳、增强精力、振奋精神外，也能强化呼吸系统。

原材料： 天门冬20克，萝卜150克，火腿75克，鸡汤250毫升，调味料适量。

做法： 天门冬入锅加2杯水，用中火煮剩1杯水后，以纱布滤渣留汁。锅中放入鸡汤、火腿条、萝卜丝，煮至沸后，加入药汁煮熟，调味即可。

健体鸡腿汤

功效： 这是一道可增强体力、提升免疫力的汤品。

原材料： 鸡腿1只，黄芪、枸杞各10克，大枣、盐各适量。

做法： 锅中放入鸡腿、药材与适量水，以大火煮开后转小火煮熟，起锅前加盐调味即可。

● 症状表现

引起精神不振的原因很多，如睡眠不足、过度劳累、饮食不均衡、体重过重，或慢性疾病如贫血、甲状腺功能低下等因素，或者服用了治疗高血压病的利尿剂、抗忧郁药也会使人疲倦。精神不振主要症状为四肢乏力、有时肌肉酸痛，精神状态欠佳、易疲劳。

● 适用药材

⊙ **大枣**

味甘、性温。可养血安神，改善疲倦乏力的情形，并能强健脾胃。

⊙ **鹿茸**

味甘、咸，性温。可提高抵抗力、减缓肌肉的疲劳不适，且能强壮筋骨。

⊙ **山药**

味甘、性平。可长肌肉、益气力，营养价值极高，具有滋补作用。

⊙ **人参**

味甘、微苦，性微温。可强壮、滋养身体，适合虚弱体质的人食用。

⊙ **五加皮**

味辛、苦,性温。可补益体力、强壮筋骨。

⊙ **紫河车**

味甘、咸，性温。有聪耳明目的作用，还可延年益寿。

小儿腹泻

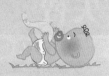

……经典方例……

·茯苓大枣粥·

功效： 利水渗湿、健脾补中。

原材料： 茯苓粉30克，粳米100克，大枣10克，白糖适量。

做法： 将大枣去核，浸泡后连水同粳米煮粥；粥熟时加入茯苓粉拌匀，再稍煮片刻即可。

·小米粥·

功效： 补脾益肾、散寒止痛。

原材料： 小米30克，红糖3克，水适量。

做法： 先将小米淘洗干净，晾晒至半干；用文火炒至焦黄，加入适量清水煮成粥，加入红糖搅拌均匀，略煮片刻即可食用。

◎症状表现

大便次数增多，每日超过3～5次，多者达10次以上，呈淡黄色，如蛋花汤样，或者黄绿稀溏，或者色褐而臭，可有少量黏液，或者伴有恶心、呕吐、腹痛、发热、口渴等症状。

◎适用药材

⊙白术

味苦、甘，性温。健脾益气，燥湿利水，止汗，安胎。

⊙金樱子

味酸、涩，性平。固精涩肠、缩尿止泻。治滑精、遗尿、脾虚泻痢、肺虚喘咳。

⊙砂仁

微辛、性温。行气调中、和胃醒脾。治腹痛痞胀、胃呆食滞。

⊙薏仁

味甘、淡，性凉。健脾、补肺、清热、利湿。治泄泻、湿痹、筋脉拘挛、屈伸不利、水肿、脚气、肺痿、肺痈、肠痈、淋浊、白带。

⊙山药

味甘、性平。补脾养胃、生津益肺、补肾涩精。用于脾虚食少，久泻不止，肺虚喘咳，肾虚遗精，带下，尿频，虚热消渴等。

⊙芡实

味甘、涩，性平。固肾涩精，补脾止泄。治遗精、带下、小便不禁、大便泄泻等症。

呕吐

……经典方例……

·生姜乌梅饮·

功效： 和胃止呕、生津止渴。

原材料： 乌梅肉、生姜各10克，红糖适量。

做法： 将乌梅洗净，生姜切片。加水200毫升煎汤，再加入红糖，取汁即可。

·淡豆豉鱼粥·

功效： 健脾和胃、利气消肿。

原材料： 鲫鱼250克，淡豆豉15克，粳米100克，葱、生姜、料酒各适量。

做法： 先将鲫鱼去鳞、鳃以及内脏，洗净放入锅中加清水、料酒、葱、姜煮至熟烂。加入淘洗干净的淡豆豉、粳米和适量清水，改为文火慢煮至米开花时，加入盐调味即可。

◎症状表现

以呕吐为主症，常伴有恶寒、发热、脉实有力，或者精神萎靡、倦怠乏力、面色萎黄、脉弱无力等。可见于怀孕时，或晕车、高血压、脑部疾患等。

◎适用药材

⊙陈皮

味苦、辛，性温。理气健脾、燥湿化痰，用于胸脘胀满、食少吐泻、咳嗽多痰等症。

⊙半夏

味辛、性温。燥湿化痰、降逆止呕。治呕吐、反胃、胸膈胀满、痰厥头痛、头晕不眠。

⊙丁香

味辛、性温。温中暖肾、降逆。治呃逆、呕吐、反胃等。

⊙枇杷叶

味苦、性凉。清肺和胃、降气化痰。治肺热痰嗽、咯血、衄血、胃热呕哕。

⊙石斛

味甘、性微寒。生津益胃、清热养阴。

⊙旋覆花

性温、味咸。治胸中痰结、胁下胀满、咳喘、呃逆、唾如胶漆、心下痞噫气不除、大腹水肿。

⊙人参

味甘、微苦，性平。大补元气、补脾益肺、生津安神。

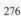

消化不良

······经典方例······

·石斛花生·

功效：养阴、生津、和胃。

原材料：石斛15克，花生200克。

做法：先用石斛煎水，再加入花生同煮，煮至花生熟，然后用文火煮至水焖干，装盘即可食用。

·玉竹焖鸭·

功效：滋阴、健脾、和胃。

原材料：老鸭500克，玉竹20克，沙参20克。

做法：将老鸭宰杀后，除去毛和内脏，洗后放入锅内，然后将备好的玉竹和沙参加入，放入适量水。以武火煮沸，再用文火焖煮1小时以上，至鸭肉熟烂为止。去药渣，放入调味品，烧煮即可。

●症状表现

通常消化不良表现为上腹部和胸骨后胀闷、疼痛、嗳气、腹胀和肠鸣，进食后往往可使疼痛和胀闷加重，并伴有厌食、恶心、排便不畅等症状。

●适用药材

⊙**玉竹**

味甘、性平。养阴润燥、除烦止渴。治热病阴伤、咳嗽烦渴、消谷易饥、小便频数。

⊙**沙参**

味甘、苦，性凉。有养阴清肺、祛痰止咳、益脾健胃、养肝补肾等功效。

⊙**黄芪**

味甘、性温。补气固表、利尿解毒、排脓敛疮生肌。

⊙**莲子**

味甘、涩，性平。养心、益肾、涩肠。治夜寐多梦、遗精、久痢、妇人崩漏带下。

⊙**茯苓**

味甘、淡，性平。渗湿利水、益脾和胃、宁心安神。

⊙**白术**

味苦、甘，性温。健脾益气、燥湿利水、止汗、安胎。

⊙**党参**

性平、味甘。补中益气、健脾益肺。

男性更年期综合征

······经典方例······

·鹿茸山药乌鸡汤·

功效：温肾壮阳、收敛涩精。

原材料：鹿茸5克，山药50克，乌骨鸡500克。

做法：把处理好的全部用料放入炖盅内，加入适量水，盖上盖，隔水以文火炖3小时，调味即可。

·胡萝卜猪蹄汤·

功效：滋肾润阴、润燥补阴。

原材料：胡萝卜250克，猪蹄500克，白菜200克，蜜枣4枚。

做法：猪蹄放入沸水中煮5分钟，取出洗净。白菜洗净，切短块。胡萝卜去皮、洗净、切厚块，蜜枣洗净。锅内加入适量清水煲沸，放入胡萝卜、猪蹄、白菜、蜜枣，以武火煲汤，再用文火煲3小时，调味即可。

●症状表现

性情改变，如情绪低落、忧郁伤感、沉闷欲哭；精神紧张、神经过敏、喜怒无常；胡思乱想、捕风捉影，对人缺乏信任；血压波动、头昏耳鸣、烘热汗出；食欲不振、脘腹胀闷、大便时秘时泻；失眠、少寐多梦、易惊醒、记忆力减退、健忘、反应迟钝等。

●适用药材

⊙**山药**

味甘、性平。补脾养胃、生津益肺，主治脾虚食少、肺虚喘咳、肾虚遗精。

⊙**肉苁蓉**

味甘、酸、咸，性温。补肾阳、益精血。主治阳痿、不孕、腰膝酸软、筋骨无力、肠燥便秘。

⊙**鹿茸**

味甘、咸，性温。补肾壮阳，主治肾阳不足、精血亏虚所致的畏寒肢冷、阳痿早泄。

⊙**百合**

味甘、微苦，性平。润肺止咳、清心安神。

⊙**枸杞子**

味甘、性平。治肝肾阴亏、腰膝酸软、头晕目眩。

⊙**杜仲**

味甘、微辛，性温。补肝肾、强筋骨。用于肾虚腰痛、筋骨无力等。

⊙**海马**

味甘、性温。补肾壮阳、调气活血。治阳痿、遗尿、虚喘。

高温性中暑

······经典方例······

石膏汤

功效：解暑、退热、生津。

原材料：绿豆、石膏各50克，知母、金银花各15克。

做法：将绿豆、石膏加入1000毫升水，煮至绿豆开裂后，加入知母和金银花，用文火煎煮15分钟即可。

清热补凉瘦肉汤

功效：清暑、除烦、和中。

原材料：玉竹、百合、莲肉、山药、扁豆各15克，北沙参10克，猪瘦肉200克。

做法：将药材用水煎2次，每次用水250毫升，煎半个小时。取药汤倒入锅中，再将猪瘦肉切块放入，继续加热，共煮至熟，放入调料调匀即可。

○症状表现

感觉烦热难受，体温升高，往往会超过40℃，皮肤潮红，但干燥无汗，继而意识模糊、头晕虚弱、畏光、恶心呕吐、血压降低、脉搏快而弱，终至昏迷，可以数小时内致死。

○适用药材

⊙**莲子**

味甘、涩，性平。养心、益肾、补脾、涩肠。治夜寐多梦、遗精、淋浊、久痢、虚泻、妇人崩漏带下。石莲子并能止呕、开胃，常用治噤口痢。

⊙**淡竹叶**

味苦、涩，性平。清热祛暑。

⊙**玉竹**

味甘、性平。养阴润燥、除烦止渴。治热病阴伤、咳嗽烦渴、虚劳发热、消谷易饥、小便频数。

⊙**麦冬**

微苦、味甘、性微寒。养阴生津、润肺清心。用于肺燥干咳、虚痨咳嗽、津伤口渴、心烦失眠、内热消渴、肠燥便秘等症。

⊙**葛根**

味甘、辛，性凉。升阳解肌、透疹止泻、除烦止温。主治伤寒、温热头痛、项强、烦热消渴。

⊙**百合**

味甘、微苦，性平。润肺止咳、清心安神。治肺病久嗽、咳唾痰血。热病后余热未清，虚烦惊悸、神志恍惚、脚气水肿。

慢性结肠炎

······经典方例······

车前草扁豆薏仁粥

功效：清热、利湿、解毒。

原材料：车前草15克，淡竹叶、干荷叶各9克，白扁豆、薏苡仁各30克，粳米60克。

做法：先将车前草、淡竹叶、干荷叶加水煎，去渣取汁。然后将白扁豆、薏苡仁、粳米加入适量水煮成粥，加入药汁共同煮成稀粥食用。

豆蔻当归煨乌鸡

功效：固涩止泻、调补气血。

原材料：乌鸡500克，豆蔻、当归各10克，葱白、生姜、盐、味精各适量。

做法：乌鸡洗净，除去内脏，斩件。将豆蔻、当归、葱白、生姜、乌鸡放入砂锅内，加清水炖熟烂，再加入适量的盐、味精调味即可。

○症状表现

腹泻、腹痛、黏液便以及脓血便、里急后重，甚则大便秘结，数日内不能通大便，时而腹泻时而便秘，常伴有消瘦乏力等，多反复发作。

○适用药材

⊙**白术**

味苦、甘，性温。健脾益气、燥湿利水、止汗、安胎。

⊙**肉豆蔻**

味辛、性温。温中下气、消食固肠。治心腹胀痛、虚泻冷痢、呕吐、宿食不消。

⊙**五倍子**

味酸、性平。敛肺、涩肠、止血、解毒。治肺虚久咳、久痢、久泻、脱肛、自汗、盗汗、遗精、便血、衄血。

⊙**诃子**

味苦、酸涩，性温。敛肺、涩肠、下气。治久咳失音、久泻、久痢、脱肛、便血、崩漏、带下、遗精、尿频。

⊙**党参**

性平、味甘。补中益气、健脾益肺。用于脾肺虚弱、气短心悸、食少便溏。

⊙**金樱子**

味酸、涩，性平。固精涩肠、缩尿止泻。治滑精、遗尿、脾虚泻痢、肺虚喘咳、自汗盗汗、崩漏带下。

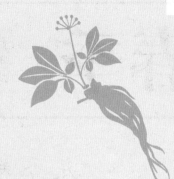

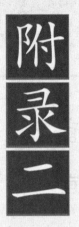

附录二

四季养生饮食宜忌

《黄帝内经》中有言："四时阴阳者，万物之根本也，所以圣人春夏养阳，秋冬养阴，以从其根。"自然界的四季变化时时刻刻影响着我们的身心健康，古往今来的中医养生家们都十分注重四季养生。我们要顺应春温、夏热、秋凉、冬寒的四时更替变化，调配适时的饮食，不违天时，用自然之法调养身体。

在前文中了解了各种食物的药用功效之后，我们还必须了解如何针对季节变化，选择符合时宜的饮食方法，避免错误的、有害健康的进食方式，以期达到最佳的养生疗效。

春季

春季养生饮食宜忌

春季养生饮食之宜

⊙春季宜坚持平补或清补原则

春季是各种流行病多发的季节，所以饮食的调节显得尤为重要。中医学认为，春季的进补宜选用清淡且有疏散作用的食物，平补或清补都符合养生之道。其中，在春季平补的食物有小麦、荞麦、薏米等谷类，豆浆、豆腐等豆类，橘子、橙子、金橘等果类，这些食物以甘平为主，不寒不热，不腻不燥。在春季一定要根据自己

的体质进行平补或清补。不同体质的人，在选取食物时该有针对性，如一些身体虚弱、消化

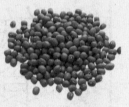

吸收能力差的人或阴虚不足者、肢冷畏寒者应选用凉性的食物，需要进行清补，这类食物如甘蔗、荠菜、鸭肉、紫菜、海带、绿豆等。

⊙春季饮食宜讲究"三优"原则

春季饮食除了讲究平补和清补外，还要讲究"三优"。一优在热量较高的主食，平时可选食谷类、芝麻、花生、核桃和黄豆等热量高的食物，以补充冬季的热量消耗以及提供春季的活动所需。二优在蛋白质丰富的食物，如鱼肉、畜肉、鸡肉、

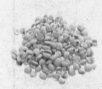

奶类和豆制品，这些食物有利于在气候多变的春季增强机体抗病能力。三优在维生素和无机盐含量较多的食物，维生素含量多的食物有西红柿、韭菜、芹菜、苋菜、白菜等，而海带等海产品，黄、红色水果中含无机盐比较多。春季应多吃"三优"食物。

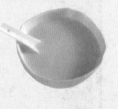

⊙春季提高免疫力宜补充维生素

春季气候乍暖还寒，是呼吸道传染病的高发季节，防止疾病最关键的要素就在

于提高身体的免疫力。从养生的角度讲，关键不在于服用药物，而是通过运动和饮食来提高免疫力。除了主要营养素之外，

维生素是提高免疫力的首选。如维生素 C 就能制造干扰素（能破坏病毒、保护白细胞），在感冒时，可用维生素 C 来增强免疫力。再如维生素 E 能增强抗体免疫力，清除过滤性病毒、细菌和癌细胞，维持白细胞的稳定。而如果人体缺乏 β－胡萝卜素，就会严重削弱身体对病菌的抵抗力。

叶酸、维生素 B_{12} 和人体免疫力也是密切相关的，春季提高免疫力必须保证营养素的充足。

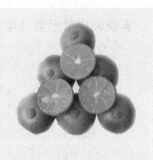

⊙春季饮食宜适当吃点甜食

人体饮食要五味调和，才能身强体健。在春天，从养生的角度讲，应该适当增加甜味食物的摄入，这对身体健康是很有好处的。古代养生著作《摄生消息论》里就曾指出："当春之时，食味宜减酸益甘，以养脾气。"春季饮食应以养肝为先，多吃甜食有利于加强肝、脾、胃的功能。春季应当进食的甜味食物主要有红糖、蜂蜜、花菜、胡萝卜等。同时，春季不能吃过多的酸味食物，更不能过食大辛大热如羊肉、狗肉等食物，否则耗气伤阴。

⊙春季助阳活血宜吃韭菜

韭菜又名起阳菜、长生韭、扁菜等，性温，味甘、辛。据研究，韭菜叶内含有蛋白质、矿物质、粗纤维和硫化物等，具有降低血脂的作用，对高血脂和冠心病患者有益。不过，韭菜最为人称道的还是它的温肾壮阳作用。韭菜有"春香，夏辣，秋苦，冬甜"之说，以春韭为最好。春天气候冷暖不一，需要保养阳气，而韭菜又是性温之物，最宜养人体阳气。韭菜无论是叶、根，还是种子，都可以入药。所以春天应该多食韭菜。

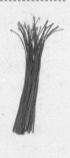

⊙春季养血明目宜多吃荠菜

荠菜又叫护生草、地米菜、香荠、鸡心菜等，属于十字花科，是一种营养丰富且极具药效的野菜。其性味平和，气清香，无毒,诸无所忌。荠菜的幼茎叶可供食用，富含蛋白质、胡萝卜素和多种维生素，还含有钙、磷、铁及大量粗纤维等成分，其营养价值比一般的家种蔬菜高，值得一提的是胡萝卜素含量和胡萝卜相当，维生素 C 的含量比西红柿还要高。荠菜气味清香甘甜、味道鲜美，全草可入药。荠菜对高血压、尿血、鼻出血等病症有较好的防治作用，还能健脾、利水、止血、清热及明目。《现代实用中药》里说："止血，治肺出血，子宫出血，流产出血，月经过多，头痛，目痛或视网膜出血。"因此，荠菜被称为野菜中的上品。荠菜食用烹制方法很多，可拌、可炒、可烩、可做汤，还可做馅包饺子。如荠菜炒鸡片、荠菜烩豆腐、荠菜肉丝汤、荠菜春饼、荠菜馄饨等，都是春日餐桌上不可多得的野蔬佳肴。

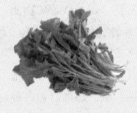

⊙春季调中养颜宜吃樱桃

樱桃素有"春果第一枝"的美誉，目前在中国各地都有栽培。樱桃果实肉厚，味美多汁，色泽鲜艳，营养丰富，其铁的含量尤为突出，超过柑橘、梨和苹果20倍以上，居水果首位，其维生素、矿物质和钾含量也很高。樱桃性温，味甘微酸，具有补中益气、调中益颜、健脾开胃的功效。春天食用樱桃可发汗、益气、祛风及透疹。樱桃不仅能调中止泄，亦可养颜美容，能使皮肤嫩白光滑，面色红润。对于烧伤、烫伤、冬日皮肤干燥皲裂均有奇效，如果用樱桃挤水涂搽患处，能使疼

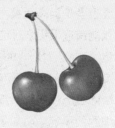

痛立止，防止起疱化脓。新鲜的樱桃如外涂还能治疗汗斑等病。不过需要注意的是，樱桃多食了会使人上火，有阴虚火旺、鼻出血及患热病者应忌食或少食。

⊙春季化痰养肺宜吃枇杷

枇杷又叫卢橘，因果形状似琵琶而得名，与樱桃、梅子并称为"三友"。枇杷除了含有一般水果中的维生素等营养素之外，胡萝卜素的含量丰富，在水果中高居第三位。而且，其含糖的种类相当丰富，主要由葡萄糖、果糖和蔗糖组成。枇杷清香鲜甜，果味甘酸，性平，具有润燥、清肺、止咳、和胃、降逆之功效。其中所含的有机酸，能刺激消化腺分泌，对增进食欲、帮助消化吸收、止渴解暑有一定的作用；所含的苦杏仁苷，能够润肺止咳、祛痰，治疗各种咳嗽，用于肺痿咳嗽、胸闷多痰。除果实外，枇杷叶及核也是常用的中药材：枇杷叶中含有以橙花叔醇和金合欢醇为主要成分的挥发油类，是有效的镇咳祛痰药，具有清肺胃热、降气化痰的功能，多用于治疗肺热干咳、胃痛、流鼻血、胃热呕秽；枇杷核则多用于治疗疝气、消除水肿。

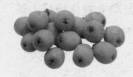

如此看来，在气候多变、万物复苏的春季，枇杷对我们人体的医疗保健作用的确不容小视。

⊙春季消食化痰宜食春笋

阳春三月，细雨绵绵，气温渐暖，春笋旺发，因其肉质鲜嫩，洁白如玉，清香纯正，营养丰富，在宴席上配肉类烹炒，常作为山珍佳肴，故在中国民间有"蔬中第一品"的美誉。春笋含有充足的水分、丰富的植物蛋白、脂肪、糖类和维生素以及钙、磷、铁等矿物质，所含氨基酸高达18种，包括人体必需的赖氨酸、色氨酸、苏氨酸、苯丙氨酸、谷氨酸及胱氨酸等营养素。春笋作为佳蔬，可烧、炒、煮、炖、焖、煨，还可以和多种食物相配，既可以和肉、禽类及海鲜等荤料合烹，也可辅以食用菌、叶菜类等素菜。中医临床研究认为，春笋味甘性寒，具有"利九窍，通血脉，化痰涎，消食胀"等功效，中国历代中医常用以春笋治病保健：鲜春笋煮熟切片，以麻油、盐、姜、醋拌食，对热痰咳喘有良好的辅助治疗作用；用春笋煮粥、拌食，有解酒作用；春笋具有吸附脂肪、促进食物发酵、消化和排泄的功能，所以常食春笋对肥胖者、血脂较高者都大有裨益。

春季养生饮食之忌

⊙春季忌多食温热、辛辣食物

春季因为胃肠积滞较为严重，肝脏处于劣势状态，饮食方面忌多食温热、辛辣食物。中医学认为"春日宜省酸增甘，以养脾气"，春季阳气升发，而辛辣发散为阳气，会加重体内的阳气上升、肝功能偏亢，人容易上火伤肝，而此时的胃部也处于虚弱状态。如果食用温热、辛辣的食物，必定有损胃气。所以春天宜多吃点甜味食物，以轻松疏散之品为主，这样既能吸收丰富营养，又具有发散作用，忌多吃温热、辛辣食物。适合春季食用的食物很多，主要有谷物、豆类、蛋类、食用菌和海产品等。

⊙春季孕妇忌食用荠菜

春季的荠菜能养血明目，但是孕妇在春季却是不能吃荠菜的。实验表明，荠菜的提取物醇有类似催产素的作用，可以让子宫收缩。如果孕妇食用荠菜，很容易导致妊娠下血或胎动不安，甚至流产。

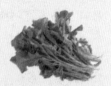

⊙春季食用菠菜忌去根

菠菜以其营养丰富、味道鲜美而成为春季餐桌上受欢迎的时令蔬菜之一。菠菜含有丰富的维生素和矿物质，如叶酸、钾和维生素D、维生素E等。但人们在择菠菜时，往往喜欢把根丢掉，原因就在于根太老，其实这是错误的。菠菜根除含有纤维素、维生素和矿物质外，大量的糖分营养都集中在菠菜的根部。如果把菠菜根配以洋生姜使用，可以控制或预防糖尿病的发生；把菠菜根在水中略烫之后，用芝麻油拌食，有利于肠胃，可治疗高血压和便秘等病症。不过为了求得最佳口感，菠菜根应该在菠菜抽薹开花之前食用。另外，儿童不宜多食菠菜根。菠菜（根）中过多的草酸进入人体后，能和体内的锌、钙结合成难以被吸收的物质排出体外，而锌和钙这两种矿物质的缺乏对儿童的生长发育，尤其骨骼、牙齿的发育极不利，严重的还会导致软骨病。

⊙春季中风患者忌吃鲚鱼

春季是食鱼的旺季。鱼的营养丰富，而且所含的脂肪低，肉质细嫩，味道鲜美。其中著名的经济鱼类——鲚鱼，就是难得的美味。鲚鱼，又名刀鱼、凤尾鱼，全身银白色，体型狭长而薄，颇似尖刀，故称刀鱼，早在2000多年前就已为席上珍馐。每年3月中旬春暖花开的时候，刀鱼便从大海溯江而上到淡水中来产卵，这就是农谚所说"刀鱼来踏青"。吃刀鱼主要吃的是一个"味"字。鲚鱼，在清明前质量和味道最佳。这个季节的鲚鱼，刺软、肉细，节后鱼刺逐渐变硬，吃起来口味相对较差。所以，清明节前的鲚鱼，备受人们的喜爱。但是，值得提醒的是，中风患者忌多食鲚鱼。中风多因肝经火热或痰火所致，中医学强调忌食温热味厚之品。鲚鱼温热且味甘，易生痰湿，多食能引动痰火，中风患者多食鲚鱼，必会加重病情。所以，春季中风患者忌多食鲚鱼。

⊙春季进补忌直接食用采集的花粉

花粉在春季是一种时令进补佳品，对人体健康非常重要。不过如果直接食用从植物上采集的花粉，不但达不到健身的目的，还会导致某些疾病。对人体有益的花粉，多数是虫媒花，而自然中易于采集的花粉，多数是风媒花。其实，从营养价值看，风媒花一般是没有什么营养价值的，其外层坚固，未经处理不易被人体吸收，而同时，风媒花上还常沾有各种可以使人致病的微生物。

⊙春季忌多吃鸡肉和春笋

春天是"百草发芽，百病发作"的季节，在饮食上，不宜食用"发"的食品，如笋、鸡等。鸡能动风助肝火，引起肝木偏亢，导致慢性肝炎及高血压等病的复发。春季正是冬笋、春笋相继上市的时节，笋味鲜美，人多喜食。但它性寒，滑利耗气，常见食笋引起咳嗽，春天可多食些润肝养肺的食品，如荠菜、菠菜、山药等。

另外，特别要注意，儿童更不能多吃春笋。春笋中含有大量的草酸，草酸很容易与人体内的钙结合成草酸钙，从而影响人体对钙的吸收。儿童正是骨骼发育的年龄，如果体内缺钙，很容易造成骨骼畸形，导致儿童出现佝偻病。此外，春笋还可以影响儿童对矿物质锌的吸收，儿童缺锌，就会发育迟缓，智能低下。

⊙春季忌无节制地食用香椿

香椿营养丰富，味道鲜美，深受大家的喜爱。但不可无节制地食用，尤其是患痢疾或有慢性皮肤病、淋巴结核、恶性肿瘤的人更应少食。这是因为香椿性平而偏凉，苦降行散，且为大发之物，患有上述疾病的人食用香椿后会加重病情。唐孟诜："动风，多食令人神昏，血气微。"《随息居饮食谱》云："多食壅气动风，有宿疾者勿食。"所以，不能因为自己喜欢吃香椿，就完全忽视自己的身体状态而不节制地食用。另外，香椿为发物，多食易诱使痼疾复发，所以慢性疾病患者应少食或不食香椿。

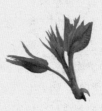

夏季

夏季是阳气最盛的季节，气候炎热而生机旺盛。夏季养生重在精神调摄，保持愉快而稳定的情绪，切忌大悲大喜，以免以热助热。心静人自凉，可达到养生的目的。

夏季养生饮食宜忌

夏季养生饮食之宜

⊙夏季饮食宜以素淡为主

夏季的饮食应以素淡为主。在主食上，应该多吃清凉可口、容易消化的食物，经常喝点粥也是不错的选择。而在菜肴搭配上，要以素为贵。选择新鲜、清淡的各种时令蔬菜，如瓜类、叶菜类、菌类等。当然，除了蔬菜，夏季的水果也很丰富。水果不仅可以直接生吃，还能用来做各种饮品，既好吃，又解暑。

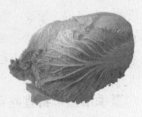

不过，在追求清淡的同时，可不能忽视了蛋白质的摄入，还得以素为主，以荤为辅。另外，在烹饪菜肴时，应该多放些醋、大蒜和生姜等调味品。

⊙夏季饮食宜适当吃酸味食物

夏天气候炎热，人体流汗较多，最容易丢失津液，这时如果能及时补充一些酸味食物，对补充人体养分和降温润燥有很大的好处。如果是单吃酸味食物，可供选择的食物有西红柿、乌梅、

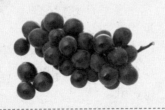

山楂、芒果、葡萄、柠檬等果品，它们的酸味能够敛汗、止泻、祛湿，既可以生津止渴、健脾开胃，又能够预防因为流汗过多而耗气伤阴。如果不喜欢吃酸味水果，可以在夏天的菜肴中加点醋，醋除了可以防治胃肠道疾病外，还能够消毒杀菌，夏天吃醋，好处多多。另外，还可在菜肴中稍多加点盐，这样可以补充人体因出汗而失去的盐分，避免人体虚脱。

⊙夏季清心润肺宜吃百合

百合是重要的保健食品和常用中药。因其鳞茎瓣片紧抱，"数十片相摞"，状如白莲花，因此取名为"百合"。百合性平，味甘微苦，含有淀粉、脂肪、蛋白质和一些维生素成分。除此之外，还含有一些特殊的有效成分，如生物素、秋水仙碱等多种生物碱和营养物质，其中的秋水仙碱能

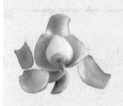

抗肿瘤。更重要的是，百合中的硒、铜等微量元素能抗氧化、促进维生素 C 吸收，可显著抑制黄曲霉素的致突变作用，临床上常用于白血病、肺癌、鼻咽癌等疾病的辅助治疗，有助于增强体质，抑制肿瘤细胞的生长，缓解放疗反应。百合具有良好的滋补作用，能补中益气、

润肺止咳，对防治结核病等大有好处，特别是对病后体弱、神经衰弱等病症者大有裨益。支气管不好的人食用百合，有助病情改善，因为百合有润肺、清心、调中之效，可止咳、止血、开胃、安神。当然，百合的干粉用作煮食功在滋补营养，而鲜百合有镇咳之效。在夏季，百合可以用来煮粥，还能熬汤，更能用作药物，是老少皆宜的食物。

⊙夏季防中暑宜多吃含钾食物

一个长期缺钾的人，在高温下容易中暑。所以，夏季要尽量多吃些含钾丰富的食物，如黄豆、绿豆、蚕豆、豌豆、香蕉、西瓜、菠菜、海带等。临床上发现，中暑患者不同程度地呈现出低钾现象，而且也

有实验表明，缺钾的动物在热环境中多数会死亡，而不缺钾的动物情况要好很多。此外，夏季除了多吃些含钾食物外，还可以喝些含钾饮料，特别是高温作业人员。

⊙夏季清热排毒宜吃富水蔬菜

所谓富水蔬菜，即指含水量极高的蔬菜，比如白菜、瓜类等，其中首推瓜类蔬菜。在瓜类蔬菜中所富含的水是具有多种营养成分的水，不仅天然、干净，还富含

营养，具有生物活性。而且瓜类蔬菜抗污力强，聚集的污染物较少，特别是重金属和硝酸盐污染更少，所含矿物质的特点是高钾、低钠，对人体健康十分有利。在燥热烦渴的夏季，应多吃一些具有排毒和清热功效的瓜类蔬菜。

⊙夏季食用水果宜分寒热体质

体质不同，适宜食用的水果就不同，在炎热的夏季尤其需要注意。对于虚寒体质的人，其代谢慢，热量少，很少口渴，基本上比较畏寒，在吃水果时，应该选择温热性的食物，如荔枝、板栗、核桃、樱桃、石榴等；而热性体质的人代谢旺盛，常会

口干舌燥、易烦躁、便秘，在吃水果时就要多吃寒性食物，如瓜类水果、香蕉、西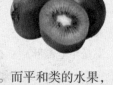
红柿、柚子、猕猴桃等。而平和类的水果，如葡萄、芒果、梨等，不同体质的人都可以食用。

⊙夏季提高免疫力宜吃凉拌菜

夏季天热，人体火气也大，容易食欲不振，凉拌菜成了夏令时菜，特别是一些当季蔬菜，既可以避免人们未虚而补，又

可以提高人体免疫力。营养学研究也证明，生吃蔬菜能够最大限度地保存菜里面的营养，因为蔬菜中一些人类必需的生物活性物质在遇到 55℃以上温度时，内部性质就

会发生变化，丧失其食疗功能。此外，蔬菜中还含有干扰素诱生剂，它具有抑制人体细胞癌变和抗病毒感染的作用。但这种物质不耐高温，只有生食蔬菜才能发挥其作用。

比如凉拌海带丝、萝卜丝、鱼腥草等，特别是凉拌芦笋丝对人体特别有利。芦笋抗病能力很强，能抗肿瘤、疲劳、寒冷，还能调节免疫功能。但要注意，并不是所有的蔬菜都可以用来做凉拌菜，含淀粉

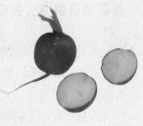

的蔬菜如土豆、芋头、山药等必须熟吃，否则其中的淀粉粒不破裂，人体无法消化；一些豆类，如云豆、毛豆等生吃很容易引起食物中毒。另外，含草酸较多的蔬菜如菠菜等，在凉拌前一定要用开水焯一下，以除去其中大部分的草酸。

⊙夏季祛除暑热宜多食鸭肉

夏季高温、湿热，人体在这一季节易出现燥热上火、暑湿困脾、津液损伤等状况，故宜食性凉且营养丰富的食物，而鸭子是暑热期间最好的选择。鸭子为水上动物，性凉味甘，含有多种营养成分，据营养学家分析，每

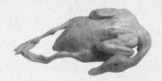

100克鸭肉中除水分外，含蛋白质16.5克、脂肪7.5克、碳水化合物0.1克、灰分0.9克、钙11毫克，还含有铁、磷等多种微量元素。夏季多食鸭子，能滋补五脏之阴，清虚痨之热，和脏腑之道，既能补充夏季因天热厌食所缺的机体所需，又能祛除暑热，民间流传"大暑老鸭胜补药"的说法，可见夏季多食鸭子的做法在中国早有推广。

⊙夏季保护肠道宜吃杀菌蔬菜

夏季是肠道疾病多发季节，所以，饮食除了讲究备料的卫生外，还要多吃些杀菌蔬菜，对肠道疾病的防治大有好处。杀菌蔬菜有大葱、蒜苗、生葱等，不管是做凉拌菜还是食物配料，总离不开它们。因为这些杀菌蔬菜含有丰富的广谱杀菌素，能杀灭或抑制真菌和病毒等有害物质。

⊙夏季补虚祛湿宜多食黄鳝

鳝鱼分布很广，不仅能食用，而且其全身都可入药，为夏季养生的佳品。鳝鱼肉质柔嫩鲜美，营养丰富，含蛋白质、脂肪，还含有钙、铁、磷等微量元素，是一种高蛋白低脂肪的补品，因此，民间向来就有"夏令黄鳝赛人参"之说。中医学认为，鳝鱼性温味甘，归肝、脾、肾经，有补虚损、强筋骨、祛风湿的作用，能够治疗劳伤、产后体虚、痔疮、疥疮、直肠息肉等，对于久病后气血不足、脏腑虚损、体瘦疲乏者，鳝鱼都可以作辅助治疗之用。据研究，鳝鱼中的"黄鳝鱼素"具有显著的降血糖和恢复正常调节血糖的生理功能的作用，是治疗糖尿病的有效药物。另外，鳝鱼还有祛风活血、温肾壮阳的功效，常用作治疗颜面神经麻痹所致的面瘫、口眼歪斜以及慢性化脓性中耳炎等。

⊙夏季消暑解毒宜多食绿豆

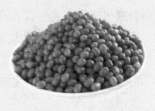

绿豆的营养价值很高，其中含量最多的是碳水化合物，其次有蛋白质、脂肪、磷脂、钙等。绿豆能消暑止渴、清热解毒、利水消肿，所以绿豆汤在夏天是一款不可多得的饮品。除了平时脾胃虚寒易泻的人不能饮用外，其余的人都能食用。特别适宜食物中毒、药草中毒、金石中毒、农药中毒、煤气中毒和磷化锌中毒时应急食用。经常在有毒环境下工作或接触有毒物质的人，应经常食用绿豆来解毒保健。当然，热毒引起的皮肤感染时，或者是高血压、水肿、红眼病患者也能食用绿豆。绿豆入药，可谓全身是宝。绿豆粉解药毒、治疮肿、疗烫伤；绿豆皮解热毒，与菊花同做枕用，可降血压、明头目；绿豆花可解酒毒；绿豆煮汁或绿豆叶绞汁和醋少许服，可治呕吐下泻。

⊙夏季解热消暑宜饮绿茶

夏天骄阳高温，溽暑蒸人，出汗较多，人体内津液消耗大，此时宜饮龙井、毛峰、碧螺春等绿茶。绿茶味略苦，性寒，具有消热、消暑、解毒、去火、降燥、止渴、生津、强心提神的功能。绿茶清鲜爽口、滋味甘香并略带苦寒味，富含维生素、氨基酸、矿物质等营养成分，饮之既有消暑解热之功，有益于各机体对"热"毒的及时清理，又具增添营养之效。

夏季养生饮食之忌

⊙夏季忌多吃寒凉食物

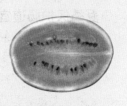

在夏季，天气炎热，人体也常常火气十足，应该选吃一些能够祛湿清热的食物，比如扁豆能健脾祛湿，莲叶能消暑清热，葛粉能促进微血管循环，预防高血压，还能降火。夏季人的消化功能较弱，在饮食方面，过多吃寒凉食物易诱发肠胃痉挛，引起腹痛、腹泻。所以，饮食需根据人的体质而定。虽然夏天人们喜食一些寒凉食物，但是虚寒体质的人还是不要多吃西瓜等寒凉食物为好，以免引起肠胃不适。

⊙夏季忌多食热性调料

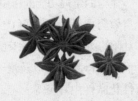

热性调料，包括八角、小茴香、桂皮、花椒、白胡椒、五香粉等，用其烹饪的菜肴味道香、口感好，不过，在夏季经常食用对人体反而有害。有的热性调料本身就是辛辣、热性食物，经常食用会让人感到十分烦躁，而且还可导致人体火气上升，引起便秘、肠胀气、唇燥裂、口角炎等疾患。特别是一些慢性病如肝病、肺结核、动脉硬化等患者和消化能力不佳的儿童、孕妇等夏季更不能食用热性调料。

⊙夏季忌贪食冷饮

炎热的夏日，若适当吃些冷饮，确实能起到消热解暑的作用，但一定不可吃得过量。因为食入太多的冷饮会使胃肠血管突然收缩，胃液分泌大为减少，消化功能降低，从而引起食欲不振、消化不良、腹泻，甚至引起胃部痉挛，出现剧烈腹痛的症状。若剧烈运动后大量进食冷饮后果更

加严重。这是因为剧烈运动后，呼吸道、血管都会充血扩张，这时大量吃冷饮，会使血管收缩，血流减少，进而导致局部的抵抗力减低，使潜伏在口腔、各管道表面的细菌趁机而入，会引起咳嗽、腹泻等病症，严重时还能引起呼吸道感染或诱发扁桃腺炎。

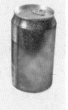

⊙夏季忌多食坚果

所谓坚果，是指富含油脂的种子类食物。比如花生、核桃、松子、瓜子、杏仁、腰果和开心果等，都属于坚果。高热量、高脂肪是坚果的特性，坚果含有的油脂多以不饱和脂肪酸为主，它富含亚油酸、亚麻酸等人体必

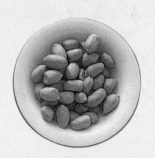

需的脂肪酸，能调节血脂、降低患心脏病的风险。但是坚果又属于脂肪类食物，含热量非常高，比如50克瓜子仁含有的热量相当于一大碗米饭。所以在夏天，对于一般人来说，30克左右的坚果是比较适当的数量。此外，坚果类食物油性大，儿童、老人和孕妇的消化功能弱，如果食用过多的坚果，就相当于吸收了超量的脂肪和油脂，会导致"败胃"，引起消化不良，甚至出现"脂肪泻"。

⊙夏季忌多食青蛙肉

夏季的青蛙一向是各大餐馆的抢手好菜，很多人喜欢吃青蛙肉，认为其味道鲜美，口感嫩滑，而实际上吃青蛙肉是不提倡的。且不说青蛙是益虫，它能够捕食对农作物有害的虫类，捕捉青蛙不利于农田生态环境的保护，单说吃青蛙本身就对人体有害。青蛙

肉中有孟氏裂断绦虫，这种白色线状的寄生虫，人食用之后会使局部组织遭到破坏，而且还有双目失明的可能。此外，夏季的农田一般都会使用农药、化肥，导致以昆虫为食的青蛙体内也会误食而感染病毒。人食用这种带病毒的青蛙，当然会引起中毒。所以夏季还是不要吃青蛙为好。

⊙夏季防中毒忌食韭菜等性热食物

韭菜含有丰富的糖、蛋白质、维生素A、B族维生素和多种矿物质。它具有驱寒散瘀、增强体力、增进食欲的作用，是一种健胃暖中、温肾助阳的食物。但是夏天宜少吃韭菜，一来韭菜的有机磷农药残留量在夏季相对较高。有机磷农药大量

进入人体以后会引起神经功能紊乱，中毒者出现多汗、语言失常等症状。所以，在夏季，即便食用韭菜，也要尽量用淡盐水浸泡半天以上。二来夏季本来气候炎热，人体普遍内燥外热，如果再食用性温味辛的韭

菜，无疑会让人体虚火上升，还会让人生出一些疥疮。

⊙夏季防细菌忌饮冷牛奶

夏季人们喜食冷饮，但忌饮冷牛奶。因为夏季气温高，牛奶也就成了细菌难得的培养基，煮沸后的牛奶，在搁放几个小时后，细菌就会污染牛奶，还会在里面繁殖，人如果饮用了这样的牛奶，有的人小则是腹痛，大则可能引起肠道疾患。但如果饮用的是热牛奶，就不会出现这样的问题，因为热奶不仅杀灭了细菌，而且里面的蛋白质结构已发生变化，更利于人体对蛋白质的消化和吸收。

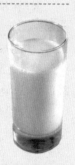

⊙夏季食用苦瓜忌选红黄色

苦瓜等苦味食物是夏天的食用佳品。但是在选择苦瓜时，最好是以表面有棱和瘤状突起、呈白绿色或青绿色、富有光泽

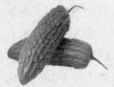

的为上品。如果苦瓜已经变成了红黄色，则表明苦瓜已成熟或者放置太久。此时，不仅缺少光泽，味道和口感都不如新鲜的苦瓜，炒出来的苦瓜简直是味同嚼木，营养价值也就无从谈起。所以，夏天食用苦瓜忌选择红黄色。

⊙夏季减肥者忌食用芥末

夏季人们一般没有多少食欲，是减肥的最佳时节。但是，减肥者是不能吃芥末的。芥末是一种具有辛辣味的调味品，在烹饪食物时放点芥末，会让人胃口大开，因为芥末中含有一种化学物质，可以刺激胃黏膜而产生更多的胃酸，也刺激人的食欲。如果减肥者多吃芥末，无疑对减肥的作用不大，甚至还会刺激食欲而增加体重。

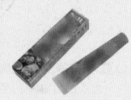

秋季

秋季气候变燥，人体也会发生一些"秋燥"反应。此时，饮食调补越发重要。但补充营养的同时也要防止摄入过多热能，导致身体不适，应合理安排，做到膳食平衡。

秋季养生饮食宜忌

秋季养生饮食之宜

⊙秋季饮食养生宜"多酸少辛"

秋天要多吃些滋阴润燥的食物，避免燥邪伤害。因为肺主辛味，肝主酸味，辛味能胜酸，所以多增加酸性食物，以加强肝脏功能。从食物属性讲，少吃辛，多吃酸食有助于生津止渴，但也不能过量。保养脾胃，应多吃些易消化的食物。

⊙秋季去烦忧宜用饮食调理

秋季天气干燥，气温不稳定，人的心理容易引起一些凄凉、苦闷之感。所谓"离人心上秋"，消极和烦忧情绪也因此而生。其实这种烦忧心境是可以从饮食上加以调理的。情绪低落时可以吃些健脑活血、兴奋神经系统、改善血液循环的食物，如核桃、鱼类、鸡蛋、瘦肉和豆制品等，还有羊肉、巧克力等也有助于消除人的抑郁情绪。

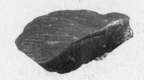

⊙秋季保护眼睛宜多吃柑橘类水果

柑橘类水果在秋季的上市量最大，它们不仅酸甜可口、营养丰富，还具有较高的药用价值。

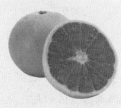

柑橘类水果中含有叶黄素，叶黄素对视网膜中的"黄斑"有很好的保护作用，如果人体缺乏叶黄素，就会引起黄斑退化和视力模糊。因此，在秋天吃一些柑橘类水果对保护眼睛有好处。不过，要少食多餐，不可一次性吃太多。

⊙秋季抗癌润肠宜多食苹果

秋季是一个硕果累累的季节。苹果在众多水果中，其产量和营养都居首位。苹果含有鞣酸、有机酸、果胶、纤维素、B族维生素、维生素C及微量元素，如铁、钙、磷、钾等。苹果的保健作用是多方面的，其果酸可保护皮肤，并有助于治疗痤疮和老年斑，还可降低血压，是高血压患者的最佳选择，其所含的鞣酸、有机酸、果胶和纤维既能止泻，又能润肠通便。更可贵的是，苹果具有预防癌症的特殊作用。

⊙秋季饮食养生宜重于养阴

经过夏天的烘烤，人体预存的能量消耗得差不多了，加上秋季天气干燥阴冷，人体内的水分相对减少，若摄水量太少，加上爱吃烧烤、麻辣烫等，均会有损体内的"阴分"。如果不注意体内"阴分"的调节和补充，易引起心血管、消化系统疾病。所以要多吃些既有清热作用又可滋阴润燥的食物，如野菊花、梨、甘蔗、蜂蜜、银耳等，这些食物能补阴养肺，可防止机体

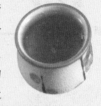

在阴虚的基础上受燥邪的影响，使机体慢慢转向内敛、积蓄的阶段。

⊙秋季饮食养生宜补充维生素B₂

秋季寒冷干燥，有的人不仅整天感到脸庞紧绷，甚至嘴唇会出现干裂等现象。其主要原因是缺少维生素 B_2。缺乏维生素 B_2 会影响生物氧化，还会得舌炎、结膜炎、角膜炎及脂溢性皮炎

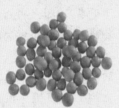

等疾患。当气温下降，空气较干燥时，容易诱发或加重维生素 B_2 的缺乏症状。食物中以动物肝、肾、心等含维生素 B_2 量较高，其次是奶及其制品，禽蛋类、豆类及其制品，谷类，一般蔬菜也含有少量的维生素 B_2。如黄豆中含有丰富的维生素 B_2，黄豆生芽后其含量又可增加 2～4 倍。

⊙秋季饮食宜讲究凉润

秋季进补宜平补，这是根据秋季气候凉爽、阴阳相对平衡而提出的一种进补法则。所谓平补，就是选用寒温之性不明显的平性滋补品。另外，秋季阴阳虽相对平衡，但燥是秋季的主气，肺易被燥所伤，进补时还应当注意润补，即养阴、生津、润肺，采取平补与润补相结合的方法，以达到养阴润肺的目的。补肺润燥，要多食用含水分较多的甘润食物。食物或药物补阴养肺，防止因机体在肺阴虚的基础上，再受燥邪影响产生疾病。例如，晨饮淡盐水，晚饮蜂蜜水，既是补水分、防便秘的好方法，又是秋季养生抗衰的重要内容。此外，在蔬菜中应多食萝卜、胡萝卜、豆腐，果类中可以吃甘蔗、柿子、香蕉、橄榄、菠萝等。在整体上，要平衡摄取膳食，增加副食种类。还要适当多吃些有助于改善脏器功能、增强身体抵抗力的食物。

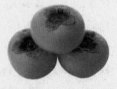

⊙秋季补脾健肾宜多食板栗

板栗，俗称栗子，是中国特产，素有"干果之王"的美誉。栗子的营养丰富，不像核桃、榛子、杏仁等坚果那样富含油脂，它的淀粉含量高达 70.1%，蛋白质为 7%。此外，还含有脂肪、钙、磷、铁和多种维

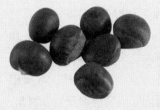

生素，特别是B族维生素、维生素C和胡萝卜素的含量比一般干果都高。其中维生素 B_1、维生素 B_2 含量尤其丰富，维生素 B_2 的含量至少是大米的4倍，每100克还含有24毫克维生素C，这都是粮食所不能比拟的。栗子的药用价值亦很高，能养胃健脾、壮腰补肾、活血止血，适用于脾胃虚寒引起的慢性腹泻、肾虚所致的腰酸膝软、腰肢不遂、小便频繁以及金疮、折伤肿痛等症。栗子富含较多的膳食纤维，只要加工烹调中没有加入白糖，糖尿病患者也可适量吃。栗子的营养保健价值虽然很高，但也需要食用得法。栗子不能一次大量吃，吃多了容易胀肚，每天只需吃6～7粒，坚持下去就能达到很好的滋补效果。

秋季养生饮食之忌

⊙秋季养生忌乱进补

秋季养生有禁忌。一忌无病进补。无病进补，既增加开支，又害自身。如过量服用鱼肝油可引起中毒，长期服用葡萄糖会引起发胖。二忌慕名进补。认为价格越高的药物越能补益身体，如果滥服会导致过度兴奋、烦躁激动、血压升高及鼻孔流血。三忌虚实不分。中医的治疗原则是虚者补之，不是虚证患者就不宜用补药。对症服药才能补益身体，否则效果适得其反。四忌多多益善。任何补药服用过量都有害。

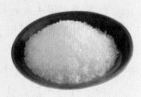

⊙秋季防寄生虫忌生食鲜藕

秋季正是食藕的好时节，生藕鲜嫩脆甜，性寒味甘，能凉血、止血、散瘀。但要注意，秋季是疾病的高发季节，尤其是寄生虫病，而秋藕就是水生寄生虫的佳所，如姜片虫。若食用生藕，姜片虫可寄生在人体小肠中，其卵遇水就会发育成毛蚴，慢慢发展成囊蚴，囊蚴从小肠吸收营养后，发育至成虫，成虫附在肠黏膜上，会造成肠损伤和溃疡，使人发生腹痛、腹泻、消化不良，若小孩食入的话症状更严重，不仅会出现面部水肿，还会影响小孩的身体发育和智力，所以，秋季应忌生食鲜藕。

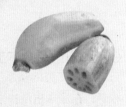

⊙秋季防感染忌生食花生

秋季是收获花生的季节，生花生也受到一些人的宠爱，不过，生吃花生却容易给他们带来健康隐患。且不说花生在生长的过程中可能被鼠类等污染过，吃污染过的花生易患流行性出血热，单说花生的表皮，也容易被寄生虫卵污染，生吃易感染寄生虫病。而且，花生本身的脂肪含量就高，生吃过多，还会导致消化不良或腹泻等病症。

⊙秋季防止中毒忌生食银杏

银杏味香可口，每年入秋银杏果熟，常炒熟上市，食之中毒者常有发生。经药理实验表明：银杏外种皮含有白果酸、氰化白果酸、氰化白果亚酸、白果醇等成分，能损害人的中枢神 经系统。生食和多食银杏会引起中毒。其潜伏期最长达14小时，最短仅1小时。初为呕吐、腹痛泄泻、头昏头痛、继而发热，危重者可见神志昏迷、口吐白沫、呼吸困难、齿紧唇紫，可因呼吸麻痹而死亡。因此，不要生食银杏，入药、炒食时，也要防止中毒。

⊙秋季补品忌与鞣酸类水果同食

补品里一般富含蛋白质和钙等矿物质，特别是食补里面的鱼、虾、海参、羊肉等荤食中钙和蛋白质的分量较多，但是这些补品是不能与鞣酸类水果同时进食的。鞣酸类水果主要包括柿子、葡萄、山楂、青果等，如果与补品同食，不仅会降低补 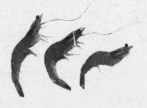 品中蛋白质和钙等矿物质的吸收率，甚至还可能与蛋白质等结合成一种不易被人体消化的物质刺激肠胃，导致人体消化不良，甚至发生过敏反应。

⊙秋季忌贪食柿子

柿子营养丰富，其主要成分有糖、蛋白质、脂肪、淀粉、果胶和多种维生素及微量元素，有补虚、健胃、润肺、清热、止渴、解酒毒之功效，更是美容佳品。柿子是秋季的时令水果，营养价值和药用价值都不可小视。但要注意，秋天的柿子不可贪食，因为柿子中含单宁 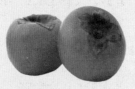 物质，而单宁有强烈的收敛作用，遇酸后可凝集成块，与蛋白质结合产生沉淀，特别是空腹食鲜柿子，当胃液游离酸浓度较高时，就会凝结成块，并随着胃蠕动的机械作用，聚集成"柿石"，若"柿石"与食物残渣相积聚，就会越积越大，越滚越硬，使人产生胃痛、恶心、呕吐、厌食的症状，严重者会引起消化道出血、胃穿孔、肠梗阻等。所以，柿子，一天最多只能吃2个。

⊙秋季出游忌食不卫生食物

天高气爽的秋季是出游的大好时节。然而，在尽享出游快乐的同时，还要注意饮食卫生。若忽略饮食卫生，极可能会导致人体感染传染病，影响健康。秋季出游，要准备一定数量的食品。选购烧熟煮透的热食品，少吃冷盆、卤菜，不吃生食的海鲜等水产品。卤菜类食品最好当天购买，如前一天购买放在冰箱内，出门前也应加热后再带走。购买食品时应注意其生产日期和保质期，对于定型包装食品，购买前要查看生产日期和保质期，不买过期食品。如果是透明的包装食品，再仔细看其是否有正常的色泽及有无发霉，以免误食过期或变质食物，装食品最好用消过毒的专用容器，也可用清洁干净的塑料保鲜袋。秋季出游饮水忌就地取水，一些水景区常见有野外的水源，泉水也清彻透明，一些游人总好饮之。看似清澈透明、流经途中的泉水，实质上很容易被病菌、病毒或其他有毒物质污染，万万喝不得，否则易染上病毒性肝炎、肠炎等疾病。所以，即使是出游也最好是自带充足的饮水，或者喝烧开的水及已消毒的包装水及饮料。另外，千万不要购买小摊小贩手中不知品牌的饮水及用色素、香精、糖精配制的颜色水。如果不注意饮水卫生，可能导致回家时不是"乘兴而归"，而是带病而归了。

⊙秋季预防中毒忌食蜂蜜

经常有媒体报道，秋季食用采制的生蜂蜜（养蜂人在蜂房旁现采现卖的"生蜜"）容易发生蜂蜜中毒。这是为什么呢？蜂蜜中毒的原因与植物花蜜中所含的有毒成分有关。入秋以后，绝大部分无毒植物花期已过，有毒植物正是开花季节。此时蜜蜂若采集有毒植物的花粉酿成蜜，多会混进有毒物质——生物碱。人们吃了这种含有毒素又未进行加工处理的生蜜，一般会出现以下几种症状：过敏、气喘、皮肤出现斑疹或头晕、头痛、恶心、呕吐、腹泻、腹痛，也可能造成人的精神烦躁、易怒，还会影响睡眠。

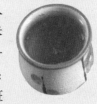

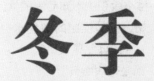

冬季气候寒冷，寒气凝滞收引，人体气机、血运不畅，从而导致许多旧病复发或加重，所以冬季养生要注意防寒。服用补药补品，有利于吸收储存，对身体健康有利。

冬季养生饮食宜忌

冬季养生饮食之宜

⊙冬季饮食养生宜坚持"三要"

根据冬季的季节特点，冬季饮食宜坚持"三要"。一要御寒。人怕冷与其体内缺乏矿物质有关，因此，冬季还应补充矿物质。二要保温。保温要强调热能的供给，宜食肉类、蛋类、鱼类及豆制品等。三要防燥。冬季干燥，人们常有鼻干、舌燥、皮肤干裂等症状，因此，在饮食中补充能有效保湿和缓解干裂的维生素 B_2 和维生素 C 十分有必要。维生素 B_2 多存于动物的肝、蛋和乳酪中，维生素 C 多存于新鲜蔬菜和水果中。

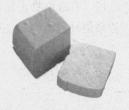

⊙冬季避免肥胖宜科学饮食

冬季人体运动少，能量消耗也少，在和其他三季摄入同样食物的情况下，冬季的能量更容易化为脂肪储存在人体内。现代医学研究认为，避免肥胖，关键在于控制和平衡饮食。人体中能促进脂肪堆积的胰岛素在早晨含量最少，而傍晚最高，因此我们可以在上午多吃一点，同时，要严格控制晚餐的进食量。另外，还要多吃新鲜蔬菜和水果，增加维生素的摄入量，主食也要尽量粗杂一点。

⊙冬季护肤养颜宜补充维生素

冬季天气干冷，皮肤由于缺水常出现干涩、粗糙、皱纹等。为了在冬日更好地护肤，宜在饮食中适当补充各种维生素。如维生素 A，在韭菜、菠菜、萝卜、南瓜和动物肝脏中含量较多，能够防止皮肤干涩、粗糙；B 族维生素，在动物肝肾、豆类、花生中含量较多，可以平展皱纹，防止脂溢性皮炎和酒渣鼻等皮肤病的发生。特别是维生素 C，它是一种活性很强的物质，参与机体的生理氧化还原过程，是机体代谢不可缺少的，而且具有抗感染的作用。维生素 C 在蔬菜和水果中几乎都可见它的身影，充足的维生素 C 能有效防止皮肤发生出血性紫癜。富含维生素 C 的食品，还能有助于防止心肌梗

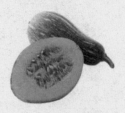

死、脑卒中的发生，特别是在冬季。因此，为了提高人体抵御寒冷的能力，预防心肌梗死和脑卒中等病的发生，冬季应多食鲜枣、柚子、柿子、柑橘等维生素 C 含量丰富的水果及绿叶蔬菜。另外，中老年人在冬季还应多吃含蛋白质较高的食品，如豆类、瘦肉、鲜鱼、蛋类、奶等，以增加热量，增强免疫力。

⊙冬季提神健脑宜补充铁质

冬季的气候会让我们变得异常慵懒。如何改善慵懒状况，让我们每天都充满活力？专家认为人体需要补充铁。铁质是产生人体能量的主要介质，它担负着向人体器官和肌肉输送氧气的重要任务。人体内缺乏铁质就会导致贫血，使人感到头晕、乏力。虽然猪肝和瘦肉是铁质的最佳来源，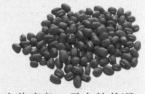但经常吃一些红豆、黑豆或黄豆，也能起到补充铁质的作用，并能有效改善疲惫、无力的状况。当然，菠菜、麦片、香蕉、草莓、金枪鱼和脱脂酸奶都是不错的食物选择。

⊙冬季饮食养生宜补阳气

冬季天寒地冷，饮食也应该以补阳为主，多吃些增强机体御寒能力的饮食，如羊肉、狗肉、牛肉、乌龟、鹿肉、荔枝、海带、牡蛎等，还应吃些富含糖、蛋白质、脂肪、维生素和无机盐的食物，如海产品、鱼肉类、家禽类食物。当然，冬季也流行煲汤、熬粥。很多人喜欢喝姜枣汤，这对身体御寒能力的提高、免疫力的增强都是很有好处的。此外，还应喝些虾米粥、牛肉粥、狗肉红枣汤、海带汤等。总之，冬季的饮食除了考虑个体不同情况外，主要目的应放在补阳御寒上。只有这样，才能在饮食上帮助人们御寒。

⊙冬季防感冒宜多吃红色食品

冬天的低温天气，常使过人们产生各种疾病，特别是感冒和支气管炎。因此，在冬季预防感冒已经成为很多人共同关心的话题。一些营养专家建议冬季应多吃南瓜、洋葱、山楂、红辣椒、胡萝卜和西红柿等红颜色的食品，其中所含的 β-胡萝卜素可防治感冒。此外，每天喝一杯酸奶、喝一碗鸡汤也能有效预防流感。

⊙冬季养生宜适当补充零食

冬季人体热量低，胃肠功能不济，单纯依赖正餐获取的营养往往有失周全，适当补充些零食会有益健康。咀嚼零食可以让我们的脸部肌肉增加运动，避免冬季常见的肥胖脸，还可以增添唾液，给口腔洗澡。最主要的是能为我们提供营养，如葡萄干、巧克力、糖果等，为补充热量的良好供源。坚果中的核桃，补钙又益智、健脑。栗子可护肾、暖胃。山楂有助于消化油脂、降低血脂，增添胃蛋白酶活性，推动胃肠蠕动活力，防治"食滞"，促进消化。不过，补充零食时可千万不能忽视正餐。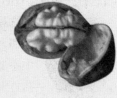

⊙冬季补充营养宜吃荞麦

荞麦在所有谷类中被称为最有营养的食物，富含淀粉、蛋白质、氨基酸、维生素 P、维生素 B_1、维生素 B_2、芦丁、镁、总黄酮，而且含有的膳食纤维是一般精制大米的 10 倍，且含有人体必需的氨基酸。人们都喜欢食用荞麦。尤其入冬后，常吃荞麦食品更有益于健康。荞麦中所含热量虽高，但不会引起发胖，是冬季不可多得的养生食品。冬季是脑出血和消化性溃疡出血的高发期，由于荞麦含有丰富的维生素 P，对血管系统有保护作用，可以

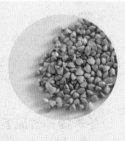

增强血管壁的弹性、韧度和致密性。高血压、冠心病等易受气候变化的影响，荞麦中含大量的黄酮类化合物，尤其富含芦丁，能促进细胞增生和防止血细胞的凝集，还有降血脂、扩张冠状动脉、增强冠状动脉血流量等作用。荞麦含有丰富的镁，能促进人体纤维蛋白溶解，使血管扩张，抑制凝血块的形成，具有抗栓塞的作用，也有利于降低血液中的胆固醇。

⊙冬季清肺润喉宜多吃橄榄

橄榄又名青果，是一种硬质肉果。初尝橄榄味道酸涩，久嚼后方觉满口清香，回味无穷。土耳其人将橄榄、石榴和无花果并称为"天堂之果"。橄榄果肉含有丰富的营养素，食用新鲜橄榄有益人体健康，特别是其含钙较多，对儿童骨骼发育有帮助。新鲜橄榄还可解煤气中毒、酒精中毒和鱼蟹之毒。中国隆冬腊月气候异常干燥，橄榄中含有大量鞣酸、挥发油、香树脂醇等，具有滋润咽喉、抗炎消肿的作用，常吃橄榄可以清肺润喉。中医素来称橄榄为

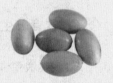

"肺胃之果"，其对于肺热咳嗽、咯血也颇有益处。另外，橄榄味道甘酸，含有大量水分及多种营养物质，能有效补充人体的体液及营养成分，具有生津止渴之效。对于干冷的冬季，橄榄也能派上用场。冬季是吃火锅的好季节，火锅一般与酒相伴，如果发生醉酒现象，橄榄能帮助解除酒毒，并可安神定志。这与橄榄中含有大量碳水化合物、维生素、鞣酸、挥发油及微量元素等有关。

⊙冬季宜适当吃点甘寒之食

在冬季人们为抵御寒冷，常吃一些散寒助阳的温性食物。但这类食物往往含热量偏高，食用后体内容易积热，常吃会导致肺火旺盛、口干舌燥等。中医学认为，可选择一些甘寒食品来压住燥气。在冬天，

可选择的甘寒食物比较多。比如，可在进补的热性食物中添加点甘草、茯苓等凉性药材来减少热性，避免进补后体质过于燥热。平时的饮食中，也可以选用凉性食物，如龟肉、鳖肉、兔肉、鸭肉、鹅肉、鸡肉、鸡蛋、海带、海参、蜂蜜、芝麻、银耳、莲子、百合、白萝卜、大白菜、芹菜、菠菜、冬笋、香蕉、梨、苹果等。冬季很多人喜欢炖牛肉，最好在其中加点萝卜。民间有"冬吃萝卜夏吃姜，不用医生开药方"的说法。这是因为，萝卜味辛甘、性平，有下气、消积、化痰的功效，它和温燥的牛肉可以调剂平衡，不仅补气，还能消食。

⊙冬季饮红茶宜适当补锌

冬日饮红茶对人体健康很有好处。不过还要注意，在饮红茶时需要适当补充锌。因为红茶中含有能使人体内锌减少的成分，长期或过多饮红茶，会导致人体缺锌。缺锌会影响 RNA 和 DNA 的形成，它们是人体每个细胞必含的物质，对蛋白质和酵素的合成有着重要的作用。缺锌还会导致人体抵抗疾病的能力减弱或者疾病恢复慢。含锌量多的食物有乳类、牡蛎、苹果、粗粮、海产品和动物肝脏等。蔬菜和坚果含锌量最丰富。

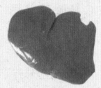

冬季养生饮食之忌

⊙冬季阴虚者忌食用偏温性食物

阴虚患者一般表现为心烦、易于激动、失眠心悸、舌红少苔等症状。补益食物一般分为偏寒性和偏温性两种。对于阳虚和气虚，食用偏温性食物并无坏事，但是对于阴虚、血虚者来说，如果食用羊肉、狗肉、桂圆、核桃等偏温性食物，更容易助长火气，严重的还会引发口干舌燥、口疮面疮等情况。

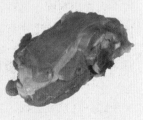

⊙冬季进补忌凡补必肉、凡虚必补

冬季进补效果最好，动物性肉类是补品中的首选，不仅营养丰富，味道也是鲜美可口。但是冬季人体代谢较其他季节缓慢，身体本来就容易聚集脂肪，凡补必肉的做法会让肠胃不堪重负。进补非但不能食用高蛋白类和高脂肪类的肉类，反而应该尽量追求清淡的饮食，脂肪肝、血脂高、体重超重者尤其应该如此。只要不挑食，花样多，粗茶淡饭也是可以的。冬季进补忌凡虚必补，因为"虚"分阴虚、阳虚和气虚、血虚等，不能凡虚必补。如果不能根据"虚"的具体情况而胡乱食用药膳，很容易加重病情。所谓补，是在身体已经没有外邪的情况下，根据身体具体状况进行适宜的调理。另外，在消化道疾病发作的时候，一般是不提倡进补的，否则，会对肠胃产生更大的刺激影响。

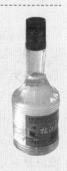

⊙冬季关节疼痛者忌饮酒

冬天气候寒冷，容易导致关节屈伸不利。一些患有关节炎的患者，这时候往往会病情加重，有人认为喝酒是个很不错的保健方法，一则可以驱除寒冷，二则可以活血利关节。但长期饮酒可加速骨钙的丢失，导致脚软无力，关节不利，腰背疼痛；经常饮酒能促使内源性胆固醇的合成，使血浆胆固醇及三酰甘油浓度升高，造成动脉粥样硬化。因此，关节疼痛者在冬天，除了正常的治疗外，应摄入足够量的营养物质，充分日照，适当运动。

⊙冬季蔬菜忌"一洗而过"

天气转冷的冬季，市场上大棚里生产的蔬菜越来越多。许多人认为，大棚蔬菜干净，洗起来省事，于是常常"一洗而过"。其实天气寒冷，植物所进行的光合作用不能完全将农药吸收。多数进入大棚种植的植物对农药的需要量更大，农药残留量也会更大。植物在大棚中生长环境相对密集，使用农药的浓度会高于农田，农药的自然稀释很慢，未被分解的农药也会更多地残留在叶子和果实上。如果食用了农药残留较多的蔬菜，极易发生食物中毒。越是大棚里的蔬菜，越要仔细清洗。所以，冬天购买蔬菜水果要在正规的集贸市场或超市，这些场所的蔬菜水果一般都经过农药残留检测，合格才能上市，不要认为田间地头和流动摊贩的水果蔬菜最新鲜而盲目购买，这些未上市的果蔬大多没有经过抽检，不能保证农药残留是否合格。此外，食用蔬菜时最好用温水将蔬菜充分浸泡20分钟以上，并彻底冲洗3次。还可以用头一两次的淘米水洗菜，能有效减少蔬菜上的农药残留。像生菜等叶子卷曲的蔬菜要把叶子充分平整再洗，能够去皮的蔬菜尽量去皮食用。食用水果时尽量削皮，葡萄等不好去皮的水果要浸泡半小时后再食用。

⊙冬季忌盲目食用狗肉

狗肉是冬季人们的美味佳肴，其含有丰富的蛋白质、脂肪、肌酸和铁、钙等微量元素，能补脾胃、强筋骨、益血脉。不过，吃狗肉一定要讲究卫生，否则对健康反而有害。狗肉中常寄生一种叫旋毛虫的寄生虫，人食用狗肉，这种寄生虫就会进入人体导致人感染旋毛虫病，往往会引起人们消化、呼吸和循环系统的多种疾病，严重时还会危及生命。如果要预防这种病，人们最好购买经过卫生部门检疫过的狗肉。另外，将狗肉洗切后要放在水中煮约半小时，而且在狗肉剁好后，手还要用醋或肥皂水浸泡洗净，以防感染诸如狂犬病之类的病毒。

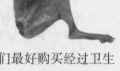

⊙冬季热淋患者忌食南瓜

中医学所谓的热淋为泌尿系统感染发炎所致，在饮食方面，应食寒凉清热通淋之物，忌食温热之物。南瓜属温热性食物，热淋患者食用南瓜后，会导致小便更为艰涩，甚至滴沥灼热疼痛、小便下血等。这些症状都是尿道排毒不畅的表现。所以，冬季热淋患者忌食南瓜。

⊙冬季忌用喝酒、烫饮料来御寒

喝酒能促进体内血液循环，使全身发热。冬天气候寒冷，很多人都喜欢在冬天喝酒来御寒，产生了所谓"饮酒能抗寒"的理论。其实这是一种认识误区。喝酒能使人温暖，有发热的感觉，不过，此时饮酒只是麻痹了人对冷的感觉，而且这种热量仅仅是暂时的，等酒劲一过，人会更寒冷，并能使抗寒能力减弱或者发生意外，出现头痛、感冒甚至冻伤等症状。冬季御寒忌喝烫饮料，冬天的天气会让人不由自主想拥有温暖的东西，对于饮料，很多人似乎认为温度越

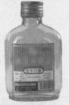

高越好，其实人是不能喝太烫的饮料的。因为饮用温度过高的饮料，会造成广泛的皮肤黏膜损伤。蛋白质会在43℃开始变性，胃肠道黏液在温度达60℃时会产生不可逆的降解，在47℃以上时，血细胞、培养细胞和移植器官会全部死亡。因此，冬季经常饮用过热的饮料，对身体器官是有害无益的。

⊙冬季肉类忌与茶水相混食

有的人在吃肉食或海味等高蛋白的食物后喜欢喝茶，以为能促进消化。其实，茶饮中含大量的鞣酸，其与这些高蛋白结合会产生具有收敛性的鞣酸蛋白质，使肠胃蠕动减慢，延长粪便在肠道里的滞留时间，既容易形成便秘，还增加有毒和致癌物质被人体吸收的可能性。所以在吃肉食和海味后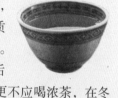不宜饮茶，吃的时候更不应喝浓茶，在冬季吃狗肉或羊肉更应如此。

⊙冬季感冒忌随便进补

感冒是冬季的常见病，如果是轻度感冒，可以多喝水，让体内的毒随体液排出来，从一定程度上解表散寒、和胃补中，从而减轻感冒症状。但如果已经发展到了重感冒，还伴有发热头痛，这时最好不要进补，否则可能外邪不清，既耽误感冒的治疗，又达不到进补的效果。